孕产妇婴幼儿

常见病防治 百科大全

ibaby母婴项目组 编著

中国妇女出版社

图书在版编目（CIP）数据

孕产妇婴幼儿常见病防治百科大全／ibaby母婴项目组编著 . —北京：中国妇女出版社，2015. 11
ISBN 978 - 7- 5127- 1157- 0

Ⅰ.①孕… Ⅱ.①i… Ⅲ.①孕妇—妇幼保健 ②产妇—妇幼保健 ③小儿疾病—常见病—防治 Ⅳ.①R715. 3 ②R72

中国版本图书馆 CIP 数据核字（2015）第 207387 号

孕产妇婴幼儿常见病防治百科大全

作　　者：ibaby 母婴项目组　编著
责任编辑：路　杨
封面设计：尚世视觉
责任印制：王卫东
出版发行：中国妇女出版社
地　　址：北京东城区史家胡同甲 24 号　　邮政编码：100010
电　　话：（010）65133160（发行部）　　65133161（邮购）
网　　址：www. womenbooks. com. cn
经　　销：各地新华书店
印　　刷：北京欣睿虹彩印刷有限公司
开　　本：170×240　1/16
印　　张：29
字　　数：420 千字
版　　次：2015 年 11 月第 1 版
印　　次：2015 年 11 月第 1 次
书　　号：ISBN 978 - 7 - 5127- 1157- 0
定　　价：39. 80 元

目录

上篇　孕产妇常见病防治

第一章 ♥ 孕前常见病防治

选择理想的受孕时间/ 2

小于 18 岁、大于 35 岁生育有何不好/ 2

怀孕前需要什么样的身心条件/ 3

孕前健康状况与胎儿有关吗/ 4

孕前应做哪些防疫接种/ 5

孕前要治疗的疾病/ 6

孕前有哪些药物禁忌/ 8

患过肝炎的女性能怀孕吗/ 8

患有肾炎的女性能怀孕吗/ 9

生育过异常儿的女性能再怀孕吗/ 10

孕前如何处理传染性疾病和某些慢性病/ 10

哪些疾病会遗传/ 11

如何预防遗传性疾病/ 12

如何进行遗传咨询/ 13

癌症是否会遗传给胎儿/ 14

孕前应进行口腔检查/ 14

孕前接触铅的害处及预防/ 15

孕前接触汞的害处及预防/ 16

孕前接触苯、甲苯、二甲苯的害处及预防/ 17

孕前接触甲醛的害处及预防/ 17

孕前接触农药的害处及预防/ 17

孕前接触电磁辐射的害处及预防/ 18

残疾人如何进行孕前保健/ 19

受孕的过程中如何防病保健/ 20

如何使用怀孕试纸/ 21

为什么受孕后要接受孕期系统保健

管理及教育/ 22

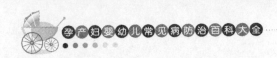
第二章
孕早期常见病防治

孕早期母体有哪些变化/ 23

医生是如何确定早孕的/ 24

孕早期胎儿的生长发育情况/ 25

孕妇如何接受防疫接种/ 26

孕早期卫生保健关键——防致畸/ 27

何时开始孕早期保健最好/ 28

孕早期保健有哪些内容/ 28

不能忽视口腔保健/ 29

高龄孕妇在孕早期是否要就诊/ 29

高龄孕妇在孕早期要做哪些化验/ 30

什么是唐氏筛查/ 30

高龄孕妇为什么要做糖尿病筛查/ 31

第一次产前检查有哪些内容/ 32

孕妇在产检时的疑问和困惑/ 33

多胎妊娠的检查手段及对策/ 34

超声检查的重要性/ 34

孕期不要接受 X 射线检查和放射性同位
素检查及治疗/ 35

孕期尽量避免 CT 检查/ 35

血型检查有没有必要/ 35

孕早期营养与胎儿发育要点/ 35

孕早期为什么要注意补充维生素/ 36

妊娠反应是怎么回事/ 37

针对妊娠反应的对策/ 38

尿频是怎么回事/ 39

白带增多是怎么回事/ 39

唾液过多是怎么回事/ 39

晕眩和昏倒是怎么回事/ 40

孕期突然发生晕厥是不是得了大病/ 40

乳房胀痛是怎么回事/ 41

孕妇感冒发烧怎么办/ 41

高热的危害与防治/ 43

如何防治便秘/ 43

如何应对孕早期腹痛/ 44

怎样缓解胃部不适和消化不良/ 44

警惕孕期腹泻/ 45

如何诊断及处理孕早期阴道出血/ 45

警惕宫外孕（异位妊娠）/ 46

宫外孕急救措施有哪些/ 47

与宫外孕相似的病种有哪些/ 48

怎样预防胎儿发育异常/ 49

胎儿宫内发育迟缓的原因及对策/ 49

葡萄胎的表现和处理措施/ 50

染色体遗传病是怎么回事/ 50

单基因遗传病是怎么回事/ 52

多基因遗传病是怎么回事/ 53

放射线的危害与防治/ 54

弓形虫感染的危害与防治/ 54

风疹病毒感染的危害与防治/ 55

巨细胞病毒感染的危害与防治/ 56

水痘感染的危害与防治/ 57

乙型肝炎病毒感染的危害与防治/ 57

性传播疾病的危害与防治/ 58

单纯疱疹病毒感染的危害与防治/ 59

妊娠糖尿病的发病原因及不良后果/ 60

血糖未超标也可能患糖尿病/ 60

妊娠合并心脏病孕妇的注意事项/ 61

患碘缺乏病孕妇的注意事项/ 62

如何防治静脉曲张/ 63

先兆流产的表现及对策/ 64

如何看待自然流产/ 64

有关流产的专业术语/ 65

怎样预防流产/ 65

人工流产有哪些常见并发症/ 66

如何避免人工流产/ 67

人工流产后应注意哪些问题/ 68

怎样保胎/ 68

妊娠期的用药原则/ 69

抗生素类药的使用/ 70

孕妇可以服用哪些药/ 71

孕妇不能服用哪些药/ 72

中药是不是绝对安全/ 73

保胎药可能对胎儿产生的不良影响/ 73

什么时间段最该注意禁药/ 74

高龄孕妇在孕早期用药要注意什么/ 75

第三章
孕中期常见病防治

孕中期母体有哪些变化/ 77

孕中期胎儿的生长发育情况/ 77

孕期检查要定期/ 78

为什么多项常规检查要反复进行/ 78

超声检查在孕中期的特别意义/ 79

羊水穿刺是怎么回事/ 79

高龄孕妇需做羊水穿刺术吗/ 80

什么是50克糖筛/ 81

孕中期为什么要注意妊娠糖尿病的筛查/ 81

什么是唐氏筛查、18三体综合征以及先天性神经管畸形筛查/ 83

孕妇如何做好自我监护/ 84

高危妊娠如何做好自我监护/ 85

为什么产前诊断非常重要/ 85

通过确定胎儿性别决定是否继续妊娠/ 86

孕中期孕妇需要哪些营养/ 87

孕妇营养不良对胎儿有哪些影响/ 87

微量元素缺乏危及优生/ 88

孕妇补锌有哪些好处/ 89

孕妇补充纤维素有哪些好处/ 89

孕妇补钙有哪些好处/ 89

大量服用鱼肝油和补钙有利吗/ 89

孕妇补铁有哪些好处/ 90

怎样防治孕期贫血/ 90

妊娠期出现哪些情况应求医/ 91

为什么有的孕妇在孕中期会患肝功异常/ 91

乙肝孕妇该怎么做/ 92

腹痛的可能原因及对策/ 92

警惕非妊娠原因的腹痛/ 93

孕中期阴道出血可能有哪几种情况/ 93

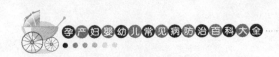
预防干眼病/ 94

孕妇为何易患坐骨神经痛/ 95

产前检查正常但总腰痛是怎么回事/ 95

妊娠期出现瘙痒怎么办/ 96

孕妇小便不利、尿频、尿痛怎么办/ 97

孕妇患有哮喘怎么办/ 97

孕妇中暑怎么办/ 98

怎样预防孕妇患上子痫/ 98

孕妇患妊娠中毒症怎么办/ 99

怎样防治痔疮/ 99

患有心脏病孕妇的注意事项/ 100

患有肾脏疾病孕妇的注意事项/ 101

患有甲状腺疾病孕妇的注意事项/ 101

患有原发性高血压孕妇的注意事项/ 101

患妊娠合并高血压孕妇的注意事项/ 102

高龄孕妇是否易患妊娠高血压综合征/ 102

孕妇的皮肤变化及应对方法/ 104

羊水过多怎么办/ 106

羊水过少怎么办/ 107

子宫颈机能不全怎么办/ 107

正视卵巢肿瘤/ 108

妊娠期的睡眠问题/ 108

引起孕妇失眠的原因和改善方法/ 108

如何医治滴虫性阴道炎/ 111

如何医治霉菌（念珠菌）性阴道炎/ 112

如何医治细菌性阴道病/ 112

如何医治生殖道沙眼衣原体感染/ 113

如何医治尖锐湿疣/ 114

孕妇患淋病对胎儿有影响吗/ 116

第四章
孕晚期常见病防治

孕晚期母体有哪些变化/ 117

孕晚期胎儿的生长发育情况/ 118

孕晚期孕妇如何调节饮食以防病/ 118

孕晚期产前检查的主要内容有哪些/ 119

孕晚期孕妇如何进行自我监护/ 121

孕晚期为什么要用电子监护仪监护胎
    心/ 122

胎位不正时为什么要胸膝卧位/ 122

孕晚期孕妇为什么要左侧卧位/ 122

胎儿宫内发育受限的原因及饮食调节方
    法/ 123

孕晚期部分常见症状处理方法/ 123

孕妇"抽风"怎么办/ 124

孕晚期孕妇腰背、关节痛为什么会加
    重/ 125

孕晚期坐骨神经痛怎么办/ 125

孕晚期耻骨疼痛怎么办/ 126

孕晚期腹痛是怎么回事/ 126

孕晚期腹痛应考虑的几种情况/ 127

如何应对不同的"疼痛"症状/ 127

孕晚期血压升高容易发生的并发症/ 128

胎动异常常见于哪几种情况/ 129

胎儿不动了是怎么回事/ 129

孕晚期阴道出血是怎么回事/ 130

澳抗阳性患者孕晚期如何医治/ 131

如何饮食以控制妊娠期血糖/ 131

妊娠高血压综合征孕妇的饮食应注意什么/ 131

孕妇肥胖有哪些危害/ 132

早产的原因及如何预防早产/ 133

孕晚期出现哪些情况要立刻去医院/ 133

过期妊娠有什么危害/ 133

高龄孕妇是否容易早产/ 134

高龄孕妇是否容易出现胎位异常/ 136

第五章
分娩期常见病防治

分娩前的准备工作及正常先兆症状/ 138

临产后多长时间分娩/ 139

影响正常阴道分娩的因素有哪些/ 139

分娩期产妇如何保持体力及调节饮食/ 140

阴道分娩对母子健康有什么好处/ 140

剖宫产术对母子绝对安全吗/ 140

臀位胎儿都要剖宫产吗/ 141

子宫肌瘤合并妊娠一定要剖宫产吗/ 142

胎膜早破有什么危险/ 142

家庭紧急接生需要做哪些准备工作/ 143

什么是无痛分娩/ 143

产前检查正常,为何临产时还会难产/ 144

什么情况需要提前引产/ 144

引产的方法有哪些/ 144

产程中医生的检查有什么意义/ 145

怎样配合医生接生/ 145

产钳会伤害胎儿吗/ 146

为什么要做会阴切开术/ 146

心脏病孕妇能自己分娩吗/ 146

第六章
产褥期常见病防治

什么是产褥期/ 148

产后为什么要及时排尿/ 148

产后出血怎么办/ 149

晚期产后出血怎么办/ 150

产后尿潴留怎么办/ 152

剖宫产后要特别注意哪些方面/ 154

心脏病产妇为什么要延迟出院/ 155

产后需要做哪些常规检查/ 155

产后胎盘胎膜残留怎么办/ 156

产后恶露异常怎么办/ 157

恶露有恶臭味是怎么回事/ 158

什么是"月子病"/ 158

产褥感染时有哪些表现/ 159

怎样预防产褥感染/ 160

子宫内膜炎是怎么回事/ 161

产褥期应如何调节饮食/ 162

产后尿失禁怎么办/ 162

产后泌尿系统感染怎么办/ 163

产后泌尿生殖道瘘怎么办/ 164

生殖道瘘管需要做手术吗/ 164

产后便秘怎么办/ 165

产后阴道炎怎么办/ 166

产后子宫脱垂怎么办/ 167

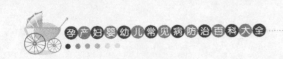
产后出汗不止怎么办/ 169

产后腹痛怎么办/ 169

肚子痛与产后腹痛有什么区别/ 171

子宫收缩痛要紧吗/ 171

什么是子宫复旧不全/ 172

会阴撕裂怎么办/ 172

预防瘢痕产生的措施有哪些/ 173

产后如何防治痔疮/ 174

产后腋下长肿块是怎么回事/ 175

乳房出现肿块怎么办/ 175

怎样防治乳头皲裂/ 176

如何区别单纯性淤乳和急性乳腺炎/ 177

产后乳腺炎怎么办/ 178

怎样判断是否得了乳腺炎/ 179

乳房胀痛怎么办/ 180

乳房较小、乳头短平怎么办/ 180

乳房漏奶怎么办/ 181

哺乳时出现乳冲怎么办/ 181

产后发热怎么办/ 182

产后中暑怎么办/ 184

产后肥胖怎么办/ 184

产妇刷牙会弄坏牙齿吗/ 185

食疗改善产后贫血/ 186

产后血晕怎么办/ 187

产后水肿怎么办/ 188

产后腰腿痛、足跟痛怎么办/ 188

产后为什么会患抑郁症/ 191

患了产后抑郁症怎么办/ 193

心脏病产妇产后应注意哪些问题/ 195

糖尿病产妇产后应注意哪些问题/ 196

肺结核产妇产后应注意哪些问题/ 196

甲亢产妇产后应注意哪些问题/ 197

什么是席汉氏综合征/ 197

乳母慎用和禁用的药品有哪些/ 198

乳母患病时可暂停哺乳/ 199

乳母患有某种合并症还可以哺喂婴儿

吗/ 200

乳母最好不吃药/ 200

几则月子里常见病的食疗简方/ 201

产妇产后应该补充哪些营养素/ 204

月子里常用的滋补品有哪些/ 205

何时可以恢复性生活/ 206

产后体操对保健起什么作用/ 207

下篇 0~3岁婴幼儿常见病防治

第一章
早产儿常见病防治

如何给早产儿预防接种/ 210

早产儿能否按正常程序进行预防接种/ 210

早产儿会出现哪些呼吸道疾病/ 211

早产儿呼吸暂停的原因与表现/ 212

如何防治早产儿呼吸暂停/ 213

为什么刺激早产儿啼哭可以缓解呼吸困难/ 214

早产儿为什么容易出现呼吸窘迫/ 214

如何防治早产儿呼吸窘迫综合征/ 215

早产儿湿肺有什么特点/ 215

度过了呼吸关的早产儿为什么还会有呼吸问题/ 216

早产儿上呼吸道感染为什么不可轻视/ 216

早产儿容易患哪些感染性疾病/ 217

如何防治早产儿感染/ 218

如何增强早产儿的抵抗力/ 218

如何判断早产儿呕吐性疾病/ 219

早产儿呕吐该如何处理/ 220

早产儿为什么容易呛奶/ 221

早产儿为什么容易出现胃食道反流/ 222

如何处理早产儿胃食道反流/ 222

为什么早产儿的黄疸会很重/ 223

早产儿黄疸的特点与防治/ 224

为什么早产儿容易发生贫血/ 225

如何防治早产儿贫血/ 225

如何护理硬肿症早产儿/ 226

如何认识早产儿惊厥/ 227

哪些疾病可引起早产儿惊厥/ 228

早产儿为什么容易脑损伤/ 229

哪些疾病容易引起早产儿脑损伤/ 229

早产儿为什么容易患视网膜病/ 230

如何防治早产儿视网膜病变/ 232

为什么要重视早产儿听力测试/ 232

早产儿败血症有什么特点/ 233

为什么早产儿肠道易坏死/ 234

如何早期发现早产儿肠道坏死/ 234

如何防治早产儿坏死性小肠结肠炎/ 235

早产儿使用抗菌药物应注意哪些问题/ 235

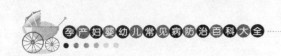

第二章
新生儿期常见病防治

如何给新生儿预防接种/ 237

足月小样儿能否按正常程序进行预防接种/ 239

新生儿出生后的第一次体检/ 239

不要错过新生儿疾病筛查/ 240

怎样给新生儿数心率/ 242

怎样给新生儿数呼吸/ 242

怎样给新生儿测体温/ 242

新生儿的体温问题/ 243

新生儿发热的原因及处理方法/ 243

新生儿惊厥的特点/ 244

如何区分生理性黄疸与病理性黄疸/ 245

如何防治新生儿病理性黄疸/ 246

什么是新生儿核黄疸/ 246

什么是母乳性黄疸/ 247

什么是粟粒疹/ 247

什么是"马牙"和"螳螂嘴"/ 248

什么是新生儿乳房肿胀/ 248

什么是脐疝/ 248

什么是"假月经"和"白带"/ 249

什么是先锋头和头颅血肿/ 250

新生儿四肢屈曲是病吗/ 250

新生儿手足抖动是抽风吗/ 250

先天性髋关节脱臼是怎么回事/ 251

先天性斜颈是怎么回事/ 251

新生儿黑粪症是怎么回事/ 252

新生儿溶血病是怎么回事/ 253

新生儿红斑是怎么回事/ 254

新生儿皮肤色斑是怎么回事/ 254

警惕新生儿皮肤脓疱病/ 254

如何防治小儿脂溢性皮炎/ 255

新生儿低血糖是怎么回事/ 255

新生儿低血钙是怎么回事/ 256

新生儿鹅口疮是怎么回事/ 256

如何防治新生儿脐炎/ 257

如何防治新生儿黏眼/ 257

如何防治新生儿泪囊炎/ 258

如何防治先天性眼睑内翻倒睫/ 258

如何防治新生儿结膜炎/ 258

如何防治新生儿脓漏眼/ 259

如何防治新生儿腹泻/ 259

如何防治新生儿呕吐/ 260

如何防治新生儿肺炎/ 261

如何防治新生儿脱水热/ 262

如何防治新生儿颅内出血/ 263

如何防治新生儿破伤风/ 264

如何防治新生儿硬肿症/ 264

给新生儿喂药的方法/ 265

第三章
婴儿期常见病防治

做好预防接种前的准备/ 266

哪些情况下暂时不宜注射防疫针/ 267

有些疫苗需要间隔接种/ 267

1~12个月计划免疫/ 268

正确处理预防接种后的反应/ 270

三联疫苗为什么要接种3次/ 272

Hib疫苗如何接种/ 273

要按时复种疫苗/ 273

预防接种后就不得病吗/ 273

预防接种期间可以使用抗生素吗/ 274

患过某种传染病后还接种相关疫苗

　　吗/ 275

先天性心脏病患儿能否进行预防接

　　种/ 275

1岁内宝宝的健康检查要点/ 275

怎样给婴儿测体温/ 276

肚脐不干怎么办/ 276

为什么半岁后的宝宝易患病/ 276

如何早期发现宝宝有病/ 277

如何防治营养不良/ 277

普通感冒的症状及对症处理方法/ 278

如何护理感冒患儿/ 280

如何预防感冒/ 282

如何防治急性上呼吸道感染/ 282

急性上呼吸道感染的家庭护理方法/ 283

如何鉴别急性上呼吸道感染/ 284

如何防治百日咳/ 285

先天性喉喘鸣是怎么回事/ 285

如何应对小儿发热/ 286

物理降温的方法/ 287

6个多月的小儿惊厥是怎么回事/ 287

高热惊厥的家庭处理方法/ 288

夏季热的主要症状及护理要点/ 288

先天性心脏病的护理和防治/ 289

心力衰竭怎么办/ 290

口角炎的主要症状及护理要点/ 291

颈部、腋下糜烂怎么办/ 291

湿疹是怎么回事/ 291

如何治疗湿疹/ 293

如何护理湿疹患儿/ 294

荨麻疹是怎么回事/ 295

麻疹是怎么回事/ 296

为何接种麻疹疫苗后还得麻疹/ 296

尿布疹的主要症状与处理方法/ 297

如何防治痱子/ 298

玫瑰疹的主要症状与治疗方法/ 299

药物性皮疹是怎么回事/ 300

如何预防婴儿晒伤/ 301

如何及早发现脑瘫/ 301

得了"气蛋"怎么办/ 302

"水蛋"多数不用治/ 302

男婴也要经常洗屁股/ 302

佝偻病的症状及防治方法/ 303

小腿不直就是佝偻病吗/ 304

婴儿运动发育异常的信号/ 304

孤独症患儿在婴儿期的特殊表现/ 305

婴儿肠套叠是怎么回事/ 305

婴儿肠绞痛是怎么回事/ 306

先天性巨结肠是怎么回事/ 307

呕吐的发病原因与防治方法/ 308

腹泻的发病原因与主要症状/ 310

如何防治腹泻/ 311

护理腹泻患儿的要点/ 314

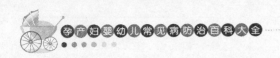

便秘的主要症状与护理要点/ 315

如何防治便秘/ 317

及时发现先天眼疾/ 318

倒睫是怎么回事/ 318

宝宝斜视要早治疗/ 319

正确护理乳牙/ 319

正确看待囟门的大小∨ 320

怎样判断宝宝是否缺钙/ 321

夜里睡眠不实是缺钙吗/ 321

出牙晚是缺钙吗/ 322

怎样选择钙剂/ 322

如何补充钙片和维生素 D / 323

补充维生素 A、D 多了会中毒/ 325

维生素 D 缺乏症的症状及防治方法/ 325

理性对待微量元素的补充/ 326

补充多种维生素要慎重/ 327

婴儿为什么容易缺铁/ 327

如何判断婴儿是否缺铁/ 327

为什么婴儿 4 个月后容易出现贫血/ 328

加喂蛋黄预防贫血/ 328

营养不良性贫血的症状及防治方法/ 328

含铁制剂不要用牛奶冲服/ 330

预防肥胖症/ 331

体重增长慢是病吗/ 331

婴儿睡觉打呼噜是怎么回事/ 332

婴儿为什么总是流口水/ 332

婴儿为什么会厌奶/ 333

婴儿用药的特点/ 334

给婴儿喂药要注意方法/ 335

如何掌握小儿用药量/ 335

不要滥用止咳糖浆/ 336

小中药不宜天天吃/ 336

煎煮和服用中药的方法/ 337

腹痛不能擅自用药/ 338

家庭小药箱/ 338

急救的处理原则/ 339

如何防治烫伤/ 339

窒息的紧急处理方法/ 340

怎样进行人工呼吸/ 340

不可忽视的安全问题/ 342

防止婴儿吞入异物/ 343

第四章
幼儿期常见病防治

1~3 岁计划免疫/ 344

注意补种疫苗/ 347

反复注射丙种球蛋白能保健康吗/ 347

宝宝为什么反复呼吸道感染/ 348

流行性感冒的防治方法与护理要点/ 349

咳嗽的症状及用药方法/ 350

治疗咳嗽的中医按摩法/ 350

支气管哮喘的发病原因及主要症状/ 352

支气管哮喘的治疗方法与护理要点/ 353

如何预防支气管哮喘/ 355

气喘是怎么回事/ 356

喘息性支气管炎是怎么回事/ 356

白喉是怎么回事/ 357

风疹患儿的家庭护理方法/ 357

流脑是怎么回事／358

乙脑是怎么回事／358

为什么患上感时会腹痛／359

宝宝为什么易患肺炎／360

肺炎的主要症状与治疗方法／360

如何护理肺炎患儿／362

病毒性肺炎是怎么回事／363

细菌性肺炎是怎么回事／364

猩红热是怎么回事／365

如何防治病毒性肝炎／366

如何防治流行性腮腺炎／367

脸上有白斑是肚子里有虫吗／367

蛲虫病是怎么回事／368

钩虫病是怎么回事／369

消化道溃疡的主要症状与发病原因／370

如何护理消化道溃疡患儿／371

细菌性痢疾的主要症状与护理要点／372

消化道出血是怎么回事／374

如何防治急性化脓性中耳炎／374

如何护理外耳道炎与外耳道疖肿患儿／375

过敏性鼻炎的发病原因及主要症状／376

如何防治过敏性鼻炎／377

鼻出血怎么办／378

鼻疖的主要症状与防治方法／379

鼻窦炎是怎么回事／380

喉痛是怎么回事／380

急性喉炎是怎么回事／381

如何防治急性喉炎／381

如何防治急性肾炎／382

肾病综合征是怎么回事／383

尿频是怎么回事／384

泌尿系感染是怎么回事／385

尿路感染是怎么回事／386

什么是单纯性蛋白尿／388

什么是单纯性血尿／388

什么是肾功能衰竭／388

如何防治小儿脱肛／389

小儿糖尿病是怎么回事／390

习惯性擦腿动作是怎么回事／391

白血病是怎么回事／393

什么是血小板减少性紫癜／394

什么是过敏性紫癜／394

积极治疗龋齿／395

如何预防牙齿畸形／396

夜间磨牙是怎么回事／397

偶尔口吃别紧张／397

出现口吃怎么办／398

吐字不清的原因及纠正方法／398

舌系带过短应尽早手术／399

什么是地图舌／399

如何防治口腔溃疡／400

如何防治口腔炎／401

如何防治牙龈炎／401

手足口病的发病原因与主要症状／403

如何应对手足口病／403

水痘的护理要点与预防措施／404

唇疱疹的主要症状与护理要点／406

带状疱疹的主要症状与护理要点／406

如何防治过敏性皮炎／407

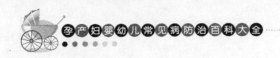
如何防治接触性皮炎/ 408

如何防治急性结膜炎/ 409

麦粒肿是怎么回事/ 409

霰粒肿是怎么回事/ 410

幼儿易跌跤要紧吗/ 410

幼儿扭伤怎么办/ 410

幼儿足底平是平足吗/ 411

骨折的主要症状与防治方法/ 411

髋脱位与跛行是怎么回事/ 412

脱臼是怎么回事/ 412

多动症是怎么回事/ 413

癫痫是怎么回事/ 416

痉挛是怎么回事/ 416

先补锌再补钙/ 417

缺锌的症状及防治方法/ 418

哪些幼儿容易缺锌/ 419

吃维生素越多越好吗/ 420

维生素 A 缺乏症的症状及防治方法/ 420

维生素 C 缺乏症的症状及防治方法/ 421

高血铅症的症状及防治方法/ 421

如何预防铅中毒/ 423

单调食品导致营养失调/ 424

宝宝胃口不好是什么原因/ 424

食欲不佳并不等于厌食/ 425

宝宝为什么会厌食/ 425

厌食的应对方法/ 426

强迫进食害处多/ 427

老想喝水是病吗/ 427

宝宝不能多吃冷饮/ 428

避免摄入致敏食物/ 429

头部摔伤时应观察哪些情况/ 429

骨折时怎么办/ 430

高温中暑时的紧急处理方法/ 430

小儿磕碰伤的紧急处理方法/ 431

小儿鞭炮伤的紧急处理方法/ 432

如何进行紧急止血/ 433

伤口处理原则/ 435

毒蚊叮咬的紧急处理方法/ 436

猫狗咬伤的紧急处理方法/ 436

蜂虫蜇伤的紧急处理方法/ 437

蛇咬伤的紧急处理方法/ 437

小儿误吞异物的紧急处理方法/ 438

小儿耳内异物的紧急处理方法/ 439

小儿溺水的现场救护方法/ 440

小儿触电的紧急应对方法/ 441

小儿休克的紧急应对方法/ 441

小儿重度脱水的紧急应对方法/ 442

小儿药物中毒的常见原因与不良反
　应/ 443

小儿药物中毒的紧急处理方法/ 445

避免药物中毒的具体方法/ 446

打针比吃药好吗/ 447

宝宝不肯吃药怎么办/ 447

如何选用助消化药/ 448

点眼药水、涂眼药膏的方法/ 448

滴鼻药的注意事项/ 449

滴耳药的方法/ 449

上篇

孕产妇常见病防治

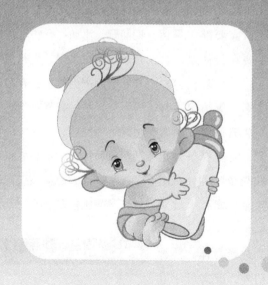

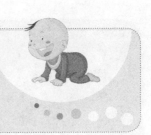

第 一 章
孕前常见病防治

选择理想的受孕时间

谁都渴望自己有个健康、聪明的宝宝，要想宝宝健康，准父母首先必须健康，这就需要准父母从宝宝生命的最源头起即开始关注健康。

理想的妊娠要从准父母双方尤其是孕妇一方身体、精神、生活环境都处在最佳时期开始为佳，这就需要准父母留意受孕的时间，最好不要在身体过于疲劳或有病、精神不佳、生活环境有污染、不安定、基本物质条件不足等情况下怀孕。目前我国实行计划生育政策，通常一对夫妇只生一个宝宝，完全有条件也有可能选择一个理想的受孕时间，有准备地怀孕，使自己和宝宝都能有个健康的开端。

有准备的怀孕除了选择身体、精神和生活环境的最佳时期外，准父母还应该了解一些相关的健康受孕知识，这样才能避免出现不利妊娠的因素，使宝宝和孕妇的健康得到保障。要做到这一点，准父母可以阅读一些相关书籍，也可以请教有经验的亲友或医生，最好的办法是进行孕前保健，即在计划要宝宝前先去医院进行健康检查、咨询，听取医生的相关指导。准父母一定不要轻视这一点，因为进行孕前保健咨询、了解相关孕前保健知识，可以帮助准父母避免不少孕期问题，比如：有些不利妊娠的疾病可以在孕前尽早发现、先行治疗，可避免对胎儿和孕妇产生危害；有某些疾病的女性暂时不宜怀孕；有某些疾病的女性怀孕后会出现哪些问题、怎样才能预防等。现代生活污染源很多，不利妊娠因素很多，如果了解了哪些方面应该引起注意，那么再考虑怀孕就比较安全了。

小于18岁、大于35岁生育有何不好

孕妇小于18岁，由于发育尚不成熟，

容易发生难产、产伤或妊娠并发症，如妊娠高血压综合征的发病率在这一年龄段孕妇中往往较高，孕产妇及围产儿死亡率也都比大于 20 岁、小于 25 岁组为高，比大于 25 岁、小于 30 岁组则高得更多。一般孕妇年龄越低，所生宝宝的身体越不健康，早产儿、低出生体重儿亦越多。由于孕妇年轻，抚育宝宝的能力也较差，因此新生儿、婴儿患病率及死亡率也偏高。

初产年龄低的产妇多次怀孕的可能性也较高，多产或多次人流造成的盆底损伤可以造成日后子宫脱垂，以致宫颈癌的发病率也随之增高。

孕妇若大于等于 35 岁，由于年龄较大，肌肉关节韧带弹性较年轻时为差，因此在分娩时骨盆容易出现狭窄的情况，即俗话所说的"不易开骨缝"，尤其是第一胎，因为没有历次分娩形成的关节松弛，所以很容易发生难产。在医学上，对 35 岁以上怀第一胎的产妇，往往确定为"高龄初产"，以给予这些产妇在分娩过程中更多的关注，并做好一旦发生难产可以及时处理、进行手术助产或剖宫产等的准备。

此外，随着年龄的增大，35 岁以上孕妇的生殖细胞在进行减数分裂时，其中的染色体发生不分离的现象也会逐渐增多。准父母年龄偏高（尤其是孕妇）生育极易出现三体型（一种能使胎儿畸形或死亡的染色体疾病）胎儿，虽然其中的一部分三体型胎儿流产率较高，但 21 三体型胎儿中约 20% 可以存活到足月分娩。而年龄越大，生育 21 三体型胎儿的概率也越高，从 35 岁开始随年龄增加较快，所以目前医院将大于 35 岁的生育女性定为"危险因素较高人群"。但这并不意味着 35 岁以下生育就不会出现三体型胎儿，只是概率较低而已。21 三体型又称"先天愚型"或"唐氏综合征"，是优生中的一个较常见但又可以预防的问题。孕妇及家属要根据该危险因素可能引起的危害来考虑处理方法。由于孕妇有发生难产的可能，所以应选择可施行剖宫手术及相应的麻醉、输血等条件的医院就医。年龄大于 35 岁的孕妇最好能做孕中期羊水穿刺，检查胎儿是否染色体异常。对此危险的预防与干预办法是做好婚育计划，尽量在最佳年龄生育宝宝。

怀孕前需要什么样的身心条件

首先，需要考虑的是婚育年龄，一般以 22～35 岁为佳，因为此时人已发育完全，身体正是最壮实之时，对胎儿会最有利。18 岁以下怀孕，由于女性发育尚未完全，容易流产，孕妇身体也容易受到影响。而 35 岁以后人开始衰老，精子、卵子质量也会有所衰退，对胎儿的

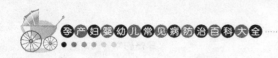

健康会不利。

其次，应该考虑身体的健康状况，夫妻可以做全面健康检查，看看有没有不利胎儿的健康问题，是否有某些疾病，是否接触过铅、汞、苯、农药、电磁辐射等有毒有害物质等，如果不了解这些情况，没有预先进行防治，妊娠后则有可能对胎儿造成影响。

此外，还要考虑心理状况是否适合怀孕，例如近期家中若有不幸、亲人亡故或其他不良事件，会使夫妻双方尤其女方的精神遭受较大打击，心理方面有较大波动，这都会给胎儿带来不利影响，最好待精神状态好转后再考虑怀孕。因为精神因素与体内神经、内分泌系统有着密切的联系，情绪不佳会导致体内内分泌失调，对妊娠有着直接的不良影响。

总之，孕前需要夫妻双方有一个良好的身心状况，工作、生活环境要和谐、稳定，这样才能为孕育健康、聪明的宝宝打好基础。如果孕妇有某些不利妊娠的因素，那么对自身及胎儿的健康都会产生威胁，也会给自己及家属造成很大的心理压力，而怀孕前具备了良好的身心条件，这些情况则是可以避免的。

孕前健康状况与胎儿有关吗

孕妇健康，才能孕育健康的胎儿。每位未来的妈妈在准备怀孕前，特别要调理好自己的身体，丈夫也要改变不良习惯，把身体调整到最佳状态。怀孕如同孕妇用自己的身体为胎儿提供一片成长的"沃土"，依靠这片"沃土"，胎儿幼小的嫩芽——胎芽才能健康发育。

胎芽的健康与否不仅依靠孕妇，而且与准爸爸的身体状况也直接相关。男性的身体状况、嗜好与生活习惯直接影响着精子的质量，例如男性的年龄大、体弱多病，精子的质量就差；丈夫在妻子怀孕前抽烟或酗酒，不仅影响受孕精子的质量，更重要的是影响胎儿生长发育的环境。同样，孕妇的身体状况对受精卵的着床与胎芽的健康成长会产生直接影响，例如在怀孕前患有贫血或营养不良，怀孕后就会直接阻碍胎儿在孕妇体内的健康生长与发育。生活中我们常常见到宝宝出生时体重过低、贫血、营养不良、脑发育不全等，大多是上述原因造成的。

贫血、结核病、心脏病、肾脏病、高血压病、肝脏疾病、糖尿病、膀胱炎、肾盂肾炎、性病等疾病不仅直接影响孕妇的健康，而且影响怀孕后胎儿的成长与发育，希望准备怀孕的夫妻一定要加以重视，在疾病治愈后再开始怀孕计划。

一般来说，凡是给孕妇或胎儿带来不良影响的疾病在未治愈前都不能怀孕，否则在患病期间怀孕，会使病情加重，并影响胎儿的生长发育，严重的还会因怀孕、分娩造成生命危险。对于患有严重的心脏病、高血压病、肝脏病、肾脏病、糖尿病、结核病、骨质软化症、恶性肿瘤、严重贫血、精神病以及身体比较虚弱的女性，均必须坚持避孕，等到疾病治愈后，身体恢复了健康，再考虑怀孕。

另外，第一胎怀了葡萄胎，经刮宫治愈后，也要坚持避孕2年。患有某些遗传性疾病的人也不宜生育，以免影响下一代的健康。

孕前应做哪些防疫接种

怀孕期间感染疾病是每个孕妇最害怕的事情之一。要做到怀孕期间平平安安、健健康康，加强锻炼、增强体质是最根本的办法。但对一些疾病，最直接、有效的办法则是孕前注射疫苗。

目前，我国还没有专为孕前女性设计的免疫计划。专家建议，计划怀孕的女性最好于孕前注射风疹疫苗和乙肝疫苗。因为这两种病毒可通过胎盘垂直传播给胎儿，造成胎儿畸形、死亡或感染等后果。但这两项疫苗在注射之前都应先化验一下，确认被注射人未感染风疹和乙肝病毒才能注射，如果体内已有感染，则不能注射疫苗。另外，有些疾病在哺乳期可通过乳汁传播给婴儿，注射一些疫苗对母子是有百利而无一害的。

医学专家建议女性在怀孕前可注射以下疫苗进行预防：

1. 风疹疫苗

风疹病毒通过呼吸道传播。风疹病毒会导致胎儿先天性畸形、先天性耳聋等。孕早期感染风疹病毒会导致先兆流产、流产、胎死宫内等严重后果。因此，为了避免妊娠初期感染风疹病毒，女性可在怀孕前注射风疹疫苗。如果妊娠初期感染风疹病毒，建议人工流产以结束妊娠。风疹疫苗注射后大约需要3个月的时间人体内才会产生抗体，所以应在怀孕前至少3个月时注射。疫苗终身免疫，注射有效率在98%左右。

2. 乙肝疫苗

母婴垂直传播是乙型肝炎的重要传播途径之一。如果既往没有注射过疫苗或乙肝五项化验检查体内没有感染过，孕妇可考虑在计划怀孕前9个月以前注射，注射按照0、1、6程序，第1针后1个月时注射第2针，6个月时注射第3针以预防孕期感染乙肝病毒而传染给胎儿。免疫率可达95%以上，有效期在7年以上。一般在注射后第5～6年时可加强注射一次，可以有效地延长免疫时间。如果孕妇是病毒携带者，则要在宝宝出生以后，马上给宝宝注射疫苗，注射也采用0、1、6程序。

3. 甲肝疫苗

甲肝病毒通过水源、饮食传播，妊

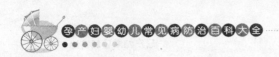

娠期身体抵抗力减弱，极易感染。专家建议高危人群（经常出差或经常在外面吃饭的人）应该在孕前至少3个月注射甲肝疫苗，其免疫时效可达20～30年。

4. 水痘疫苗

国外的免疫计划规定从13岁以下的儿童、未怀孕的育龄女性以及从事教师和医疗保健行业的人都应注射水痘疫苗。孕早期感染水痘可导致胎儿先天性水痘或新生儿水痘，孕晚期感染水痘可能导致孕妇患严重肺炎甚至致命。女性应在受孕前至少3个月注射水痘疫苗，其免疫时间长达10年以上。

5. 狂犬疫苗

孕早期应当尽量避免注射狂犬疫苗。只有在被动物严重咬伤，而且征求妇产

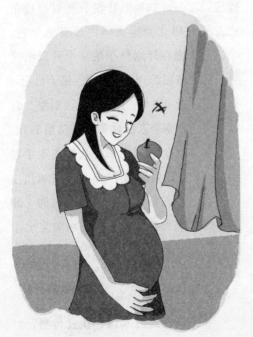

科医生的意见后，才能考虑注射。注射药品应选择进口的维尔博狂犬疫苗。在咬伤后立即注射第1针，而后第3天、第7天、第14天、第30天各注射一针。

6. 流感疫苗

流感疫苗孕前注射的意义不大，可根据自己的身体状况自行选择。

7. 气管炎疫苗、肺炎疫苗

患有慢性气管炎及抵抗力较弱的计划怀孕女性，可以注射气管炎疫苗、肺炎疫苗，但都应至少在受孕前3个月注射。

孕前要治疗的疾病

夫妻双方如果患病，那么一定要在医生的指导下，根据病情的性质和症状决定能否妊娠，有一些疾病应在怀孕前治愈。

1. 贫血或高血压

贫血尤其是严重贫血，对孕妇和胎儿都非常不利，治愈后才可以妊娠。高血压患者是重症妊娠中毒症的高危人群。女性平时血压如在130/90毫米汞柱或以上就是患有高血压病。如果不清楚自己的血压情况，并时常有剧烈头痛、肩膀酸痛、失眠、眩晕和浮肿等症状，应去医院检查，要经医生检查是否患有高血压并检查血压高的原因，排除由于肾脏病或内分泌病所引起的高血压。经过医

生治疗，没有明显血管病变的早期高血压病病人，一般可以怀孕。

2. 心脏病、心功能不全

这类患者如怀孕，会造成心肺负担加重、心力衰竭、血运障碍、胎盘血管异常，发生流产、早产等，严重时可危及孕妇的生命。女性在妊娠期间随着子宫增大、膈肌升高、心脏移位，机械性地增加了心脏负担。分娩时由于子宫收缩、屏气用力、腹压加大及产后子宫迅速收缩，大量血液进入血循环，均使心脏增加负担，这些情况在健康女性身上不成问题，但对患有心脏病的产妇则非同小可，严重时甚至可导致死亡。

但也并非患有心脏病的女性都不能妊娠，要根据所患心脏病的性质、心脏被损害的程度、心功能状况及能否进行心脏手术等具体情况，由医生综合考虑通过治疗后再决定。

3. 肾脏病、糖尿病

此类患者妊娠，必定引起妊娠中毒症，巨大儿、畸形儿的比率也会增加。而且糖尿病患者妊娠后临床过程复杂，处理不当会危及孕妇及胎儿生命。一些已有明显肾脏病变或严重的视网膜病变的糖尿病患者，因其妊娠后畸胎率可高达20%，而且妊娠又会加重肾脏病变和血管病变，对孕妇及胎儿均不利，因此不宜妊娠。血压不高，心、肾功能和眼底均正常，或病变较轻的糖尿病患者，

应请教医生，根据疾病的程度和症状，考虑能否妊娠。

4. 肝脏疾病

肝脏是人体内的重要器官之一，它除了参加体内所有物质的代谢过程，还有分泌胆汁、排泄、解毒及合成某些凝血因子等功能。患病后这些功能都会受到影响，如再怀孕，由于妊娠期新陈代谢旺盛，肝脏负担急剧增加，将使肝功能进一步恶化。患有肝病的女性，妊娠后病情恶化迅速的应当终止妊娠，病情不严重的可以在医生的指导下继续妊娠。

5. 肾盂肾炎

此类患者需治疗后才能妊娠。因为在怀孕后，体内血循环量比妊娠前约增加1/3以上。由于血循环量增加，通过肾脏的血流量也相应增加，所以怀孕后肾脏负担加重，对孕妇及胎儿均不利。另外，膀胱炎可以发展成肾盂肾炎，膀胱炎患者也要求在治疗后才能妊娠。

6. 子宫肌瘤

此类患者不容易受孕，最好及时治疗。子宫肌瘤是一种常见的良性肿瘤，30岁以上的女性中约有20%～30%患有子宫肌瘤。肌瘤可以单个，也可以多个，其大小相差悬殊。肌瘤生长的部位可在子宫肌层内、子宫表面或子宫腔内。小的肌瘤一般对妊娠和分娩都没有影响，如果肌瘤较大或数目多，可使子宫体和子宫腔变形，或因输卵管受压而妨碍受

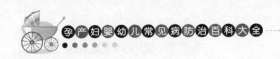

孕，影响胚胎发育，引起流产、早产或不孕。因此，患有子宫肌瘤的女性怀孕后要遵照医嘱，定期检查。

孕前有哪些药物禁忌

准备怀孕的女性在怀孕前也会生病，得了病以后，应根据情况合理用药。但药物对治病有利，对怀孕却极为不利。因此严防滥用药物，对准备怀孕的女性及孕妇来讲特别重要。所以，应以预防为主，尽量防止生病。

如因生病而必须用药时，应在医生的指导下，选择对胎儿无影响或影响最小的药物，便可避免不良后果。如果要使用一些平补中药或是平常想用一点儿食补食疗的方法，有些中药应用是比较安全的，如太子参、北沙参、百合、山药、白术、白芍、麦门冬、莲子、莲藕粉等，这些中药对孕妇肠胃功能有帮助，可以促进饮食正常。

一些化学毒物、药物或有害物质，可能导致精子、卵子的变异，会引起胎儿的畸形。因此，为了能够孕育健康的胎儿，夫妻双方在开始计划怀孕前的6个月甚至1年，就应停止接触任何有害或有毒物质，如油漆、农药、放射线等；避免长期用药，如抗结核药物；慎重服用各种药物尤其是抗生素类药物，如喹喏酮类药；激素之类的药物也应谨慎使用，

不管是雄激素还是雌激素，都会使胎儿男性化或女性化，有些激素可能导致男胎女化或者女胎长大后易得阴道癌；抗癫痫的药也应当尽量减少使用，还有一些肾上腺皮质激素类药物，也很容易使胎儿受到影响。

患过肝炎的女性能怀孕吗

我国是肝炎病的高发地区，许多人都有肝炎病史或是乙肝病毒携带者，因此有许多预备做母亲的女性对此心存疑虑。

科学地讲，只要是已经康复的肝炎病患者，不管患的是甲肝还是乙肝，都可以怀孕，新生儿也不会有被传染肝炎的可能。但是，如果肝炎未愈，则不宜怀孕。

甲肝（急性肝炎）自不必说。乙肝患者如果 HBsAg（乙肝病毒表面抗原）呈阳性，其怀孕后传播给下一代的概率也较大，新生儿约半数可能 HBsAg 也为阳性。如果患过乙肝，但 HBsAg 已经是阴性的，概率就小。

一般来说，应等乙肝病情得到较好控制或上述指标转阴后才可妊娠。

另外，由于妊娠会增加肝脏的负担，所以患过乙肝的女性怀孕后要多休息，不要过于劳累，还要适当增加营养，必要时在医师指导下可服用少量保肝药物。

如果需要了解宝宝的情况，脐带血化验HBsAg就可以。

还需要提醒一点的是，如果孕妇本身肝脏功能还需要恢复，建议不要以母乳喂养婴儿，可避免病毒通过母乳传染给婴儿。

患有肾炎的女性能怀孕吗

患有肾炎的女性要根据肾炎的病情以及肾功能状况，来决定怀孕的可行性。

慢性肾炎又叫"慢性肾小球肾炎"，临床表现有蛋白尿、水肿、高血压。慢性肾炎病程较长，怀孕后肾脏负担加重，上述症状容易出现，患者常常觉得精神委靡、四肢乏力、头晕和视力障碍等，重者可出现慢性肾功能衰竭和尿毒症。

由于妊娠增加了肾脏负担，容易并发妊娠高血压综合征，往往加重肾脏损害。如果是肾炎非活动期，仅表现单纯有少量蛋白尿，不伴血压增高者，妊娠可以不加重肾脏损害。

根据肾炎病变的程度不同，对胎儿的发育亦有不同的影响。慢性肾炎伴有血压增高者，往往伴有胎盘功能减退，胎儿血液供应不足，可发生胎儿宫内发育迟缓、死胎、围产死亡率高。严重肾炎孕妇，其胎儿死亡率可达50%。

由此可见，患肾炎的女性能否怀孕，可有以下几种情况：

1. 慢性肾炎伴有血压增高的女性不宜怀孕，怀孕后约有75%的患者并发重度妊娠高血综合征，早产及死胎发生率极高。当肾炎孕妇发生妊娠高血压综合征时，引起先兆子痫和子痫，此时血压上升很高并伴有头痛、眼花、恶心、呕吐甚至抽搐等。子痫对孕妇和胎儿的生命威胁很大。此时除积极医治外，常常要终止妊娠，以减轻心肾负担。

2. 慢性肾炎如果肾功能未恢复正常者，尿蛋白量增多，达"＋＋"至"＋＋＋"，血中尿素氮或肌酐升高，要预防发生肾功能衰竭。这样的患者不宜怀孕。如果是早期妊娠，应实行人工流产。

3. 患慢性肾炎的女性如果肾功能已基本正常，尿蛋白少量（微量或"＋"），且有一段时间的稳定期，可以怀孕。但应注意休息，增加营养，多吃含有蛋白质的食物，补充足量维生素，饮食宜淡，不宜过咸。注意增加身体抵抗力，避免各种感染，定期检查肾功能。每次产前检查都要查看浮肿、体重增加情况，测血压，检查尿蛋白等。仅有少量蛋白尿而不伴有血压增高者，孕期加强保健，精心监护，妊娠结局一般是良好的。

4. 如果已经确认是慢性肾炎，一次妊娠后最好做绝育手术。即使第一胎不幸夭折，也不要冒险再次怀孕。临床已经证明，每怀孕一次，都会使肾炎病情加重，而缩短患者的寿命。

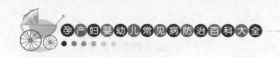

生育过异常儿的女性能再怀孕吗

对于这个问题，首先应该弄清楚生育异常儿（智力低下或畸形儿）的原因，再决定是否再次生育。生育智力低下或畸形儿的原因是多种多样的，其中主要有：

1. 遗传病

如染色体疾病中的先天性愚型、多基因遗传病中的脑积水、单基因遗传中的各种先天性代谢异常等。这种婴儿的痴呆程度或畸形较为严重，若生育过此异常儿的女性再生一个，仍然是同样患儿的概率要比一般人大得多。

2. 妊娠期孕妇遭受生物、化学和物理等因素的损害

这些因素使胎儿的中枢神经系统受到不可逆转的损害而造成的智力异常或畸形，再次妊娠时是可以避免的。

3. 孕产期损害

孕产期的损害也可影响婴儿的智力，如分娩时产伤造成颅内出血、新生儿溶血症的核黄疸症等，这类原因再次分娩时多数也可避免。

因此，生育过异常儿的女性再次妊娠前应先咨询医生，了解再次妊娠生育异常儿的风险，如风险很大又缺乏可靠的产前诊断方法，或生后无有效的治疗措施，就不要再生了。如果可以再次妊娠，一定要听从医生的指导做产前诊断和定期产前检查，若发现异常应立即终止妊娠，以免再生异常儿。

对孕产期受损所致的异常儿也要针对原因进行处理，如孕期避免致畸因素的侵袭、选择合适的分娩方式、分娩时要有抢救婴儿的准备和措施、生后对婴儿进行严密的观察，有异常的要及时治疗。如孕妇遵循以上原则进行处理，是有可能生育一个聪明、健康的宝宝的。

孕前如何处理传染性疾病和某些慢性病

如果发现夫妻双方尤其女方孕前患有传染性疾病，比如病毒性肝炎、肺结核等，那么在传染期就不宜受孕。具体原因是：肝炎可以通过胎盘传染给胎儿，胎儿也会在分娩过程中直接在产道中接触母血而感染肝炎病毒；孕妇如果患有肺结核，结核菌也可以通过血循环播散，在胎盘上形成结核灶，破坏绒毛后还可以进入胎儿体内感染胎儿。此外，产后在母儿的日常生活接触过程中也会传染小儿。因此，孕前积极治疗传染性疾病极为重要。如果女方肝炎已好转，已无传染性，也要等到肝功能正常后才可考虑妊娠。

近年来性病发病率在我国呈逐渐增多趋势。如孕妇在孕前感染了淋病、梅毒等性病，也会在孕产期感染给胎儿，

因此应该治愈后再怀孕。如果孕妇在妊娠后发现感染，应尽早去医院治疗，不要讳疾忌医或私下随意求治，以免带给胎儿更大的危害。

某些患有慢性病的孕妇孕前如果患有非传染性慢性疾病，如心脏、肾脏疾病等，最好能在医生指导下开始妊娠，孕产期由内科、产科共同监护和处理。此外，孕妇如果患有一些需要手术进行治疗的良性疾病，例如盆腔良性肿瘤、易急性发作的慢性阑尾炎等，最好能在孕前切除，以免怀孕期间或生产时发生阑尾炎急性发作、穿孔、卵巢囊肿扭转等危险。妊娠时如合并发生这类情况，不论手术或麻醉均较不便也不安全，所以要孕前治疗以防后患。

如果孕妇孕前就有营养不良症或贫血症，应先进行治疗，使身体状况得到改善，然后再考虑怀孕。因为此类疾病容易导致胎儿营养不良、贫血，甚至出现无脑儿、脊柱裂、脑膨出等畸形。所以，在营养条件较差的环境或神经管闭合不全性畸形（如无脑儿、脊柱裂、脑膨出等）发生率较高的地区，应在医疗保健人员的指导下，在孕前即开始服用小剂量的叶酸以及多种维生素尤其是 B族维生素，对孕妇和胎儿的健康、预防胎儿出生缺陷以及提高孕妇的血色素、肌体营养状态都有良好作用。一般服至妊娠 3 个月即可，中期妊娠是否需要，可听从中期妊娠营养医师的咨询指导。

哪些疾病会遗传

造成遗传性疾病的原因主要是近亲结婚。人体的生殖细胞即男性的精子和女性的卵子，都有 23 条染色体，上面一共有 10 万基因，基因上面携带着生命遗传的"密码"。据估计，在 10 万个基因上，总归会有五六个隐藏的遗传性疾病基因。只要不是近亲婚姻，男女双方的致病基因就难以相遇。而在近亲之中，这种更多的机会使它们"对面相逢"。

血友病是一种伴性遗传疾病，也就是说，这种病与人的性别有关。该病的基因就位于细胞中的 X 染色体上。男性的性染色体是 XY 型，于是会发病；而女性的性染色体是 XX，病变的 X 染色体被另外一条健康的 X 染色体所代替，所以并不发病。但是尽管女性个人不发病，但这条有病变的染色体会继续遗传下去，遗传给其子女。在下一代中，男性中有 1/2 的人会发病，而其女儿中又有 1/2 的人成为血友病的基因携带者，于是就会继续向下遗传，这就是伴性遗传病的遗传规律。

例如，有一种遗传性疾病被称为"半乳糖血症"，非近亲配偶的子女发生的机会是 1/90000，即 9 万对夫妻中才可能出现 1 位病人。然而在表兄妹结婚的人群中，子女发病的危险就有 1/4800，为前者的 18 倍。我国江苏省某地对当地 3355 对三代近亲婚姻所生下的 5227 个子女进行调查发现，患有各种先天性或遗传性疾病的高达 880 人（约占 17%），其中智力低下的人高达 98 人，远远大于同一地区中非近亲婚姻子女的发病率。

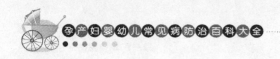
如何预防遗传性疾病

遗传性疾病是对人类健康和生命危害广泛而严重的疾病之一，防治遗传性疾病已成为提高民族素质的重要课题。那么，如何预防遗传性疾病呢？由于这类疾病早在胚胎期间乃至精子和卵子结合的时候就埋下了病根，所以责任自然落在患者的父母身上。每对准备当父母的夫妻，乃至准备择偶成婚的青年男女，在择偶或生育的时候，就要想到如何预防遗传性疾病，这也是实现优生的一项重要内容。

1. 择偶

预防下一代患遗传性疾病，始于这一代的择偶与婚配。如果在择偶时忽视健康条件，例如与严重的精神分裂症或麻风病人结婚，那么下一代患遗传性疾病的机会将显著增加。患显性遗传病如软骨发育不全、结节性硬化症等严重畸形和智力障碍者，应先做绝育手术，然后再结婚。其次，若本人患有一般性遗传疾病，应避免与患同种遗传性疾病的人恋爱，防止同种遗传性疾病患者相互婚配，如原发性高血压、动脉粥样硬化、糖尿病、先天性心脏病、重症肌无力、脊柱裂、唇裂、先天性髋关节脱位、先天性哮喘、先天性聋哑和高度近视等患者之间切勿相互婚配。因这类患者之间婚配，其子代患与其父母同种遗传性疾病的机会将显著增加。如两个原发性高血压病患者婚配，其子代患原发性高血压病的概率将高达 47% 以上。《婚姻法》规定要避免近亲结婚，也是因为近亲结婚的子代隐性遗传病的发病率也会显著高于一般人群。

此外，正患病毒性肝炎、肺结核、性病和其他一些严重器质性疾病的患者，也不应急于恋爱和结婚。研究结果表明，多种严重疾病患者生育的后代，患遗传性疾病的可能性亦会增加。

2. 生育

（1）受孕：这是一个重要的关键时期。第一，要选择好受孕时机，夫妻双方的年龄要适当，女方超过 35 岁，子代患先天性愚型的机会可增加 10 倍左右，男方的年龄最好不要超过 40 岁；第二，要注意受孕时男女双方身体所处的外环境，如当时正与有毒有害物质密切接触（如正接受放射线治疗或正喷洒农药等），或正在服用某种对胚胎可造成损害的药物，都不能马上受孕，欲受孕，要避开有害的外环境一段时间后方可；第三，女方流产后不足半年者，勿立即受孕，若连续发生两次以上自然流产，应进行染色体检查，确定是否与遗传因素有关，由医生决定是否再次受孕；第四，上一胎是畸胎的女性，再次生育之前必须经过医生全面检查，查清畸胎的原因，再决定是否妊娠。

（2）孕期保健：外界不良因素如某些病毒、毒物和药物，都可促进胚胎期间遗传性疾病的形成，因此，孕期应特别注意预防风疹等病毒感染，避免与有毒有害物质密切或长期接触，不滥用药物，以保障胎儿安全。

3. 早期发现，治疗遗传性疾病

遗传病并非都是在出生时就能表现出来的，有的在儿童时期，有的在青少年时期，有的甚至成年后才逐渐显出症状和体征，如能在症状出现前就做出诊断，可以控制一些遗传性疾病的发生。如半乳糖血症，出生数周至数月可出现拒食、肝肿大、白内障和智力发育迟缓等异常表现，如能及早发现到医院确诊，停止喂养乳制品，代之米汤、肉汤等蛋白质食物，可以防止这种遗传性疾病的发生和发展。因此，宝宝出生后，父母如发现异常，特别是出现智力发育障碍，应及时就医。

4. 指导和帮助子女预防同种遗传性疾病

有些多基因遗传病，虽植根于胚胎，但却形成于少年乃至青年、壮年，能否最后形成与发生，环境因素起着重要作用。因此，这类患者要对其子女加强该种遗传性疾病的预防工作。究竟采取什么样的预防措施，视疾病的性质和不同的诱发因素而定。比如，原发性高血压患者应主动让子女养成生活规律，适当少吃咸食和高脂肪食物，避免长期过度紧张，坚持劳逸结合，性格开朗，情绪稳定，这样就会减少高血压病形成的机会；糖尿病患者的子女应注意坚持锻炼身体、合理进食和防止过早肥胖，可有利于预防糖尿病的发生。具体应该怎样帮助子女，要在医生的专业指导下进行。

如何进行遗传咨询

遗传咨询通常可以让咨询者了解什么是遗传性疾病，遗传性疾病以什么方式遗传，如果有遗传性疾病家族史是否会累及子女或咨询者本人，如果近亲婚配，子女中出现遗传性疾病的概率，以及以往曾生育过患儿，现在又怀孕，能否检测出胎儿有无异常，有无措施来防止患儿的出生与发病等问题。

遗传咨询专家会根据咨询者的具体情况，运用临床的检查、实验室检测结果并运用专业知识做出正确诊断，确认是否是遗传性疾病，再进一步推算出预期可能的发病风险，并向咨询者提出对策或方法，供咨询者决定如何处理。

遗传咨询分婚前咨询、产前咨询和一般遗传咨询。

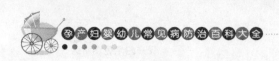

癌症是否会遗传给胎儿

我国学者在世界上首次发现胚胎发育过程中，母体的白血病细胞能通过胎盘进入胎儿体内，使胎儿患白血病。这一科研成果在婴幼儿白血病的研究中无疑将起到重要作用。

在儿童及青少年恶性肿瘤中，白血病居首位，而且急性远较慢性为多。"母体患癌传给胎儿"可能是儿童患白血病的原因之一，但其他类型癌并非也能通过母体传给胎儿，因为只有白血病才具有癌细胞充斥血液中，随母体血流通过胎盘大量进入胎体的特征。从理论上讲，当癌细胞进入血液，也不一定能形成肿瘤，且白血病发病前有骨髓造血功能通过胎盘，1947年就有人开始做动物实验，结果发现用致癌剂处理怀孕动物，在胚胎的器官发育阶段发生致畸现象，而在组织分化阶段有致癌作用，在人体中曾发现，母体接受雌激素治疗可能引起后代泌尿生殖道的上皮病变。

人类癌瘤中遗传的成分主要是在遗传敏感性疾病中表现出来，如常见多样免疫缺陷等遗传性疾病中，白血病易感

性较高，而家族性白血病仅占白血病总例数的7%，因此，对大多数白血病患者来说，与遗传因素并无直接关系。

白血病是否具有传染性呢？据报道，病毒可能是白血病发病的主要病原因素，但至今只有成人T细胞白血病肯定为病毒所致，因此儿童白血病是否与病毒感染有关，还无定论。对患病的女性能否生育的问题，从医学保健观点出发，应劝阻患癌女性怀孕和生育，一方面考虑到妊娠会引起较复杂的内分泌变化，加重患者机体消耗，可能促进病情发展而有碍患者康复；另一方面，患者在治疗期间接受放射治疗或化学药物治疗，可导致流产或胎儿畸形，据研究，女性孕期内接受X线照射，可增加婴儿出生后患白血病的危险性，但是也有研究表明，在绒毛上皮癌患者中，经过彻底治愈后，可生育体格和智力发育正常的健康子女。

孕前应进行口腔检查

如果计划怀孕，女性一定要先对口腔进行检查，以保证口腔健康。口腔的健康是确保安全度过孕期的前提之一。一般说来，孕前应该进行下列项目的口腔检查：

1. 牙龈炎和牙周炎

怀孕后，女性体内的雌性激素尤其是黄体酮水平会明显上升，甚至会上升

很高。而雌性激素的上升会使牙龈血管增生，血管的通透性增强。如果口腔卫生欠佳，容易诱发牙龈炎，这种牙龈炎被称为"妊娠性牙龈炎"。研究证实，怀孕前患牙龈炎的女性怀孕后患妊娠性牙龈炎的概率和严重程度均高于孕前没有患牙龈炎的女性；而在孕前就患有牙龈炎或牙周炎的女性怀孕后炎症会更加严重，牙龈会出现增生、肿胀、出血显著，个别牙龈还会增生至肿瘤状，称为"妊娠性龈瘤"，极易出血，严重时还会妨碍进食。有些患者由于牙周袋中细菌毒性增加，对牙周骨组织的破坏也加重，往往引起多颗牙齿的松动脱落。另外，患牙周炎的孕妇生出早产儿和低体重儿的机会也会大大增加。所以，怀孕前应该进行牙龈炎和牙周炎的检查和系统治疗。

2. 蛀牙

由于孕妇生理机能的改变和饮食习惯的变化，以及对口腔护理的疏忽，常常会加重蛀牙病情的发展。如果蛀牙病情持续严重，可能会引发牙髓炎或根尖炎等更为严重的口腔疾病。一旦出现急性牙髓炎或根尖炎，不仅会给孕妇带来难以忍受的痛苦，如果治疗时服药不慎还会给胎儿造成不利影响。另外，有调查证明，若怀孕时母亲患有蛀牙，出生的婴儿患蛀牙的可能性也远远大于怀孕时没有蛀牙的母亲所生的婴儿，原因之一就是母亲口腔中导致蛀牙的细菌是婴儿蛀牙的最初传播者，所以女性怀孕以前要治愈蛀牙。

3. 阻生智齿

阻生智齿是指口腔中的最后一颗磨牙由于受颌骨和其他牙齿的阻碍，不能完全萌出，造成部分牙体被牙龈所覆盖，以下颌第三磨牙最为常见。阻生智齿的牙体与牙龈之间存在较深的间隙，容易积留食物残渣，导致细菌滋生、繁殖而直接引起各种急、慢性炎症，即通常所说的"智齿冠周炎"。由于智齿多在18岁以后萌出，且智齿冠周炎最容易发生在20~35岁，而这个年龄段恰好是育龄女性选择怀孕的时间，所以女性应该在孕前将口腔中的阻生智齿拔除。

4. 口腔卫生

孕期口腔常见病大多与口腔的卫生状况密切相关，因此准备怀孕的女性需要学习和掌握正确的刷牙和使用牙线的方法，了解孕期如果患口腔疾病应如何正确面对并进行有效的治疗等。有怀孕计划的女性应当到医院口腔科做口腔卫生及口腔疾病方面的检查；接受口腔科医生的健康指导，做好口腔疾病的预防。

孕前接触铅的害处及预防

铅是常见的对人类有害的物质，不论职业环境还是日常生活环境污染均较多见，尤其是前者，因此计划怀孕的夫

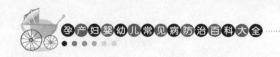
妻不能不给予足够的重视。在接触铅环境中，男女双方都会受到不利妊娠的伤害，男性铅中毒可以通过血液对睾丸直接产生毒性作用，导致精子质量发生改变，表现为精子数目减少、活动能力减弱、精子畸形率增加等情况。女性铅中毒可以干扰下丘脑—垂体—卵巢轴的神经内分泌功能，直接影响性激素的分泌和调节，从而影响月经和生育。不论哪一方生殖功能受损，都可能导致妊娠期疾病增多、胎儿有病或畸形、妊娠结局不良，严重者可以不孕不育。它所引起的常见妊娠并发问题有：妊娠高血压综合征发病率升高，自然流产、死产、出生缺陷儿及低体重儿增多。如果女方血铅含量过高，产后还可以通过乳汁喂给婴儿，从而造成婴儿血液铅含量过高，甚至发生铅中毒。

因此，在含铅作业环境中工作的人，孕前应去医院职业病科进行血铅检查，根据体内含铅情况，医生会给予恰当的指导和处理，并会帮助选择适当受孕时间。

孕前接触汞的害处及预防

汞是一种用途很广的元素，不论工业、农业、科学技术、交通运输、医药卫生以及军工生产等领域都会用到汞。近年来含汞的化妆品如面膜、增白剂等

使用增多，也增加了汞对人体危害的机会。据专门针对汞对男女性生殖功能有无不良影响的研究报告，在空气中含汞量超过国家规定卫生标准环境下作业的人，其性功能会受损，精子质量会下降，怀孕女性患自然流产、早产、难产和围产儿死亡率也明显增高。但也有研究认为，从总的接触汞的男性后代的发育来看，并未有明显异常，这可能与接触剂量有关。

在女性方面，经研究发现，汞作业环境会使女性出现月经异常、经前紧张症及痛经等症状增加的现象。尽管有的环境中女性接触汞浓度未超过国家规定标准，但也出现了月经紊乱发病率增加的现象，这表明女性对汞的耐受力较差。汞对妊娠结局的影响研究也发现，接触汞的女性妊娠高血压综合征、自然流产、早产、死产、难产的发生率明显高于未接触的女性。接触汞的孕妇所生的新生儿除在出生前有可能在宫内接触汞外，出生后还可从乳汁中接触而继续受到不良影响。有研究发现，这类新生儿平均体重会偏低，先天畸形和婴儿期、儿童期残疾率较高，长大后常伴有头痛、失眠、记忆力差以及易怒、易兴奋等神经失控性精神性症状，还可见到牙龈出血、肌肉震颤、膝腱反射减弱或周围神经炎等症状，而这一切都表明儿童体内已有汞中毒发生。

因此，接触汞作业的育龄女性应尽量避开此类环境，待孕女性可以按照国家有关规定不再从事某些接触汞的作业。正从事接触汞作业的已婚待孕女性，如计划怀孕，应预先向有关部门如医院职业病科或保健机构中的职业劳动保健科进行咨询并做健康检查。一般来说，脱离有害作业一段时间，体内蓄积的有害元素会减少，甚至会降至正常范围。

孕前接触苯、甲苯、二甲苯的害处及预防

这三者均为经常使用的有机溶剂，而且三者常常同时存在于许多生产环境中，因此，对其危害的研究也多针对以上三种或其中两种混合物的联合危害。单一接触用量如果较大对女性会有一定生殖方面的毒害，而混合接触则对男女双方均有明显的危害。苯等混合物对男性精子质量有明显影响，即使是低浓度苯系混合物对精子质量也有一定影响。妊娠女性如果接触苯系混合物，妊娠剧吐、妊娠高血压综合征、贫血发病率都会增高，自然流产、胎儿先天畸形、出生低体重儿等发病率也较高，并且所生宝宝会有智力发育迟缓、身体素质与动作技能等发育明显比对照组差的现象。

该类物质在日常生产中非常多见，例如油漆、染料、乳胶等建筑材料、装饰材料、人造板家具的溶剂和黏合剂以及制鞋业、制药业、塑胶制造业、农药的生产及使用过程等，所造成的居室空气污染和接触性污染，均会危害人体及妊娠，不可不慎。因此，已孕女性一定要受到保护、避免接触，还应关心生活环境的污染和危害问题，加强自我保健的意识和能力。

孕前接触甲醛的害处及预防

房屋装修中带有甲醛污染，浓度过高会造成男女不育，或男性精子畸形，也会造成妊娠并发症如妊娠高血压综合征等比率增高，还有致癌变作用。因此，宜在初夏装修，然后空放2个月，使有害物质释放后达到正常水平。秋冬季最好空放半年。

孕前接触农药的害处及预防

农药种类繁多，其中多种经动物试验证明对妊娠都有不良影响。有研究发现，农业工人所生子代中肢体残缺、颌面裂等先天畸形发病率明显高于非农业工人。也有研究表明，儿童期癌症、白血病等与母亲妊娠期接触农药有关系，并与父亲职业性接触农药也有关系。此外，普通居民也有接触农药的机会，有人观察在农药用量大的地区，普通居民的孩子患唇腭裂的概率增高。目前，国

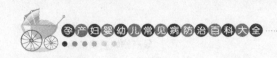

内滥用农药对瓜果蔬菜的污染也较严重，这已引起有关方面的注意，并已开始监督检查，制定出了各类食品卫生标准，特别是食品中农药的允许残留量标准。

据此，待孕女性或怀疑自己有早期妊娠的女性应当了解避开农药污染的重要性，尽量选择优质、环保食品食用，以免受到危害。计划怀孕的职业夫妻可以按照国家有关规定，在关键时期不从事接触此类污染的工作。

孕前接触电磁辐射的害处及预防

鉴于职业接触的危害，这类污染多年来已受到有关部门和从业者的注意，例如接触放射线工作的人，保健和妊娠都有严格的防护规定，在此不再赘述。目前，家电应用已相当广泛，在电脑显示器前进行操作的人已极为普遍，它是否对人的健康尤其是妊娠有不利影响，这一问题已深受人们的关注。这里就日常生活中常遇到的几个有关电磁辐射的问题，简单做一介绍。

首先，很多人关心从事电脑工作的人，其生育健康会不会受到影响？不少研究都未能对视屏作业对生育是否有不利影响这个问题得出肯定的结论，但对自然流产尤其是出生缺陷发病率的增加却时有报道，例如有观察发现在妊娠早期进行视屏作业时间每周超过20小时时，

与不良妊娠结局便有明显相关性，并且可以发现有剂量上的反应关系。因此建议女性电脑操作人员孕期以每周从事视屏作业不超过20小时、每天不超过4小时为宜。由于初孕女性开始时常不知道自己已怀孕，所以自己应当关注这一问题。一般来说，不采用避孕措施后，许多正常人可能在很短时期内受孕。因此如计划怀孕，在不采用避孕措施前即要开始注意减少接触时间，受孕后更要减少接触。关于生活中家用电器对妊娠的影响，许多研究都是指妊娠早期的危害而言，而不是妊娠之前的作用。由于孕早期常不能及时发现或诊断，因此已不避孕的待孕女性对一些危害比较明显的因素应尽早给予预防，例如电热毯产生的电磁已被确认为对妊娠有不良影响，待孕或已孕女性可以睡前加热，睡时停止开启电源；电视、微波炉的电磁辐射量更大，应更加认真地对待，最好距离远一点儿，至少要保持在2米以上。

此外，由于好奇或焦虑，许多女性常要求用超声波来检查自己是否怀孕或胎儿是否正常等，虽然目前对超声波检查对妊娠有无危害尚无一致意见，但也不时有超声波对早期妊娠或受照射时间较长孕妇（如超过30分钟者）有不良反应的报道。因此，遇到此类情况，孕妇要到医院进行咨询，不要自己随意对待，出了问题不要乱求医或自行处理。

TIANXIANG
添香防辐射

小贴士：孕期防辐射秘笈

胎儿的生长发育只有一次，不能重来，身为准妈妈的您，除了为胎儿生长发育提供足够的营养，还应该远离可能对胎儿造成危害的电磁辐射。

添香防辐射专家指出，在受精卵刚开始发育时，细胞、基因、蛋白质等的复制过程都牵涉到电流的流动，微量电磁波会改变钙离子通过细胞膜的速率，进而改变细胞内蛋白质的表达。此外，细胞内遗传物质DNA信息受到电磁波影响，可能无法准确传达到遗传因子。所以在怀孕期间，特别是孕早期，准妈妈应适当躲着点儿电磁波，具体方法如下：

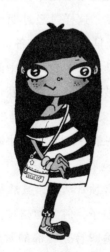

★ 别让电器扎堆。不要把电器摆放得过于集中或经常一起使用，特别是电

视、电脑、电冰箱不要集中摆放在卧室里。

★ 不要在电脑背后逗留。电脑显示器背面辐射最强，其次为左右两侧。

★ 用水吸电磁波。水是吸收电磁波的最好介质，可在电脑的周边多放几杯水。

★ 减少待机。当电器暂停使用时，不要长时间处于待机状态，待机时间长会产生辐射积累。

★ 及时洗脸洗手。电脑显示器表面存有大量静电，其聚集灰尘可转射到皮肤裸露处，引起皮肤病变，因此在使用电脑后应及时洗脸洗手。

★ 接手机别性急。手机在接通瞬间及充电时通话，释放的电磁辐射最大，最好在手机响过一两秒后再接听。充电时不要接通电话。

★ 穿上防辐射服装。因为很难把握电磁波的安全范围，所以最放心的办法就是穿上防辐射服。现在防辐射服装的款式越来越接近时装，所以穿着上班、逛街都不会难看哦。

残疾人如何进行孕前保健

国家非常关心特殊弱势人群，残疾人是其中主要的一部分。由于残障患者常集中从事某类工作，盲人、聋哑人、肢残人都可能在共同工作中产生感情而结成佳偶。但是，由于他们体会过残障的痛苦，因而希望子代能够健康，孕前的保健咨询便变得很必要了。

简单地说，如果残障是由于出生以后生病或意外事故造成的，基本不会遗传给子代。如果是先天性，但是由环境因素造成，如不再遇到同样环境也不会再发病。只有确诊为遗传性疾病，才需考虑不要孩子或进行专门咨询以免后患。如一方已确诊有隐性遗传病，但对方不是相同疾病基因的携带者，一般也不致发病；如一方为某显性遗传病基因携带者，子代就有发病的危险。凡是这类情况，或弄不清是否是环境因素造成的，应在孕前找有关专家咨询为妥，因为除考虑子代的健康外，还应考虑生后的抚养条件等。

总之，怀孕前应当注意和处理的问题很多，所以预先关注、提前进行自我保健是很重要的，有问题的最好能及早去医院或保健机构进行孕前检查、咨询，接受医生的指导是最理想的办法。

受孕的过程中如何防病保健

如果经过孕前查体、接受咨询指导后认为没有什么不利妊娠的因素存在，马上怀孕是比较合适的时机，则可放心准备怀孕。未孕女性如果正在服用某种避孕药物，则要停止服用避孕药，并在停药 3 个月后再考虑怀孕，以免激素不正常影响胎儿健康。如果是一直采用口服避孕药的，可于停药后改用避孕套避孕数月，然后再考虑怀孕为宜。

于什么季节怀孕好？对这一点，准备怀孕的夫妻不必作为必要考虑条件，因为一方面妊娠产褥约需将近 1 年的时间，各个季节均要经过，说不上什么时候好、什么时候不好；另一方面受孕时间也不能绝对控制，很难确定在哪个月就会受孕。从社会总体管理上看，也不该让大家都在一个季节内受孕分娩，这样医院将无法应付，所以准备怀孕的夫妻还是顺其自然为好，如果因此精神过于紧张，反而会增加怀孕的难度。

夫妻间性生活常常并不只是为了怀孕，因此未孕女性对何时性生活容易受孕这一问题也不必过于关注，但要记住每次月经期，这样月经过期可以及时发现妊娠，及早做好保健准备。

一般排卵在两次月经中间，卵子排出后及时被输卵管伞端捕获，并在输卵管内运行。通常，卵子在排出后 15 ~ 18 小时内受精最好，因为 24 小时未受精它就会开始衰变。性交后精子排入阴道，会快速向宫颈管活动，虽然每次排精可有上亿个精子，但要能越过宫颈管、子宫腔到达输卵管壶腹部的常会少于 200 个。一般认为精子在性交后 1 ~ 3 天可能具有授精能力。因此观察可以发现在女性排卵期性交受孕的可能性较大，但是排卵期也会前后有波动，有时还有性交后排卵的可能，所以受孕日期并不非常固定，因此正常情况下分娩日期及预产期也会有前后的差异。卵子、精子在输卵管中相遇，卵子受精（一般与1个精子）成受精卵后会逐渐向子宫内移动，它一边迁移一边分裂并越长越大，大约在受精7～8天后在宫腔内与子宫内膜接触并开始着床，此时常距末次月经不到1个月，因而本人常常觉察不到自己已经开始妊娠。此时夫妻双方情绪是否稳定愉悦、身体是否健康无病、精力是否饱满，都会影响到受精卵的活力与健康成长，所以这一过程要先确定自己处于完全健康状况之中，远离酒精、药物、环境污染等，并且要充分地休息，夫妻间也要营造恩爱情绪，充分调理好心情，减少工作压力，关注营养的全面和均衡，才能赢在起点，获得一个健康的宝宝。

如何使用怀孕试纸

怀孕多久用试纸能测出来？怀孕试纸怎么用？这是很多不确定自己是否怀孕的女性经常问到的问题。一般，早孕试纸只能在开始分泌HCG（人绒毛膜促性腺激素）后7～10天（也就是停经后7～10天），HCG达到一定的浓度后才能检测出来。

怀孕试纸的正确使用方法是：

1. 用洁净、干燥的容器收集尿液（任何时间的尿液均可适合本试验，如刚怀孕，则用早晨第一次尿液为最佳）。

2. 持试纸条，将有箭头标志的一端浸入装有尿液的容器中，约3秒钟后取出平放，30秒～5分钟内观察结果。

结果判定：

1. 阴性：只出现对照线，表示没有怀孕。

2. 弱阳性：对照线、检测线都显色，但检测线显色弱于对照线，表示可能怀孕，请隔天用晨尿重测。

3. 阳性：对照线、检测线都显色，检测线显色明显清晰，表示已经怀孕。

4. 强阳性：对照线、检测线都显色，但检测线显色强于对照线，表示怀孕一段时间。

5. 无效：无任何色线出现，表明试验失效或失败。

此外，使用早孕试纸早晨和晚间做试验可能对结果有一定影响。早晨的尿液中一般有最高的HCG值，所以许多说明书中都建议晨起的时候检测，但这也不是绝对的。不要在近期有过妊娠的情况下凭检测结果判断是否怀孕。因为在终止妊娠后（分娩后、自然流产和人工流产后）的较长一段时间内，HCG可以持续阳性。

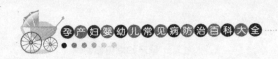

为什么受孕后要接受孕期系统保健管理及教育

闭经超过 30 天后，受孕女性可能会出现早期妊娠反应，如呕吐、恶心、易疲劳、脸色不佳等，因而会想到去医院检查。医院只要通过检查尿液，即可确定是否怀孕。一经确诊是早孕，孕妇最好就开始接受孕期系统保健管理及有关健康教育。如果没有出现反应，只要月经过期也最好去检查。

孕期系统保健管理是指从妊娠开始一直到产褥期（产后 42 天）结束为止的专业保健指导。这一时期内，医疗保健机构对孕产妇会进行一系列医疗保健服务及指导，以使孕妇更好地了解怀孕、胎儿生长、孕期营养、健康生活、预防危害等方面的知识，从而保障母子身心健康。实践表明，孕妇参与系统保健率越高的地方，孕妇和胎儿的病死率越低，生命越安全并且质量越高，身体也越健康。

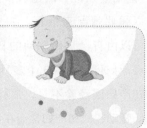

第二章
孕早期常见病防治

孕早期母体有哪些变化

孕早期是指从受孕开始到妊娠满12周这段时间。但是一般来说受孕准确日期是弄不清的，只能从末次月经算起，即从末次月经的第一天行经日开始计算，而不是月经干净的日期。众所周知，月经第一天阴道开始出血是不可能受孕的，真正受孕日期一般在两次月经中间的排卵期。所以，虽然计算怀孕日期是从末次月经第一天算起，但是实际受孕日期大概在末次月经后两周开始。计算预产期是按末次月经后40周计，也就是末次月经后9个月加1周，例如1月1日末次月经，预产期应为10月8日。如果超过12月就进一年，即如5月1日为末次月经，预产期应为次年2月8日，其中足月妊娠实际是38周而不是40周。一般书中所讲的"孕周"多指闭经算起的周数而

言。再者排卵期并不一定能确准是哪一天，预产日期也与计算日期有些不同，所以预产期后两周内分娩属于正常分娩，不算过期，预产期前两周内分娩也并不是早产。有时排卵实际上并没有错后，但如孕妇在预产期后两周内没有分娩，这种妊娠有可能是真过期，这样的情况下胎盘会老化，对胎儿不利，所以应由医生视情况决定如何处理，一般医生会建议引产。孕妇不要自己认为无事，而对医生的建议不予理睬。

此外，有些人月经始终不是很规律，因而很难记住究竟自己是何时来的月经；有的人正在停经中比如哺乳期怀孕，就很难计算孕周了。这样的情况对检查、处理孕期各种变化、观察胎儿发育是否正常、判断预产期、做好分娩前的准备等都增加了困难，因此要通过其他方法了解妊娠大小，例如，一般孕妇在孕早期闭经后5~6周时会开始出现早孕反应

（恶心、晨吐、困倦、食欲改变等），可以凭此情况来推算。如果孕周已较大，可以由自己觉出胎动的日期估计，一般经产妇可在妊娠3个多月时感觉到胎动；初产妇因经验不足，常将胎动误认为是肠蠕动，故初产妇常会在妊娠4个多月时才能觉出胎动，再结合其他方面的征象可以大致判定预产期。有人根据子宫底高度估计，但因人的体型胖瘦对宫底高度有一定影响，如腹壁很厚的胖人宫高会偏大，故最科学、可靠的方法还是采用超声波检查。在超声波下测量胎儿头部直径以及肢体骨骼长度等，可以较准确地知晓胎儿孕周数，以此为依据进行各项医疗保健。月经一向规律又没有采取有效避孕措施的已婚育龄女性，一旦停经，应首先考虑是否妊娠。

多数女性在妊娠早期如停经5~6周时，会出现早孕反应，表现除了头晕、乏力、嗜睡、食欲减退、恶心、呕吐外，还会有偏食、挑食如爱吃酸辣、厌恶油腻等症状，有的人只能吃一些咸菜稀粥之类的食物，这一般就应考虑是妊娠现象了。虽然凭生活经验有些人可以自己确诊是否妊娠，但不应满足于此，应尽早去医院检查，这样一旦确诊就可开始接受孕早期保健指导，以免孕妇及胎儿不知不觉间受到伤害，或耽误了某些调理的关键期。

除以上临床症状外，有些女性还会有尿频表现，这主要是因为子宫增大压迫膀胱所致。有人感觉乳房发胀，乳头有轻度疼痛，乳晕色素加深，这都与妊娠后绒毛膜促性腺激素及雌孕激素分泌增多有关，属于正常现象。

医生是如何确定早孕的

孕后最好进行身体检查，医生会给孕妇做全身检查，看看血压、体温、呼吸、脉搏、心、肺、肝、肾等器官及血、尿、便各项常规是否正常。如果各方面基本正常，就可确定孕妇能够安全地承受这次妊娠给她增加的身体负担。妇科检查会发现阴道壁及子宫颈柔软、充血、呈紫蓝色，子宫体增大、变软，增大情况与闭经周数会一致。一般来说在闭经5~6周时子宫形状仍为长形，略大于正常子宫；8周时呈半圆形，如小儿拳头大小；10周时如成人拳头大小；12周时如球形，有新生儿头大小，此时宫底会超出骨盆腔，在下腹部耻骨联合上方处可触及宫底。有时于闭经10周左右即可在耻骨上触及宫底，此时如将胎心仪放于宫底，孕妇可与医生共同听到胎儿心音，初感为人之母的温馨。由于绒毛细胞分泌的绒毛膜促性腺激素会在孕早期从孕妇尿中排出，因此测试尿中此类激素便可知晓是否已经妊娠，这种化验检查称"尿妊娠试验"。更敏感的检测方法可在闭经5~6周检出阳性，以后绒毛膜促性腺激素的分泌会逐渐增多，到10~12周达到高峰，然后开始下降。

如果停经后，到医院检查各项早孕症状体征都不明显，尿妊娠反应呈阴性，可以再等一两周以观察，如果仍无进展，医生根据情况可能会给予肌肉注射黄体酮，如未妊娠，停药后可以出现阴道出血，这就可以确定是没有怀孕。这样的注射还可以治疗闭经，所以一举两得。必要时，可做超声波检查，以确定是停经未孕，还是已孕停育（指胚胎死亡停止发育）。如果是停经期太短不能确诊是否妊娠，孕妇不要过急过早地去医院进行超声波检查，一方面是因为过早检查未见胎心不能排除妊娠；另一方面，早期妊娠时进行超声波检查是否有危害目前尚不能确定，所以要尽量避免做，一定要到必要时再做，否则一次次检查会增加损伤胎儿的可能性。

此外，停经的女性由于体内内分泌的改变，也会出现轻度恶心的感觉，有时会被误认为是早孕反应，应注意一般这种情况下不会有呕吐。停经早期各项检查尤其是阴道检查应当及早进行，因为这样除能较早确诊是否是早孕外，还由于此时子宫较小，盆腔比较空，卵巢以及子宫旁有没有肿物等都可以查清楚。另外，早期妊娠各周子宫大小及形状有一定的特点，容易判断孕周。通过阴道检查可以判定并记录子宫大小与闭经周是否相符，这样如果以后子宫大小与闭经周不符时，即成为判断有无疾病、异常的极重要的参考依据，否则有可能会贻误诊断。因此，孕早期阴道检查是极为重要的。

有人担心孕早期做阴道检查会增加流产机会，这种担心是不必要的，因为对于正常的妊娠，正常的检查是不会有任何危害的。孕早期要了解的情况很多，不要自己擅自为之，这对以后防病治病也是很重要的。

孕早期胎儿的生长发育情况

从医生的角度讲，妊娠都是关于子宫的，子宫有多大？有什么变化？但是孕妇和家人更关心的是子宫内的胎儿，他在各个时期是什么样子的？每天都在干些什么？吃些什么？是怎样一天天长大的？生长过程中有没有困难？遇到困难怎样解决？不了解这一切，孕妇可能会心焦，以下就这方面介绍一些基本常识：

胎儿的生长发育从卵子受精后就开始了，一刻不停。卵子在输卵管壶腹部受精后向子宫迁移，受精卵边迁移边分裂，从1到2，从2到4再到8，经过约3~4天细胞的反复分裂，在孕卵到达输卵管子宫端时已成为一个实心细胞团，形状如桑葚，称为"桑葚胚"。桑葚胚进入子宫后，在宫腔内经过 3 ~ 4 天的游离状态后会陷进子宫内膜，被子宫内膜包围即为"着床"。此时的胚胎囊（亦称"囊胚"）外层会生出绒毛长入母体子宫内膜（孕期子宫内膜称"蜕膜"），交接处即为未来胎盘脐带的发源处，也是提供胎儿营养、排出胎儿代谢废物的重要部位。

闭经 4 周实际只是受孕两周，此时胚胎会分化成内、中、外三胚层，但尚未分化出躯体及内脏器官，因此，此 2 周内如受伤可以得到修复，一般不会致畸。但如果有严重伤害胚胎的因素，可使胚胎死亡而导致流产，而此时由于停经未超过 1 个月，多数流产都不易被本人察觉。8 周末（孕 6 周）时，胚胎已初具人形，头部较大，眼、耳、口、鼻、四肢等均有了雏形，视网膜色素已发育，可以此判定孕周。此时胎儿心脏已形成并有心脏搏动，B 型超声波下也可发现心脏，胚体长约 4 厘米，体重约 10 克。此时我们仍称"胚胎期"。

12 周末（孕 10 周），因自闭经后 10 周胚胎已进入胎儿阶段，此时胎儿四肢已基本形成，手足及指趾已分化好，内脏 90% 已发育好，用胎心仪已可听到胎心音。12 周内胎儿生殖器虽已发育，但均有较大外生殖嵴，男女性别从外观上尚难以辨认。至 12 周后，男性外生殖器向外发育，超声波下如将 12 周、13 周、14 周的胎儿做比较，可根据外生殖器逐渐增大趋势辨别出胎儿为男性。

女性正相反，将 12 周、13 周、14 周超声波下胎儿外生殖器做比较，有逐渐变小的趋势，这就可诊断为女性。由于此时胎儿肢体已可活动，敏感的孕妇已可感觉到胎动。12 周末胎儿身长约 9 厘米，体重约 40 克，宫底已超出盆腔，宫高约为耻上 2 ~ 3 横指。由于胎儿眼睑尚未发育好，胎儿仍为持续张目表现。

孕妇如何接受防疫接种

孕期应尽量少吃药打针，但孕期必要时还要接受某些预防接种，主要有以下几种：

1. 狂犬病疫苗：狂犬病的病死率极高。如孕妇被狗或其他动物咬伤，皆应注射狂犬病疫苗。被严重咬伤的孕妇应立即注射狂犬病免疫球蛋白或注射抗狂犬病血清（40 单位/千克体重），然后再按程序注射狂犬病疫苗。

2. 破伤风类毒素：孕妇接种破伤风类毒素可以预防胎儿染上破伤风。若孕妇已染上破伤风，则不宜注射，以免引起过敏，可用人血破伤风免疫球蛋白。

为了避免边远地区因交通不便或急产而未消毒便生产的孕妇感染破伤风，孕期或孕前可先注射破伤风类毒素。一般孕早期检查时可注射 1 次，间隔 4 周后再注射 1 次，即可有免疫力，第 2 针后 6 个月再注射 1 次可以 5 年内有免疫力。但最后一针注射至少要距分娩 2 周以上，这样分娩时即可有免疫力。

3. 乙肝疫苗：孕妇生活在乙肝高发地区或家庭成员有 HBsAg 阳性及 HBeAg 阳性者，发现怀孕后应及时注射乙肝疫苗。但是，孕妇本人如果是 HBsAg 阳性，尤其伴有 HBeAg 阳性，则给其注射乙肝疫苗收不到应有的效果，可在分娩后给宝宝注射乙肝疫苗。

孕妇注射乙肝疫苗应在注射前验血，查乙肝五项指标。如乙肝表面抗体阴性即未受到乙肝病毒感染，即可常规注射 3 支。如果接触过乙肝病人，怀疑自己受到感染者，可先注射 1 支免疫球蛋白，然后再验血，如乙肝表面抗原（HBsAg）或乙肝表面抗体（抗–HBs）为阳性，则不需要注射乙肝疫苗了；如都是阴性，可常规注射 3 支。未感染过乙肝病毒的孕妇接种乙肝疫苗有双重意义，既保护自己，又保护胎儿。

4. 人血或人胎盘血丙种球蛋白：适用于已经受到或可能受到甲型肝炎感染的孕妇。

另外，国外还对怀孕 3 个月的女性进行流感疫苗注射，以防孕妇患流感引起早产。此外，还规定给育龄女性接种风疹疫苗。但需要注意，孕期注射风疹疫苗并不十分安全。

不应注射和不需注射的疫苗包括：麻疹疫苗、卡介苗、百日咳疫苗、乙脑疫苗和流脑疫苗等。

孕早期卫生保健关键——防致畸

孕早期保健过去常被忽视，目前在基层或农村仍未引起足够注意，从孕中期开始保健的较多，就连在城市中现在仍有一部分孕妇未能做到孕早期就开始关心、重视保健。究其原因还是受过去只以孕妇为保健重点的习俗影响。由于只侧重孕妇保健，即只关心胎儿位置、骨盆大小、有无妊娠并发症等方面，以及更多考虑分娩方式，孕妇往往在胎儿较大后才开始保健，在考虑妊娠并发症方面也往往只重视晚期发生的妊娠高血压综合征、胎位不正等疾病，对胎儿本身疾病重视较少，也不了解有关知识。

其实优生优育、胎儿出生质量、母子健康应该同时兼顾，要从头就开始重视胎儿健康。到妊娠中晚期再开始往往已为时过晚，因为此时胎儿发育大致已完成，如有异常已无法弥补。所以要重视孕早期保健，换句话说，保健要从"人之初"开始，争取整个孕期胎儿都能正常生长发育。

孕早期胎儿是从一个孕卵细胞逐渐分化发育而成的，在这短短的时期中有如此大的变化，说明胚胎是每时每刻都

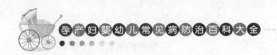

处在快速生长之中的。此时胎儿的一切会是极其稚嫩、脆弱、敏感的，如果一时遇到问题使发育出现异常就容易变成先天畸形，因此孕早期也称"致畸的敏感期"，所以也是保健的关键期。一般来说，绝大多数先天畸形都是在孕早期发生的，由此可见孕早期保健的重要性。

一般致畸因素有：接触过量的铅、汞、苯、甲苯、二甲苯、甲醛、农药、电磁辐射、一些病毒性感染、不宜药物、酒精、尼古丁、毒品等，情绪过分波动也不宜，此期孕妇一定要重视避开这一切。

何时开始孕早期保健最好

理论上说保健应从"人之初"开始，但由于无法确切知道受孕是在哪一天开始的，因此如果平时月经规律、已开始不避孕的育龄女性，月经如已过期不来，即应考虑有怀孕的可能。一般月经不来超过 1 周左右的不论出现早孕症状与否，均要及时去医院检查，敏感的妊娠试验有可能会显示反应，否则再观察 1 周即可确诊。月经过期后，不论是否已确诊妊娠，生活上即应按已妊娠来对待，要立刻注意吃药问题，接触烟酒等也要慎重。好在胚胎开始时 2 周由于尚未分化出胎儿躯体及器官，一般不至于致畸。进入受孕第 3 周后，即闭经第 5 周时，有害因素

会直接危害胎儿，可能致畸，但此时往往已发现月经过期并已检出受孕，只要慎重对待，避开有害因素，就不至于发生因忽略而造成的致畸。

其实，现在大部分生育都是有意识控制时间的，准备怀孕生子的夫妻应该在受孕前即开始保健，尽早避开危害源，可以有效地防止出现胎儿先天畸形现象。

孕早期保健有哪些内容

一般是全身性的体检，如妇科检查，血、尿、便常规检查，血型、肝肾功能检查等。其他特殊检查有 Torch（弓形虫、风疹、巨细胞病毒感染、疱疹感染等）筛查，可根据病情需要或所去医院的条件决定。缺碘地区尿碘检查也属必需，以便对碘缺乏者进行必要的、及早的碘补充，以防后患。此外，根据孕妇个体情况，患有某些内科心、肾、高血压等合并症或外科乳腺、甲状腺疾病、妇科子宫肌瘤、子宫畸形、有不良孕产史如流产、死胎的人，怀孕后医生会对之进行个别处理及必要的会诊或安排多科共管。这些检查可以有效地防止或诊断出早孕受害及胎儿先天畸形等情况。

有些孕妇到孕中期感到腹部膨出、自己可以触及子宫才去做产前检查，这样做不合适。应当在不避孕后，月经过期不来，不论有无早孕反应就去医院检

查，这样一旦确认是早孕，就可及时开始系统保健。研究表明，在孕早期就开始保健的，与没在孕早期开始保健的相比，围产儿死亡率及先天畸形发病率均较低。还有研究发现，从孕早期开始保健的比孕中期开始保健的围产儿死亡率低，而孕中期开始保健的又比孕晚期开始保健的围产儿死亡率低。可见，孕期保健开始得越早越好，它能有效预防疾病、伤害和不良胎儿的发生，也有利于孕妇自己的健康。

不能忽视口腔保健

如果孕妇口腔卫生状况不佳，或因为怀孕而忽视了刷牙、漱口，会出现妊娠性牙龈炎。得了牙龈炎，牙龈会充血、水肿、松软，刷牙或进食硬物时也会出血，同时伴有程度不等的口腔异味。出现这种情况后，也不必过分紧张、焦虑，建议及时就诊看牙医，进行必要的处理，如洗牙后注意口腔卫生保健即可。但如果忽视，不给予足够的重视，早产和生出低出生体重儿的概率会明显上升。

孕妇由于受胎盘激素的影响，使牙龈组织中的毛细血管扩张、弯曲、弹性减弱、血流淤滞及血管渗透性增加，造成牙龈肿胀、脆软，牙齿之间的龈乳头则更为明显，可呈紫红色的瘤状突起，刷牙时，即使动作很轻，也容易引起出

血。当孕妇局部患有炎症或缺乏维生素C时，则症状更加明显，分娩后多可自愈。上述变化虽与妊娠有直接关系，但多发生于口腔卫生不良者。为防止牙龈出血及减轻症状，孕妇应注意做到：保持口腔清洁，餐后用软牙刷顺牙缝刷牙，清除食物残渣，避免伤及牙龈，选用质软易消化的食品，减轻牙龈负担，多吃新鲜的水果及蔬菜或补充维生素C，以减轻毛细血管的渗透性。

高龄孕妇在孕早期是否要就诊

这个问题是肯定的。高龄孕妇属于高危妊娠的范畴，由于高龄孕妇的卵子成熟度下降，在受精分裂过程中容易出现分裂的异常，而出现染色体异常胎儿，所以相对流产率、胎儿停止发育及孕早期出血等情况都会增多，所以高龄孕妇一定要早就诊。高龄孕妇就诊时将做一些孕期及产前的咨询，了解一些容易出现的问题，以及需要做的一些特殊检查。有些检查是限定在一定的孕周之内的，如果超过了就不能做了，例如高龄孕妇需要做愚型儿的筛查，这就必须在14～20周之内做。高龄孕妇易患妊娠期糖尿病，或本身已有糖尿病的孕妇，都是检查诊断越早越好。所以高龄孕妇怀孕后，还是要在早期就诊，以便及早做出诊断和得到医生的帮助，如在血糖很高的状

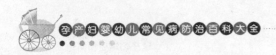

况下怀孕，胎儿发生先天畸形的概率是很高的。

高龄孕妇在孕早期要做哪些化验

首先，确定妊娠需要做尿液的测定，如果有先兆流产，要做血 HCG（人绒毛膜促性腺激素）的检查，根据激素水平的高低可以判定胎儿是否发育正常。如果既往有流产史或黄体功能不足，可以查孕酮的含量，如果孕酮含量低，可以给予补充以保证胎儿的发育。另外在 8 ～ 12 周可做血的 PAPPA（特异的血浆蛋白）化验，如此项化验数值很低，属于高危，可疑为先天愚型，需进一步做唐氏筛查。另外可以做糖尿病的筛查，除查血糖外，还可以查糖化血红蛋白，以了解孕妇近两个月的血糖水平。还要做肝功、甲乙丙肝系列检查、梅毒、艾滋病检查以及血中维生素含量、尿中尿碘含量的检查，可以了解体内维生素及碘的含量，如缺乏以便及早补充。还可以做一个血液动力学检测，以了解心血管系统状况，如有异常，早期用药调整，可防止妊娠高血压综合征的发生。血尿常规的检查要注意有无贫血及尿中是否有尿蛋白，贫血及丢失蛋白过多，对胎儿的发育都不利。如果孕早期妊娠反应很大，还要做血生化的检测，以了解身体内是否有电解质紊乱、酸中毒，如有

问题需要及时纠正。

什么是唐氏筛查

唐氏综合征又称"21 三体综合征"，是最常见的染色体疾病之一，是先天智力低下的主要原因，这类病儿的主要特征为：严重智力低下，具有特殊的面容，如眼距宽、颈中皮肤厚、易吐舌等，常伴有先天性心脏病和消化道畸形。我国每年有 26000 个唐氏儿出生，这种患儿先天智力低下，生活不能自理，需家人长期照顾，给家庭和社会造成极大的负担。目前此病无治疗的方法，只有通过产前筛查、产前诊断及选择性流产来杜绝患儿的出生。

此病的发生与孕妇的年龄有极大的关系，年龄超过 34 岁以上，生唐氏儿的可能性就会增加，如 25 ～ 29 岁的人是 1/1500 的发生率，而 34 岁以上就是 1/250，40 岁以上就是 1/100，所以高龄妊娠的危险也在于此。

以往，我国筛查唐氏儿的唯一指标就是年龄，34 岁以上孕妇为高危人群，要做羊水染色体检查，来诊断唐氏儿。目前，要求高龄孕妇仍应做羊水检查来诊断唐氏儿。我国育龄女性数量大，虽然发生率低，但基数很大，其中 80% 的唐氏儿是年轻人所生，如只给高龄孕妇查染色体，只能解决唐氏儿中的 20%，

因此现在唐氏儿筛查的方法就是通过检查孕妇14~20周内几种激素的含量，来预测是否有生唐氏儿的危险，如果属于高危人群，再进一步做羊水穿刺的诊断，来筛查唐氏儿。这种方法主要是针对25岁以下孕妇，它只是风险度的测定，同时假阳性较高，所以不是确诊的检查，确诊检查是做羊水穿刺查染色体。高龄孕妇最好是接受羊水穿刺检查来排除唐氏儿，如是唐氏筛查，即使报告为阴性，也只有80%的准确率。因此，高龄孕妇一定要接受羊水穿刺检查，特别是40岁以上孕妇。

高龄孕妇为什么要做糖尿病筛查

糖尿病在妊娠期分为两种情况，一种是在妊娠前已有糖尿病，称为"糖尿病合并妊娠"，另一种是在妊娠期发生或首次发现的，称为"妊娠期糖尿病"，这两种情况在高龄孕妇身上都容易发生。

既往已有糖尿病者，经常会导致不育或流产，对于高龄孕妇，如果有糖尿病，又非常想要孩子，一定要很好地治疗，使血糖控制在一个稳定水平的状况下怀孕，这样将减少给胎儿及自身带来的不利影响。怀孕后，也要按时、认真地进行产前检查。

因为糖尿病是有糖尿病遗传因素的人在遇到各种各样的诱因时才引起发病，

诱因之一就是妊娠，也就是说，妊娠期糖尿病是由于妊娠后身体内代谢的变化而引起的，如葡萄糖消耗代谢增加，胎盘产生的许多激素拮抗胰岛素的作用等，使胰腺β细胞代偿功能不足而出现血糖升高，即糖尿病。这些情况对高龄孕妇来说，又较年轻女性更容易发生，特别是那些年龄大，又在孕前就较肥胖，或有糖尿病家族史的女性，以及生过胎儿体重在4000克以上的高龄经产妇，早期患糖尿病的可能性更大。

如果孕妇患妊娠糖尿病，会给自身及胎儿带来很多的并发症，如孕妇易患高血压综合征、羊水过多、酮症酸中毒、产褥感染等，而胎儿易发生先天畸形、巨大胎儿、新生儿红细胞增多症等，如病情控制不好，很容易发生胎死宫内。

因此，1984年的第二届国际妊娠糖尿病专题讨论会建议对24孕周时未确诊糖尿病的所有孕妇都进行糖尿病筛查。高龄孕妇更要进行筛查。糖尿病筛查不是单纯地查空腹血糖，也不是单纯地查尿糖。单纯空腹血糖高，可能有糖尿病，但空腹血糖不高，并不表明一定没有糖尿病，因为妊娠期孕妇的空腹血糖是偏低的。所以一定要做糖负荷后的血糖水平的筛查，即随机地将含有50克葡萄糖的水200毫升口服，1个小时后，查静脉血的血糖含量，正常值为140毫克/分升以下，在140~190毫克/分升之间，需做正规糖耐量（OGTT）试验，若高于190毫克/分升，高度怀疑有妊娠糖尿病，要先做空腹血糖检查，空腹血糖高即可诊断妊娠糖尿病。诊断了妊娠糖尿病，根据每个人血糖升高程度不同，治疗方法也不同，有人控制饮食就可以控制血糖到正常水平，有人则必须用胰岛素治疗。

在妊娠时由于肾脏机能的改变，有可能出现尿糖，因此尿的化验有尿糖并不一定有妊娠糖尿病，必须做血糖检查，特别是血糖的筛查来加以诊断。高龄孕妇是妊娠糖尿病的高危人群，所以一定要尽量在孕早期就注意血糖的筛查，早诊断，早处理，对孕妇和胎儿都是有好处和必要的。

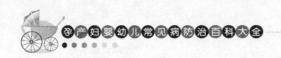 **第一次产前检查有哪些内容**

产前检查对于母体和胎儿都是至关重要的。对于大多数没有生育经验的孕妇来说，产前检查也是及时得到医生指导的机会。

了解孕妇有无病毒感染及用药史、射线接触史，有无心、肝、肾及结核病史，对有遗传性疾病家族史或异常胎儿分娩史者进行绒毛培养或抽取羊水进行染色体核型分析，以降低有先天性缺陷及遗传病儿的出生率。

询问孕妇的年龄、胎次（妊娠次数，包括本次妊娠）、产次（妊娠28周以上自阴道分娩的次数）、本次妊娠情况（有无头痛、头昏、眼花、恶心、呕吐、心慌、气短、水肿及阴道流血等）、过去的分娩史（有无难产及产后出血史、胎儿大小及存活情况），以及既往健康情况（如有无心脏病、高血压等），作为对本次妊娠及分娩处理的参考。

注意体态及营养发育情况，有无浮肿，测体重及血压，检查心、肺、肝、脾及乳房发育状况；必要时查血、血型及尿常规等，发现异常时应积极处理。初诊必须做的检验项目为血常规、尿常规、澳抗、血型。如夫妻双方血型不合，则需进一步做血中抗体效价和Rh因子的检测。

检查子宫大小是否与妊娠月份相符，子宫比怀孕月份大者，应考虑有无多胎或羊水过多的可能；较月份小者，应考虑是否孕周推算错误，或胎儿宫内生长发育迟缓及羊水过少，需进一步检查。产科检查包括宫底高度、胎位、听胎心音及测量骨盆4个方面。

一般来说，所有孕妇最晚都应该在停经6~8周时去医院就诊，以尽早确认怀孕并准确估计预产期。

第一次产前检查应包括完整的体格检查，如身高、体重、血压、颈部触诊及甲状腺检查，心肺部听诊，乳房、腹部及四肢检查，眼底镜检查，阴道检查等。阴道检查可以确定子宫及双附件是否正常。在整个孕期，特别是前 3 个月，X 射线检查是禁止的。如果要进行 X 射线检查，胎儿表面要有物体遮盖。

初次产检要做的事情：

- 建立孕妇保健手册
- 测量血压、心律、体温、体重
- 血尿常规检查
- 白带常规检查
- 超声检查
- 妇科检查（包括宫颈防癌涂片或宫颈刮片）

🔍 孕妇在产检时的疑问和困惑

1. 超声检查会不会影响胎儿的发育

很多孕妇对于做超声检查（尤其是在孕早期）存在很大的顾虑，因为有些资料认为过于频繁地应用超声检查，在孕早期会增加流产和胎儿畸形的风险。而有些孕妇则把超声等同于一种声音，从而产生这种声音听多了会不会对胎儿听力造成影响的担忧。目前，没有任何一项研究能够证明上面所提到的观点，仅有的关于超声对于孕早期影响的文献中，所提到的仅仅是有可能引起胚囊的轻微水肿和变形，但是在很短的时间内就能够恢复正常形态，不会造成流产或胎儿畸形的发生。

与这些推测的危害和风险相比，超

声的优点显而易见。定期做超声检查能够在孕早期动态地检测胚芽的生长，及时发现胚芽和孕囊的异常，排除胎儿的复杂畸形，如先天性心脏病、消化道或泌尿系统畸形等，在怀孕晚期检测胎盘功能和位置、羊水量等，这些都是孕妇顺利娩出健康宝宝的重要依据。总之，孕期检查很大一部分都依赖于超声检查的结果。所以遵从医生的指导，定期进行超声检查是非常重要的。

2. 做妇科检查容易导致流产或早产吗

大家一想到去医院进行妇科检查，心情肯定非常复杂。准备怀孕和怀孕初期，每个孕妇都迫切地想知道自己的身体情况：有没有潜在的问题会影响胎儿的健康？自己的子宫卵巢功能如何？有没有流产或早产的风险？但是妇科检查尤其是使用内窥器了解宫颈情况或进行盆腔检查引起的不适，以及相对并不私密的门诊环境，使得孕妇们有很多顾虑。很多孕妇在检查过程中精神高度紧张，不能很好地配合医生，而疼痛等不适感更会加重对于检查可能引起流产或早产的怀疑，甚至进而对产科医生产生不信任感。

其实事实并非如此，只有在医生进行仔细检查后，才可能发现一系列潜在的问题。比如，在核对孕周无误后，当怀孕 16 周的时候，子宫只有 12 周大小，

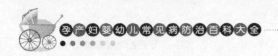
如果同时还伴有阴道出血或是有颗粒状的组织物排出，医生就会高度怀疑胚胎处于停止发育的状态。但是如果不做妇科检查，早期胚胎停育是很难被发现的，因为在怀孕 13～14 周甚至更早的时期，不一定会出现有提示意义的症状。

3. 如何选择非常规检查项目

有一些孕期的非常规检查项目如微量元素检查、骨密度检测、甲胎蛋白检测等，由于每个地区的经济和医疗水平有很大的差别，另外每个孕妇都有不同于他人的孕期问题，请相信医生，医生会根据具体情况给出合理的建议。

多胎妊娠的检查手段及对策

多胎妊娠属于高危妊娠，无论对孕妇还是对胎儿都有一定的危险性，应特别重视孕期保健和分娩期处理。

多胎妊娠必须及早诊断，除了腹部触诊、听诊外，最好采用超声波检查。怀孕 6～7 周 B 超检查可发现两个胎囊，怀孕 10 周后即可见到两个胎头及感到心脏搏动，怀孕 12 周以后用多普勒胎心仪可听到两个频率不同的胎心音。确诊多胎妊娠后，定期产前检查，注意营养、休息，提前住院监护孕妇及胎儿情况，制订分娩计划及分娩方式，以防分娩期及分娩后发生意外。

超声检查的重要性

超声检查是利用超声波的物理特性和人体组织结构的声学特点密切结合的一种物理检查方法，在医学上广泛运用于诊断疾病，不仅能显示切面图像，还能做动态观察，可以观察胎儿的各个脏器、胎心和胎动等。有的超声检查仪还附设电子计算机，能同时对被测量的组织做出精确测量并得出具体数值，产科医师经常用它对疑难病例进行诊断。孕早期的 B 超检查根据怀孕时间和每个人的不同情况决定，一般在停经 8 周左右进行。

在孕 8 周时做 B 超可以了解胚胎是否已有胎心搏动，胚胎是否发育正常，如有胎心搏动，胚胎发育正常，孕妇比较放心，可消除紧张、担心的心理，对继续妊娠有好处；如没有胎心搏动，提示可能出现胚胎停止发育的情况，以便及时诊断，尽早做刮宫手术；尤其对于有先兆流产、既往流产史、胚胎停止发育病史的孕妇，在孕 8 周时进行 B 超检查十分必要，可以帮助确定是宫外孕还是宫内孕，尤其是孕 40 多天就有出血或有腹痛且以前有盆腔炎的病史、不孕病史、宫外孕病史等的孕妇；对于高龄孕妇，如早期有出血，可以通过 B 超了解胚胎的情况，检查胚胎是否发育正常，与孕周是否相符合来判断胚胎情况，决定是否酌情保胎。

通过 B 超可以确定准确的孕周和预产期。对于月经不规律或未记清最后一次月经日期的孕妇，B 超检查可以了解胚胎到底多大，并核对孕周。高龄孕妇可以结合早期唐氏儿的筛查，在 B 超下看胚胎颈部透明区的厚度帮助诊断是否为唐氏儿，并用羊水穿刺的方法确认。

孕期不要接受 X 射线检查和放射性同位素检查及治疗

在怀孕初期 3 个月内接触放射线，可能引起胎儿脑积水、小头畸形或造血系统缺陷、颅骨缺损等严重恶果。孕妇更不能做放射性同位素检查。各种放射性同位素如碘、钾、钠、磷等，都可致胎儿畸形，其中比较常用而又易被忽视的为放射性同位素碘。孕妇如接受了放射性同位素碘的检查和治疗，可使胎儿的甲状腺遭到破坏，造成甲状腺功能减退。要特别警惕放射性同位素及其他放射性辐射对胎儿的损害，从事接触放射性辐射工作的孕妇，在怀孕期间应调离岗位。

孕期尽量避免 CT 检查

CT 是利用电子计算机技术和横断层投照方式，将 X 射线穿透人体每个轴层的组织，具有很高的密度分辨力，要比普通 X 射线强 100 倍，做一次 CT 检查受到 X 射线照射量比 X 光检查大得多，对人体的危害也大得多。孕妇做 CT 检查，其不良后果更加严重，如果孕妇不是病情急需，还是不做 CT 检查为好。如果孕妇其他器官患病，必须做 CT 检查时，需要在腹部放置防 X 射线的装置，以避免和减少胎儿畸形的发生。

血型检查有没有必要

通常，血型报告单包括两个部分：ABO 血型和 Rh 血型。如果母亲为 O 型，父亲为 A 型或 B 型，而且非常担心胎儿患有溶血症的可能性或是曾经生产过患有 ABO 溶血症的新生儿，建议在妊娠 28 周后进行 ABO 溶血抗体的检查。

ABO 溶血抗体检查：不属于常规检查项目，仅在孕妇担心可能发生 ABO 溶血症时定期进行。

Rh 溶血抗体：如果孕妇的血型为 Rh（－），所怀的胎儿不是第一胎，那么需要及时检查该项目，以排除胎儿有无宫内溶血。

孕早期营养与胎儿发育要点

孕早期胚胎会迅速地生长发育并分化，从 1 个受精卵细胞分化出内、中、外 3 个胚层，又分化出神经、肌肉、骨骼、内脏、四肢、五官，从而形成初具人形的胎儿。其间一共不过8周时间，这8周中小生命无时无刻不在生长变化着，因此稍遇不良环境即可能出现发育异常、畸形。但是此时期的胎儿体重不到50克，身长大约只有4~5厘米，所以从营养需要量上说并不会很多。查阅女性营养需要量表时可见，孕早期胎儿营养需求基本与孕前相同，但这并不表示孕早期营养不重要，如果孕早期营养缺少了某些成分，胚胎发育就可能出现异常，因此孕早期的营养平衡实际是极为重要的。

由于早孕女性妊娠不适反应较多，常有偏食、挑食或食欲不佳、呕吐等症状，极易造成身体内营养失衡，所以必须注意，否则会造成胎儿的严重缺陷，例如，孕早期孕妇叶酸或锌缺乏，可以导致胎儿神经管闭合不全、无脑儿、脊柱裂等畸形；孕期维生素A对于维持正常视力、上皮组织健康、促进生长发育、提高机体免疫功能也极为重要，不足都会导致畸形或发育不全。当然如果摄入维生素A过量，也会导致胎儿骨骼发育畸形。因此，孕早期保持合理、平衡的营养，是保证胎儿正常生长发育的基础。

孕吐是正常生理现象，但是孕吐又可影响孕妇的营养平衡。较严重的孕吐或孕吐持续时间较久，孕妇可以发生机体饥饿现象，因而会因燃烧体内储蓄的脂肪而发生酮血症、酸中毒等症状，这也会导致胎儿发育畸形，严重的可以使孕妇发生急性肝萎缩而致死。因此，恰当、及时地处理孕吐极为重要。孕妇要解除思想顾虑，积极配合医生治疗，并且保证每日摄入必需的营养。怀孕反应过强无法进食的，要及时到医院输液补充营养，一般连续数日后便可收到良好效果。

孕早期为什么要注意补充维生素

孕期是胎儿生长发育的过程，维生素是不可缺少的必需营养物，维生素A、维生素B可促进脑组织的氧化过程，有助于脑的生长发育，此外叶酸及维生素B_{12}等均与胎儿的发育及生理功能调节有关，如果这些营养素缺乏，无疑对胎儿健康有着直接影响。

维生素A缺乏可造成胎儿眼、泌尿生殖道、心肺畸形。

维生素D缺乏可致胎儿佝偻病、牙釉质发育不良。

维生素E缺乏可致流产、无脑儿、脐疝、足畸形、唇裂等。

维生素K缺乏可造成胎死宫内。

维生素B_{12}缺乏可致胎儿脑积水、眼畸形。

维生素B_2缺乏可致胎儿神经系统异常、颜面畸形。

叶酸缺乏可致无脑儿、脊柱裂、先

天性心脏病、唇裂、眼畸形。

孕早期是胚胎各个器官分化时期，如缺乏维生素对器官系统的发育是有影响的，所以高龄孕妇更要注意补充维生素。现在强调每个孕妇都要补充叶酸，这样可以防止胎儿因缺乏叶酸而造成发育畸形。

一般主张在孕前3个月到怀孕后的3个月补充叶酸，补充的剂量是每日0.4毫克，如生过一次无脑儿、脊柱裂胎儿者可增加剂量。叶酸大剂量补充也可产生毒性作用，因此补充时要服用小剂量，每片0.4毫克的药品名叫"斯利安"，不要服用每片5毫克的。

如果饮食多样化，多吃蔬菜、水果，就可以达到体内维生素的需要量。如维生素缺乏明显，还需要在医生指导下服用一些维生素片剂。

选择维生素片剂时要注意其成分及含量，要注意维生素A及维生素D服用过量是容易中毒的，最好选择含有β－胡萝卜素的维生素片剂，因β－胡萝卜素是维生素A的前体物质，可在身体内根据需要合成维生素A，这样就不会发生中毒现象了。

总之，维生素要补充，但一定要适当，不要过分滥用，能食补最好，否则可在医生指导下适当加用一些维生素制剂。

妊娠反应是怎么回事

孕早期尤其是在怀孕40多天到2个多月期间，孕妇往往有食欲不振、厌食、轻度恶心、呕吐、口水增加、头晕及倦怠等症状，这些症状在清晨更易出现，是孕早期特有的症状，也是一种正常的生理反应，称为"妊娠反应"。因为一般在早晨症状比较明显，常常是空腹造成的，也叫"晨吐"或"妊娠恶阻"。妊娠反应通常在停经五六周时出现，以后逐渐明显，在停经12周前自行消失，一般对生活和工作影响不大，不用特殊治疗。

还有一种多见于第一胎孕妇的较为严重的情况，起初为一般的早孕反应，但逐日加重，一般于妊娠第8周时最为严重，表现为反复呕吐，除早上起床后恶心及呕吐外，甚至闻到做饭的味道、看到某种食物就呕吐，吃什么吐什么，以致连喝水都吐，呕吐物中出现胆汁或咖啡渣样物。由于严重呕吐导致食物摄取不足，机体便消耗自身脂肪，引起脱水和电解质紊乱，形成酸中毒和尿酮体阳性。孕妇的皮肤发干、发皱，眼窝凹陷，身体消瘦，严重影响身体健康，甚至威胁生命，这种严重的妊娠反应称为"妊娠剧吐"。

有关妊娠反应产生的原因有多种说法，有人认为，妊娠反应与人绒毛膜促性腺激素的作用有关，证据为妊娠反应出现和消失的时间与孕妇血中人绒毛膜促性腺激素出现和消失时间相吻合；也有人认为，妊娠反应与植物神经功能失调有关；还有人认为，妊娠反应是胎盘产生的毒素或精神方面的原因引起的等。一般而言，神经质的孕妇妊娠反应较重。另外，夫妻感情不和、不想要孩子而妊娠时也容易出现比较重的妊娠反应。

调整心理是应对早孕反应的有效措施之一。孕妇要树立正确观念，了解早孕反应并不是异常反应，而是正常的生理反应，大多数怀孕女性都会出现；要坚信可以顺利度过这一阶段，不要有很重的心理负担，要勇敢面对，理智对待；不要过多焦虑、担心腹中的胎儿会缺乏营养，可以通过很多途径进行弥补，如少食多餐、坚持进食等，紧张情绪反而不利于胚胎的正常生长发育；了解有关的医学知识，明白孕育生命是一项神圣而伟大的工程，是苦乐相伴的，想想不久就要做妈妈了，喜悦之情就会随之而来，从而增加自身对妊娠反应的耐受力。

☯ 针对妊娠反应的对策

建议孕妇在床头放一些食物，如面包、饼干、馒头等碳水化合物食品，早晨醒来时及时食用以缓解恶心的症状。如果呕吐频繁，注意及时补充水分，多饮水、牛奶或吃水果、蔬菜等，防止脱水，并补充足量的维生素、无机盐和水分。如果恶心、呕吐的现象严重，可补充 B 族维生素，胃口不佳时，补充适量的维生素 C。多进食富含维生素 B_1 和其他维生素的食物，可以有效防止出现便秘而加重早孕反应。

当出现恶心、呕吐时，不应慌张，努力多进食，一日可多吃几餐，每次量要少一些，吃时要细嚼慢咽。日常的膳食以清淡可口、容易消化吸收为宜，应少食油腻食物，吃饭时少喝饮料和汤，不要喝咖啡，少吃辛辣、刺激性食物。膳食既要营养充足又要品种丰富、合理调配，以蛋、奶、禽类、豆类等优质蛋白为主，辅以其他食物或水果等，保证可以得到足够的营养。孕妇能吃什么就吃什么，能吃多少就吃多少，因此时的胎儿很小，营养素需要的量并没有增加，不用担心胎儿得不到充分的营养供应。

如果症状严重或感到不放心时，一定要及早就医，必要时医生可能会给予静脉补充液体及必要的营养成分，一般在妊娠 3 个月以后会逐渐好转。

妊娠剧吐者应住院检查，以及时发现肝炎等疾病，并积极进行灭酮治疗，以免酮症对孕妇及胎儿造成不良影响。

孕妇可以通过与家人聊天、与朋友聚会、读轻松吸引人的书籍、听优美动听的音乐、看美好舒缓的电影、逛环境幽雅的公园等来分散注意力，在一定程度上可减轻早孕反应。闲暇时埋头做自己喜欢做的事情，或整理自己的钟爱之物以回忆美好过去，或自我修饰打扮一番等，都有缓解妊娠反应的作用。总之，孕妇可以做所有使自己感觉良好、心情愉快的事情，避免可能引起妊娠反应的刺激，如炒菜、做饭等，让家人暂时承担起相应的家务，以轻松度过妊娠反应期。

尿频是怎么回事

大多数孕妇在怀孕初期或末期会感到排尿次数增多。怀孕初期发生尿频的原因之一是体内水分增加，肾脏运作加快，使更多的水分排出体外；另一个原因是怀孕后子宫日渐增大，压迫到邻近的膀胱引起尿频。到怀孕4个月左右，妊娠子宫上升到腹腔后，子宫对膀胱的压迫减轻或消失，尿频症状因而消失或缓解。到妊娠第9个月，胎儿又下降了，再度压迫膀胱，孕妇又感到尿频。每个孕妇的尿频感觉是不一样的。排尿时向前倾有助于促使膀胱完全排空，并有助于减少排尿的次数。要是夜间频频排尿，则应在下午4时以后减少水分摄取，但并不是完全限制饮水，因为孕妇水分摄取不足易引起尿路感染。如果尿频和尿痛同时出现，则要注意有无尿路感染，必

要时要做尿液化验。

白带增多是怎么回事

在正常情况下，女性都有少量白带。女性怀孕后，体内雌激素随妊娠进展而增多，使子宫颈腺体分泌增多，因而白带增多。如果是乳白色或浅黄色无味白带，则属生理上的正常现象，大可不必担心或忧虑，应采取以下措施保持会阴清洁：

1. 保持外阴清洁，每天用温开水清洁外阴。

2. 为防止交叉感染，必须准备专用的水盆及毛巾清洁外阴。

3. 勤换内衣及内裤，洗净的衣裤应放在太阳底下暴晒。

4. 大便后，要从前向后擦拭，避免将肛门周围的残留大便或脏物带入阴道内。

如果白带增多的同时伴有颜色和性状的改变，甚至出现臭味或外阴瘙痒时，则应立即去医院检查和治疗。

唾液过多是怎么回事

唾液过多是孕早期的常见症状。这种症状常出现于妊娠初期，几个月后便会消失。妊娠反应较重的孕妇，这种唾液过多现象则更常出现，而且会加重妊

娠呕吐。

除了常用薄荷牙膏刷牙、以薄荷漱口、用水漱口或咀嚼口香糖以助唾液稍稍减少外，目前还没有比较有效地减少唾液分泌的方法。

晕眩和昏倒是怎么回事

在妊娠初期，晕眩和昏倒主要与血液供应不足，而不能应付循环系统迅速扩充有关。到妊娠中期以后，由于膨胀的子宫对孕妇血管的压迫，当孕妇突然从卧位站立时，由于猛然血压降低，脑部血液供应减少，孕妇会出现晕眩或昏倒，这种现象称为"体位性低血压"。只要慢慢起身，这种由体位性低血压所致的晕眩或昏倒即不再发生。

当血糖低时（这是孕早期、孕中期的生理现象），孕妇也会感到晕眩和昏倒。一般情况下，这种晕眩和昏倒与长时间没有吃东西有关。只要少食多餐，再在进食后加一些小吃（如一盒葡萄干或几块饼干等），随身携带一些零食，以便在需要时迅速提高血糖。

置身温度较高的环境，尤其是穿衣过多时也易发生晕眩和昏倒。处理的最好办法是走出闷热环境或到距窗口近的地方呼吸新鲜空气，脱掉外套，把衣扣松开，也可缓解晕眩或昏倒。

如果觉得头部轻飘飘的，或觉得自己快昏倒了，应尽量增加脑部供血。可能的话，平躺下来，把脚抬高，或坐下来，把头垂在两腿之间，一直到晕眩消失为止。要是真的昏倒了，也不必担心，这种情况一般对胎儿无害。如果以往就有晕眩和昏倒的经历，或晕眩和昏倒频繁出现，要与医生联系，检查是否患有严重贫血。

孕期突然发生晕厥是不是得了大病

有些人平时一向健康，很少有头晕、眼花等症状，但在孕期却突然发生晕厥，对此孕妇常会感到非常紧张，担心有什么大病发生。

晕厥亦称"昏厥"，是一种突发性的一霎时意识丧失，如无先兆常可突然倒地，但倒地后很快又会清醒。发作前孕妇可能有头晕目眩、眼发黑、出冷汗等感觉，然后很快失去知觉。所以，如有先兆感觉时要及时躺下，这样不至于失去知觉及跌倒。发病时患者会面色苍白，测血压可能偏低。发生时间常在较劳累、环境内缺氧或饥饿等情况下。

如果孕妇没有心血管等疾病，妊娠期发病原因往往是因为增大的子宫在仰躺时压迫了大静脉而导致身体出现低血压，如果突然直立而起大脑便会出现供血不足而昏倒，这种情况只要立即使患者侧身躺下，休息片刻血压即可恢复正常。此外，妊娠后期孕妇常可出现贫血，产前检查中如不及时发现、及时治疗，也可因脑供血不足而发生晕厥。由于孕妇需要有供给自身及胎儿生存的营养，所以对氧气及营养的需要就较多，如遇氧气不足（如长期戴口罩工作）或一时饥饿导致血糖低等情况，都可能会昏倒。要针对病因治疗，如矫治贫血；在氧气不足环境下工作，要多休息几次，到空气流通的地方活动活动；不要工作很长时间不吃东西，工作时可适当增加一些小食品，如糖果、点心等，不方便进食时也可喝一点儿牛奶和甜饮料等。

总之，如果孕期有过晕厥发生，即应考虑以上发生原因而尽量采取预防措施，在有先兆感觉时要及时取侧卧位休息片刻，一般不少孕妇可以偶尔有一定程度的低血糖、低血压、缺氧等症状，但多不严重。如果有较严重的反复发作，应进一步检查看有无其他合并症，以便针对病源彻底治疗。

乳房胀痛是怎么回事

怀孕后受胎盘激素的影响及为哺乳做准备，孕妇的乳房常常会增大，乳晕的颜色会变深并有所扩大，在乳晕上有小的隆起物，那些是皮脂（汗）腺，其在怀孕期间会变得更明显。皮肤白皙的孕妇乳房上还可见到蓝色纵横交错的血管，这代表母亲对婴儿的营养和液体输送系统已经建立。

在整个妊娠期，乳房一直在增大，有的会是未怀孕前的3倍，有时会有胀痛感，这种症状在怀孕3～4个月以后会减轻或消失。乳房在妊娠期间突然缩小，尤其在其他妊娠症状也同时消失时，应及时就医。

有些孕妇的乳房在妊娠期间一直不见增大，直到分娩后开始分泌乳汁时才发生变化。孕妇乳头、乳晕及乳房的变化，大多数在停止哺乳后会自行消失并恢复到怀孕前的形状。至于乳房在分娩后是否下垂，很大程度上取决于孕妇本人是否注意保养。乳房组织的伸展与下垂主要由乳房在妊娠期间缺乏支撑所致，极少数情况下与遗传有关。因此，不论乳房现在如何坚挺，为防患于未然，必须每天穿戴胸罩，为乳房提供良好的支撑。如果乳房特别庞大，并且有下垂的倾向，那么最好连夜间都穿戴胸罩。

孕妇感冒发烧怎么办

感冒对孕妇有两方面的影响，一是病毒的直接影响，二是感冒造成的高热和代谢紊乱产生毒素的间接影响。病毒可透过胎盘进入胎儿体内，可能造成先天性心脏病以及唇裂、脑积水、无脑儿和小头畸形等。高热及毒素会刺激孕妇子宫收缩，造成流产和早产，新生儿的死亡率也会增高。关于早孕感冒发热与畸形的关系，目前尚没有一个系统性结论，但有关资料报道，正常孕妇在孕早期很少有感冒发热史。近来有人发现，孕妇在怀孕1~2个月时发热，其胎儿发生神经管缺陷者为正常孕妇的3倍。孕妇应注意日常卫生，杜绝感冒的发生，保证胎儿的健康生长。

如果孕早期不慎感冒，要尽快采取措施。轻度感冒的孕妇仅有喷嚏、流涕及轻度咳嗽等症状，不一定用药，可多喝白开水、橙汁、热姜糖水等，适量补充维生素C，充分休息，充足睡眠，在医生指导下可口服感冒清热冲剂或板蓝根冲剂等，一般能很快自愈。对于感冒较重的高烧者，除一般处理外，应尽快控制体温，可用物理降温法，如在额、颈部放置冰块等。可选择使用药物降温，但药物的选择一定要在医生的指导和同意下，选用解热镇痛剂时，要避免使用对孕妇、胎儿有明显不良影响的药物，如阿司匹林之类的药物等。

中药能有效地控制感冒病毒，中药处方是治疗孕妇感冒较好的办法，但仍然需要医生的指导。一旦高热持续时间长，连续39℃高热超过3天以上，要去医院检查，了解胎儿是否受到影响，必要时应终止妊娠。感冒合并细菌感染时，应加用抗生素治疗，孕妇不能随意自行

用药，避免应用对胎儿及自身有损害的药物。

孕期难免会有感冒，常见的上呼吸道感染症状有鼻塞、流涕、咳嗽、咽痛、发热、头痛，严重者全身酸痛无力等，以上这些症状也可以是其他疾病的初起表现，因此孕妇不宜自己诊断处理，最好去医院检查。

一般感冒如是病毒性感染，病程持续3~7天可自愈；如伴细菌性感染，还需用抗生素治疗才能够控制；如病程加重发展成支气管炎、肺炎等，肺部可听到啰音，发热会加重。由于病程延长极不利于妊娠，因此不应麻痹大意。

不论感冒发热或病毒感染都可能对胎儿造成不利影响，尤其发热至38.5℃以上时，持续时间越久危害越大。孕早期发热可以致胎儿畸形，其他时期可以伤害胎儿大脑，因此及早退热最为重要。

退热用物理方法比用药物方法好，可以输液或加用少量口服解热药物；中药如感冒冲剂、板蓝根冲剂等可以服用；白血球升高可加用抗生素，但用抗生素应遵医嘱，一般对青霉素如不过敏孕期可用。口服抗生素如广谱头孢菌素类抗生素，不过敏者孕期、哺乳期均可使用。治疗目的应是争取首先控制发热、缩短病程，孕妇一定要多休息、多饮水，一般2~3天症状可以基本消失，如发热至38.5℃以上的要争取24小时内下降到

38.5℃以下，并不再升高。

由于 X 光检查会对胎儿产生致畸作用，所以怀孕期间最好不做透视，看病时孕妇要把怀孕情况告诉医生。

感冒是可预防的疾病，但孕妇一般抵抗力较弱，容易感染，应多加注意，如注意冷暖，随时加减衣服，不去拥挤的环境或空气不洁的公共场所；不接触发热患者包括患病小儿；平时适当运动，注意营养与休息，勿过劳，居室注意通风换气等；家中或工作环境中有患者，要注意隔离，勿太接近。

高热的危害与防治

孕早期出现因病发烧，如感冒引起的发烧等，不论病源如何，对胎儿发育都会有危害。例如细菌性感染，发烧对胎儿的影响可能会大于疾病本身对人的影响。如为病毒性感染，发烧和病源两者均可能对胎儿带来危害。假如在药物上又处理不当，更会增加不良后果。所以孕妇在孕早期要谨慎保重身体，注意冷暖，不去拥挤、空气不洁的场所，不要接触患病发烧的传染病患者及患病小儿，尽量减少生病的机会。如果是抵抗力较差的孕妇，此时一旦生病，会比平时严重，故更应小心。

有研究认为，孕妇体温在 38.5℃ 以上持续24小时或39.5℃以上持续1小时，

即可造成对胎儿的伤害。孕早期发热可致胎儿神经管闭合不全，造成无脑儿、脊柱裂、脑膨出等畸形。发热还可损伤胎儿的大脑，引起出生后痉挛、智力低下、运动功能不协调等发育障碍。有动物试验证明，孕期发热的母兔所生小兔的大脑多处会有发育异常，还可有小眼、小头、面部异常（小下颌、唇腭裂）等畸形。

因此，孕期尤其孕早期避免发热极为重要。除生病发热外，职业性高温作业、生活中如热水盆浴、桑拿浴等均有增加胎儿先天畸形发生率的报道，这类畸形尤其以神经管闭合不全畸形为多见，流产、死胎率也会增加。

如果孕妇已发热，最好尽快想办法降温，避免发热时间持续过长危害胎儿。降温法应多采用物理降温法，如用酒精擦身、冷敷等，一边降温一边寻找病因，以便对症治疗，还要避免病因不明时随意用药。有些退热药本身对胎儿也会有不利影响，早孕者不要自认为是感冒，就按平时的方法自己找一些退热及抗感冒药，怀孕后应慎重，有病应及时找医生治疗，并告知医生自己已怀孕，以便医生恰当处理。

如何防治便秘

怀孕以后，受胎盘分泌激素（主要

是黄体酮）的影响，肠道肌肉松弛，肠蠕动减慢，使孕妇排出的大便干燥，排便次数也较平时减少。如果同时受子宫及胎先露的压迫，则会感到排便更加困难。因此，孕妇应做到以下几点：

1. 要吃富含纤维的食物，如蔬菜和水果，并多喝水，每当有便意时就去厕所。

2. 经常运动。

3. 在饭后服用医生所开的药物，并应多喝水。

4. 如持续便秘应及时就病，自己不要随意服药。

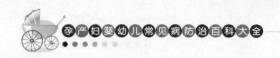 **如何应对孕早期腹痛**

孕期腹痛是孕妇遇到的常见症状之一。孕早期出现的有些腹痛是因为怀孕所引起的正常生理性反应，但有些却可能预示着流产等危机的发生，是病理性的。许多孕妇在孕早期总感觉有些胃痛，有时还伴有呕吐等早孕反应，主要是因为孕早期胃酸分泌增多引起，注意饮食调养，膳食以清淡、易消化为原则，随着孕早期的结束，不适感也会自然消失。

在孕早期出现腹痛，特别是下腹部疼痛，首先应该想到是否是妊娠并发症，常见的并发症有先兆流产和宫外孕。在孕期的前几个月，孕妇如果出现阵发性小腹痛或有规则腹痛、腰痛、骨盆腔痛，

问题可能就比较复杂了；如果同时伴有阴道点状出血或腹部明显下坠感，那么可能预示着先兆流产，应该多卧床，少活动，勿提重物，不要过性生活，也不要盲目采取卧床保胎的措施，建议及时就诊；如果疼痛加剧或持续出血，需要立即就医；如果出现单侧下腹部剧痛，伴有阴道出血或出现昏厥，可能是宫外孕，应立即到医院就诊。

有些孕妇认为在孕早期出现腹痛可能是偶然性的，不要紧，只要躺在床上休息一下就好了。这种盲目采取卧床保胎的措施并不可取，应及时到医院检查治疗，以免延误病情。

怎样缓解胃部不适和消化不良

在怀孕初期，受胎盘所分泌的激素影响，孕妇体内许多肌肉松弛。由于胃肠道肌肉松弛，食物在消化道内移动的速度缓慢，使孕妇感到胃肠胀满。这种情况下孕妇可能感到不适，但却有助于营养物质的吸收，使胎儿获得更多营养。由于分隔食道与胃之间的括约肌松弛，有可能使食物和粗糙的消化液又从胃里逆回到食管内，胃酸因此刺激到敏感的食道壁，导致大约在心脏部位有灼热感，但与心脏无关。在整个妊娠期内，完全没有消化不良现象是不可能的。有一些方法可以缓解上述不适：

- 避免体重增加太多
- 以少食多餐代替三大餐
- 要细嚼慢咽
- 避免食用引起胃部不适的食物
- 避免弯腰，以下蹲方式代替
- 放松自己
- 睡觉时将头部抬高15厘米
- 如上述方法无效，可请教医生

警惕孕期腹泻

正常人一般每日大便一次，孕妇则容易发生便秘，往往是隔日或数日大便一次。如果妊娠期每日大便次数增多，甚至出现稀便，常伴有腹痛和肠鸣，这就是腹泻。

腹泻常见的原因有肠道感染、食物中毒性肠炎和单纯性腹泻等。对于轻症单纯性腹泻，一般服止泻药即可以治愈。因肠道炎症引起的腹泻，大便次数明显增多，容易引起子宫收缩，导致流产或早产。细菌性痢疾感染严重时，细菌内毒素可波及胎儿，致胎儿死亡。因此，孕妇一旦发生腹泻，不要轻视，应尽快去医院查明原因，针对不同的病因进行治疗，否则如果发生流产、早产或胎死宫内，则后悔晚矣。

可供选择的药物：黄连素片，300毫克，每日3次，口服，共3天。孕妇应在医生指导下服用。

如何诊断及处理孕早期阴道出血

停经后已有妊娠早期反应，但停经后约一个多月时出现了少量阴道出血，应当考虑有几种可能，要及时求医诊治。

1. 是正常现象吗

出血量少或只是血性黏液，很快自止，无其他症状，患者常还没有去就医就好了，或去医院检查也没有发现什么异常，以后胎儿一直正常地在继续发育，专家认为这种情况可能是早期妊娠尚未占满整个宫腔，仍有少量子宫内膜脱落出血。

2. 是宫颈糜烂吗

少量出血也可能是患者有较明显的宫颈糜烂，妊娠后宫颈出血，有时会有少量宫颈表面渗血或接触性出血（如性交后）等情况。如果是宫颈糜烂面少量出血的，孕妇应减少性接触，可暂不做处理。以后如仍时有淋漓出血者，在孕中期可在宫颈表面上涂消炎止血药物，一般很快能够治愈，当然这些都必须经过医生的阴道检查才能确定。医生在进行阴道检查时动作要轻，要避免刺激子宫或又造成触碰性宫颈出血。这类检查很必要，不能不做，否则轻易误诊为先兆流产而进行保胎治疗，一方面会贻误病情，另一方面长期服用各种保胎药对妊娠不利，还会造成孕妇的身心负担。

3. 是先兆流产吗

停经早期阴道出血，并伴有腰酸腹坠或阵发性中下腹部疼痛的，应考虑先兆流产的可能，孕妇要马上到医院检查。医生可在外阴消毒后，用窥视器轻轻打开阴道，查明出血是否来自宫腔内，并可戴消毒手套轻轻检查宫体。如子宫大小符合停经周数，妊娠试验呈阳性，医生会给予保胎治疗。如子宫大小小于停经周数或妊娠试验呈阴性，必要时可以做超声波检查，以弄清妊娠是否正常、是否已停育。如发现已经停育，应该及时对孕妇进行清宫治疗。如果检查表明胎心音仍存在，可以先采用保胎措施以观察妊娠的继续发育情况，如果发育停止再采取相应措施。

4. 是水泡状胎块（葡萄胎）吗

检查宫体时如果发现子宫大于停经周数，并且显得柔软、丰满，应让孕妇及时做超声波检查，排除水泡状胎块（葡萄胎）的可能性。没有条件做超声波检查的，可通过妊娠试验如绒毛膜促性腺激素来判断，因葡萄胎此项浓度会极高，同时孕妇应转到能做超声波检查的医院做进一步诊断。超声波检查中，如发现是多胎先兆流产的，应给予保胎治疗。

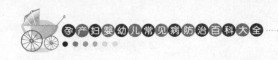 警惕宫外孕（异位妊娠）

孕妇停经早期阴道出血并伴有一侧下腹坠痛，应注意有无宫外孕（异位妊娠）的可能。宫外孕（异位妊娠）指的是孕卵没有到达子宫内，而在子宫腔外着床发育了，如在输卵管中、卵巢内甚至腹腔内等（其中绝大多数发生在输卵管内）。由于胚胎逐渐长大，可以将输卵管壁撑破，造成急性腹腔内出血，先在下腹部突发剧烈腹痛，孕妇不敢按压下腹部，还常会伴有恶心呕吐。随着病情的发展，腹腔内如有大量出血积聚，会出现全腹疼痛。当血液积聚在子宫后直肠陷凹处时，可引起肛门坠胀和排便感。有时患者用力排便还会使出血加多，会突然发生晕厥及休克。这类病情非常危急并且很严重，一定要马上送医院抢救，否则孕妇会有生命危险。

一般孕妇如果阴道出血量少但失血表现明显，如面色苍白、出冷汗、血压下降、脉搏微细、血色素低，就要考虑是宫外孕出血，应马上送医院。在未发生输卵管破裂时，孕妇会有一侧下腹坠痛感，妇科检查阴道柔软、子宫略大，但可能小于停经周数该有的体积，而且也变软符合妊娠表现，宫口有少量血流出，腹痛一侧可触及小的包块，妊娠试验呈阳性，超声波检查宫内不见胎囊而在输卵管包块处可见胎囊以及胎心的，就要考虑宫外孕，应尽早采取处理措施。

如停经后阴道有少量出血，有急性内出血临床表现的，一般有经验的医生基本可以诊断是宫外孕。如再轻触宫颈有触痛，后穹隆饱满，用空针可抽出积血更可以确诊。遇到这种情况，孕妇及家属千万不要耽搁时间，要及时送医院输液输血，并经手术将已破裂的输卵管血源夹断止血并切除。这类手术虽不算大手术，但是需要争取时间减少内出血的威胁。有时，异位妊娠也可从阴道流出管状内膜组织，称为"蜕膜管型"，是子宫内膜脱落的缘故，也表示胚胎已死亡。医生会用清水给予漂洗，如果不见绒毛及胚囊，必要时会送去进行病理检查，不要轻易误诊为流产，以免贻误病情。

总之，如能认真接受孕早期保健，这类问题都可及早发现、及早治疗，避免发生危及生命的后果。异位妊娠发生在卵巢、腹腔等部位成卵巢妊娠、腹腔妊娠等情况一般比较少见，即使出现也多在孕早期便有以上类似症状，只要有孕期保健常识，一般都不至于被贻误诊治。因此，孕妇如能及早了解有关知识，就能提高自我保健能力，孕产期安全也就有了保障。

宫外孕并非不易确诊的疾病，只要详细了解病史，结合本病特有的体征，结合一些特殊检查，一般可及时做出正确诊断，为及时治疗赢得较多的时间，少发生生命危险。

宫外孕一般具有以下特点：

1. 有闭经史

妊娠之后，不管部位如何，月经就不再来潮。如以往月经正常，突然停止不来，又发生剧烈腹痛等宫外孕的症状，就应及时就医，并向医生如实说明有关性生活史，不可隐瞒病情和相关病史，未婚者也不可碍于面子而随意编造。

2. 腹痛严重

腹痛一般为持续性、进行性加重，与胃肠炎、月经不规则、先兆流产等症状不完全相同，而且服用止痛药品是不会明显见效的。

宫外孕病情一般是逐渐加重，除腹痛、恶心、呕吐等之外，血压往往下降，面色苍白，大汗淋漓，即使平素十分坚强的人也难以忍受疾病的折磨。一时确诊不了的，应住院进行观察，以防止发生意外。医生常常通过一些特殊检查来进一步了解病情。对于宫外孕的治疗，目前分为两大类：一种是手术法，病情危急、出血量大、休克难以纠正、有生命危险者，应采取果断措施，立即手术治疗；对于病情相对稳定者，可采用中西医结合的方法进行治疗。

宫外孕急救措施有哪些

95%的宫外孕发生在输卵管，也有发生在卵巢和腹腔的，这些部位不适于妊娠，容易剥离流产，发生穿破引起大出血。闭经、阴道流血、腹痛下坠是宫外孕的典型表现。如果下腹痛加剧，伴有恶心、呕吐、头晕、出汗、面色苍白，说明肚子里出血，是危险之兆，应在急救处理的同时，尽快通知急救中心。急救措施如下：

1. 在救护车到来之前，应当头低、脚高，保持安静，防止出血，因为出血会引起贫血和休克。用毛毯等保温也很重要。

2. 其他注意事项

（1）当女性下腹痛时，一定要警惕宫外孕。

（2）宫外孕是比流产更严重的疾病，随着胎儿长大，输卵管会破裂而引起大出血，不仅危及胎儿，更重要的是威胁孕妇的生命。

（3）在妇产科医生中流传着一句话："典型的宫外孕最不典型。"因为宫外孕的症状常常是模糊不清的，所以患者应该把发病以来的细节向医生汇报。

（4）宫外孕也易和其他一些有腹痛症状的疾病相混淆，应注意区分。肠套叠时会剧烈腹痛，大便带血；阑尾炎的疼痛是从心口开始逐渐移至右下腹；肠扭转是突然导致腹胀痛；胆石是右上腹痛；而宫外孕也就是子宫外妊娠破裂，是下腹剧痛、出血。

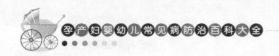

与宫外孕相似的病种有哪些

一部分宫外孕患者的症状是不典型的，临床上误诊还是经常发生的。一个不可忽视的因素就是未婚先孕的人数在增加，误诊也往往发生在这些患者身上。由于隐瞒病史，否认婚姻史，否认性生活史，因此医生不能很快就联系到宫外孕，这给及时诊断、治疗带来不少麻烦，由此发生延误治疗、浪费宝贵急救时间而发生意外的事件也并非罕见。有的患者到生命垂危时才吐真言，这是非常可怕的。

据观察，常被误诊的有下列疾病：

1. 胃肠炎

本病有腹痛、恶心、呕吐、腹泻等症状，与宫外孕有相似之处，若不如实回答医生的提问，往往会造成医生判断失误。

2. 急性阑尾炎

阑尾炎也是下腹部疼痛，疼痛的程度剧烈，而且也是逐渐加重，特别是以往有慢性阑尾炎病史者，更易被误诊为慢性阑尾炎急性发作。

3. 先兆流产或早孕

先兆流产腹痛较为严重，有时出现呕吐，特别是有外伤史者，容易诊断为本病而进行保胎治疗。也有时被认为是早孕，在流产时才发现是宫外孕的。

4. 月经不规则

如果局部组织出血量较少，病程稍长，常常是阴道出血、腹痛，但调经治疗无效。

5. 黄体破裂

本病同样有宫外孕一样的危险，有剧烈腹痛、休克等症状，但本病均发生在月经中期，大部分发生在性生活之后，没有闭经和早孕反应，也不会发生阴道出血。

6. 卵巢囊肿蒂扭转

常有腹部包块，无早孕反应，没有停经史，与宫外孕不同。

7. 其他情况

有的被自认为受凉、劳累、剧烈活动等，其实这仅仅是一种诱因，不能算是疾病。

怎样预防胎儿发育异常

胎儿发育的好坏是每个孕妇及其家属都非常关心的事，有时甚至是担忧的事，因为现在社会污染源已越来越多，哪个环节不注意都会有意无意地造成胎儿受损，从而使准父母遗憾终身。

一般来说，良好的家庭环境及孕妇个人健康品质，可以给胎儿提供良好的生长、发育、生存的环境。否则孕妇营养不良、家庭负担重、情绪不佳、身心受摧残、近距离接触污染源等，都可能造成孕产期疾病，生出缺陷儿。良好的社会环境带给孕妇及胎儿的保护时常是无形的，人们并不会太予以注意，但如果到处是污染，处处都可能遇到潜在的有毒有害物质，吃的、穿的、用的、住的……处处有伪劣品，尤其生活在较低水平的弱势人群，常会购买未经检测的廉价物品、食品，就难保证不受危害了。因此，孕妇除呼吁改进和等待之外，积极地获取优生优育的相关知识，使自己在孕产这一特殊时期能够懂得如何保护自己以及如何寻求社会、家庭、医生的帮助，便能使自身及胎儿的健康得到保障。

造成胎儿发育异常的因素主要有遗传与环境两大方面，此外，还有遗传与环境因素的共同作用而导致发育异常的结果。因此，预防胎儿发育异常，应从这几个方面全面考虑并采取措施。

胎儿宫内发育迟缓的原因及对策

如果胎儿的宫内发育情况大大低于平均值，则为胎儿宫内发育迟缓，通常是指胎儿体重低于其胎龄平均体重的10%。引起胎儿宫内发育迟缓的原因有母体及胎儿两方面的因素，可能是母体遗传和环境因素的影响，孕妇营养不良，尤其是蛋白质和能量不足，孕妇患有疾病，如妊娠高血压综合征、慢性高血压、

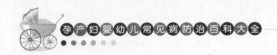

慢性肾炎、重度糖尿病、贫血等，多胎，烟、酒或某些药物的影响，居住环境、孕妇年龄、胎次等都能影响胎儿在宫内的发育情况。如果胎儿本身发育缺陷、宫内感染、营养不良、放射线照射等，胎盘形成异常，如子宫胎盘血液量减少，脐带过长、过细等，都可以导致胎儿在宫内发育迟缓。

在妊娠开始时受到有害因素影响，如孕早期接触 X 射线或被风疹病毒感染，通常胎儿有合并畸形或脑神经发育障碍，胎儿的体重、头径及身长相称，但与孕周不符，为内因性均称型胎儿宫内发育迟缓。

预防胎儿发育迟缓应从怀孕早期做起，孕妇要避免感冒等传染病，避免接触毒物及放射性物质，妊娠期间加强营养，有内科疾病应在治疗的同时增加卧床休息的时间，以增强胎盘血流量。对怀疑有畸形和遗传性疾病的孕妇，可在孕 16 周做羊膜腔穿刺，做羊水培养、染色体核型分析，以防止畸形儿的出生。如果不是胎儿畸形，可给予支持治疗，如卧床休息或静脉输注营养素等。

葡萄胎的表现和处理措施

葡萄胎又称"水泡状胎块"，是由于受精卵未发育成胎而发生变性所形成一团团葡萄串似的组织，可以发生恶变，成为恶性葡萄胎或者绒毛膜癌。约有96% 葡萄胎患者在停经 3 个月之内发生间断性阴道出血，出血多者可致休克，血中可发现葡萄样组织块；约 50% 以上患者表现为子宫异常增大，与妊娠月份不相符，怀孕 2～3 个月子宫底高度就可长到与肚脐水平，像 6 个月那么大；约有25% 以上葡萄胎患者卵巢呈囊性增大，以双侧为多见，偶有因卵巢黄素囊肿扭转而发生腹痛者。停经早期恶心、呕吐症状重，持续时间长，妊娠高血压综合征的发生率高，且症状重，检查发现血中和尿中绒毛膜促性腺激素水平明显升高，超声波检查提示没有胎体和胎心搏动，而是呈葡萄胎特殊的落雪状图形，此时可明确诊断。

被确诊为葡萄胎后，要及时住院吸宫，常需清宫 2～3 次，清除物一定要送病理检查，根据病理检查结果，决定是否需要进行预防性化疗及子宫切除手术。有 15% 左右的葡萄胎可转为恶性，手术后也一定要定期到医院检查，间隔为 1 个月、3 个月、半年、1 年，直到 2 年。按医生的要求进行随诊，同时严格实施避孕措施，2 年后完全没有问题了，才可以考虑是否再次妊娠。

染色体遗传病是怎么回事

人类细胞有 23 对染色体，其中 22 对是常染色体，1对是性染色体。如果有的染色体多了1根，就成了三体，如常见的21号染色体成了三体，就叫"21三体"或"先天愚型"。这种人细胞内共有47根染色体，发育上有许多异常。有的染色体会少1根，如有的女性X性染色体只有1根，总染色体数就成了45根，叫做"特纳氏综合征"；也有的是多了某根染色体的一部分或少了一部分；还有的是某一根染色体的一段与另一根染色体互相交换了断片，又连接在一起，这些都称为"易位染色体"。以上这些染色体数目或结构的异常，统称为"染色体畸变"。

每根染色体上都带有许许多多的遗传密码，也叫"基因"。因此有染色体畸变的宝宝，必然有很多发育上的异常，一般主要表现为智力发育的障碍。大量研究表明，绝大多数染色体异常儿的父母本身并没有染色体异常，而是后来发生的。最常见和众所周知的原因有：母亲年龄超过35岁，所生宝宝染色体三体型发生率会增高；父亲年龄大（有报告表明，父亲年龄超过55岁的，所生三体型患儿比率增高），生殖细胞在减数分裂时，也容易出现染色体不分离性畸变。如果父母一方提供了1根染色体，另一方因减数分裂时1对染色体未分开，提供了1对而不是1根染色体，宝宝所带的便有3根，成了三体型。除第21号染色体，

其他染色体也可以有三体型，如13号、16号、18号染色体等，但因其他三体型胎儿不易存活，多流产，而21三体儿只有80%左右会自然流产，其余可存活，因此在社会上人们便可经常见到21三体综合征的患者。

21三体综合征患儿的临床表现为：身材矮小，智力低下（智商在25～50之间），前脑发育不良，常表现为小头，面容特殊，如塌鼻梁、眼间距宽、外眼角向上斜、耳低位、颈宽而短、常有蹼，50%有先天性心脏病，阴囊阴茎小，男性无生育能力，女性可生育，所生子代21号染色体二体型和三体型各半，四肢方面手足宽、短，指（趾）短，手掌常有类人猿纹（通贯手）等。患儿由于体内方面如代谢功能等也不正常，因而易患病而早亡。抚育此类患儿是极困难、极痛苦的事，而且它的发生率较高（一般报告约为出生儿的1/700），所以了解相关知识早做预防非常必要。此外，在存活染色体异常儿中，特纳氏综合征也称"先天性卵巢发育不全症"的患儿临床上偶会见到，有报告在活产女婴中的发病率为0.2‰～0.4‰，是一种性染色体畸变综合征，临床表现是：身体矮小，手足有淋巴水肿，有颈蹼，耳位低，出生时即可识别特征。以后患儿会出现发育迟缓，至青春期后无性征发育（不来月经，胸部扁平），无生育能力，智力轻

度低下。此病虽可在青春期前后采用雌激素治疗，但效果不明显。据统计，此类胎儿约 99.5% 会自然流产，缺失的 X 多源于父亲。

总之，染色体异常病不是由父母遗传造成的染色体异常，就是由于染色体突变而造成，突变原因可能与高龄生育、受环境污染有关，但无法防其发生，只可以防其出生。

其余可存活的还有多种染色体异常患儿，他们常因各种原因不能正常工作和生活。好在染色体异常是产前诊断中比较容易发现的疾病，一般进行胎儿细胞染色体核型分析即可诊断，因此，只要早做检查，还是属于可以预防的疾病。一般在孕早期医生可以取绒毛检查，孕中期可以做羊水穿刺检查胎儿细胞，一旦确诊，根据孕妇及其家属要求，可以终止妊娠。

应该做产前诊断检查胎儿染色体的，除年龄超过 35 岁的孕妇以外，还包括分娩过染色体异常儿的孕妇、夫妻一方有染色体异常的、家族中出现过染色体异常综合征遗传史的或有过原因不明的反复自然流产、死产、畸胎、新生儿死亡史的孕妇等。

近年来产妇生育年龄有了大幅下降趋势，许多产妇都在 35 岁以下，医生发现三体儿的出生也较多地出现于 35 岁以下。针对这一现象，专家们采取了在妊娠早、中期检查血清生化指标的方法，这有助于筛查出三体征患儿，高度可疑的可再做染色体检查。这种筛查可以对每个孕妇都进行，以免遗漏患儿，因此已成为发达地区孕早期保健的内容之一。

单基因遗传病是怎么回事

单基因遗传病是指一个基因或一对基因异常，来源可以是上代遗传而来，也可以是因环境因素引起自身的突变。人类有很多遗传性疾病是由单基因所引起的，迄今已知有数千种之多。每个人的每根染色体上都有许多基因，全部约有 10 万个，并且每个人也都会从父母身上接受几个异常基因，成为这些基因的携带者。

这些异常的基因可以发生在异常染色体上，也可以发生在性染色体上；可以是显性，即从父母来的一对基因中，有一方有异常即可以发病，发病率约为 50%；也可以是隐性，即父母有同样异常基因，传给子代时这一对基因都带有同样的病时才发病。近亲容易携带相同的基因，因此近亲结婚后，子代容易从父母双方接受同样的隐性疾病基因，因而父母无病（为携带者），子女就会发病，发病率约为 25%。据统计，近亲结婚隐性遗传病发病率可以比非近亲结婚高 100 多倍，这也就是我国《婚姻法》中禁止近亲结婚的原因。此外，如果是伴性染色体的异常基因，因为这些有病基因只能传给子代男方或女方，因而出现只有儿子患病或只有女儿患病的现象。孕早期可取绒毛检查判断胎儿性别，进行胎儿性别选择，这种为了预防疾病所做的选择，是法律上许可的。我国《母婴保健法》中还规定，如果家庭中生活不能自理的严重致残性遗传病，再发风险不高的，现无产前诊断方法者，给予"不宜生育"的医学指导意见，这都是为了预防严重遗传性疾病（多为单基因遗传病）所设的。

单基因遗传病患者的特点常表现多处异常，而且其异常基本相同，所以称为"单基因综合征"。临床上常可根据患者的一系列症状体征，做出某综合征的诊断。例如，大家听说过的美国著名排球女运动员海曼患的是马凡氏（Marfan）综合征，这是一种常染色体的单基因显性遗传病，此征有身材高、肢体细长的特点，因此她成了排球运动员，但她还有心血管扩张、主动脉壁间动脉瘤等畸形，因而造成她在剧烈运动时动脉瘤破裂突然死亡的悲剧。凡是马凡氏综合征患者，都会有肢体细长、身材高、心血管等方面的异常，此外还会有一些其他异常，每个患者大同小异。

多基因遗传病是怎么回事

多基因遗传病不是决定于一对基因，而是多个不良基因累积作用的结果，它受环境影响较大，所以实际是遗传与环境共同作用的结果，即患者有易患性，又有环境因素作用才能发病。

多基因遗传病的特点常见的有唇腭裂、畸形足、神经管畸形（无脑儿、脊柱裂等）、先天性幽门狭窄、先天性心脏病等。如果遗传度高时，下代发病率就较高；缺陷越严重时，下代再发的危险性也越大，并且随亲缘关系越疏远，发病就会越小。一般女性患者子代发病率都比男性患者的子代高。多基因遗传病如是近亲结婚，发病风险也就比非近亲婚配高。目前，已经可以通过改善环境来预防这种遗传病。例如，有很多研究表明叶酸缺乏可以导致神经管畸形的发生，而神经管畸形的形成是在妊娠最早期，如果已知妊娠后再补充叶酸为时已晚，孕妇便可在婚后准备怀孕前尽早补充叶酸（剂量可在 0.4 毫克/日），直至怀孕 3 个月。如果还在避孕的可在停止避孕时，立即补充叶酸，这样就会有良好的预防作用。这一方法在神经管畸形发病率较高的地区，或是有患者的家庭及个人，是十分必要的。

由于胎儿结构异常多在孕早期即已

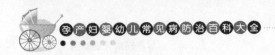

形成，因此凡有遗传性疾病发生可能性的人，应通过及早考虑预防或早期发现的办法，以尽量减少发病率。

放射线的危害与防治

平日生活中，人们都能接触到一些天然存在的辐射，例如来自宇宙、陆地、建材中的射线等。

每个人体内也会含有一些天然存在的放射性物质，这些物质一般不易防护，也多不致病。个别地区由于放射性偏高，会有某些疾病发生率偏高的现象，但这一点尚缺少肯定的研究结果作为依据。

值得注意的放射性损伤以医源性为多见，包括操作者及患者。一般较大剂量的照射多用于治疗疾病，如恶性肿瘤或致绝经的照射卵巢等，这种情况在妊娠期几乎不会遇到。妊娠期有时也会有为诊断而使用放射线或同位素的，是一个值得注意的问题。

由于女性卵巢对辐射较敏感，随受照射剂量的增加，卵巢会有不同程度损伤，会影响月经的正常运行，甚至导致不育。如在早期妊娠 4~11 周受照射，几乎全部病人的子代都会出现严重畸形，随孕周增加损伤会逐渐减少。也有报告分析了我国 20 余省市 1 万余例医用 X 线工作者的活产子女 2 万余人，结果 X 线作业组人员生出的 20 种先天畸形等总发病率比对照组明显为高，说明 X 线作业对胎儿有一定危害。还有研究表明，出生前使用少量放射性碘有诱发甲状腺癌的危险，因此妊娠期应避免使用。为了保护第二代的健康，不论是放射线、同位素等操作者或对有孕患者，都应严格执行国家卫生防护的有关规定。例如，对育龄女性、孕妇（尤其孕早期）、哺乳期女性都应严格按照我国《放射卫生防护基本标准》中的各项有关规定，必要接触时要将剂量限制在国家标准之下。如可能，最好从孕前开始即避免接触，尤其应避免为了诊断或治疗而对孕妇或可能的怀孕者进行腹部照射。婚后已打算要孩子，已不采用避孕手段的女性，尽管尚未知晓自己是否怀孕或确认自己尚未怀孕，也不能随意去照 X 光或其他射线，以免不经意中损伤了已形成的胎儿。

弓形虫感染的危害与防治

弓形虫病是一种人畜共患的寄生虫病，可以通过吃含有弓形虫包囊但未被烧熟的生肉、生奶、生蛋等传播给人，也可以通过吃了被感染的猫、狗粪便污染的食物而患病。如果孕妇首次感染弓形虫病，会出现虫血症。弓形虫可以通过胎盘传给胎儿，使胎儿患先天性弓形虫感染。

我国弓形虫感染率很高，尤其是在牧区或接触牲畜多的地区。近年来养猫、狗等宠物的人越来越多，如缺少定期检疫及管理，使患病宠物未被发现及治疗，也会造成对周围人群的危害，尤其是孕妇。孕妇在孕期由于免疫功能降低，属易感人群，发病后病症也常很明显。孕妇感染弓形虫或原有慢性弓形虫病，常表现为低热、头痛、肌肉疼痛、无力、淋巴结肿大等，约半数可经胎盘传给胎儿，一般孕期越早对胎儿危害越大，常可导致流产、先天畸形等。如果感染较晚或较轻也可出现死胎、早产。有些患儿出生时未见明显异常，但出生后几周或几年内会发病。

出生时常见的先天畸形有脑积水、脑钙化、脉络膜视网膜炎、全眼球炎，并可伴发无功能的小眼球后遗症。由于脑内感染可以发生脑膜脑炎、脑内钙化灶，脑组织受损可使小儿头畸形，因此会伴有高度智力低下及精神运动障碍。一般，双胞胎中常会有一胎受感染另一胎正常，孕妇一次怀胎儿受感染，以后则多正常。该寄生虫可用磺胺类药物治疗，属可治范围。如果孕前发现应先进行治疗，等痊愈后再怀孕。如果孕期发现应及时就诊，由医生检查后决定处理办法。孕妇及家属要帮助寻找感染源，如是家猫感染应将它隔离并给予治疗。

风疹病毒感染的危害与防治

风疹病毒是人与人经呼吸道传播的疾病，受染者病情常不严重。如在儿童期感染，可有发热、出疹等症状；成人期如感染，症状多较轻微、不典型，有时表现出感冒的症状，如发热、全身酸痛等，但并不出疹，因而易被忽略。此病往往隔几年会有一次流行，受染人很多，因此，一般人在儿童期多有过感染。有研究表明，我国育龄女性中约有90%~95%风疹病毒抗体已成阳性，表明已有抵抗力，孕期不会再受染，或不会再为初染，所以一般不致威胁胎儿。但仍有5%~10%的危险人群，如果孕期初染，致畸率会很高，孕早期受染致畸率在40%~50%左右，因而仍是孕期保健尤其是孕早期保健中的一个要点。

风疹病毒可以通过胎盘传染给胎儿，孕早期初染可导致流产、胎儿畸形，妊娠中晚期感染可致死胎、早产等，并仍有少数可致胎儿畸形。此病常见的先天畸形为耳聋、白内障、先天性心脏病（主要为动脉导管未闭）、智力低下、小头等，总称为"先天性风疹综合征"。孕中期感染可以造成胎儿发育迟缓、耳聋、智力低下、末梢肺血管狭窄等。被感染的胎儿出生后，其排泄物中可以长期排出风疹病毒，易传染他人。被感染的胎儿出生后病情可以继续发展，如出现进行性耳聋等，并会继续表现出发育迟缓。

由于对患儿缺少治疗办法，故孕期尤其孕早期一旦发现有风疹病毒初染，宜及早终止妊娠。目前最好的预防办法是对女童或未感染过的育龄女性孕前注射风疹疫苗，但育龄女性注射后至少要3个月后再怀孕，这样可以预防孕期初染。已经妊娠者就不必再注射疫苗了，因风疹疫苗为减毒活疫苗，仍有一定毒性。如孕妇体内风疹病毒抗体是阴性，应注意增强抵抗力，尽量减少与患者接触，并观察抗体变化，看有无出现初染现象。家人要积极保护孕妇以避免感染。产后可再给产妇注射风疹疫苗，来保护以后的妊娠。

风疹病毒引起的呼吸道感染具有传染性，一年四季均可发生，但临床表现较轻微，容易被忽视。一般得过风疹的人对此病可以终身免疫。风疹疫苗接种是目前预防先天性风疹综合征发生和控制其流行的最有效措施。女性在孕前可检查风疹IgG抗体，如是阴性者，应先进行预防接种，待产生抗体后再怀孕。美国专家已将规定接种疫苗3个月后方可妊娠的做法，改为接种1个月后即可妊娠。控制风疹的发生是预防胎儿感染、防止畸形儿出生的关键环节。风疹病毒抗体阴性的孕妇应避免与风疹患者接触，并定期检查风疹病毒抗体，如妊娠4个月内

患风疹，医学界多数人主张进行治疗性流产。

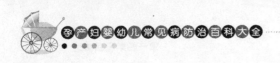

巨细胞病毒感染的危害与防治

巨细胞病毒主要感染人类，并会通过受感染者传给他人。巨细胞病毒感染常没有明显症状，呈隐性或长期慢性病毒携带者，病毒可以长期或间歇性地从患者各种体液（如唾液、尿液、精液等）中排出传染他人。育龄女性已受感染者可达60%~70%，故尚有较多危险人群，因此预防此病比预防风疹还重要。

孕妇孕期初染巨细胞病毒，可以经过胎盘、产道或乳汁传给小儿。先天性巨细胞病毒感染的小儿约占新生儿的1%，部分妊娠会因此发生流产。受染新生儿中有10%出现典型的发育异常现象，其中无症状的隐性受染者可以在出生后逐渐出现症状，有的可以在生后数年才发现有发育异常。

受先天巨细胞病毒感染的小儿主要异常有小头畸形、脑损伤导致智力低下、癫痫、痉挛性截瘫、脉络膜视网膜炎并由此导致失明、耳聋或听力减退、骨骼发育异常、肝脾肿大、溶血性贫血、血小板减少、局部性肺炎、胰腺纤维囊肿、产前产后生长发育迟缓等。出生时感染此病毒并已有黄疸、紫癜、肝脾肿大、溶血性贫血等异常的小儿，常于生后几

周内死亡。幸存者以后会逐渐出现智障、失明、耳聋、抽搐等一系列病征，属于慢性病毒携带者。如果母亲是复发或再感染的，胎儿致病、畸形会较少。

由于目前尚无疫苗预防感染，并且对此病毒也无特殊有效药物，一般感染过的人会有免疫力。未感染过巨细胞病毒的孕妇应特别注意与感染病人隔离。孕早期初染患者虽然胎儿受感染或发病率并非100%，但是因为无法确定胎儿是否已受损或以后是否会受损，如病情较重，应及早考虑终止妊娠。

妊娠较晚期孕妇初染，胎儿可不出现异常。但如经产道或乳汁受到感染，新生儿可发生肝炎、肺炎以及胰腺纤维囊肿等病，并成慢性病毒携带者，因此应考虑分娩方式。产后乳汁检查有感染的产妇应禁止哺乳，采用人工喂养。曾有人试用中药等综合方法治疗受染孕妇，有一定效果。

一般来说，孕妇初染巨细胞病毒可有轻度发热、乏力、肌痛、咽痛、淋巴结肿大等症状，但多数可以没有症状。孕早期初染的，急性期可以持续2周~2个月。数月后病毒可以潜伏到体内，遇抵抗力低下时可以复发，所以对胎儿也会有一定危害，但危害较小。因此，可以根据此规律考虑预防处理。目前没有别的方法，如孕妇担心感染此病，可在孕早期到医院进行抗体检查，结果为阳性就不会有问题，为阴性则需小心些，平时少到人多的地方去，多开窗通风，注意提高自己的抵抗力。

水痘感染的危害与防治

水痘可以终生免疫，但如果孕妇儿时没有患过水痘而在孕早期感染水痘，胎儿则可以出现多发性畸形。妊娠8~19周间如果孕妇感染了水痘，多数胎儿可以受感染。受染胎儿可有脑皮质萎缩导致智力低下、抽风、脉络膜视网膜炎、肢体发育不良、残余指趾、肢体萎缩伴有麻痹，皮肤生水痘后会残留大片疤痕，生长发育会变得迟缓。受感染的胎儿出生后50%会在婴儿早期死亡，存活的会有智障、抽风及皮肤大片疤痕。因此，孕早期孕妇感染水痘最好考虑终止妊娠。

乙型肝炎病毒感染的危害与防治

乙型肝炎病毒是一种传染性病毒，会引起乙型肝炎的广泛传播，我国属于高发区。孕妇患乙型肝炎或为乙肝表面抗原携带者，可以传染给胎儿，少部分为经胎盘垂直传播，绝大多数为分娩时经产道接触母亲的血液而感染，产后哺乳也可能传染给婴儿。

胎儿或婴儿感染乙型肝炎病毒后可以长期成为乙型肝炎病毒的携带者，部

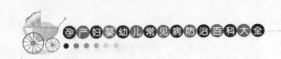
分可以发展为肝炎病人，有的可以发展成肝硬化以致肝癌，危害极大。

因此，如果怀孕前女性如觉得有呕吐、无食欲、腹泻、全身无力、突然出现黄疸等症状，要立刻去医院，发现有乙肝表面抗原阳性，要进一步检查有无传染性，以决定能否妊娠；如有传染性症状应当先治疗，在医生的指导下考虑怀孕。如果孕早期发现孕妇患乙型肝炎，为防病情恶化或自然流产以及传染给胎儿，最好在医生的指导下进行治疗或终止妊娠。

对于患乙型肝炎的产妇，其新生儿要注射高效价乙肝免疫球蛋白及乙肝疫苗，这样绝大部分（90%以上）新生儿可以受到保护避免感染。由于我国是乙型肝炎高发区，因此全部新生儿出生后，医院都会给予注射乙肝疫苗，以增加以后对乙肝病毒的免疫力。

平时孕妇要增强自己的免疫力，避免到人多的地方去，少去外面不洁餐馆吃饭，输血、打针要到正规医院，因肝炎病毒往往会通过输血和注射等途径传播。

性传播疾病的危害与防治

目前，我国性传播疾病发病率呈上升趋势。淋病又是性传播疾病中发病率较高的一种，由淋病双球菌感染而引起，

它不能通过胎盘传染给胎儿，母婴传播途径主要是分娩时经产道感染。淋球菌对一些抗生素较敏感，因此如果孕前发现淋病应治愈后再怀孕，孕早期发现淋病，如能及时治疗也可得到良好的效果。如果传染源来自丈夫，夫妻应共同治疗，以避免再互染。即使产妇淋病已经治愈，新生儿仍应用1%硝酸银液滴眼。如产妇没有治愈，为防经产道感染小儿，可考虑剖宫产，或出生后速取新生儿的眼、咽部分泌物检查，并给予抗淋病治疗，否则感染对小儿危害极大，可以引发败血症、肺炎、脑膜炎等。女性有此病最好先治愈再怀孕，还要夫妻共同治疗，生产前患过此病要告诉医生，以便保护好胎儿。

梅毒目前也较常见，由梅毒螺旋体感染而引发。孕期合并梅毒可以通过胎盘传给胎儿，但多发生在妊娠4个月以后，所以孕早期发现梅毒感染，如及时治疗，能避免通过胎盘传染给胎儿。但也有发现孕妇在早孕6周时因感染梅毒而流产的，因此不能避免早期胎传的可能。孕前如发现有梅毒，一定要治愈后再妊娠。孕早期发现梅毒感染，即使不能确定是否感染胎儿，也最好考虑终止妊娠先予治疗，如不终止妊娠则应马上开始治疗。一些抗生素对梅毒螺旋体有效，可在孕早期接受一个完全的疗程，孕晚期再接受一个完全的疗程，出生后给新

生儿继续用抗生素治疗，有可能保护小儿不受感染。因此，对可能患病的早孕女性应筛查梅毒血清反应，因为隐性梅毒可以没有症状，必须靠血清反应呈阳性才可确诊。尽管孕期已进行了足量的治疗，小儿出生后仍应查梅毒血清反应，感染儿出生后一般3~6周可以出现阳性，诊断为先天梅毒患儿后，要马上给予继续治疗。

淋病、梅毒经治疗均能取得较好疗效，因此患者不应讳疾忌医、随意用药或乱求医，应去较大的专业医院做必需的化验检查，并且边观察疗效边治疗，以免遗留后患危害个人及家庭。

艾滋病是因HIV病毒感染所致，多发生在同性恋、性乱人群中。感染后HIV病毒多存在于患者血液、精液、阴道分泌物中，并且终生携带病毒，成为传染源。传播途径首先是性接触传播。孕妇携带病毒可经胎盘或分娩中经产道、产后经母乳传给小儿。此外，血液传播也较多见，如吸毒者共用注射器、针头；医源性如消毒不彻底的已被污染的医疗器械（再使用），使用被污染的血液或血液制品等，均可受到感染或传染他人。近年来，国内外发生率迅速增多。孕妇感染HIV多数没有症状，潜伏期会有数月到数年，大多在先后几年内发病死亡。因此，孕前或孕早期保健中，危险人群应做HIV筛查，早发现、早治疗预后便较好。由于HIV感染常与其他性病如梅毒等合并发生，因此有其他性病的患者也应筛查有无HIV感染。目前对携带HIV的孕妇采用综合治疗，已取得较好疗效并减低了垂直传播的机会。产后要对婴儿进行HIV多次检查，以便及早知道婴儿感染与否。

单纯疱疹病毒感染的危害与防治

单纯疱疹病毒可分为两型：A型和B型。A型会引起腰部以上部位的皮肤疱疹和眼、口腔疱疹；B型多引起腰部以下的皮肤疱疹和生殖器疱疹。B型对胎儿、新生儿危害较大，A型也可致畸但较少、较轻。这是一种性传播疾病，孕妇受感染后可以经过胎盘直接传染给胎儿，或经产道直接接触传染新生儿，也可由宫颈往上感染给胎儿。上行感染多发生在破水后6小时以后，因此破水超过6小时再做剖宫产，新生儿感染的机会与产道分娩基本相同，已起不到预防的作用。复发性感染对胎儿也有危害。

孕妇感染单纯疱疹病毒可以有低热、无力、腹股沟淋巴结肿大、皮肤出现疱疹尤其是生殖器疱疹，并有烧灼感，水疱可以破溃或有糜烂面，生殖器局部症状可以持续存在。胎儿如果全身受感染会发生流产；中枢神经系统受感染的胎儿可以出现小头、脑膜炎、脑积水、颅

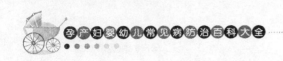

内钙化，因而导致癫痫、肢体痉挛性瘫痪、精神性运动发育迟缓、智力低下等症，此外还会有脉络膜视网膜炎、晶体混浊、角膜翳、小眼畸形、短肢短指、肝脾肿大、肺炎、先天性心脏病、常见动脉导管未闭、生长发育迟缓等症状，出生时或出生后还会出现皮肤疱疹，生后可见昏迷抽风，有肺炎时可见呼吸困难、青紫、皮肤黏膜疱疹。此病病死率较高，幸存者会遗留中枢神经系统病或脑损伤。

由于现在还没有预防感染的疫苗，也无特效药物，所以预防较难，好在此病可以发现，因此孕前感染时最好痊愈后再受孕。孕期受感染尤其孕晚期母亲受感染，可考虑剖宫产以减少胎儿直接接触感染的机会。本病是性传播疾病，如果性生活检点，孕前避免受感染，尤其是避免孕期受感染还是有可能的。

妊娠糖尿病的发病原因及不良后果

有些孕妇患糖尿病时可表现出明显的"三多一少"症状，即吃多、喝多、尿多，但体重减少。孕早期呕吐剧烈，反复发生皮肤感染及霉菌性阴道炎。但多数妊娠糖尿病孕妇没有明显症状，很容易发生意外。要注意，没有自觉症状的高危孕妇包括：孕早期检查出尿糖阳性或空腹尿糖阳性者，有明显的糖尿病家族史者，分娩过巨大胎儿、本次妊娠胎儿巨大或羊水过多者，曾有过原因不明的死胎、死产或新生儿死亡史者，妊娠期明显肥胖，或有反复外阴及阴道真菌感染者。有上述情况之一的孕妇应当引起高度重视和警惕，必须到医院进行血糖、尿糖检查，必要时进行糖耐量试验，以便及早诊断并进行合理治疗。

妊娠和糖尿病会相互影响，妊娠可诱发糖尿病，或者将原来的隐性糖尿病变为显性糖尿病，或加重其病情。糖尿病对孕妇、胎儿有较大威胁，影响程度取决于糖尿病的程度及是否存在其他合并症。孕妇可因糖尿病而发生羊水过多、妊娠高血压综合征、感染、眼及肾脏受损害，高血糖、酮症酸中毒等会使病情更复杂化。胎儿因孕妇胰岛功能障碍也会产生高血糖及高胰岛素分泌，脂肪堆积以及其他代谢失调，从而发生一系列异常，如胎儿出生体重过重，虚胖而不健康，出生后出现新生儿低血糖、黄疸、肺透明膜病、红细胞增多症以及先天畸形等，还容易发生胎死宫内及新生儿猝死。因此，必须加强围产期监护，孕妇应当在有条件的医院进行产前、产时及产后保健。

血糖未超标也可能患糖尿病

最新研究发现，孕妇饭后1小时血糖

值大于等于 190 毫克, 空腹血糖值在 95 ~ 105 毫克者, 有 1/3 会成为糖尿病候选人。

妊娠糖尿病是孕妇及胎儿健康的一大威胁。在亚洲地区进行的长达 7 年的研究发现, 孕妇空腹或饭后 1 小时的血糖值即使未逾警戒线, 但只要和标准差距在每百毫升血液 10 毫克以内, 糖耐受性不良比率就明显上扬, 若未采取饮食及产前运动等方式控制血糖, 恶化为糖尿病的可能性会升高, 不可不慎。

目前, 判定糖尿病均是依据美国全国糖尿病资料小组所定血糖值的标准而定。4 个标准血糖值分别是: 空腹每百毫升血液 105 毫克, 饭后 1 小时 190 毫克, 饭后 2 小时 165 毫克, 饭后 3 小时 140 毫克, 如果其中有两项以上异常的话, 即为妊娠糖尿病。美国医学界长达 20 年的追踪发现, 这些孕妇 2 年内罹患糖尿病的比率为 6%, 4 年后增为 13%, 10 年后增为 30%, 20 年后更增为 60%。换句话说, 一旦未好好控制血糖, 每 10 名患有妊娠糖尿病的孕妇, 20 年后就有 6 人会演变为糖尿病, 比例之高, 令人咋舌。

不过, 最近临床研究发现, 孕妇的血糖值即使未超标准, 还是有恶化为糖尿病的可能。

亚洲一项研究显示, 按孕妇血糖值高低分成 4 组, 7 年下来, 空腹血糖值每百毫升血液大于等于 105 毫克, 且饭后 1

小时血糖值大于等于 190 毫克者, 已有 23.6% "恶化" 为糖尿病; 相比较而言, 另 3 组血糖值较低的孕妇, 7 年后恶化为糖尿病的比率均在 4% 以下。

然而, 值得注意的是, 饭后 1 小时血糖值大于等于 190 毫克, 而空腹血糖值在 95 ~ 105 毫克者, 虽未达到妊娠糖尿病的标准, 却有 1/3 会出现糖耐受性不良现象, 成为糖尿病的候选人 为避免日后 "沦" 为糖尿病患者, 空腹及饭后 1 小时两项血糖值检测中, 只要一项超过标准值而另一项又超过标准值, 或两项均接近标准值的话, 就应视同妊娠糖尿病, 应及早改善饮食和运动来控制血糖, 确保健康。

妊娠合并心脏病孕妇的注意事项

妊娠合并心脏病是导致孕产妇死亡的重要原因, 心功能较好可以妊娠者, 必须加强孕期、分娩期及产后保健, 以防不测。应从怀孕早期开始, 加强产前检查, 并要根据病情增加检查次数, 缩短间隔时间。每次产前检查除一般产科检查项目外, 还应注意心脏病及心功能情况及其变化, 并及时处理。限制体力活动, 避免过度劳累, 注意休息和睡眠, 每日睡眠最好不少于 10 个小时, 防止情绪激动及精神紧张。饮食要注意清淡, 限制食盐摄入, 每日食盐不超过 4 ~ 5 克。

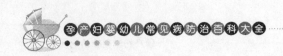

积极预防贫血、妊娠高血压综合征及上呼吸道感染，一旦发生要积极治疗，并在预产期前就住院休息待产，以便治疗，并为分娩做好准备。

患碘缺乏病孕妇的注意事项

这一疾病主要发生在低碘地区的人群，我国约有 1/3 的人口生活在低碘地区。如果地方性的水、食物中普遍缺碘，碘缺乏病便会流行。1995 年国家推行全民食用加碘食盐，碘缺乏病已逐渐减少，但仍有一些碘缺乏病发生。此外，因个体代谢方面的差异，尚有一些散发的碘缺乏孕妇，其宝宝的出生质量受到很大影响。因此，孕期碘缺乏作为一种危险因素应加以预防和治疗，这对提高出生质量有着重要作用。

做孕期尿碘常规检查，即可发现碘缺乏患者。一般在饮水碘含量较低的地区，孕妇应查尿碘，以及时发现轻度碘缺乏的患者，及时纠治。

人体碘绝大部分来源于食物，如海产品或含碘植物中。缺碘地区多为山区、半山区等地方，缺少海产品，水土中缺碘，植物中也会缺碘，所以饮水、食物中都会缺碘，人也就会缺碘。严重缺碘地区会导致发生碘缺乏病，如甲状腺肿、甲状腺功能低下、克汀病等。

碘缺乏在人体发育的不同阶段，对人可以造成一系列损伤。缺碘对人体的危害程度，决定于碘缺乏的程度、缺乏持续的时间和人体所处的发育阶段。碘缺乏对人体最大的危害是使脑不发育，造成智力低下。

胚胎、胎儿期缺碘，可造成胎儿流产、死胎、先天畸形、早产、围产儿死亡等，主要原因是孕早期严重缺碘所导致的甲状腺功能低下。严重的可造成胎儿患典型的克汀病，表现为聋哑、痴呆、运动功能障碍或痉挛性瘫痪，表现明显的还有甲状腺功能低下、黏液水肿、个子矮小或甲状腺肿大。胚胎期甲状腺功能低下如不能纠正，可以延续到新生儿期，如继续缺碘可以发展成克汀病，程度较轻的会有亚临床克汀病，表现为智力轻度落后和轻度运动反应迟缓、语言和听力较差、身材较矮等。如果缺碘持续时间较短，也可以表现为单纯性的聋哑。新生儿期也可以发现由于胚胎期、胎儿期甲低（甲状腺功能低下）、甲状腺代偿问题而导致的甲状腺肿的病例。青少年期以至成人期缺碘，仍可造成甲状腺肿、发育滞后及大脑智商偏低等现象。在此基础上受孕，胎儿将会受缺碘的损害。

如果缺碘已造成女性神经系统损伤，多无法治愈，仅由缺碘造成的甲状腺功能低下还可以治疗。女性在缺碘的状态下不宜怀孕，应在计划怀孕前数月或半年检查碘含量，不足的要进行补碘治疗，根据血碘或尿碘多少决定补充碘量，待体内碘含量达到正常范围再受孕。如孕早期发现孕妇缺碘应立即进行补充，以免胎儿脑发育受损。总之，整个孕期包括哺乳期，不论何时发现缺碘问题，都应及时予以纠正。

目前，国内外在对新生儿进行检查时，都有甲状腺功能检查一项，如遇甲低患儿要及时补充甲状腺素，可以避免因甲低造成的出生后发育障碍。新生儿甲低是较常见又能治愈的疾病。此外，如果孕妇孕期因患甲状腺功能亢进而采用抑制甲状腺功能的药物，也常可造成新生儿甲低症，这一点要引起注意，以便及早治疗。

食用碘盐是一种积极的预防措施，医院的筛检是预防碘缺乏并治疗相应病症的有效措施，二者结合会更有利于对碘缺乏病的防治及提高出生婴儿的健康。我国西部地区偏远多山，发病率较高，尤其要引起孕妇及家属的认识及关注。在我国沿海地区又有碘含量过高的地区，过高的碘对人体及发育中的胎儿、婴儿也有一定的伤害，但因此类地区范围小，危害又较轻，所以只要局部采取措施即可。了解此情，可使长期补碘者明白，适当补碘极为重要，但碘不是越多越好，补碘不当引发的中毒事件常有发生，应引以为戒。

如何防治静脉曲张

妊娠后盆腔血液回流到下腔静脉的血流量增加，增大的子宫压迫下腔静脉使其回流受阻，致使下肢静脉压升高。妊娠12周至分娩，孕妇平卧位下肢静脉压较非孕期增加10~12厘米水柱，侧卧位时由子宫所致的压迫解除，静脉压下降。由于外阴、下肢及直肠下静脉压力增高，有些孕妇出现下肢及外阴静脉曲张及痔疮。

静脉曲张早期表现为下肢或浅层的皮下静脉血管呈现为蜘蛛网样，进一步发展时，它们在皮下变成突出于皮肤的、直的、弯曲的、打结的及柔软的蓝色条索样静脉血管。轻度静脉曲张不会引起任何症状，也无任何不适。当静脉曲张加重时，孕妇会出现沉重感及疲劳感。

预防静脉曲张可采取以下措施：

1. 尽量避免长时间站立，多躺卧，将下肢抬高，以利静脉回流。

2. 穿长筒弹力袜，给曲张的静脉一个外在压力，促使静脉回流。

3. 站立时最好经常踮起脚，用脚尖着地，以促进血液流动。

一般而言，分娩后下肢及外阴静脉曲张均可减轻或消失，而不需要进一步治疗。

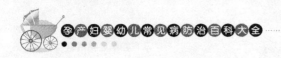

先兆流产的表现及对策

临床上发现，性情暴躁易怒、愤世嫉俗、处处敏感多疑、心胸狭窄的孕妇，发生流产的概率要比正常孕妇高 3~5 倍，原因是大怒会扰乱孕妇的内分泌，因此孕妇一定要注意调整情绪，放松心态，保持心情愉快。

流产的最主要信号就是阴道出血和腹痛。如果孕妇发现自己阴道有少量流血，下腹有轻微疼痛或者感觉腰酸下坠，应该引起充分的重视，因为这可能就是流产的前兆。如果出现了上述危险信号，孕妇也不必过于紧张，最好的方法就是卧床休息，避免性生活。如果出血量不多，或是因为太累、劳动过多而导致腰部酸痛，最好的处理方式也是卧床休息。如果阴道出血的情况持续发生，没有改善反而严重，则需要及时就医，可在医生的指导下服用保胎药。

孕早期的安胎药只对少部分黄体素分泌不足的孕妇有帮助，多卧床休息、避免性生活才是最好的安胎方式。当医生嘱咐需要安胎时，一定要卧床休息，完全配合医师的要求。至于何时可以下床，要视恢复的状况决定，即使医生说可以下床了，也不表示可以马上恢复所有的活动，而是要慢慢来，循序渐进地恢复。安胎的孕妇因长期卧床，缺乏适当的活动，胃口不佳，饮食宜清淡，并少食多餐，不能吃辛辣、刺激性食物，避免肠胃不适。安胎中的孕妇不能运动、做家务，需要家人的格外体贴与照顾，尤其是丈夫的呵护。安胎中的孕妇要放松心情，减小压力，避免忧虑，才能获得最好的安胎效果。

如何看待自然流产

一般情况下，流产是一种自然淘汰，不必盲目保胎。近年来，随着优生学和遗传研究的发展，学者们通过大量的实验研究后提出，流产是一种非常重要的、自然的生殖选择功能，经过这种自然选择，使95%的染色体异常胎儿在怀孕28周以前就被自然淘汰，避免了异常胎儿的出生，保证了优生。

孕卵异常是早期流产的主要原因之一。夫妻某一方的精子或卵子有缺陷，与对方的生殖细胞结合后形成异常孕卵，因其发育不正常，不可能在子宫内发育成熟，绝大多数在早期死亡而流产，此种流产无法保胎，而且也没有保胎的必要。据调查，约有 15%~20% 的受精卵发生自然流产，实际上未觉察到的流产为数更多。从优生学的观点来看，50%~60% 的早期流产是因染色体异常而发生的，另一部分为胎儿畸形不能正常发育而导致的流产。此两种流产是人类自身的自然淘汰，是去劣存优的一种生殖选择。

如果流产的原因不是孕卵异常，而是孕妇身体存在着影响胎儿生长发育的不良因素，如生殖器官的疾病和子宫严重畸形等，流产常常也是不可避免的，即使想保胎也保不住。还有一部分流产是由于妊娠期孕妇患了急、慢性疾病，如流感、肝炎、肺炎、心脏病、严重贫血等，能否保胎要根据孕妇病情的恢复情况而定，如果孕妇病情较重，并且在治疗过程中使用了大量对胎儿有影响的药物，也不应盲目保胎，以免顾此失彼。

一般流产多发生在胎儿死亡后3~5周内，因为胎儿多已浸软，必须由专业医务人员才能做出鉴别，查出流产胎儿有问题后，患者最好到医生处进行咨询，弄清流产原因及今后妊娠要注意的事项。一般人都会有个别早期妊娠发生异常或流产的可能，不必担心下次妊娠会不好，或需要做产前羊水穿刺诊断等。除非连续3次出现不明原因的自然流产，因为这是习惯性流产，应做系统检查寻找出发病原因，然后有针对性地进行治疗、处理。

有关流产的专业术语

早期流产：妊娠12周以前流产。

晚期流产：妊娠12~20周流产。

自然流产：非人力的原因妊娠自行终止，发生流产。

人工流产：采用医学措施终止妊娠。

先兆流产：在妊娠头20周出现流血或下腹阵挛性疼痛，提示胎儿有流产的危险。

难免流产：下腹痛和流血加重伴有子宫颈口扩张，提示流产已不可避免。

不完全流产：妊娠物只有部分排出体外，尚有部分残留在子宫内。

完全流产：妊娠物已完全排出体外。

习惯性流产：连续3次或3次以上的自然流产。

过期流产：胚胎在宫内死亡达4周以上，仍未排出体外。

感染性流产：在流产前、流产时或流产后，宫腔内妊娠物发生感染。

怎样预防流产

流产是妊娠28周内由于某种原因而发生妊娠终止的现象。育龄已婚女性遇有阴道流血时，都应想到有流产的可能。流产的原因很多，主要是两方面：胚胎的异常，母体的原因。如果不是胚胎发育异常造成的流产，是可以预防的。

为预防和避免流产，应注意以下几点：

1. 急性传染病须待痊愈后一段时间方可怀孕。慢性病患者则应治疗到病情稳定并经专科医生认可后才能怀孕。

2. 对于有过流产史的夫妻，应及时到医院检查，查清引起流产的原因，无论是夫妻哪一方有问题，都应及时治疗，治愈后再要孩子。

3. 已经怀孕的女性要避免接触有害化学物质，如苯、汞、放射线等。怀孕早期应少到公共场所去，避免病毒及细菌感染。如果孕妇患病，要及时在医生的指导下服药治疗，不可自己随意用药。

4. 孕早期（孕12周内）除注意饮食卫生和避免过度劳累外，还要避免过分紧张，保持情绪稳定，以利安胎。妊娠的最初3个月不要同房。如果经检查胎儿发育异常，医生认为应做刮宫术时，患者不宜拖延，以免造成失血过多（甚至休克、死亡）或形成影响今后生育的内生殖器炎症。须知大多数流产掉的胚胎一般都是有先天缺陷的，属于自然淘汰之列，切不可因小失大，危及孕妇健康。

人工流产有哪些常见并发症

人工流产并发症发生率的高低受许多因素的影响，一般与受术者身体健康情况、妊娠月份大小、手术操作者技术熟练程度、手术基本条件优劣等因素有关。在人工流产手术中，发生死亡的概率国内约为0.62/10万，中期妊娠引产的死亡率比这一比例还要高得多。

在正规医院里，手术者是经过正规训练或培训的专业人员，遵守严格的技术操作规程，发生意外的概率很低，有资料报道约为0.5‰。但是，由于受术者不一定均在正规医院手术，特别是一些未婚先孕的女性，常常选择比较隐蔽的地方流产，无疑加大了发生意外的可能性。加上我国人口众多，基数大，发生意外的总人数还是相当惊人的。

1. 术中常见并发症

在手术之中，最为常见的并发症有大出血、子宫穿孔与宫颈撕裂、羊水栓塞、人工流产综合征等。

据有关资料显示，产中出血是最为多见的，有人统计5535例人工流产手术者，出血在50毫升以上者占10.5%，大多发生在26～35岁、孕期8周以上、第1次或第4次进行人工流产的女性。而脏器损伤中子宫穿孔较为常见，也很容易发生意外，如不及时处理，往往会导致受术者死亡。子宫穿孔的发生率约为0.8‰～6.4‰。人工流产术中发生宫颈裂伤的较少，但万一发生常常遗留后遗症，如以后妊娠后发生早产或习惯性流产等。

羊水栓塞常发生在中期妊娠引产过程中，也是危及受术者生命的常见并发症，发生率为1‰～6.88‰，死亡率最高可达40%。至于人工流产综合征的发生，与手术者的技巧、受术者的心理素质有关，其发生率为1.9%，尽管发生率不高，但病情严重又得不到及时、正确处理者，也同样有生命之忧。

2. 术后常见的并发症

人工流产术后还会发生人流不全、生殖道感染、卵巢囊肿破裂等并发症。据有关资料报道，472 例未产妇人工流产后近期并发症达 6.4%。在感染病例中有的还相当严重，有的还发生衣原体等感染，给今后的生活带来困扰。流产后的远期，有的发生月经不调、宫颈或宫腔粘连、继发性不孕、自然或习惯性流产、异位妊娠、子宫内膜异位症、母儿血型不合、胎盘粘连、前置胎盘、早产、出生低体重儿、功能性子宫出血、闭经、周期性焦虑等。

人工流产对受术者还有一定的心理影响。对于一部分孕妇来说，特别是农村孕妇、高龄孕妇、反复妊娠的孕妇，手术时往往有一定的心理压力。大量的医学研究资料证实，人工流产本身也是一种不良刺激，尤其是对手术不够了解者，其精神压力更为严重，常见的表现为担心害怕、思想忧虑、精神紧张、躯体不适等。未婚先孕者还要承受社会舆论等多方面的压力，往往担心他人知晓，甚至专门找一些偏僻的个体诊所，更容易发生这些并发症。

如何避免人工流产

要避免做人工流产就要做到：

1. 掌握避孕方法

这是避免人工流产的根本方法，需认真落实避孕措施，谨慎防止怀孕。目前，我国所采用的避孕方法完全可以适用于所有的人，满足不同女性的需要，诸如避孕套、节育环、避孕药等，均有良好的避孕效果，只要按照规定进行避孕，一般情况下是万无一失的。但许多不打算怀孕的女性往往怀有侥幸心理，没有重视避孕措施的落实，在知道可能怀孕的情况下又缺乏及时、有效的紧急补救措施，结果怀孕后不得不走上手术台。其实，避孕方法是比较容易掌握的，为了不至于届时紧张，事先应注意掌握这方面的医学知识，掌握基本的避孕方法。一旦避孕失败，72 小时以内可以到医院进行紧急处理，同样可以避免手术之苦。

但在实际生活中，还有许多人不愿意避孕、不会避孕，这是相当可悲的。有资料报告，在 2826 例人工流产调查中，有 22% 的人没有采取任何避孕措施，不愿意采用避孕措施的占 38%，没有避孕常识的占 31%，这的确是不应该发生的。

2. 学会防范人工流产并发症的诀窍

一些人工流产并发症是完全可以避免的，除了医生方面的因素外，受术者本身也可加以防范，而且在某个方面来说，这点更为重要、更具有实际意义。

首先，必须按照医生的嘱咐，把人

工流产当成一件大事，把防止流产并发症当成大事。人工流产如同"小月子"，要与正常分娩一样看待，严格重视流产后的卫生与护理，不要粗心大意，不马马虎虎，一旦发生异常表现，应及时、快速去原手术医院复诊，查明原因，采取有效措施，防止并发症的发生、加重。

人工流产后应注意哪些问题

1. 人工流产手术结束后应观察 2 小时，注意阴道流血和腹痛情况，假如没有什么反应即可以回家。

2. 人工流产后需要休息 2 周，并预防着凉和感冒，多吃一些富有营养的食物，使身体尽快恢复正常。

3. 在人工流产后的一段时间内，子宫内膜上的创伤尚未恢复，子宫颈口松弛，宫颈内原来的黏液栓（有阻止细菌进入宫腔的作用）已被去掉，新的黏液栓尚未形成，此时如不注意外阴部卫生，阴道内细菌容易进入宫腔引起感染。因此，人工流产后要更加注意保持外阴部清洁卫生，每天用温开水清洗 1 ~ 2 次，勤换月经垫。

4. 2 周内或阴道流血未干净前不要坐浴，1 个月内禁止性生活，以防生殖器官感染。如果有发热、腹痛或阴道分泌物有异常气味，可能为感染所致，应及时就诊。

5. 人工流产时胎胚被剥离后，子宫壁上所留下的创面可有少量出血，这种情况随着子宫收缩及创面修复，一般在 3 ~ 5 天阴道流血渐渐停止，最多不超过 10 ~ 15 天。如果阴道流血量超过月经血量，持续时间过长，这时需要及时就诊治疗。

6. 人工流产后多数在 1 个月左右卵巢就会恢复排卵，随后月经来潮。因此，人工流产后只要恢复性生活，就要采取避孕措施，避免再次怀孕。如准备采用节育环避孕者，可以在人工流产的同时放节育环，因为这时放环成功率高，脱落率低，副作用少。

怎样保胎

有流产征兆就应保胎，这似乎是理所当然的，其实盲目及无休止地保胎，常常是徒劳无益，甚至是有害的。

引起流产的原因是多方面的。其中相当一部分在临床上难以找出明显原因。检查流产物，一半以上存在着胚胎发育不良，60% ~ 70% 有染色体异常，这种胚胎一来保不住，二来即使保住了也是个无用的坏胎。发育好的胚胎是不容易流产的。由于偶然意外、腹部手术、跌撞或挤压等导致流产的只是极少数。有些流产是由于孕妇有病，如由于细菌或病毒感染所致的各种急性传染病、心衰、肾病、糖尿病等；有些则是由于生殖器官疾病，如子宫畸形、子宫肌瘤、宫颈内口松弛等。在原因不明的情况下，盲目地注射黄体酮，不仅效果不佳，还会引起胎儿性器官的发育畸形。因此，对流产的正确态度应该是：当出现腰酸、下坠、腹痛或阴道流血时应到医院就诊，请医生查明原因，具体情况，区别对待。

流产的早期症状就是腹痛及阴道出血，不论腹痛轻重、流血多少都应及时诊治。因为一旦流血过多，腹痛严重，子宫口已开大，恐怕胎儿就保不住了。若已经从阴道掉出东西，出血不多，腹痛渐止，那可能是胚胎已经完全排出来了。即使如此，也应将排出物拿到医院检查，以确定流产是否完全。如果是不完全流产，出血不减少还得进行清理子宫腔的手术（又称"清宫术"）。

对于先兆流产，应绝对卧床休息，避免旅行、性交、过度劳累和睡眠不足等情况，在医生指导下选用黄体酮、维生素 E 及中药。这些药物有助于防止流产，起到保胎的作用，但要在超声波监视下，了解胚胎发育情况，切忌盲目保胎。对于习惯性流产，要查明原因，如果是胚胎先天异常，保胎不容易成功，也没有必要；如果是母体疾病所致，则要酌情治疗病因。至于难免流产和不完全流产，明确诊断后，一定要清宫，以免大出血。

妊娠期的用药原则

药物是否会对胎儿产生有害的影响，取决于用药时胎儿所处的发育阶段，以及药物的药效和剂量。一般来说，药物通过以下 3 种方式影响胎儿：

1. 通过直接对胎儿的作用，引起发育异常或死亡。

2. 通过改变胎盘功能，引起胎盘血管收缩，阻碍孕妇和胎儿之间的氧和营养物质交换。

3. 通过引起子宫肌层强有力的收缩，减少胎儿的供血量，从而损害胎儿。

怀孕第 1 个月是胎儿神经器官、四肢、眼睛开始分化的时期，在此期间应尽量不使用药物。有些药物在这一期间会对胎儿发育造成影响，甚至导致胎儿畸形和神经系统障碍。可诱发胎儿畸形的药物有：土霉素、强力霉素、利眼宁、氯丙嗪、苯海拉明等。孕妇只能服用经医生确定的处方药物，在因各种原因就诊时，要对医生讲明已怀孕的情况，以便医生选择可以使用的药物。这一时期可在医生指导下补充叶酸，它将最大限度地保护受精卵不发生畸形。

妊娠期的用药原则是：在医生的指导下正确选择对胎儿无损害而又对孕妇所患疾病最有效的药物，尽量避免联合用药，避免使用尚未确定对胎儿有无不

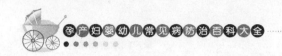
良影响的新药，药物剂量尽可能为最小量，能局部用药时尽量避免全身用药，如患有滴虫性阴道炎的孕妇，选择甲硝唑阴道用药比全身用药更安全。

孕妇出现紧急情况必须用药时，尽量选用确经临床多年验证、无导致畸胎作用的药物。有可能对胎儿产生损害的药物只有在没有其他药可选，且孕妇病重急需用药时才选用，但需与医生充分沟通，权衡利弊后方可使用。对于未经动物实验以及未经临床资料证实有无危害的药物尽量不用。

根据孕周大小，即胎儿所属发育时期考虑用药。如孕期3个月以内是胎儿心脏及中枢神经系统发育的重要时期，用药要特别慎重，可以推迟治疗的，尽量推迟到这个时期以后。

不是只有药物会导致畸形发生，还要注意其他各种致畸的可能因素，在和医生咨询时不要忘了让医生给予详细的解释。

用药前注意说明书中有无对孕妇血清药浓度以及对胚胎毒性的说明。

根据药物对胎儿影响程度不同，选择从对胎儿影响最小的药物用起。

孕期应尽量避免不必要的用药，包括保健品。

为防止药物诱发胎儿畸形，在妊娠前3个月，不宜使用已明确对胎儿有害的药物。在妊娠后期使用一般无害的药物

时，也需权衡利弊。

一般情况下，已有证据证明对胎儿危险的药物在孕期禁止使用。分娩前数小时，避免应用可通过胎盘作用的药物（如镇静剂、安定等）。

几乎能通过胎盘的药物均能通过乳腺进入乳汁，因此孕期不适宜用的药物，哺乳期及新生儿期也不宜使用。

非甾体类抗炎药是临床上常用的解热镇痛药物，也是日常生活的必备药，这类药物包括：阿司匹林、对乙酰氨基酚、布洛芬等。非甾体类抗炎药是妊娠期、哺乳期女性慎用药，会引起一系列不良反应，孕妇在使用前要咨询医生。

孕晚期使用非甾体类抗炎药，可导致羊水减少，停药后羊水量能缓慢地自行恢复，通常被用于孕中期的保胎治疗，有时也用于除胎儿畸形引起的羊水过多以外的基本治疗。阿司匹林或其他水杨酸盐可能会引起胎儿血中胆红素水平增加，导致新生儿黄疸。

非甾体类抗炎药可以引起胎儿的主动脉和肺动脉之间连接的动脉导管在出生前闭合（正常情况下动脉导管应在出生2天内自然闭合），所以在妊娠32周后禁用此类药物保胎治疗。

抗生素类药的使用

很少有孕妇能够在整个孕期做到不

发生感染、感冒、发热、结膜炎等，我们有太多的机会不得不与抗生素打交道。因此，由抗生素而引起的麻烦，也成了孕妇们的一个心结。哪种抗生素可以在孕期放心地使用？感染究竟到什么程度才适合使用抗生素？诸多问题困扰着孕妇们。

1. 孕期可以使用的抗生素

经大量的临床研究证明，青霉素类和头孢类药物及其衍生药物可以在整个孕期安全地使用，不会引起胎儿的畸形和发育异常。如果对上述药物过敏，那么大环内酯家族中的克林霉素和红霉素都是可用于治疗感染的首选用药。庆大霉素在整个临床应用中并未发现会引起新生儿畸形、新生儿耳毒性及肾脏损害等。

2. 孕期不能使用的抗生素

妊娠期使用链霉素、卡那霉素等氨基糖苷类抗生素会损害胎儿的内耳，导致耳聋。

氯霉素可以引起灰婴综合征。

环丙沙星等喹诺酮类抗生素在孕期内绝对禁用，因为此类药物在动物试验中可导致关节畸形。

磺胺药能通过胎盘作用于胎儿，如果在临近分娩时使用，新生儿出现黄疸的可能性将大大增加，如不及时治疗可导致胆红素脑病。该类药物中只有柳氮磺吡啶除外，它对胎儿的活性代谢产物——磺胺吡啶的胆红素替代活性较弱，因此对胎儿影响较少。

不安全的抗生素有庆大霉素、阿米卡星、四环素、米诺环素、土霉素、金霉素等。据研究，前2种对胎儿有致畸作用，后4种对人类胎儿有一定危险，故一般情况下孕妇不宜使用。

孕妇可以服用哪些药

宝宝聪明、漂亮是全家人的渴望，做父母的都想尽力避免任何有可能给宝宝带来不利影响的因素。特别是在孕妇是否能够服药这个问题上，一般夫妻很难弄清，有的孕妇因为害怕服药给宝宝带来致畸、致残的隐患，就是生病了也讳疾忌医、不敢吃药，这对孕妇及胎儿的健康都不利。实际上，某些药物是孕妇应该完全避免的，但有些药物却是安全的，孕妇可以放心服用。

1. 补血药

妊娠时，孕妇的血容量增加，对铁的需求量相应增加，单靠每日的饮食补充是不够的，以防贫血应在医生指导下添加补铁剂。

2. 助消化药

多数孕妇在孕早期常有恶心、呕吐、消化不良等症状，可在医生指导下服用酵母片或多酶片2~3片，每日3次，也可服用健脾胃的中药，如大山楂丸、加味保和丸。

3. 防治痔疮的药

妊娠后期，腹压增加、子宫增大压迫和影响静脉回流，使痔静脉易曲张，因而促进痔疮的发生和发展。加之妊娠期常有便秘，尤其习惯性便秘者情况更为严重，甚至影响孕妇的休息和睡眠。因此，必要时可在医生指导下服用缓泻剂软化大便，可选用乳果糖、甘油，局部热水洗涤后敷鞣酸软膏。此类中药一般性较寒凉，孕妇自己不可随意选用。

4. 维生素、补钙药

一般，维生素和钙可从食物中获取，如孕妇常常发生小腿抽筋、腰背痛等情况，或有严重维生素缺乏的现象，则应采用一些药物补充。

不要认为在怀孕期间就完全不可以服用药物，但是孕妇绝对不可擅自服用药物。

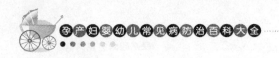 **孕妇不能服用哪些药**

一般说来，从受孕日（受精日）开始的大约3个星期时间，在这期间所使用的药一般都不会对胎儿造成影响。而怀孕2个半月到4个多月的这段时期，是胎儿身体器官形成的时期，在这期间，如果对所服用的药物的种类不加以选择，对所服药物的剂量不加以控制，就有可能导致胎儿畸形的危险。在怀孕4个半月以后，胎儿身体器官大致形成，此时服药一般不会造成胎儿畸形，不过却可能会影响胎儿各器官的发育。胎儿处于发育过程的不同阶段，器官功能尚不完善，如用药不当，可能产生不良影响。为防止诱发畸胎，在妊娠头3个月应尽量避免服用药物，尤其是那些已确定或怀疑有致畸作用的药物。

孕早期是胚胎各脏器的分化时期，最易受外来药物的影响引起胎儿畸形。

胚胎期已经出现胚胎的中枢神经活动，因此妊娠期女性应慎服镇静、安定、麻醉、止痛、抗组织胺或其他抑制中枢神经的制剂，以免抑制胎儿神经的活动，并影响其脑部发育。

妊娠后期孕妇使用双香豆素类抗凝药、大剂量苯巴比妥或长期服用阿司匹林治疗，可导致胎儿严重出血甚至死胎。

氨基糖苷类抗生素可致胎儿永久性耳聋及肾脏损害；妊娠5个月后服用四环素，日后可使婴儿牙齿黄染、牙釉质发育不全、骨生长障碍；噻嗪类利尿药可引起死胎、胎儿电解质紊乱、血小板减少症；孕妇摄入过量维生素D，可导致新生儿血钙过高、智力障碍、肾或肺小动脉狭窄及高血压；分娩前应用氯霉素，可引起新生儿循环障碍和灰婴综合征。

虽然西药对胎儿的副作用有很多，但孕妇也不必过分担心，因为以上说的这些副作用只是有可能发生，并非一定会发生。不过，为了安全起见，孕妇在用药时必须在专业医生的指导下服用，不可擅自服药。

中药是不是绝对安全

在孕妇是否能服药这个问题上，许多孕妇服用西药很谨慎，但对服用中草药却认为很安全，可事实并非如此。

近几年的优生遗传研究证实，部分中草药对孕妇及胎儿有不良影响。中草药中的红花、枳实、蒲黄、麝香等具有兴奋子宫的作用，易导致宫内胎儿缺血、缺氧，致使胎儿发育不良和畸形，甚至引起流产、早产和死胎。大黄、芒硝、大戟、商陆、巴豆、芫花、牵牛子、甘遂等中草药，可通过刺激肠道，反射性引起子宫强烈收缩，可导致流产、早产。

有些中草药本身就具有一定的毒性，如斑蝥、生南星、附子、乌头、一枝蒿、川椒、蜈蚣、甘遂、芫花、朱砂、雄黄、大戟、商陆、巴豆等，它们所含的各种生物碱及化学成分十分复杂，有的可直接或间接影响胎儿的生长发育，尤其是怀孕的最初3个月内。

中药雄黄确定有胎儿致畸作用，孕妇应绝对禁忌内服。朱砂含有可渗性汞盐（即水银），可在孕妇体内蓄积，导致新生儿小头畸形、耳聋、斜视、智力低下等。

需引起孕妇重视的是，许多有毒副作用的中草药常以配方形式出现在中成药之中。所以对含有上述中草药的中成药须警惕，对注明有孕妇禁用、慎用的中成药，应避免服用。

当然，孕妇患病也应及时治疗，勿讳疾忌医。更何况在数千种中草药中，有不良作用的毕竟是极少数。但在就诊时应向医生说明自己已怀孕，请医生权衡利弊，尽量选择安全、无副作用的药物。

服用中药时，要根据说明书进行选择，如标明孕妇禁用或慎用的尽量避免使用。孕期不宜服用的中药大致可分为3类：

1. 绝对禁止使用的药物：巴豆、牵牛子、斑蝥、铅粉、水银、大戟、麝香、土牛膝、商陆、蜈蚣等。

2. 尽可能避免使用的药物：附子、乌头、生大黄、芒硝、甘遂、芫花、三棱、生南星、凌霄花、刘寄奴、马鞭草、皂角刺、生五灵脂、穿山甲、射干、雄黄、硼砂等。

3. 避免单独使用的药物：当归尾、红花、桃仁、蒲黄、郁金、枳实、槟榔、厚朴、川椒、苦葶苈子、牛黄、木通、滑石等。

保胎药可能对胎儿产生的不良影响

保胎药的主要成分是孕激素，孕期

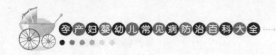
如孕激素不足，会造成流产和其他不良反应。然而，保胎药并非多多益善，更不是人人都需要用保胎药。一般情况下，孕妇体内激素的量是足够的，不必补充，需用孕激素保胎时，应在医师的指导下使用。自行滥用，不仅无益反而有害，可造成胎儿生殖器畸形、尿道下裂等畸形，使女胎男性化等。如用人工合成孕激素，有可能引起女胎外阴畸形；如用雌激素，有可能使女婴在生长发育过程中发生阴道腺瘤，甚至转为阴道透明细胞腺癌。但为了保胎，在医生的指导下使用，还是安全的。

🌸 什么时间段最该注意禁药

不同孕期药物对胎儿的危害不同，例如胚胎期（孕早期）胎儿正从一个受孕卵细胞发育成一个五官、四肢俱全、90％内脏都已发育完成、初具人形的胎儿。因此在孕早期每时每刻胎儿都在发展变化着，何时发育出现障碍即可造成胎儿畸形，因此孕早期也被称为"致畸敏感期"。孕中期虽然胎儿躯体大致发育完成，但其神经系统和泌尿生殖系统尚在继续发育中，并且整个孕期都处在发展变化中，例如耳的结构在孕早期基本发育完成，但内耳管听觉的听觉神经细胞却在孕中期发育，因此如果孕中期药物中毒，虽然不会造成耳道耳轮等的畸

形，但是可以造成听觉神经损伤而致聋。因此，在孕中期用药要注意药物对器官功能的毒性及损害。

孕晚期孕妇妊娠并发症增多，妊娠高血压综合征、早产、产前出血等极易发生，用药机会因此增多。此期用药不当除造成胎儿即时的损伤外，还可以造成出生后的危害。例如，分娩前应用磺胺类药物，尤其是长效磺胺类，可以引起小儿出生后的核黄疸症；吗啡类药可致生后新生儿呼吸抑制等。所以孕晚期或临产时用药，应考虑对新生儿的影响。

产后，由于产妇用的很多药会从乳汁中排出一部分，因此对新生儿也会有影响。有些药物在乳汁内含量很高，例如红霉素在乳汁中的含量可达母血浆的数倍，碘化物也可以在乳汁中被浓缩，因此可以大量进入新生儿体内造成危害。有些药物虽然乳汁中含量与母体内差不多，但对新生儿也可能造成危害，如冬眠灵、苯巴比妥等。又如阿托品、咖啡因、激素类药等，即使少量进入婴儿体内也会造成损伤。所以，哺乳期用药同样需要考虑对婴儿的影响，而不是分娩后就没事了。必要用有害药物时，可考虑或者减少剂量、拉长用药时间，或者将含药量较高的乳汁挤掉不喂为好。

总之，孕妇在孕早期一定要慎医慎药。孕早期正是胎儿神经系统、内脏器官形成期，又由于胎儿处于雏形期，既

嫩稚又脆弱，对药物会极其敏感，极易受到伤害而成畸形。上面提到的一般药物致畸性，往往就发生在孕早期，所以此期孕妇用药千万要小心，最好完全不用。孕中期、孕晚期药物对胎儿的致畸性会减弱，但它们对胎儿的毒副作用仍会很强，不少虽不会使胎儿发生畸变，但会损伤胎儿的神经系统、内脏器官的功能，造成弱智儿或有先天性心脏病、肾病等疾病或残疾，所以仍不可不慎。

一般，整个孕期最好不用药，有病必须用药时，一定要在医生的指导下使用。

有些孕妇在孕期难免会感冒或染上流感，有些孕妇孕前就患有贫血、心脏病、肾病、高血压、糖尿病、癫痫等疾病，怀孕后可能会病情加重急需治疗，还有些在孕前染有生殖道炎症或感染，如不治疗会对胎儿不利，这样的情况该怎样对待呢？

如妊娠期患感冒、发烧，最好用物理方法降温，如用酒精棉擦身等。有急性感染，可在医生指导下适当、小剂量地吃头孢菌素或青霉素（注射须皮试无过敏才可），或服用板蓝根、感冒冲剂，以剂量小、时间短为原则，一切问题找医生解决。感冒发烧时，也可找中医开一些缓解的汤剂。有贫血，孕期要治疗，一般医生开的药会无妨。其他脏器病最好少用药，密切关注病情，如病情严重，

则由医生来提出用药与否、中止妊娠与否的方案。生殖道感染可在孕中期治疗，有些药可用并且无害。

高龄孕妇在孕早期用药要注意什么

孕早期用药一直是孕妇们很重视的问题，也是门诊优生咨询中患者咨询最多的一项。很多孕妇都是在不知道怀孕时口服过各种药物，后来知道怀孕了，可是因为孕早期服用了各种药物又很担心，不知是否对胎儿有影响，因此心理负担很重。高龄孕妇在这方面的担心更严重，因为年龄本身就比较大，盼子心切，可又害怕胎儿受到影响，会出现先天畸形。

关于用药的问题，分为下列几种情况：如果是本人在怀孕前有一些疾病，比如糖尿病、甲亢（甲状腺功能亢进）、甲低、高血压、癫痫、精神病等，需要长期服药的，要到相应的医院就诊，经医生检查后如能停药更好，如病情需要不能停药，要在医生的指导下将药减到最小维持量，因为对孕妇来说有些病的药是不能停的，停药后本身的慢性病可能复发，复发后用药剂量更大，比如患有癫痫或精神病的病人就不能随意停药。

没有慢性疾病的高龄女性如果处于准备怀孕期间，应当注意不要随便用药，一旦停经，要早些确定是否怀孕，一经

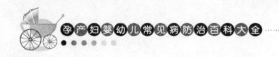

确定已怀孕，用药时一定要仔细阅读说明书，注意孕妇是否可以服用此药。

孕早期孕妇的抵抗力较低，特别是冬春季节或有流感时，孕妇是易感人群，很多孕妇有过感冒但什么药都没吃，这样是否正确呢？

大量统计报告显示，怀孕早期患流感后，流产的发生率升高，患流感可引起胎儿损害，其中以中枢神经系统畸形如无脑儿、脊柱裂的发生率为最高，也有专家认为在怀孕 3 ~ 9 周内服用乙酰水杨酸类解热镇痛剂会引起胎儿畸形，由于流感都是流感病毒所致，病毒一般均侵犯到细胞内，释放毒素。目前对病毒的治疗尚无特殊的药物，可选用板蓝根、大青叶、连翘等清热解毒的中药，减轻毒素的影响，增强抵抗力。如无并发症，可卧床休息，大量饮水便可。如果病情较重，高烧等，可用抗生素控制感染，当然，医生会选择对胎儿无影响的抗生素，如青霉素、红霉素等。

对于孕早期宫颈炎一般是尽量不用药，可暂时先不治疗。

再有一种情况就是在孕早期的阴道出血是否需要用药。在孕早期阴道少量出血多数情况为先兆流产，先兆流产的原因是多方面的，结局无外乎是继续妊娠，或者是流产。如果是胎儿本身发育的问题，必然会流产，而胎儿以外的原因，如激素水平欠缺，用孕激素保胎是有效的。所以不要拒绝保胎药物，目前医院用的保胎药物即孕激素都是天然的黄体酮，孕妇应该放心。化学合成的黄体酮早就不用了，现在有些孕妇对保胎药物也拒绝，或者不敢用，这样对由于孕激素不足引起的先兆流产就失去了治疗的机会，最终将导致完全流产。

高龄孕妇如早孕反应严重，在医生指导下，止吐的药也是可以用一些的，呕吐严重的也可输液做补充治疗，这些都不会对胎儿有什么影响。

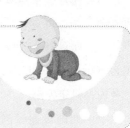

第三章
孕中期常见病防治

孕中期母体有哪些变化

　　孕中期时多数孕妇的早孕反应如恶心、呕吐、倦怠、食欲不佳、挑食、偏食等症状基本消失，身体情况明显好转。孕中期胎盘已经形成，妊娠比较稳固，自然流产机会减少。同时此期胎儿生长发育较快，平均每月身长可以增加 5～10 厘米，体重可以增加 200～400 克，羊水也增多，因此子宫增大明显，腹部开始逐渐膨出，并且别人也可看出。因此，此时期应当加强对胎儿生长发育的监测，并进行营养咨询，以利于胎儿更好地生长发育。由于此时期胎儿已可泌尿，尿自膀胱排入羊膜中成为羊水的一部分，所以羊水增多，胎儿可在羊水中游弋，所以此时胎位并不固定。此期胎儿头颅、五官、四肢、内脏已基本发育完成，胎盘形成，羊水较多，妊娠稳固，具备了做产前诊断的良好条件。此期胎儿的感觉神经也开始发育，例如耳轮耳道等结构在孕早期已经形成，但负责听觉的内耳毛细胞却是在孕中期发育的，因此孕中期胎儿虽不至于致畸，但是积极保护器官功能极为重要。如果孕妇患有外生殖器感染，如各种病原体引起的阴道炎、外阴炎等，由于此期妊娠比较稳固，可以为产前做好产道清洁以免胎儿穿过产道时受感染，所以是治疗产道感染的较好时机。以上特点都应是孕中期的保健要点。

孕中期胎儿的生长发育情况

　　20 周末时的胎儿，身长约 25 厘米，体重 500 克左右，全身有毳毛，如被娩出可有呼吸、吞咽及排尿等功能，有些国家如美国将此时出生的小儿称为"围产儿"，视为有生命，如死亡计入围产儿死

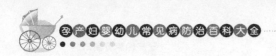
亡数内。而我国是以妊娠满28周后才算进入围产期，将28周后出生的婴儿定为围产儿，而自20周到27周末出生的小儿定为有生机儿，如死亡不计入围产儿死亡数内，只定为流产。

孕中期即可通过测量宫高、必要时采用超声波监测胎儿生长发育情况。此期用普通听诊器于肚脐周围即可听到胎心，正常为每分钟120～160次。

除医务人员外，孕妇本人、家属均可通过粗略的宫高测量，自己了解胎儿的生长情况，还可以享受参与观察胎儿成长的快乐。测量时孕妇应排空膀胱，取平卧位，摸清宫底。医务人员多从耻骨联合上缘的中点测起，用皮尺向上随子宫弧度直到宫底最高点，测出的厘米数即为宫高。如果是孕妇或家人自测，可用手指以脐、剑突等为指标进行测量。

测量宫高用以监测胎儿的生长发育。如果宫底过高或过低或持续不长，应该去医院做超声波等检查，以排除胎儿畸形、胎死宫内、发育迟缓、巨大儿、双胎、羊水过多或过少等情况。一般每次产前检查时，只要宫底高度符合各孕周的标准，多表示胎儿在正常的生长发育中。

孕期检查要定期

从约10～12周在医院建档起，若无特殊情况，应每4周检查一次。每次测量并记录身高、体重、血压、骨盆、产道情况和胎心等，并与既往记录比较。检查心、肝、肾等重要器官的功能，排除原发疾病的并发症的可能，必要时化验血、尿等，此时的血常规化验检查会发现孕妇的血色素下降，是由于母体的血容量大量增加造成的。如有异常，应及时处理并酌情增加复查次数。有时为了纠正胎位，医生会建议孕妇使用腹带，但孕妇一定要在医生的指导下选择适合的腹带，并正确使用，千万不要盲目使用腹带，以免腹带影响胎儿的正常生长发育。

为什么多项常规检查要反复进行

从第一次产检开始，多项常规检查会反复进行，主要目的就是对怀孕女性的身体状态进行持续的检测，进而发现潜在问题。比如怀孕期间出现血压的异常，或是宫高腹围的增长较孕期正常值快，这些都是很容易被忽略的细节。但是医生通过对孕妇全方位的了解，能够及时发现隐藏的问题和异常情况，这也是孕妇每隔一段时间就要到医院报到的原因。也许上一次检查一切正常，但不要放松警惕，很多妊娠期的严重疾病都是孕前非常健康的女性在怀孕到一定阶段时才出现的。从医生的角度而言，妊娠实际上是非常艰辛的过程，在这个过程中危险无处不在，每位孕妇都要清楚地认识到这一点——无论多么小的概率，如果降临在自己身上，那么就是100%了。

超声检查在孕中期的特别意义

孕中期胎儿已较大，内脏发育已接近完成，羊水囊宽松，是做超声波检查、羊水穿刺进行核型分析或有关生化检查的良好时机。

16周末的胎儿身长可达16厘米，体重约200多克，胎儿头近似乒乓球大小，宫底高度达脐耻之间。由于眼睑已发育，超声波下可见胎儿眼的开合。此时胎儿头颅、脊柱、四肢、手足、内脏等是否正常，基本可以看清。还可见到胎儿排尿的尿线，打嗝、吞咽、吮指或挠痒、踢腿等活动。近期美国医生在三维B超下，还发现了孕中期胎儿打哈欠、微笑及哭泣等动作。

超声波检查没有必要还是少做。如果必须要做B超，为了胎儿安全，最好到18周以后再做。此期胎儿如有结构异常，不论体表或内脏，不论遗传因素或环境因素引起，都有可能通过超声波检查发现，孕妇及家属可根据检查结果做出处理决定。

在18周左右，胎儿的各个组织器官都已经发育成形。此时，通过超声检查可以初步进行胎儿畸形或发育异常的排查，比较明显的神经管畸形如无脑儿、脊柱裂，都能够被有经验的超声科医生发现。所以，适时进行超声检查是非常必要的。

B超是产科中最为常用的影像学检查方法。许多产科医生都认为每个孕期至少应进行一次B超检查，以观察胎儿发育是否正常。

超声检查分为两种：经腹部超声和经阴道超声。孕早期进行经腹部的超声检查必须喝水使膀胱充分充盈，其目的是使充盈的膀胱将子宫推出盆腔，得以清楚地观察到子宫宫腔内部的情况，最早在停经4～5周时即能确诊怀孕。阴道超声检查不需要充盈膀胱，其灵敏度也比腹部超声高，但有些孕妇会感觉将探头处于阴道内非常不适。而且并不是所有的人都适合做阴道超声，凡是出现阴道异常出血或存在流产可能的孕妇，最好不要进行此项检查，避免加重病情。

羊水穿刺是怎么回事

羊水穿刺是常用的产前诊断方法之一，目的是对羊水中胎儿的脱落细胞进行培养，然后进行染色体分析，来发现染色体异常，也就是通常所说的智力低下的孩子。一旦诊断为染色体异常儿，即应引产，以减轻分娩的痛苦，避免给家庭和社会增加无谓的负担。

羊水穿刺一般在妊娠16～20周进行，太早或太晚均不利于疾病的诊断。此时羊膜腔内趋于快速增长阶段，胎儿较小，穿刺一般不会伤及胎儿，必要时可在B超监护下穿刺。羊膜腔穿刺只抽取15～20毫升羊水，与羊水总量相比极少，不会影响胎儿的生长发育。35岁以上孕妇、以前生过出生缺陷儿的孕妇、家族中有出生缺陷分娩史的孕妇、孕妇本人或丈夫是出生缺陷儿等情况，胎儿发生疾病的机会较多，最好做羊水穿刺检查。

如怀疑胎儿会有染色体异常等情况，或是高龄准父母担心胎儿会有什么缺陷，可在此时做羊水穿刺检查。羊水穿刺在妊娠4～5个月间做，一方面此期妊娠稳定不易发生流产，并且羊水较多，容易穿刺成功，另一方面此时的胎儿细胞也容易培养，超过5个月胎儿细胞较成熟就不易培养了。所以，此时是进行细胞核型分析发现染色体异常的良好时机。加之如进行羊水中生化成分分析，还可以发现超声波未能查出的微小脊柱裂等胎儿疾病。目前在超声波下取胎儿脐血，可以对胎儿的许多疾病进行检查，但操作上需要较高的技术及经验，并有一定的设备条件，所以不宜普遍推行。通过羊水中胎儿的有关成分如某些酶或胎儿染色体的基因分析，可对胎儿进行遗传

病产前诊断。

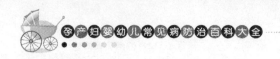 高龄孕妇需做羊水穿刺术吗

如果孕妇年龄在35岁以上，或者曾不幸生育过染色体异常儿，或曾有过不良孕产史，那么医生就会建议做羊水穿刺。

做羊水穿刺术时，孕妇平卧在床上，医生消毒皮肤后，在B超的指引下，以直径0.6毫米的长针穿过皮肤、皮下脂肪、子宫壁到达羊膜腔，抽取20毫升羊水进行细胞培养。在医院里，常常可以见到一些孕妇在穿刺前非常紧张，术后其实觉得也没有想象中那么疼痛和可怕。

羊水穿刺对染色体异常的诊断非常重要，但也不是所有孕妇都要进行穿刺，因为这毕竟是一个手术，有其适应症和并发症。穿刺后，有0.3%～1%的流产率，穿刺针经过的路径还有可能成为羊水进入母体血液循环的通道，造成"羊水栓塞"，此外还有个别人会发生宫腔感染、胎盘早剥。因此，术后要服用保胎药物，手术当天要减少活动，适当休息。孕妇要注意进行穿刺手术的时间，一般的医院选择怀孕18～22周或15～22周进行，孕周过小，羊水量少，穿刺不易成功，且容易流产；孕周过大，羊水中胎儿脱落细胞少，也不易生长，细胞培养失败率高。

什么是50克糖筛

50克糖筛通常是在妊娠第16周后，医生建议做的一项检查。其目的是将可能患有妊娠期糖尿病的孕妇筛查出来，并对该疾病进行必要的干预和治疗。一般而言，如果第一次检验结果正常，医生就不会要求孕妇再进行第二次检查。但是，如果妊娠期间出现胎儿因不明原因个头儿比正常孕周大，或者孕妇体重增长过快时，医生会要求再次复查此项目。

做这项检查时，医生会给孕妇开一定量的葡萄糖，让孕妇在服用后测量血糖的浓度，血糖正常值一般为不超过8毫摩尔/升。但要注意，如果血糖值超过11.1毫摩尔/升，则千万不要再做任何服糖水的检查了，因为此时孕妇极有可能已患有糖尿病。注意，这里说的糖尿病指的是孕前就存在的，而不是妊娠后才出现的。妊娠前已患有糖尿病的孕妇要避免进一步的不良刺激，而糖尿病（非妊娠引起的）只要根据空腹血糖检查和随机血糖检查的结果即可确诊。

孕中期为什么要注意妊娠糖尿病的筛查

妊娠糖尿病是在妊娠期首次发现或发生的糖代谢异常，近年来发病率逐渐升高，原因一方面是生活水平增高，孕期营养过剩；另一方面是妊娠糖尿病的危害越来越被人们认识，加强了妊娠糖尿病的筛查。

多数妊娠糖尿病患者胰岛功能正常，但由于孕期体重增加过多，体表面积明显增加，而且随孕周增加，胎盘分泌的与胰岛素作用相对抗的泌乳素、皮质醇、高胰血糖素也逐渐增多，表现为高胰岛素血症和胰岛素敏感性下降。当胰岛素分泌达到一定程度后，分泌胰岛素的胰岛β细胞受损，不能再继续分泌过量的胰岛素，这时就会出现糖代谢异常，表现为空腹血糖、餐后血糖升高，糖耐量曲线下降减慢。

因为胰岛素相对不足，孕妇体内持续高血糖状态，血糖通过胎盘，使胎儿也处于高血糖环境，胎儿胰岛增生，胰岛素分泌增加，脂肪、肌肉、心脏等对胰岛素敏感的器官体积增大，胎儿的大脑、肾脏对胰岛素不敏感，体积不增加，使胎儿躯干与头、胸的比例明显增加，胎儿双顶径小于双肩径，加上分娩时巨大儿的比例增加，容易使产程延长，增加手术产率，发生肩难产和臂丛神经损伤的概率增加。

患糖尿病的孕妇红细胞释放氧的能力下降，胎盘供氧减少，血中的酮体可以通过胎盘到达胎儿体内，减少胎儿血红蛋白与氧的结合，这些都可导致胎儿

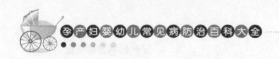

宫内缺氧，严重时会导致胎儿酸中毒，继而胎儿可能发生红细胞增多，血小板聚集功能增强，会形成静脉血栓。胎儿自身不能合成葡萄糖，能量供应只能依靠母体，如果孕妇没有正常进食，胎儿的高胰岛素状态就会导致胎儿低血糖，发生胎死宫内。

妊娠糖尿病的筛查主要是在孕中期进行。在首次产前检查时应进行糖耐量筛查试验（简称"糖筛"），口服50克葡萄糖，1小时后测血糖含量，正常情况下应低于140毫克/分升，在妊娠24周时再复查，如有异常，应及时进行饮食控制。有些孕妇在妊娠中期糖耐量检查可能正常，但却具有糖尿病的高危因素，如高龄孕妇、肥胖或体重增加较快、有糖尿病家族史或有多次妊娠史，这些孕妇应在妊娠32～34周时复查。如有糖耐量筛查异常，应进行正规糖耐量试验，分别抽取空腹、口服75克葡萄糖后1、2、3小时的静脉血，测定血糖浓度，正常值分别为105毫克/分升、190毫克/分升、165毫克/分升和145毫克/分升，如有两项异常即可诊断为妊娠糖尿病；如果糖耐量筛查异常，且空腹血糖也高于正常值，可直接诊断为妊娠糖尿病。如果仅有1项异常或2小时血糖在120毫克/分升～160毫克/分升之间，即诊断为妊娠糖耐量减低。

无论是妊娠糖尿病还是糖耐量减低，都应进行饮食控制，据调查，约75%～85%患妊娠糖尿病的孕妇通过饮食控制，都能使血糖控制在正常范围之内。如果适当增加运动，每天运动2次，每次20～30分钟，促进葡萄糖的利用，能收到更好的效果。如单纯饮食控制不能达到控制血糖的目的，就要加用胰岛素。这里要说的是，现在所用的胰岛素都是遗传工程生产的人胰岛素，不会产生胰岛素抗体，安全性较高。多数孕妇在产后，因激素水平下降，体表面积减少，血糖会恢复到正常范围内，可以停用胰岛素，但约30%的人在以后的10年内会发生糖尿病，因此所有的妊娠糖尿病患者应在产后继续监测血糖变化，并做到合理饮食。

饮食治疗时，每天主食约在250～300克，蛋白质提供的热量约占总热量的20%～30%，脂肪为30%～40%，同时监测空腹和餐后2小时血糖，根据血糖情况，适当调整胰岛素用量，使孕妇的体重增加保持在1.5千克/每月。

如果血糖长期得不到控制，胎儿畸形和胎死宫内的可能性将较高，新生儿出生后也容易因低血糖发生意外。

近年来，妊娠糖尿病的危害越来越被人们所认识，只有做到早发现、早治疗，才能更有效地减少其并发症。

什么是唐氏筛查、18 三体综合征以及先天性神经管畸形筛查

通常在 14～20 周之间，最晚不超过 22 周，医生会询问孕妇做不做可以筛查胎儿有无先天染色体异常的检查，那么孕妇所要面临的就是以下提到的这几项检查：

1. 唐氏检查

通过此项检查，可以及早发现唐氏综合征。我们知道，人类具有 23 对共 46 个染色体，如果其中第 21 号染色体对出了问题，那么很可能发生流产或早产，即使胎儿侥幸存活，以后他的智商可能也比同龄宝宝低一些，通常智商指数只有 40～60，容貌也和正常宝宝有很大不同，寿命也比较短。所以一旦确诊，通常医生会建议孕妇进行选择性流产，但是最终的选择还是由孕妇自己决定。

2. 18 三体综合征筛查

通过此项检查，可以筛查出 18 三体综合征。18 三体综合征是仅次于唐氏综合征的第二大常见染色体疾病，其发病率与母亲生育年龄大小有关。怀孕期间容易出现宫内生长迟缓、胎动少、羊水过多等产科异常，如果胎儿侥幸存活到出生，体重也会很轻，发育如早产儿，头面部和手足畸形，耳朵就像小动物的耳朵，全身骨骼、肌肉发育异常，手呈特殊握拳状，并有摇椅状足，男性隐睾，

智力通常有明显缺陷。由于宝宝往往畸形严重，大多出生后不久就死亡。

3. 先天性神经管畸形筛查

通过此项检查，可以筛查出先天性神经管畸形。这里的"神经管"指的是胎儿的中枢神经系统。在胚胎形成的过程中，神经管应该完全闭合，如果在闭合过程中出现任何异常，胎儿就会出现各种各样的先天畸形，如无脑儿、脑膨出、脑脊髓膜膨出、隐性脊柱裂、唇裂及腭裂等。

这里所说的"筛查"的概念不是指诊断某一种疾病，而是筛选出患某一疾病可能性较大的人。以上提到的这些疾病所用的是同样的筛查方法，即通过孕妇的年龄、体重、血液和激素水平，并结合一些其他情况，如是否吸烟或酗酒等，分别计算出胎儿患有以上 3 种先天性疾病的风险值。依据风险值的高低，得到一个阳性（高危）或阴性（低危）的结果。

如上所述，通常把区别唐氏综合征高危或低危的风险值设定为 1/270。如果唐氏综合征风险值低于该水平（如 1/1000），那么就是筛查低危。但是筛查低危并不能等同于零风险。如果孕妇年龄较大（大于 35 岁），或者以前曾经有过分娩畸形儿的病史，往往医生会推荐通过羊水穿刺和染色体测定进行进一步的诊断。

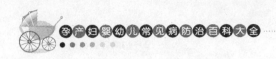

孕妇如何做好自我监护

　　孕妇的自我监护就是在医生的指导下，孕妇及其家属每天对胎儿的生长和发育情况进行检查。开展自我监护，既可消除思想上的顾虑，又可协助医生及时发现异常，有利于孕妇及胎儿的健康。

　　孕妇自我监护的方法简便易学，经医生指导后很容易掌握。常用的监护内容有胎动、胎心、胎位及孕妇体重等项目。

1. 胎动监护

　　胎儿"蜷缩"在子宫内，经常会"伸手蹬腿"，这就是所谓的"胎动"。正常胎动每小时 4～5 次。测胎动时，孕妇取侧卧位或半坐位，两手轻放腹壁上，每日测 3 次（早、中、晚各 1 次），每次 1 小时。如 3 小时胎动次数相加乘 4（等于 12 小时的胎动次数）不足 20 次，或比以前减少一半，或胎动频繁，结合胎心异常变化，表示胎儿有危险，应赶快就医。

2. 胎心监护

　　妊娠 6 个月以后即可在腹部听到胎儿的心跳声，犹如钟表的"滴答"声，正常每分钟 120～160 次。产前检查时，先由医生确定胎心位置，以后孕妇家属直接用耳贴在孕妇的腹壁上听取，或用胎心监护器听取，每日一至数次。胎心直接反映胎儿的生命情况，过快、过慢或不规则都说明胎儿在宫内有缺氧情况，可危及胎儿生命，应及时就医。

3. 胎位监护

　　胎位检查主要是检查胎头的位置。胎头呈球状，较硬，是胎儿在宫内最容易被摸清楚的部分。孕妇可在产前检查时，通过医生的指导，自己进行检查。由于胎儿在胎膜囊内是悬浮在羊水中的，并经常有胎动，所以胎位也经常发生变化。正常胎位时，胎头应在下腹部中央，即耻骨联合的上方。如在上腹部摸到胎头，则是臀位；如在侧腹部摸到胎头，则是横位，这两种胎位均不正常，可造成分娩困难，应请医生检查，加以矫正。有时，医生发现胎位不正，而做外倒转术矫正有困难，则孕妇需做胸膝卧位，以使胎位自行矫正。做胸膝卧位当然不是很舒服，但为了矫正胎位，仍应坚持，且连续做 1 周后去医院复查。如果孕妇每日自己检查胎位，一旦发现胎位已矫正，可立即请医生证实。

4. 体重监护

　　孕妇的体重也可间接反映胎儿的生长发育状况。一般可每周测量一次。妊娠后期胎儿生长较快，孕妇体重每周约增加 500 克。如数周体重不增加，表示胎儿生长缓慢；如体重增加过快则可能孕妇发生了水肿，或因食量过大，身体迅速肥胖。如发现体重不增加或增加过快，均应寻找和确定原因，采取相应措施。

高危妊娠如何做好自我监护

高危妊娠是指高度危及孕妇及胎儿健康和安全的妊娠，包括高龄初产妇、胎位不正、母婴血型不合、胎儿在宫内发育迟缓、妊娠高血压综合征、胎膜早破、羊水过少和过期妊娠等。高危妊娠孕妇首先不要紧张，因为紧张有弊无益，只有有了良好的心境，才有利于自身及胎儿的身心健康。

其次，要学会计数胎动。每日计数胎动3次，每次数1小时，时间分别在上午7：00～8：00、中午12：00～13：00，晚上21：00～22：00。3次胎动次数相加乘4，便是12小时的胎动次数。正常胎动次数每小时3～5次，12小时不能少于10次。胎动过频或过少，均提示胎儿缺氧；胎动消失，则是求救信号。

最后，睡姿应取左侧卧位。这种睡姿有三大优点：（1）避免子宫压迫下腔静脉，增加血液排出量，减少浮肿，增加子宫、胎盘和绒毛的血流量。（2）使右旋子宫转向直位，有利于胎儿发育，减少胎儿窘迫和发育迟缓的发生率。（3）避免子宫对肾脏的压迫，使肾脏保持充足的血流量，有利于预防和治疗妊娠高血压综合征。

高危孕妇只有做好自我监护，密切配合医生的观察、处理，才能顺利度过怀孕期，迎接"小天使"的降临。

为什么产前诊断非常重要

所有的父母都希望自己的孩子健康、聪明，那么怎样才能生育一个称心如意的宝宝呢？最关键的就是要做到优生。这需要在很多方面都应加以注意，比如婚前检查、孕前的准备工作（营养、生活、工作环境等）以及产前诊断。特别是对那些年龄在35岁以上、有家族遗传病史或曾经生育过染色体异常儿的女性，就要靠产前诊断来了解胎儿在子宫内的发育情况，以便及时发现胎儿是否患有一些遗传性疾病，一旦发现先天性疾病或染色体异常，可适时终止妊娠，进行选择性流产，避免生出有遗传病的宝宝。

那么，什么是产前诊断呢？产前诊断就是在胎儿出生前，应用影像学，如B超、X射线检查、胎儿镜、核磁共振等方法观察胎儿内脏和体表有无畸形，利用羊水、绒毛细胞或脐带穿刺得到的胎儿血，进行胎儿细胞培养，检测染色体，以生物化学、细胞遗传学以及分子生物学等先进的技术手段，对胎儿染色体做核型分析，或进一步利用DNA分子杂交、PCR技术检测胎儿基因，还可以利用羊水或羊水中胎儿脱落的细胞、绒毛穿刺所获得的细胞或脐带血进行蛋白质、酶和代谢产物的测定，来诊断胎儿神经管畸形及先天代谢性疾病。

虽然产前诊断有很大意义，但一部分产前诊断的方法属于有创或微创范畴，可伴随有并发症发生，因此它具有自己的适宜对象，例如前面说过的生育过染色体异常儿的孕妇、生育过无脑儿、脑积水、脊柱裂、唇裂、先天性心脏病儿的孕妇、有遗传性家族史或夫妻一方有染色体平衡易位者，曾经有过不明原因的流产、死产、畸胎和新生儿死亡史的孕妇，以及 35 岁以上高龄孕妇，这些孕妇都需要做产前诊断。

在 35 岁以下孕妇中，约有 1/400 的概率发生胎儿染色体不分离，新生儿染色体的数目会出现异常，如 18 三体、21 三体综合征等。而在 35 岁以上孕妇群体中，胎儿染色体畸变率明显增高，仅 21 三体综合征的发生率即可达到 1%。经统计，在 40 岁的孕妇中，发生染色体异常的概率会增高到 1/40。

除了上述的常染色体数目异常的疾病，还可以见到性染色体数目异常、性连锁遗传病、先天代谢缺陷（苯丙酮尿症、肝豆状核变性等）以及一些非染色体性的先天畸形，比如无脑儿、脊柱裂、先天腹壁缺损等。这些先天性疾病经过产前检查和产前诊断，大多能在孕中期被筛查出来。因此，应科学地对待产前诊断，听从医生的建议，认识产前诊断的重要意义。

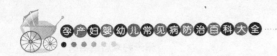

通过确定胎儿性别决定是否继续妊娠

有许多遗传性疾病与性别有很大关系，称为"伴性遗传病"，如血友病，患者多是男性，女性带有致病基因；而进行性肌营养不良症，几乎全是男性发病。控制性别是一个必须采取的有效措施，用人工手段控制生男孩还是生女孩，可以减少伴性遗传病的发生。怀孕后检查胎儿性别的方法很多，常用的几种方法是：

1. 羊水检查。在怀孕 16 周左右，做羊膜腔穿刺，抽出羊水进行特殊培养，经过检查，如果性染色体是 XX 配对时，胎儿为女性；若是 XY 配对，胎儿即为男性。在预测胎儿性别的同时，还可发现其他染色体病，只要及时采取措施，同样可以达到优生的目的。

2. B 超检查。可以检查出胎儿的性别，还可以看出胎儿是否患有畸形，同时还可以检查出是否为双胎、多胎、葡萄胎和宫外孕等，是一种既不损害胎儿、孕妇，准确性又很高的检查方法。

3. 检查绒毛膜细胞染色体。可以早期预测胎儿性别，准确率在 90% 以上。

4. 胎儿镜检查。一般在妊娠 4~5 个月，胎儿外生殖器已能区别的时候，用胎儿镜直接观察，也可判断胎儿的性别。

孕中期孕妇需要哪些营养

为了保证胎儿生长发育及母体妊娠变化，如子宫增大、乳房发育、产后哺乳的需要，充足的营养是必不可少的。医生在每次产前检查时，会了解孕妇的进食情况，尤其会关注孕妇是否有贫血、营养不良或胎儿发育迟缓等情况。一般孕妇除需热量外，还需有必要营养素补充，如微量元素以及维生素等。这些营养素最好从食物中获取，可适当增加些核桃、芝麻、干果、粗粮、红枣等加以补充。母体营养状况良好，胎儿发育不良，即应及早进行产前检查，以便发现是否胎儿有先天性疾病或营养缺乏等。

人体的热量来源于膳食中的蛋白质、脂肪和碳水化合物，这三大来源最好有合适比例，如蛋白质应占 12% ~ 14%、脂肪占 20% ~ 25%、碳水化合物占 60% ~ 70% 为宜。在正常情况下，妊娠 40 周中，孕妇体重比孕前会增长 10 ~ 12.5 千克。在妊娠的前 10 周，体重增加约 0.6 千克，孕 20 周时共增加 4 千克，以后每周约增加 0.4 ~ 0.5 千克，至孕足月共增长 12.5 千克，这些都需要饮食上的额外补充才能达到，所以孕期孕妇千万不能怕发胖而节食，否则胎儿、母体都会出现营养不良、贫血等症。当然也不能摄入过量，以免胎儿过胖，孕妇分娩发生困难。

孕妇营养不良对胎儿有哪些影响

胎儿的生长发育完全依赖于母体供给的营养，胎儿营养的好坏不仅关系到胎儿的生长发育，而且关系着未来一生的健康。

孕妇营养不良，可能造成血容量增加量减少、胎盘血流量、胎盘 DNA 含量都减少，胎儿在子宫内就会发育迟缓，即使是足月产也特别瘦小，体重不够 2500 克，身长低于 45 厘米，俗称"小样儿"或"低体重儿"，这样的新生儿对传染病易感染，肾脏发育不全，体温调节功能差，碳水化合物和蛋白质代谢功能不良，很容易死亡。产妇在孕期体重增长低于 7 千克或大于 15 千克时很容易生出"小样儿"，由于很多神经的发育，肾脏和肺脏的成熟都在孕后期，因此早产儿或"小样儿"发生组织缺陷的机会也较多。

孕期某些营养素的缺乏或过多，有导致胎儿先天性畸形的危险。孕早期缺乏锌或叶酸，胎儿可能发生神经管畸形，如果摄入过多的维生素 A 则可能导致脊柱裂和脑膨出。宝宝牙齿的好坏也与孕期母体钙质的摄入量有关，钙摄入低则宝宝的牙齿就长不结实，幼儿期易患龋齿。孕期母体发生严重的贫血或营养不

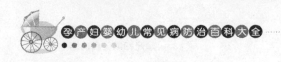

良，还可能导致流产。

由此看来，孕妇营养不良对胎儿的健康有着重要影响，应引起孕妇的高度重视。

微量元素缺乏危及优生

1. 缺碘

碘是合成甲状腺素的重要原料，碘缺乏必然导致甲状腺激素减少，造成胎儿发育期大脑皮质中主管语言、听觉和智力的部分不能得到完全分化和发育，婴儿出生后生长缓慢、反应迟钝、面容愚笨、头大、鼻梁下陷、舌外伸流涎，有的甚至聋哑或精神失常，成年后身高不足 1 米 3，故此病名为"呆小病"。

患呆小病后，一般尚无特效治疗方法，因此必须重视预防。缺碘地区的女性在怀孕以后，应多吃一些含碘较多的食物，并坚持食用加碘食盐。

2. 缺锌

研究证明，锌能参与人体核酸和蛋白质的代谢过程。缺锌将导致 DNA（脱氧核糖核酸）和含有金属的酶合成发生障碍。如果女性在孕期缺锌，胚胎发育必然受到影响，形成先天畸形，畸形呈各式各样。资料表明，新生儿异常的产妇血锌含量都低于正常产妇。

为防止缺锌，女性在怀孕期间不应偏食。大多数食品中都含有一定量的锌，

但以动物食品更为丰富。孕期还须戒酒，因为酒精会增加体内锌的消耗。

3. 缺铜

20 世纪 70 年代初期，人们发现一种能致婴幼儿死亡的疾病，病儿以贫血为主症，常因精神异常、运动障碍和全身动脉血管迂曲而夭折。医学家研究发现，这是因为母亲在妊娠期间血中铜含量过低，引起胎儿缺铜，造成机体新陈代谢提供能量来源的三磷酸腺苷缺乏，以致不能满足生命的最低能量，同时可影响胎儿某些酶的活性以及铁的吸收和运转，从而造成贫血。

4. 缺锰

研究表明，缺锰可以造成显著的智力低下，特别是女性在妊娠期缺锰对胎儿的健康发育影响更大。实验表明，母体缺锰能使后代产生多种畸变，尤其是对骨骼的影响最大，常出现关节严重变形，而且死亡率较高。

一般说来，以谷类和蔬菜为主食的人不会发生锰缺乏，但由于食品加工得过于精细，或以乳品、肉类为主食时，则往往会造成锰摄入不足。因此，孕妇应适当多吃一些水果、蔬菜和粗粮。

5. 缺铁

人体如果缺铁就会出现低血色素性贫血。女性在妊娠 30～32 周时，血色素可降至最低，造成妊娠生理性贫血，在此基础上如果再缺铁，则可危及胎儿。

调查表明，患严重贫血的孕妇所生婴儿的红细胞体积比正常婴儿小 19%，血色素低 20%。

因此，建议女性在孕期应多食一些含铁丰富的食物，如蔬菜中的黑木耳、海带、芹菜、韭菜等；谷类食物有芝麻、大麦米、糯米、小米等；豆类食物有黄豆、赤小豆、蚕豆、绿豆等；特别是动物肝脏、蛋黄中含量更为丰富。

孕妇补锌有哪些好处

如果锌的供给不足，孕妇就会出现食欲下降，饮食量会减少，母体和胎儿的营养都会出现不足。缺少锌，还会导致腹中胎儿生长发育停滞。尤其在怀孕20 周左右时，缺锌可直接引起胎儿脑细胞总数减少、脑体积小，影响胎儿的智力发育。因此，怀孕期孕妇要注意补充足够的锌。

锌主要存在于动物性食品中，肉类（牛肉、羊肉、猪肉等）、蛋、奶中含量都很丰富，尤其是牡蛎等海产品，含锌量高，可以多吃这些食品。

孕妇补充纤维素有哪些好处

在日常的饮食中，纤维素应该占较大的比例。因为纤维素有助于防止便秘的发生，所以孕妇可以多吃一些富含纤维素的水果和蔬菜。

孕妇补钙有哪些好处

钙质在保证胎儿骨骼及牙齿的健康发育上是很重要的。怀孕以后，孕妇身体对钙的需要量比以前增加 1 倍以上。

如果缺钙，孕妇的血钙浓度会降低，就会出现小腿肌肉痉挛、抽搐等症状，严重缺乏时，还会引起骨质疏松症和骨质软化症。特别到了怀孕后期，会导致新生儿先天性佝偻病和缺钙性抽搐。

孕期补钙除了钙制剂外，主要依靠食补，可以每天加饮牛奶或奶制品，还可以多吃豆类和豆制品、绿色蔬菜以及虾皮、紫菜、海带等。同时，要增加户外活动，如散步，多晒太阳，以增加体内的维生素 D，帮助钙的吸收。

大量服用鱼肝油和补钙有利吗

有些孕妇为了能使胎儿优生，便盲目地大量服用浓鱼肝油和各种钙质食品，实际上，这种做法的结果却适得其反。

这是因为长期服用大剂量的鱼肝油和钙质食品，会引起毛发脱落、皮肤发痒、食欲减退、感觉过敏、眼球突出、血中凝血酶原不足和维生素 C 代谢障碍等。此外，血中钙浓度过高，还会出现肌肉软弱无力、呕吐和心律失常，使胎

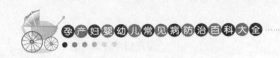

儿在发育期间出现牙滤泡移位，甚至使分娩不久的新生儿萌出牙齿。所以，怀孕期间不宜服过多的鱼肝油和钙片。

孕妇补铁有哪些好处

铁是人体中制造血红蛋白的重要原料。怀孕后，由于体内原先贮备不足，而机体对铁的需求量日趋增大，加上吸收率低，因此孕妇可能会患缺铁性贫血症。贫血会减弱机体的抵抗力，严重影响胎儿的生长发育。

孕妇要及时补充铁。多吃富含铁质的食品，如动物内脏，其中以猪肝的含铁量最高，瘦肉、紫菜、海带等也含有一定量的铁质，还可以在医生指导下补充铁剂和铁强化食品。需要注意的是，在补充含铁食物时，应避免与牛奶、茶叶同服，最好与含维生素C丰富的水果等同服，维生素C能够提高铁的吸收率。

怎样防治孕期贫血

孕期贫血是孕妇特别容易发生的营养缺乏病之一。在城市，约有20%的孕妇患有不同程度的贫血，而在农村发病率更高，可达40%以上。孕期贫血不仅影响母体健康，而且影响胎儿的生长发育以及出生后的神经行为、智力水平。孕期贫血大多数是由于孕妇缺铁引起的，

所以按妊娠期重量变化的特点，通过饮食补铁是防治孕妇缺铁性贫血的重要途径。

妊娠期贫血的原因首先是由于孕妇血容量增加了约40%，而血容量增加的幅度较红细胞增加的幅度大，致使血液相对稀释，血液中血红蛋白的浓度下降，故出现生理性贫血。此外，铁和叶酸是形成红细胞的重要物质，在怀孕期间需要量增加，如果从膳食中得不到补充，则可导致贫血的发生。

在妊娠前半期对铁的需求增长不多。从孕20周开始，由于母体红细胞总量扩充加快和胎儿发育需求增多，每日需铁量增至5~10毫克。因此，妊娠13周待早期妊娠反应消失，饮食恢复正常后，就应多吃含铁丰富的食物，如猪肝，每100克含铁25毫克，吸收率也高，最好每周能吃2~3次，每次100~150克。另外，可经常吃一些瘦肉肉松、黑木耳、海带、紫菜、莲子、豆制品、虾米等含铁丰富的食物，多吃一些新鲜蔬菜，饭后吃一些水果，能增加维生素C，提高食物中铁的吸收率。用铁锅炒菜也是增加菜肴中铁含量的好方法。但不要在饭后喝茶，因为茶叶中的鞣酸可妨碍铁的吸收，更不要喝浓茶。

在饮食中补充铁的同时，应注意补充蛋白质。因为血红蛋白的生成不仅需要铁，也需要蛋白质，只有补充足量的

蛋白质才能提高补铁的效果。已出现贫血的孕妇除调整饮食外，还应在医生指导下服铁剂治疗，一般以口服酸亚铁为主，剂量要遵照医嘱。严重者还应多次少量输血，将血红蛋白纠正到9克/100毫升以上。

妊娠期出现哪些情况应求医

女性在怀孕期间，保健工作十分重要。根据国内妇产科医生临床实践，孕妇出现如下情况应及时求医：

1. 严重呕吐

许多女性在孕早期发生恶心、呕吐等妊娠反应，一般在12周后自然消失。若出现严重的恶心、呕吐，不能进食进水者，或持续时间较长，多为妊娠剧吐症，少数可见于双胎或多胎妊娠、葡萄胎等。怀孕中晚期（24周后）发生呕吐，并伴有头痛、眼花、眩晕等症状，则可能是妊娠高血压、子痫等病的先兆。

2. 妊娠期出血

妊娠早期，大量出血有流产的可能；妊娠晚期出血，有早产、前置胎盘和胎盘早剥的可能。

3. 严重头痛

在怀孕期间，出现严重的头痛等情况，可能是某些严重疾病的早期征兆，如妊娠高血压综合征、先兆子痫等。

4. 高热

多见于各种感染性疾病，可导致胎儿宫内窘迫、畸形发育、死胎等。

5. 胎动情况不正常

怀孕期间，如出现胎动次数明显增加、减少或胎动消失等情况，应引起高度重视。

6. 异常水肿

正常情况下，怀孕后期多有足踝部轻度水肿，卧床休息可以消退或好转。如果出现水肿情况较为严重，肿至小腿而无其他异常表现，则属妊娠水肿。如水肿延至大腿、腹壁、外阴部、手臂和面部，均表明伴有其他疾病。

7. 眼睑苍白

女性怀孕后，可有轻度的生理性贫血现象。但是，重度贫血可严重影响孕妇及胎儿的健康，导致低体重儿、婴儿先天性贫血等。因此，孕妇眼睑苍白者，表明贫血的情况较为严重。

为什么有的孕妇在孕中期会患肝功异常

有一部分孕妇在孕中期被检查出肝功异常，这是由于摄入过多的蛋白质、脂肪等需要肝脏参与消化代谢的食物，肝脏负担加重，从而出现肝功异常，但不会有明显的症状。由此可以看出，合理安排饮食结构是多么重要。毕竟现在在大多数城市里，孕妇遇到的困扰不是营养不良，而是营养过剩。如果肝功能

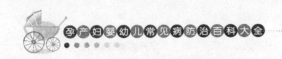

持续异常，会影响到孕妇对营养物质的消化吸收。另外，如果体内大量的有毒的代谢产物不能及时经由肝脏代谢，那么有可能通过血液循环转移到胎儿体内，造成更加严重的问题。

乙肝孕妇该怎么做

由于目前所有的乙型肝炎疫苗都不能保证终身有效，一旦孕妇的抗体滴度过低，传染仍有可能发生。检查结果为阳性者为乙肝病毒携带者，需要进一步检测。医生会根据检测结果，提出合理的建议。

如果是已经患有"大三阳"的孕妇（所谓"大三阳"指的是肝炎处于活动期，乙肝病毒在持续复制，具有极强的传染性），则必须到专门的传染病医院分娩。如果是患有"小三阳"并且DNA检测为阴性的孕妇，就没有这样的困扰。然而，无论是患有"大三阳"还是"小三阳"的孕妇，都有可能将病毒传染给自己的宝宝，分娩后应及时为新生儿接种乙肝疫苗。

腹痛的可能原因及对策

在怀孕至4个月左右时，由于子宫增大，子宫圆韧带被牵拉，有些孕妇会感觉有些腹痛，多位于下腹部子宫的一侧或双侧，呈牵扯痛、钝痛或隐痛，走较远的路或者变换体位时疼痛会变得更明显。这种腹痛一般为生理性腹痛，多卧床休息即可缓解。需要注意的是，如在孕中期性交时过于用力，也会引起腹痛。如果此时出现下腹疼痛和流血，并且流血很难被止住，一定要高度警惕，及时就诊，以免由于宫外孕导致输卵管破裂而发生生命危险。如果孕妇发现内裤上沾有黑色碎血块，也一定要及时就诊。

1. 警惕急腹症引起的腹痛

急腹症是此期孕妇常见的疾病之一，但很多时候会被误认为是由于妊娠反应引起，而延误医治，造成不良后果。急腹症是急性腹部疼痛的总称，包括内、外、妇科的多种疾病，如急性胃肠炎、泌尿系统感染、急性阑尾炎、肠梗阻、尿路结石、卵巢囊肿破裂等。急腹症不仅带来痛苦不适，诱发流产或早产，严重时还可能危及生命，一旦发生，一定要高度重视，及时去正规医院就医，接受检查和治疗。

2. 食管裂孔病导致的腹痛

此时由于胎儿增大，孕妇腹腔压力上升，如果孕妇食管与胃相连的食管裂孔增宽，可能会出现食管裂孔而导致腹痛。这种腹痛多伴有胸闷、气短、胸痛、胃里反酸、打嗝等症状。食管裂孔病在孕期的发病率约为30%～50%，孕晚期的症状则更为明显。建议孕妇少食多餐，少吃太甜、太辣、太黏的食物，饭后不要立即平卧在床上，也不要躺得太低，尽量少弯腰以减轻胃部反酸，保持大便通畅。如果发现有胃部反流症状，设法将上半身抬高20度左右。

警惕非妊娠原因的腹痛

在孕期出现一些疾病也可引起孕妇腹痛，但这些病与怀孕无直接相关的原因，如阑尾炎、肠梗阻、胆石症和胆囊炎等。因为在孕期出现腹痛比较常见，所以有时出现了非妊娠原因的腹痛，容易被孕妇忽视。

1. 急性阑尾炎

在孕早、中、晚期均可能发生。一般人患急性阑尾炎时多数腹部压痛在右下腹，而孕妇因为胎儿的存在，右腹部的压痛随妊娠月份的增加而逐步上移。出现急性阑尾炎腹痛的孕妇一般有慢性阑尾炎病史，并且伴有体温升高等症状。因为孕妇发生阑尾炎后病情发展会更为迅速，所以要及时到医院检查治疗。

2. 肠梗阻

如果孕妇孕前做过腹部手术，手术后发生的肠粘连往往是孕期引发肠梗阻的原因。孕妇发生肠梗阻缺乏典型症状，所以一旦感到腹痛并伴有呕吐、腹泻，应及早去医院检查。

3. 胆石症和胆囊炎

由于受到怀孕生理变化的影响，如果孕前有胆石症，稍有不慎便极易导致胆囊发炎。胆囊发炎时出现上腹疼痛、恶心、呕吐、发烧，且疼痛会因饮食引起或加剧。孕妇应注意细嚼慢咽，一餐不宜吃得过饱，少吃脂肪含量多的食品。

总之，由于怀孕期间腹痛有很多可能性，且病症腹痛与因妊娠而引起的腹部不适难以区别，根据腹痛的部位、时间、疼痛程度等，不经检查很难知道腹痛的原因。生理性腹痛虽不需要治疗，但也必须排除病理性疾病的因素。因此，为了使孕妇及胎儿平安，应及早去医院诊治。

孕中期阴道出血可能有哪几种情况

孕中期时，胎盘已经形成，体内分泌大量催产素酶，相对来说，在这个阶段子宫比较安静，不容易发动宫缩，但也有一部分人会出现阴道出血，这种情况主要见于胎盘前置状态和胎盘早剥。

如果胎盘附着于子宫下段，B超提示，胎盘下缘距子宫内口4厘米，达到或超过子宫内口，这种情况在孕中期时诊断为胎盘前置状态，足月时就是前置胎盘。临床资料显示，孕中期时，胎盘占据宫壁面积的一半，因此胎盘贴近或覆盖宫颈内口的机会较多。但在妊娠足月时，胎盘面积仅占宫壁面积的1/4～1/3，

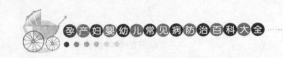

因此约有 2/3 的人孕中期胎盘位置低而孕晚期就不再异常了。

前置胎盘的原因主要是多次刮宫、流产，或是剖宫产、产褥感染等因素引起子宫内膜病变或损伤、子宫蜕膜血管发育不良，为了摄取足够的营养，胎盘面积扩大。如果有副胎盘，或膜状胎盘，致使胎盘面积过大，下缘也可延至子宫下段。另外，受精卵滋养层发育迟缓，到达宫腔时，尚未发育到能着床的阶段，有可能继续下移，种植在子宫下段，使胎盘位置发生异常。

孕中期，胎儿生长速度快，羊水量相对较多，子宫下段延伸，而附着于宫颈内口处的胎盘不能相应伸展，导致前置部分的胎盘附着处剥离，引起出血。出血量多少和次数与前置胎盘类型有密切关系。出血量少，对孕妇及胎儿影响不大；如出血量大，孕妇可能会出现休克症状，胎儿可能会因为缺血、缺氧而死亡。

孕中期时，前置胎盘的治疗主要是期待疗法，孕妇卧床休息，保持心境平和，辅以止血、抗感染以及抑制宫缩的治疗。

另一种孕中期出血见于胎盘早剥，患者往往有腹部外伤史，或有慢性高血压、慢性肾炎等合并症以及妊娠高血压综合征等妊娠并发症，还见于孕妇长时间卧床，妊娠子宫压迫下腔静脉，使子宫静脉压升高，导致蜕膜静脉出血，而发生胎盘剥离。剥离处的出血积聚于胎盘与宫壁之间，为隐性出血，血液渗入子宫肌壁内，导致子宫胎盘卒中。如出血自阴道排出，为显性出血。出血多时，可导致休克，严重时还可导致凝血功能发生障碍。如果诊断为重型胎盘早剥，也就是说剥离面积超过胎盘的 1/3，为了抢救孕妇的生命，应立即行剖宫产术。

对于高龄孕妇来说，胎盘血液供应相对不足，蜕膜发育受一定影响，胎盘面积可能增大，或因受精卵发育和蜕膜发育不同步，着床位置低，而发生胎盘低置或前置状态。如果胎盘形态异常，脐带附着于胎膜上，位于宫颈内口的前置血管一旦破裂，为胎儿失血，失血达100毫升，就会导致胎儿死亡。随着年龄的增大和血管弹性减退及妊娠高血压综合征发病率升高，高龄孕妇发生胎盘早剥的可能性也会相应增加。因此，对于高龄孕妇来说，尽管孕中期是整个妊娠期风险较小的阶段，但也要注意保健，适量运动，一旦出现阴道出血，就应及时到医院就诊，明确诊断，因为除了上述两种原因外，还要考虑到宫颈病变、息肉、阴道静脉曲张造成的出血。

预防干眼病

干眼病是维生素 A 缺乏所引起的。

患者视觉逐渐模糊，眼部有干燥感，常常有意识地眨眼，不能很好地适应光线暗的环境，最后成为夜盲。维生素A缺乏还会引起皮肤、呼吸道、胃肠道、泌尿道以及分泌系统等疾病。孕妇患干眼病后，要及时补充富含维生素A和胡萝卜素的食物，胡萝卜素在人体内可转化为维生素A，故也叫"维生素A原"。富含维生素A的食物有动物肝、河蟹、鸡蛋黄、牛奶、黄油、乳酪等；含胡萝卜素丰富的食物有油菜、菠菜、甘蓝、韭菜、芹菜叶、香菜、雪里蕻、胡萝卜、苋菜、荠菜、金针菜、南瓜、豌豆苗、甜薯等。

孕妇为何易患坐骨神经痛

日常生活中，一些女性怀孕后出现坐骨神经痛，严重者生活不能自理，这是为什么呢？怀孕后发生坐骨神经痛，绝大多数是因腰椎间盘突出引起的，这与怀孕期间特殊生理有明显关系。一是孕妇内分泌激素发生生理性变化，使关节、韧带松弛，为分娩做好准备，无形中使腰部的稳定性减弱；二是胎儿在子宫内逐渐发育长大，使腰椎负担加重，并且这种负担持续存在，直到分娩。在此基础上，如果再有腰椎间的劳损和扭伤，就很可能发生腰椎间盘突出，从而压迫坐骨神经，引起水肿、充血，产生坐骨神经刺激症——坐骨神经痛。

对孕妇的这种坐骨神经痛最好不要做X光检查，而用超声波检查代替。即使无法代替，也要安排在妊娠后期检查，此时胎儿发育接近成熟，不易引起不良反应。孕妇应首选硬板床休息和做牵引治疗；常规的佩戴腰围容易限制胎儿活动，不利于其发育，故不宜选用；由于活血化淤的中药会影响胎儿发育，也应禁止使用。某些药物虽然效果好，但也不主张在这个时候使用。中期症状若严重者，可考虑终止妊娠。临产时则建议采用剖宫产的分娩方式，以免加重病情。一般情况下，大部分孕妇在分娩后，其坐骨神经痛能自愈，只有少数需要分娩后再手术。预防的关键在于孕期劳逸结合，避免做剧烈的体力活动，尤其是在临产前3个月。平时最好采用侧卧位睡觉，平卧时要在膝关节下面垫上枕头或软垫，此外不要穿高跟鞋。

产前检查正常但总腰痛是怎么回事

腰痛是一种症状，其病因很多，有的是脊柱本身病变引起，有的是腰部有些肌肉的疾病或损伤造成，也有的是某些内脏（如肾脏）疾病或神经系统疾病的反应。故孕前如有腰痛应当尽早弄清有无孕前合并症，有的应当及早治疗，以免孕期加重并与正确的诊断混淆。

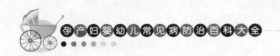

此症多见于孕中期及以后。孕中期由于胎儿生长发育加快，尤其是身长增长快，因此钙的需要加多，如果孕妇体内钙供应不足，可表现出腿抽筋及腰腿疼，妊娠后期腰痛会更加明显。妊娠期由于内分泌的影响，关节韧带较松弛，加之子宫增大快，为适应重心腰椎会向前突出，容易引起腰痛，再与缺钙问题合并会使腰痛变得明显，这种病经常在晚间休息后可以减轻或缓解，它与损伤性腰疼的区别是常无明显的局部压痛点。

如自知无其他引起腰痛的疾病，如肾脏病或骨骼肌肉关节损伤等，要寻找与妊娠有关的病因，有病最好在孕前就进行治疗。如果是单纯性的钙摄入不足可以补钙，同时可以加服鱼肝油以促进钙的吸收，尤其在阳光不足的冬天，加服鱼肝油很有好处。如属体位变化引起，要注意休息及经常更换体位，减少因固定姿势引起的腰部疲劳，不要穿高跟鞋，晚间休息注意取侧卧位，勿取仰卧位。必要时可在医生指导下服用止痛药物。一般如单纯因子宫增大引起的腰痛程度多较轻，多不需治疗也是可以忍受，晚间休息后第二天清晨常可缓解。

妊娠期出现瘙痒怎么办

妊娠期可出现许多症状，瘙痒症即是其中的一种。妊娠期瘙痒常从腹部开始，遍及全身，尤以下腹、手心、足心为甚，皮肤上没有皮疹、皮损，只有抓痕，严重者可见巩膜、皮肤黄染，但无腹胀、腹泻、食欲减退等消化道症状。这是一种妊娠期特有的以瘙痒和黄疸为特征的并发症，对胎儿危害特别大。胎儿常突然死于宫内，尤在出现宫缩后，医学上诊断为"妊娠期肝内胆汁淤积症"。

妊娠期肝内胆汁郁积症随妊娠进展而发生，可能与妊娠以后孕妇体内产生大量的雌激素影响了肝细胞的功能，造成了体内胆汁排泄的障碍，胆汁淤积在肝细胞的周围、皮肤下面、胎盘绒毛血管的周围。由于皮下组织的胆汁郁积刺激神经末梢，引起全身皮肤的瘙痒。胎盘绒毛血管周围的胆汁淤积，会引起孕妇和胎儿之间的血液循环障碍，影响母胎之间的物质和气体交换，宫内胎儿处于低氧状态，容易发生胎儿生长发育缓慢，遇有"风吹草动"即可使胎儿死亡。因此，有瘙痒症状的孕妇要化验、检查肝功能和黄疸指数，及时发现异常，及早处理。

另外，轻症患者要密切监护宫内胎儿生存情况，每天3次数胎动，每次需1小时，把所数到的胎动数相加乘以4，达到或超过20次为正常。胎动是反映胎儿宫内存活的一个重要指标，如胎动减少或消失，应马上到医院做进一步检查。

到目前为止，只有分娩后才能治愈妊娠期肝内胆汁淤积症。因为妊娠期肝内胆汁淤积症可危及胎儿的生命，必要时需提前终止妊娠，使胎儿脱离不良的宫内环境。因此，被确诊为中、重度妊娠期肝内胆汁淤积症的孕妇，应住院观察，直到分娩。

孕妇小便不利、尿频、尿痛怎么办

由于孕中期以后盆腔淤血，加上增大的子宫和胎头的压迫，膀胱会被向上推移而变位，因而有人会有排尿不畅发生尿潴留。女性尿道口与肛门接近，并且尿道短，很容易受大肠杆菌污染。如细菌上行至膀胱内，膀胱中的尿潴留液是细菌繁殖的良好基地，会引发膀胱炎、尿道炎。这类炎症如未及时治疗，可以继续向上蔓延。妊娠期输尿管管壁松弛，加上增大的子宫压迫，也常易发生尿液滞留，使肾盂盏呈现扩张状态，因此容易发生急性肾盂肾炎，这是一种较常见也较严重的妊娠并发症。

膀胱炎尿道炎可称"下尿路感染"，肾盂肾炎可称"上尿路感染"，症状表现一般不同。下尿路感染常表现尿急、尿频、尿痛症状，黏膜有损伤时还可以有血尿，尿常呈点滴淋漓状，不能大量排尿，尿时小腹及尿道极疼痛，且不停地有尿意，患者可能有低烧或不烧，尿检查可见红、白血球。

上尿路感染常可有高热、腰痛，也可有尿急、尿频、尿痛等一系列尿路刺激症状，血液中白血球明显升高，尿检查有大量白血球脓球，尿培养可以有细菌生长。

尿路感染需用抗菌药物治疗，但要选择妊娠期无害的药物，多饮水，重视早期治疗以免炎症扩散，如有高热应积极降温，否则高热便可能造成流产、早产。急性时要治疗彻底，否则可以变成慢性，造成更长久的危害。上尿路感染多需住院治疗。

为防孕期抵抗力下降，孕妇要避免过劳、营养不良等促使抵抗力下降的因素，要注意卫生，如勤换内裤、勤洗外阴、大便后洗外阴等，保持局部清洁卫生，不用盆浴、坐浴，注意减少性生活，孕晚期宜停止性生活，性生活时要注意卫生，减少刺激。另外，要适当运动，多饮水，多休息，保持良好的居室环境卫生。尿路感染有一些细菌来源于体内其他部位，如齿龈炎、扁桃体炎等，故孕期应注意治疗此类小病，以防自身传播。

孕妇患有哮喘怎么办

妊娠对患哮喘的女性有着不同程度的影响。有时在妊娠期，哮喘有所改善，但更多的情况是变得更加严重。同样，哮喘对妊娠也有多方面影响，可以使胎儿在宫内生长发育迟缓或引起早产。

妊娠期哮喘的治疗主要取决于病情的严重程度和病程的长短。轻度发作，可吸入支气管扩张剂，扩张狭窄的支气管；严重发作时，可用支气管扩张剂，如氨茶碱进行静脉滴注。如果有感染存在，应给予抗生素。气管扩张药物和皮质类固醇在妊娠期已经被广泛使用，还没有发现明显的致畸作用，但必须在医生指导下使用。

孕妇中暑怎么办

妊娠期间，由于孕妇的生理负荷加大，机体代谢产热增多，而且其皮下脂肪层比任何时候都要厚，这一切都不利于产热和散热的平衡。如果此时再碰上居住环境狭小、不通风，就很容易发生中暑。

孕妇中暑轻则头晕、胸闷、多汗、恶心，重则高热、昏迷、抽搐，不仅严重影响孕妇的健康，对胎儿的危害有时甚至是毁灭性的。

首先是中暑后，母体高温所引起的直接危害可造成胎儿先天性畸形或异常发育。科学家曾用大白鼠做实验，给怀孕9天的母鼠进行热水浴，当水温达到43℃~45.5℃的时候，仅需几秒钟，就能造成胎鼠畸形。当水温在42.5℃时需要5分钟，在42℃时需要10分钟，41.5℃需20分钟，41℃时需1小时，而在40.5℃经过了8小时也没有造成胎鼠畸形。这充分说明，热是胎儿的致畸因素之一。

人类的有关流行病学调查也证实了这一结论，比如在非洲的一些部落里，人们传统的堕胎方法就是给孕妇的腹部浇热水、敷热灰，以达到堕胎的目的。

此外，母体中暑时可发生血液循环障碍，这必将影响子宫、胎盘绒毛之间的营养和气体交换，导致胎儿供血不足、缺氧，严重者会导致胎儿宫内窘迫、宫内死胎、死产、早产等。因此，预防中暑关系孕妇和胎儿的安危，不可轻视。

怎样预防孕妇患上子痫

虽然近年来在治疗子痫方面已取得较大进展，但是发生子痫之后毕竟还会给孕妇及胎儿带来莫大危险，所以防止其发生才是上策，主要应从以下几方面进行预防：

1. 加强产前检查，每次都应测量血压，观察是否有水肿，化验小便，以期及早发现妊娠高血压综合征的迹象。

2. 万一有发生妊娠高血压综合征的早期表现，应该严密监护孕妇并及时处理，将病情限制于最轻程度。特别是在血压高、水肿的同时，又出现头痛、眩晕等症状时，应该想到是先兆子痫，必须住院治疗，防止其发展为子痫。

3. 注意孕期卫生，孕妇必须心情舒畅、睡眠充足、营养丰富，也必须避免疲劳并限制盐分的摄入。

孕妇患妊娠中毒症怎么办

女性患了妊娠中毒症后，应积极治疗，防止病情发展。轻度妊娠中毒症患者一般可在门诊治疗，严密观察水肿、体重、血压和蛋白尿的变化，必要时检查眼底，观察眼底小动脉痉挛情况，以便了解妊娠中毒症病情发展。

病人轻度浮肿，可在医生指导下给予利尿药口服，每次双氢克尿塞25毫克，每日2次，同时服氯化钾1克，每日3次。

血压轻度增高者，可在医生指导下，每次口服利血平0.25毫克，每日3次。

中度妊娠中毒症患者应卧床休息，低盐饮食，继续使用利尿和降压药，剂量同上。病情较严重者，可肌注镇静解痉药氯丙嗪、杜冷丁、硫酸镁，每6~8小时肌肉注射一次。这些药物的使用要在医生指导下进行，不能擅自使用，以免发生意外。

重度妊娠中毒症患者应绝对卧床休息，在医护人员的严密观察下，根据病情变化及时采取急救措施，以保障孕妇和胎儿的健康。

为了减少和减轻妊娠中毒症的发生，做好孕期保健极其重要。

1. 孕妇要学习掌握妊娠、分娩和产褥的一般常识，解除对妊娠和分娩不必要的思想顾虑，心情愉快，思想放松，注意科学营养，保持营养素平衡，满足各阶段胎儿生长需要的热量，选择富营养、易消化、多蛋白质和维生素的食物，保证有足够的休息和睡眠时间。

2. 做好产前检查：孕早期应测血压，检查尿蛋白和体重。自妊娠5个月开始，按期进行产前检查，密切注意血压、水肿及体重改变，检查尿蛋白，以便早期发现妊娠中毒症并早期治疗，防止病情发展。

3. 注意既往病史：初产妇、双胎、羊水过多、原发性高血压、慢性肾炎或糖尿病患者，因容易并发妊娠中毒症，更应注意。

4. 及时纠正异常情况：如发现贫血，应及时采用补铁等治疗措施；下肢出现浮肿，要增加卧床休息时间，血压偏高时要在医生指导下按时服药。

怎样防治痔疮

痔疮是腹压增高及增大的子宫压迫，引起痔静脉回流受阻及压力增高，导致痔静脉曲张而产生的孕期常见病。

痔疮的早期症状是大便外表有血迹或大便后肛门滴血，严重者可出现大出血。内痔一般有坠胀感，有的大便时可脱出肛门外，便后可自行回复。不能回复者，可能引起嵌顿水肿，有疼痛感。外痔有发胀及瘙痒感，在发炎或形成血栓性外痔时，疼痛剧烈，行走困难，会感到坐立不安。经常反复出血者可导致贫血。

在预防和治疗方面，首先，要保持大便通畅，以防止出现便秘。孕妇应多吃蔬菜，少吃辛辣食物，必要时服缓泻剂，纠正便秘。其次，促进肛门的血液循环，帮助静脉回流，可用1:5000高锰酸钾溶液坐浴。最后，选择手纸宜柔软、洁净，内痔脱出时应及时慢慢托回。内裤应经常洗换，保持干净。痔疮症状多可在分娩以后减轻或消失。

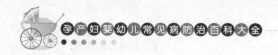 **患有心脏病孕妇的注意事项**

有些女性患有先天性心脏病或者后天发现的心脏疾患，结婚后仍然希望拥有一个健康的宝宝，这将意味着她们要冒着比正常孕妇高数倍的危险去完成这10个月的历程，因此需要从全方位进行健康保护。

第一，应当在孕前全面了解自己的病情，由于妊娠过程将大大增加孕妇心脏的负担，所以必须在医生的允许下，考虑是否适合怀孕；还需要了解自己的心脏病是否有遗传，是否可能给后代带来疾病。经过医生细致、全面的检查，认为可以继续妊娠者，要与产科医生密切配合，定期做孕期检查。

第二，在妊娠后注意休息，不能从事过多、过重的劳动，尽量减轻心脏的负荷。

第三，在饮食方面，孕早期每日营养素、热能供给量及食物的选择、烹调方法及进餐次数应与普通心脏病患者相似，掌握低脂、适量优质蛋白质、丰富无机盐、维生素的膳食原则。但是从孕中期以后，应逐渐限制食盐的摄入量，采用低盐饮食，每日3~5克食盐，同时限制含盐高的酱油、罐头、咸菜、腌制品等，同时提供充足的优质蛋白质和维生素C、B族维生素等，及时补充铁质，防止发生贫血。可以多选用一些含蛋白质高而脂肪含量低的食物，如鸡蛋、豆腐及其豆制品，多吃一些动物肝脏及深绿色蔬菜等。

第四，在分娩前应提前做好待产准备，随时准备提前分娩或者采用剖宫产，以减少心脏的负担。

由于心脏病的诊断和治疗水平不断提高，大多数患心脏病的孕妇都能安全地分娩健康的宝宝。分娩也不会对心脏的功能产生长期的影响，并不会减少预期寿命。但是患心脏病的孕妇在怀孕期间和分娩过程中所面临的风险要比一般孕妇高得多，整个孕期的花费也比较多。

患有严重风湿性心脏病的孕妇由于妊娠期心率加快，血容量和心输出量增加，心脏负担加重，可能使血液淤积在肺部引起肺水肿。在准备怀孕前，应进行二尖瓣成形术。如果有必要，手术也可在妊娠期进行。但开心手术可能会增加流产和早产的风险，患者在孕期要限制活动，避免疲乏和焦虑。

大多数患先天性心脏病的女性如果在孕前没有任何症状，妊娠期间出现并发症的危险也不会增加。如果已经怀孕，应尽可能在最好的医护条件下分娩，出生的婴儿也需要特别的护理。这类孕妇早期流产或20周以后流产也是很危险的，一旦出现危险需要在大型综合医院（具有心脏内科的专业人员和设备）进行手术。

患有肾脏疾病孕妇的注意事项

患有肾脏疾病的女性能否怀孕，主要是看其肾功能的情况，而肾功能的好坏又体现在尿蛋白的数量上。由于随着妊娠的进展，肾脏的负担会越来越重，如果孕前肾病就比较严重，到了妊娠末期肾脏难以负担孕妇及胎儿的需要，发生肾功能衰竭的概率就很大。另外，肾脏有问题很容易同时伴随有高血压疾病，所以建议怀孕前尿蛋白多于2个"＋"的女性最好不要怀孕。

如果一旦怀孕，患有肾脏疾病的孕妇应同时得到肾脏专家和产科医生的共同诊治，定期检查肾功能、血压和体重，严格控制盐摄入量，服用利尿剂控制血压和减轻水肿，必要时需要提前进行剖宫产，结束妊娠。

患有甲状腺疾病孕妇的注意事项

妊娠期常出现的甲状腺疾病是甲状腺功能亢进和减退。甲状腺功能亢进（简称"甲亢"）引起甲状腺素水平过高。有时孕妇出现严重的妊娠呕吐，无论怎样治疗都没有好转时，要考虑到有没有甲亢的问题。由于甲状腺素可以通过胎盘抑制胎儿产生甲状腺素，所以如果不能得到及时治疗，新生儿出生后由于失去了母体供给的甲状腺素，会导致甲状腺素过低而发生精神发育迟缓。甲状腺功能亢进的治疗方法有很多，一般服用最低有效剂量的抗甲状腺药物即可。用药时要进行仔细的监护，因为这种药物可通过胎盘阻止胎儿产生足够量的甲状腺素，有引发胎儿宫内发育迟缓的危险。

患有原发性高血压孕妇的注意事项

通常所说的"原发性高血压"指的

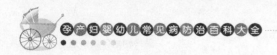

是在妊娠前就已经存在血压异常，其诊断标准和非孕期是一样的，不同的是，孕妇在怀孕后高血压的病情有可能迅速恶化，或者发生其他脏器的损害，最终影响到胎儿的正常生长，所以需要加强产前保健。一般来说，孕早期 2～3 周检查一次，24 周之后每 2 周检查 1 次，从 30 周开始最好每周 1 次，同时监测血压和胎儿生长情况，如发现问题，及时请医生处理。

如果血压轻度增高（140/90～150/100 毫米汞柱）的女性希望怀孕或已经怀孕，应该在密切的监测下，逐渐停用降压药，改变饮食习惯，低盐饮食，适当锻炼，力争将血压控制在比较满意的水平。

患有严重高血压的孕妇（血压高于 180/110 毫米汞柱）需要特殊处理。妊娠可加重高血压，导致脑水肿、脑溢血、肾衰、心衰甚至死亡。在高血压孕妇中，胎盘早剥更加多见。即使没有胎盘早剥，高血压也可引起胎盘的供血减少，影响胎儿生长。如果要继续妊娠，必须给予有效的降压药物。为了保护孕妇和胎儿，应在妊娠后半期或更早的时间住院治疗。

患妊娠合并高血压孕妇的注意事项

孕妇在妊娠 20 周以前或未孕前血压即升高者，高于 140/90 毫米汞柱，为妊娠合并原发性高血压。单纯的高血压只要血压不超过 160/100 毫米汞柱，一般不会影响妊娠与分娩。如血压高于 160/100 毫米汞柱，会有 1/3 的原发性高血压的孕妇在孕晚期合并妊娠高血压综合征，不仅胎儿死亡率明显增加，而且孕妇本身也会发生许多严重的并发症。对于有高血压病史或有家族病史者，在确诊妊娠后，要定期监测血压、尿液、水肿等情况，以便及早发现血压变化，可合理用药，使其对孕妇及胎儿的危害降到最低限度。孕妇要注意休息，调整饮食结构，少食多盐食品，并根据病情轻重、胎盘功能、胎儿发育及胎儿成熟情况，在预产期前选择适当时机终止妊娠。如果治疗无效，并发心脏衰竭、肾衰、视网膜出血、高血压脑病及高血压危象时，应及时终止妊娠。

高龄孕妇是否易患妊娠高血压综合征

高龄孕妇中，妊娠高血压综合征比一般孕妇常见。妊娠高血压综合征简称"妊高征"，是妊娠特有的疾病，患者平时血压正常，妊娠 20 周或更晚的时候开始出现症状。妊高征的特点是高血压、蛋白尿和下肢水肿，严重时可以发生抽搐，导致胎死宫内，也有人只表现其中的 1～2 项症状。

妊高征对孕妇及胎儿有严重危害，

对孕妇来说，血压过高，可能会诱发脑血管意外或心力衰竭，还严重影响肝、肾功能，尿中丢失大量蛋白，孕妇发生低蛋白血症，还可诱发腹水和肺水肿。对胎儿来说，妊高征的病理改变主要是全身小动脉痉挛，胎盘缺血缺氧，在这种环境中的胎儿，生长会受到不良影响，如果缺血、缺氧时间长，还会发生缺血缺氧脑病，造成智力障碍。除了这些不良影响，妊高征还有一些严重的并发症，比如"HELLP综合征"，即红细胞在通过微循环时被严重破坏，孕妇表现出贫血、血红蛋白尿、肝功升高、血小板下降，如不及时终止妊娠，会引起弥漫性血管内凝血，危及孕妇生命。另外，妊高征患者血管痉挛，可能诱发胎盘早剥，在胎盘后方出血，同样危及孕妇和胎儿的生命。

妊高征的危害很大，但直到目前其发病原因尚不清楚，归结起来可能有以下几点：

1. 免疫学说。

2. 子宫胎盘缺血学说。

3. 血管舒张和收缩失衡：体内内皮素和前列环素、一氧化氮分泌减少，血管紧张素增多。

4. 根据研究，人类和动物缺钙时可引起高血压，所以妊高征可能与缺钙有关。

那么，妊高征的发病与哪些因素有关呢？通常，有下列几点：

1. 精神过度紧张或某种原因致中枢神经功能紊乱。

2. 寒冷季节或气温变化较大时。

3. 年轻初孕妇或高龄初孕妇。

4. 既往患有慢性高血压、慢性肾炎、糖尿病的人。

5. 营养不良，比如患有贫血、低蛋白血症者。

6. 体型矮胖者。

7. 子宫张力过高，比如羊水过多、双胎妊娠、糖尿病导致的巨大儿以及葡萄胎患者。

8. 家族中有高血压史，尤其是孕妇的母亲曾有过严重妊高征史。

对于高龄孕妇来说，常常因妊娠引起精神紧张，或担心胎儿的健康，这样会加重自己的心理负担。另外，年龄大，组织弹性差，妊娠后子宫张力增大，这些都是妊高征的好发因素。妊高征随孕周增大，病情也可能逐渐加重，如不及时治疗控制病情，会导致严重后果，所以，要坚持定期产前检查，每次检查时应测量血压，一旦收缩压比基础血压升高30毫米汞柱，舒张压升高15毫米汞柱，就要引起注意。检测尿蛋白也是很重要的，尿蛋白（+）就表示24小时从尿液中丢失的蛋白量≥0.5克。也有一些患者的最初表现是水肿，开始是双踝，以后延及双下肢，严重时腹部皮肤会出现"橘皮征"，甚至腹水。还有些人的水肿是隐性的，最初表现为体重增加，每周超过 0.5 千克。

如果是轻度妊高征，血压 ≥ 140/90 毫米汞柱，< 150/100 毫米汞柱，尿蛋白 24 小时 < 0.5 克，水肿限于双小腿，可以在家中休息，并服一些口服药物；如果血压 ≥ 150/100 毫米汞柱，< 160/110 毫米汞柱，尿蛋白 24 小时 ≥ 0.5 克，尚没有头疼、头晕等症状时，妊高征就发展到了中度，一定要住院治疗；一旦血压达到或超过 160/110 毫米汞柱，尿蛋白 24 小时 ≥ 5 克，并伴有头疼、眼花、胸闷等自觉症状时，也就到了先兆子痫阶段，再严重就会发生抽搐或昏迷。到了中度妊高征期，住院治疗主要是静脉点滴硫酸镁，输液的时候有些孕妇同样会有不舒服的感觉，甚至呕吐，但如果孕周小，胎儿娩出不能存活，为了胎儿还要请孕妇忍耐和坚持。对于妊高征这种病来说，要注意的就是要早发现、早治疗，减少并发症的发生，平时要注意营养均衡。

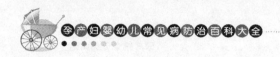 孕妇的皮肤变化及应对方法

怀孕时，由于雌、孕激素水平发生变化，会导致孕妇的皮肤发生一些孕期特有的改变。这些改变大部分的孕妇都会发生，只是轻重程度不同而已。很多孕妇们非常担心皮肤的改变会持续至妊娠后，甚至影响美观，所以心理负担很重。其实大可不必，下面逐一介绍妊娠可能会给皮肤带来哪些影响以及相应的对策，帮助孕妇们减轻困扰，更好地面对这些变化。

1. 妊娠斑

妊娠斑又称"黑斑"，是界限不明的网状或片状色素斑，由色素分泌变化引起，主要分布在双颊、额头、上唇等明显区域，其产生与孕妇的体质、肤质、激素水平、日晒时间及生活压力都有关系。

要预防妊娠斑的产生，怀孕期间就要注意防晒，尽量不要长时间暴露在阳光直射环境中。如果不得不长时间进行户外运动，可涂抹一些性质温和的防晒乳液，防止皮肤晒伤。另外，规律的生活作息，每天保持 8 小时充足睡眠是绝对必要的。合理膳食，每天补充足够的维生素，尤其是维生素 C，对改善皮肤状况也有一定作用。

如果产后妊娠斑的情形没有明显的改善，可以咨询皮肤科医生，酌情应用药物对症治疗；或者使用物理治疗方法，如导入及脉冲光治疗，来改善这种情况。

2. 皮肤感染

怀孕期间，由于孕妇的免疫功能有不同程度的降低，容易出现感冒、鼻炎、咽炎、阴道炎或各种皮肤感染，如灰指甲、体癣、外阴炎、疣、单纯疱疹等。

这些皮肤上的感染通常不会对子宫中的胎儿造成严重影响，而且可以通过涂敷外用药得到治愈，但是往往病程较长，极易反复发作。

预防孕期感染要做到3个方面：首先，保持良好的个人卫生习惯；其次，尽量减少和患有传染性皮肤疾病的病人接触，避免在空气流通不畅、人群拥挤的环境中停留过长时间；最后，定期进行产科检查，及时发现表面现象下可能隐藏的问题。

3. 妊娠纹

怀孕时随着孕周的增加，子宫增大，皮下脂肪增厚，皮肤的伸展跟不上肚子增长的速度，常会使真皮中的弹性纤维断裂，皮肤形成深红色条纹，就是妊娠纹。妊娠纹刚出现时是深红色，有时会感到瘙痒，随着孕周的增加，深红色会逐渐变成不明显的银白色，等到分娩结束后，妊娠纹就会变浅、变淡。妊娠纹的产生和很多因素有关，比如孕期体重增加过快、自身皮肤弹性差、胎儿过大等。

要想尽量减少妊娠纹的出现，也需要注意3个方面：首先，在怀孕期间要小心控制体重的增加，如果怀孕期间体重增长太快，不但肚皮上会有妊娠纹，连臀部、大腿都会产生；其次，进食一些富含胶原蛋白的食物，如猪蹄、鱼肉等；最后，可以使用对胎儿无害成分的保湿乳液按摩以增加皮肤的伸展性。

妊娠纹一旦形成，目前并没有任何方式去除。如果发现妊娠纹瘙痒非常严重，影响到日常休息，可以在医生指导下使用一些止痒药物。若瘙痒没有及时得到治疗，由于反复抓挠，妊娠纹形成处皮肤变薄，很容易使得皮肤破溃，导致较严重的感染问题。

4. 妊娠痒疹

妊娠痒疹发生的原因目前还不明确，通常可以在首次怀孕的最初3个月到产后1个月内发生，先从腹部出现红色的小斑疹，再逐渐蔓延到大腿及全身。

许多孕妇因为怕影响胎儿，拒绝用药。其实，现在常用的止痒口服药及外用药对孕妇及胎儿都是非常安全的，大可不必苦苦忍耐。因为痒感引起的烦躁、失眠及情绪变化，对胎儿及孕妇的伤害反而更大。

妊娠期皮肤发痒，有时还出现黄疸，是要重视的症状。因为妊娠期由于特殊的激素变化，加之一些遗传的因素，有些孕妇会出现妊娠期特发的胆汁淤积症。由于此症对孕妇及胎儿有严重不良影响，如引起早产、胎儿窘迫、产后出血等结果。所以若孕妇出现瘙痒症状，一定要听从医生的意见，必须做肝功能检查，包括胆红素、胆汁酸、黄疸指数等测定。一旦发现肝功能升高伴有胆汁酸增加，应及时收入院，并严密监护胎儿。若妊

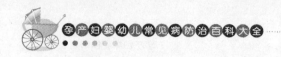

娠已超过 36 周，应考虑及时终止妊娠，以免出现危险。

5. 湿疹或过敏性皮肤炎的恶化

本来就是过敏体质的孕妇在妊娠期间对药物或食物会变得更为敏感，一些从来不过敏的食物有可能突然成为过敏原，导致过敏反应出现；或者没有接触什么明确的过敏原，但身上会反复出现大片凸起的皮疹，皮肤颜色不会有太大变化，但是往往伴有严重的瘙痒。

怀孕期间，孕妇应尽量减少与过敏原的接触，避免使用平时没有使用过的药物，或者食用以前没有吃过的食物。

如果出现严重的过敏症状，如全身皮疹、高热甚至昏迷，需要及时就医。

6. 妊娠疱疹

妊娠疱疹是发生在妊娠期的一种奇痒的、充满液体、呈小水疱状的皮疹。一般认为，妊娠疱疹是由孕妇的自身免疫反应引起的。这种疱疹不常见，可能在妊娠 12 周以后的任何时间或者在产后出现。疱疹好发于腹部，可向全身各处弥散，有时分娩后反而加剧，但大多数在产后几周或几个月内消失。妊娠疱疹在以后再次妊娠时常有复发。

对于轻度的疱疹，用皮质类固醇霜剂涂抹患处比较有效；对于重度的疱疹，可通过口服皮质类固醇进行治疗，但均需在医生指导下进行。

7. 妊娠荨麻疹

妊娠荨麻疹是一种妊娠期常见的瘙痒性皮疹，其表现为剧痒、红色、形状不规则、扁平或微凸的斑块，有时中心有小水疱。皮疹常位于腹部，可向大腿、臀部扩散。疹子一般在妊娠最后 2～3 周出现，但也可能发生在妊娠 24 周后的任何时间，有时因为瘙痒导致孕妇彻夜难眠。

妊娠荨麻疹一般在分娩后迅速消失，在医生指导下涂抹皮质类固醇霜，瘙痒和皮疹同样可以得到缓解或彻底消失。

羊水过多怎么办

羊水是由孕妇血清经羊膜渗透到羊膜腔内的液体及胎儿的尿液所组成，它可保护胎儿免受挤压，防止胎体粘连，保护子宫腔内恒温恒压。

正常足月妊娠时，羊水量约 1000 毫升，羊水量超过 2000 毫升称为"羊水过多"。如果羊水量在数天内急剧增加超过正常量称为"急性羊水过多"，不过大多数都是在较长时间内缓慢增加形成羊水过多，称为"慢性羊水过多"。

羊水过多的原因现在尚未完全搞清楚，临床观察到的原因主要有：胎儿畸形（无脑儿、脊柱裂等神经管畸形为多）最常见，其次为胎儿大脑发育不全、多胎妊娠，孕妇患糖尿病、妊娠高血压综合征和肾功能不全者也常合并有羊水过多。

一般羊水超过3000毫升，孕妇会有不适感觉。急性羊水过多可引起孕妇腹痛、腹胀、气短、不能平卧等不适，也可出现下肢、外阴部浮肿及腹水。慢性羊水过多由于羊水量是逐渐增加，上述症状较轻，孕妇一般能够适应。

孕妇发现腹部增大明显应及时到医院就诊，如确认为胎儿畸形，应及时终止妊娠，并检查有无其他合并症如双胎、妊娠高血压等。如胎儿无畸形，症状不重者，可以继续妊娠，但必须给予临床监测，酌情治疗，并注意防止胎膜早破。

羊水过少怎么办

羊水量少于300毫升称为"羊水过少"，最少的只有几十毫升或几毫升。此时胎儿紧贴羊膜，B超检查羊水平段小于3厘米。

羊水过少与胎儿泌尿系统畸形同时存在，如先天肾缺陷、肾发育不全。孕晚期常与过期妊娠、胎盘功能不全并存。

羊水过少对孕妇的影响较小，但对胎儿的威胁较大，围产儿死亡比正常妊娠高出5倍以上。羊水过少的产妇在分娩时子宫收缩疼痛剧烈，收缩不协调，宫口扩张缓慢，分娩时间长。定期产前检查及B超检查可以发现羊水量的情况。如果出现羊水过少，孕妇应及时到医院检查。孕妇应密切注意胎动变化，医生应及时测定胎儿有无缺氧情况，一旦发现异常情况应考虑立即施行剖宫产，尽快娩出胎儿。

如果发现胎儿畸形，应立即终止妊娠。

子宫颈机能不全怎么办

妊娠期间，子宫颈通常紧闭，并由一团黏液封闭起来，所以在阵痛开始之前，即子宫颈扩张之前，胎儿都被很安全地保护在子宫内。

在子宫颈机能不全时，孕妇的子宫颈口常常在临产前的第3或第4个月开放，使羊膜很容易脱入阴道而破裂，发生胎膜早破、流产或早产。是否患子宫颈机能不全，通常在第1次流产后才能诊断出来。

如果考虑以前的流产或早产是由子宫颈机能不全所致，可在怀孕以前手术矫正或在怀孕16～18周时用柔软而不能吸收的线进行子宫颈环扎术。如果在怀孕期间手术，手术后常需要在医院观察一段时间，因为手术后经常会引起子宫收缩，需要应用子宫收缩抑制剂治疗。子宫收缩消失后，患者即可出院，但仍需充分休息，在怀孕37周后拆除缝线。患者通常可很快临产及经阴道分娩。

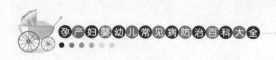
正视卵巢肿瘤

有的孕妇在进行产前和 B 超检查时，发现了没有自觉症状的卵巢肿瘤。卵巢肿瘤合并妊娠对妊娠和分娩的影响主要看肿瘤的性质、所在部位以及有无并发症。卵巢肿瘤通常位于子宫两侧或后方，随着怀孕月份的增加，肿瘤的位置也随之上升到腹腔，活动范围增大，容易发生肿瘤蒂的扭转，从而引起急性腹痛，肿瘤坏死、破裂，肿瘤组织在腹腔种植、扩散。如果卵巢肿瘤不上升到腹腔而是继续留在盆腔内，则会阻碍胎儿从阴道娩出，造成难产，或因宫缩和胎头压迫而破裂。

发现怀孕合并卵巢肿瘤后，要进一步明确肿瘤性质，但无论良性还是恶性，原则上均应采取手术治疗。良性者可在孕 16 ~ 20 周时切除，此时期的胎盘功能已经稳定，不易因手术而致流产；如果为恶性，应尽早手术，不要考虑胎儿的存活问题。肿瘤一旦发生蒂扭转、破裂和感染，应立即手术切除。如果肿瘤于孕晚期才发现，又没有恶性证据或阻塞产道等异常情况，可待其自然分娩后手术切除，或剖宫产同时切除肿物。

妊娠期的睡眠问题

很多孕妇可能都遇到过这样的苦恼：

"我已经怀孕几个月了，但在这几个月中，我几乎没有睡过一个安稳觉，不是做很多跟宝宝有关的梦，就是在凌晨时分痛苦地醒来，然后就再也睡不着了。"

很多孕妇在整个孕期都有类似的困扰，其中的大部分人选择了默默忍受。但是长期的睡眠不足和睡眠质量差会引发很多问题，诸如注意力涣散、记忆力减退等，所以有人戏称孕妇智商随孕周呈直线下降趋势。下面介绍一些有关睡眠的知识，希望可以帮助孕妇摆脱睡眠问题的困扰，使孕妇无论在产前还是产后，都能拥有好的睡眠质量。

通常，失眠有 3 种形式：入睡困难、凌晨早醒和睡眠时间缩短。

入睡困难是指上床后超过 30 分钟仍不能入睡。

凌晨早醒是指睡着之后在半夜突然醒来，不能再入睡。

睡眠时间缩短是指夜间总的睡眠时间少于 6 小时（这是用一般人平均睡眠时间 8 小时来计算的）。

只要当上述 3 种睡眠障碍每周出现 3 次以上，并且持续 1 个月以上就能确诊为失眠。偶尔一次出现睡眠异常不能称之为失眠，也无须用药物治疗。

引起孕妇失眠的原因和改善方法

产科医生建议孕妇最好每天睡足 8 个

小时，可事实上很多孕妇做不到，这是为什么呢？原因有以下几点：

1. 腹部增大引起的失眠

一些孕妇在孕初期睡眠较好，但随着胎龄的增加，胎儿体积变大，腹部逐渐隆起，睡眠时就难以找到一个合适的姿势。

不少医生建议孕妇睡眠时应用左侧卧位，这是因为肝脏在腹部的右侧，左侧卧位使子宫避免压迫肝脏，或者借助于枕头保持侧卧位睡眠。有的孕妇发现，将枕头放在腹部下方或夹在两腿中间比较舒服，将摞起来的枕头或叠起来的被子、毛毯垫在背后也会减轻腹部的压力。

2. 激素变化引起的失眠

一般来说，女性患有失眠问题的人数是男性的 2 倍，为什么女性更多地受到失眠问题的困扰呢？这是因为女性从月经初潮、恋爱，怀孕生子到绝经，一生都在与激素抗争。而激素水平的波动会明显影响女性的睡眠质量。所以无论是怀孕、生产还是产后恢复，都会不同程度地影响到女性睡眠。因此在妊娠期间出现各种各样的睡眠问题是十分常见的。而且怀孕的女性在精神和心理上都比较敏感，对压力的耐受力也会降低，常会忧郁和失眠。

在孕期影响人体的激素主要是雌孕激素，而在妊娠初期如果孕妇情绪不稳、压力过大会导致胎儿流产或早产。因此，

自己进行适度的减压，再加上家人及时的关怀与照顾，对于稳定孕妇的心情十分重要。

3. 饮食习惯的改变引起的失眠

饮食习惯的改变也会影响孕期睡眠质量的好坏，均衡的饮食很重要。

孕妇应减少进食影响情绪的食物，如咖啡、茶、油炸食物等。尤其应注意摄入过多饱和脂肪酸会改变体内的激素水平，造成消化不良或便秘，进而影响睡眠质量。

医生建议最好在入睡 3 小时前进食，避免在临睡时吃得过饱而影响睡眠。孕妇更要留心自己的"助眠食品"，比如睡前不要吃过冷、过油的食物，可以适当进食牛奶、蛋类和新鲜水果、果汁等。

4. 尿频引起的失眠

很多孕妇都会受到尿频的困扰，其原因是由于怀孕使孕妇的肾脏负担增加，比孕前多过滤 30% ~ 50% 的血液，所以尿液也就多了起来，并且由于增大的子宫会压迫到膀胱，从而也会引起尿频。另外，如果情绪过于紧张或发生下尿路感染，也会出现尿频的症状。所以当出现尿频时，孕妇应及时到医院就诊，确定没有任何器质性病变时，再通过调整情绪等方法解决此问题。

出现泌尿系统感染常常表示孕妇身体抵抗力较差，对外界病菌比较敏感，同时也很容易感染其他疾病，比如感冒、

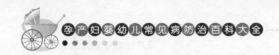

阴道炎、宫颈炎等。抵抗力不足可能源于免疫系统的过度负担，情绪不稳定、压力过大就是其中的原因之一。除了自我调适，减轻心理压力外，孕妇最好也要注意避免刺激性饮食，避免使用化学药物，这些都会增加心理的不适，加重尿频。

5. 食物过敏引起的失眠

过敏是比较容易被忽视的失眠原因之一，很多时候孕妇宁愿忍受身体的不适，也不愿意承认自己存在过敏的问题。

有的人可能知道对某些食物或药物过敏，那么就会避免摄入这些东西。但是，还有一种过敏反应被称为"迟发性过敏反应"，是长期重复摄取某种食物，如牛奶、乳制品、鸡蛋、芝麻等导致的，其症状不十分明显，常见的有失眠、焦虑、头痛、肌肉关节酸痛等。如果以上情况一直没有找到明确的原因，此时就要考虑到是否存在该问题。

6. 半夜抽筋、背痛引起的失眠

半夜抽筋、背痛与孕妇的身体负担过重有关，所以到了妊娠后期反应尤为明显，同时也影响到睡眠的质量，导致孕妇反复惊醒。一般认为，抽筋大多与睡觉姿势有关。另外，也可能和是否缺钙、局部血液循环情况、血液酸碱度等因素有关。一般正常的血液是处于微碱性，如果情绪不稳定、饮食中甜食和肉食过多，都很容易让血液偏酸性，引起

电解质失衡，从而造成局部肌肉抽筋，或者由于血钙过低，从而诱发肌肉抽筋。

如果经常发生这种问题，首先要调整睡姿，尽可能左侧卧位入睡，并注意下肢的保暖。一旦出现抽筋，采用将脚蹬到墙上的方法或是下床站立，都有助于缓解抽筋。另外，多吃蔬菜和水果，少吃动物性蛋白质、精淀粉，适当补充钙剂，必要的时候可以去医院测量血钙浓度，或进行骨密度测定，明确抽筋的原因。

7. 其他原因引起的失眠

还有一些可能引起睡眠障碍的原因，但目前没有很好的解决办法，比如由于子宫的不断增大，占有的空间越来越大，引起孕妇呼吸短促，导致呼吸困难；还因为体内需氧量的增加，促使孕妇不得不加快呼吸；再有就是胎动，胎儿跟孕妇的生活时间有差别，半夜时在孕妇的肚子里拳打脚踢，也会让孕妇睡不好；有些孕妇在怀孕期间会有明显的腹部下坠感或疼痛，也会影响睡眠。但如果下腹部疼痛过于剧烈，而且伴有阴道出血，就有可能是先兆流产的征兆，必须迅速就医。

8. 孕妇轻松入眠好办法

孕妇应尽量避免饮用含咖啡因的饮料，如汽水、咖啡、茶等，如果实在想喝，也应在早晨或下午午睡后饮用。临睡前不要喝过多的水或汤，有的孕妇发

现早饭和午饭多吃点儿、晚饭少吃点儿，有利于睡眠。

孕妇应养成有规律的睡眠习惯，晚上在同一时间睡眠，早晨在同一时间起床。睡觉前不要做剧烈运动，应该放松一下神经，比如泡 15 分钟的温水澡、喝一杯热的饮料（加了蜂蜜的牛奶等）。此外，还可以从电视或周围的孕妇那里学习将心情放松的办法，如参加瑜伽学习班等。

如果恐惧和焦虑使您不能入睡，请咨询心理医生。如果睡眠状态仍然没有改善，那么争取在中午睡上 30~60 分钟，以弥补晚上失眠所造成的睡眠不足。

如何医治滴虫性阴道炎

滴虫性阴道炎是由阴道毛滴虫引起。妊娠期合并滴虫性阴道炎时，常可造成流产后感染、胎膜早破、早产、胎儿低出生体重及产褥病等病症。此病的传播途径主要有：

直接传播：滴虫除寄生于阴道外，还可侵入尿道和尿道旁腺、膀胱等处，经过性交可传播至男性包皮褶、尿道或前列腺中。因此，纵使阴道经过治疗，滴虫还可从尿道、膀胱等处排出再进入阴道。男性感染后，也可通过性生活再传给女性。

间接传播：使用了被滴虫污染的浴池、浴盆、浴巾、游泳池、内裤、公用坐式厕所等而被感染。

医源性传播：通过经污染又消毒不彻底的医疗器械及敷料等传染。

此病的临床症状是：白带增多并呈黄色泡沫状或脓性，外阴有严重瘙痒或灼热感，阴道黏膜潮红，有散在出血点。

医生除根据临床病征外，还必须在阴道后穹隆取分泌物进行显微镜下检查，发现有滴虫才能确诊。

如病情不太严重，可以到孕中期再进行治疗。治疗应包括全身用药及阴道局部治疗，并且夫妻同治。孕期全身及局部用药均以甲硝唑为主，对胎儿可无害，但哺乳期不宜用甲硝唑或用药后要暂停哺乳。用药治疗至少要坚持 2 个疗程，并要在每次月经后连续检查 3 次未发现阴道滴虫才可算已经治愈。个别孕早期病征严重的可口服甲硝唑，暂不做局部治疗。切记一切都要由医生来进行诊治。

为预防此病，孕妇应养成良好的个人卫生习惯，滴虫比较容易在 25℃~40℃ 的潮湿缺氧的环境中生存，因此患者内裤、洗涤用具应经常暴晒，注意不要用他人的内裤、浴盆等，公共场所及医院不宜用坐式公厕，以避免交叉感染，孕前、孕后不要去公共浴池、不洁游泳池洗浴或游泳。

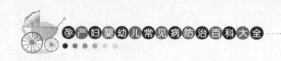

如何医治霉菌（念珠菌）性阴道炎

霉菌性阴道炎是极常见的阴道炎，病原体主要是念珠菌尤其是白色念珠菌。念珠菌是条件致病菌，即指平常阴道可以带有此菌但不致病，在一定条件下才会致病。致病的原因是阴道上皮细胞内糖原增加、阴道酸性增强，致使局部细胞免疫力下降，阴道变得适合念珠菌繁殖而引起炎症。在妊娠期，阴道内因内分泌变化，局部条件会变得适合念珠菌繁殖，因此，妊娠期较容易发生阴道念珠菌感染。阴道炎症可能引起宫口处胎膜炎症而使之变得脆弱，易发生早破水，导致流产、早产，增加了围产儿的死亡率。分娩时胎儿如果接触病原菌，可导致小儿鹅口疮或霉菌性口角炎等症。一般念珠菌的传播途径有3个方面：自身传播、间接传播和医源传播。

自身传播：念珠菌平时即可寄生在人的阴道、口腔和肠道，当局部条件适合念珠菌繁殖时，几个带菌部位可以互相传染。

间接传播：通过接触污染的衣裤、毛巾、浴盆、坐式公厕、公共盆浴等物品而传染。

医源性传播：使用了被污染而未彻底消毒的器械、敷料等而感染。

它的临床病征有：白带增多呈白色凝乳状或豆腐渣样，小阴唇内侧及阴道黏膜附有白色膜状物，擦除后可见覆盖部位红色黏膜的糜烂面或表浅的溃疡，外阴因炎症瘙痒常可有抓痕。

除观察以上病征外，医生还需做白带显微镜下检查，如见到竹节样菌丝和孢子便可确诊。

在孕期，没有症状的带菌者不需要治疗。丈夫如无症状可不治疗，如丈夫已有龟头炎或阴茎包皮炎，可用苏打水洗阴茎或局部应用抗真菌药物治疗。孕中期如患霉菌性阴道炎，可以局部使用制霉菌药物治疗，但切忌全身用药，并应由医生来诊治以免伤害胎儿。孕早期则不宜使用阴道内药物。治疗至少要坚持2个全疗程，连续3次月经后检查均为阴性，才可以认为治愈。

由于念珠菌对热的抵抗力不强，加热至60℃1小时便可以杀死，因此患者可对自己的内裤、毛巾、浴盆等常进行煮沸消毒，以免自己反复感染。此外，不宜盲目多用广谱抗生素，这会减弱阴道内与霉菌共生的细菌，使霉菌得以繁殖。多用抗生素，对孕妇及胎儿都不利。

如何医治细菌性阴道病

细菌性阴道病患者的阴道中有大量不同种类的细菌，但是阴道黏膜无炎症表现，部分病人也无症状。实际上是由于阴道内细菌的生态平衡失调引起的混合感染，由于其炎症反应不明显，所以不称为"炎症"而称为"细菌性阴道病"。由于厌氧菌产生胺类物质，使阴道分泌物增多并呈碱性有腥臭味。妊娠合并细菌性阴道病，可引起绒毛膜羊膜炎、胎膜早破、早产、产褥感染等，造成不良妊娠结局。

该病主要是与性经历有关，发病年龄多为生育年龄的女性。由于正常寄生在阴道内的细菌生态平衡失调所引起，它常会与滴虫性阴道炎同时发生，也可引起宫颈及盆腔炎等。

它的临床病征是：白带增多，有鱼腥臭味，色灰白，稀薄，外阴瘙痒，有灼热感，阴道黏膜无充血性水肿。

妊娠期、哺乳期用药可与滴虫性阴道炎治法相同。无症状患者可不治疗，也不需要夫妻同治。为分娩期不至害及胎儿或得准备宫腔内手术，孕妇可以先进行治疗。治疗前应查清有无其他病原体如沙眼衣原体、支原体等合并感染，合并感染时应同时针对治疗。治疗细菌性阴道炎、口服或局部用药均以甲硝唑为主。治愈标准应包括涂片上的线索细胞少于20%、白带正常、阴道酸碱性正常。

目前，对引起阴道内多种寄生细菌生态平衡失调的原因尚不清楚，因此缺少针对性预防的方法。一般，注意个人卫生、勤洗换内裤、内裤经常在太阳下暴晒等应该是较好的预防措施。为了预防孕产期并发此病，孕妇在孕前或孕早期可进行本病筛查，早发现，早治疗，可以取得良好的效果。

如何医治生殖道沙眼衣原体感染

衣原体是一种不能运动、寄生于上皮细胞浆内、介于细菌与病毒大小之间的微生物，具有细菌特性，对抗生素敏感，是一种常见的性传播疾病。在阴道中感染的衣原体可以上行到子宫、输卵管而引起盆腔炎，导致不孕或异位妊娠。对胎儿的危害主要是产道内直接接触感染，它会造成新生儿眼结膜炎，并可经鼻咽部进入呼吸系统，并直达下呼吸道引起衣原体性肺炎。新生儿可以有眼结膜充血、乳头增生、鼻堵、呼吸急促、咳嗽，可听到肺中小水泡音，X线胸片可见大片肺内阴影。由于此病对抗生素敏感，早期治疗预后较好。

此病传播途径主要是性传播，母婴传播则以产道直接接触为主。此外还有间接感染和医源性感染，这和其他生殖道病原体感染的途径一致。

它的临床病征是：白带增多，宫颈糜烂水肿，可有接触性出血，宫颈管可见浆液性或脓性分泌物。如上行感染成子宫内膜炎，则会有不规则的阴道出血、

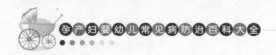

下腹痛，甚至蔓延到双侧附件。如有长期持续低热或高热，下腹疼痛会加剧成急性炎症表现。盆腔检查可觉出双侧附件增厚并有明显压痛。

孕期用药应选择对胎儿危害小的抗生素，如红霉素、阿莫西林或阿奇霉素。此病需夫妻同治，都要以口服为主。由于这种衣原体常会引起非淋菌性尿道炎，所以结束治疗后除以上所提到的临床病征消失外，还应进行尿液检查，尿中无白细胞、尿道口无分泌物、宫颈刮片或尿道涂片检查衣原体都为阴性方可算治愈。

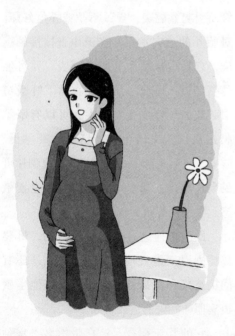

由于衣原体对热较敏感，在55℃~60℃中仅能存活5~10分钟，并且对常用消毒剂也较敏感，所以用2%来苏水、

75%酒精等几分钟即可杀死。因此，为避免接触性感染，孕妇可用煮内裤及洗盆或用消毒剂擦洗浸泡等方法灭菌消炎。

个人生活中应提倡健康性行为，避免性乱。出现可疑症状要及早就诊，确诊的要及时进行正规的全程治疗，并与性伴同治。由于本病诊断治疗需要一定条件，所以必须在医疗条件较好的医院诊治，以免延误。

此病有较多感染者无明显症状，所以孕期检查有可疑征象者，应进行实验室检查，以便及早发现，适时治疗，避免造成对妊娠及胎儿的不良影响。

如何医治尖锐湿疣

尖锐湿疣是一种常见的性病，病原体为人乳头瘤病毒。湿疣主要发生在外阴部及肛门周围，其次是宫颈及阴道。人乳头瘤病毒有致癌性，常可引起子宫颈癌、外阴癌等，易造成更大危害。尖锐湿疣易发生在机体免疫力低下的人群，孕妇的机体免疫功能经常受到抑制，因此孕期较容易患尖锐湿疣，并且病情发展也较快，但产后可好转。孕期感染尖锐湿疣较少见到宫内感染，只有个别人可以出现胎儿畸形或死胎，主要感染为分娩时产道直接接触，使小儿发生喉乳头瘤等病变，可导致出生后窒息。产道内赘生物还可导致孕妇难产。如病变体积不太大，可通过阴道进行药物或手术治疗，所以孕妇如感染了此病毒，最好在孕中期治疗。

此病的传播途径主要有以下几种：

性传播：性传播是此病主要的传播途径，多数感染者有多性伴史或配偶感染史，不论有无症状，病毒携带者都会有传染性。

间接接触传染：少数患者是通过被人乳头瘤病毒污染的内裤、浴巾、浴盆、坐式厕所而传染。

医源性传染：指使用了污染后未消毒或消毒不彻底的医疗器械或敷料等传染。

母婴传播：孕妇如患了尖锐湿疣，分娩过程中胎儿会接触产道内的人乳头瘤病毒而感染。

此病的临床病征有：白带增多常为脓性，外阴瘙痒，外阴部位如大小阴唇、阴阜或肛门周围可见单发或多发疣状、乳头状或菜花状等赘生物，质硬脆，表面湿润红色或白灰色，阴道内和宫颈部位有时也可见类似赘生物，肿块常伴有糜烂，分泌物有恶臭，患部无疼痛感，严重时可有性交后出血或肿块脱落。

有以上病征及性乱史的人病变部位组织的病理检查可以确诊。由于生殖道感染常为多种病并发，如滴虫、念珠菌、淋球菌等，故检查时应注意，避免遗漏其他感染源而得不到彻底治疗。

此病以局部治疗为主，用药物如50%～90%三氯醋酸局部上药，或用激光、冷冻法治疗较大赘生物。如为孕期合并尖锐湿疣，不宜在孕早期治疗，对子宫颈部位病变也不宜采用激光治疗。药物治疗应选择对胎儿无害的，病变局限在外阴者可用冷冻或手术切除。如疾病发现较晚，病变已可能造成软产道梗阻，可考虑剖宫产，产后病变可能会缩小。此病应与性伴同治，并找有条件的医院诊治，不应自己乱用药或找无诊治条件医院或个人进行局部割除等非正规治疗，以免延误根治的时机，否则有可能导致以后的癌变。

在预防方面，应避免性乱，注意个人卫生，预防间接传染及医源性传染。已患者要及时治疗以免传染他人或危及胎儿。妊娠期防治生殖道感染是为了减少对胎儿的直接传染。对小儿直接传播的危害除上述的近期危害外，还可能有更严重的晚期危害，如使小儿成为带毒者，今后对自己、对他人构成威胁等。如感染某些病毒以后，观察发现会与小儿出生后一定时期内发生的腹泻、肺炎、脑炎、败血症有关，还有些病原体的远期危害仍有待于进一步观察研究。因此女性如患有生殖道感染，最好在孕前进行彻底的治疗。

如有妊娠期合并生殖道感染发生，则应在产前进行彻底治疗或暂时控制住疾患，以减少传染性。对没有进行治疗或没有彻底治愈的孕妇，生产时除考虑让其剖宫产外，还应对新生儿做咽拭子培养等项检查，如发现新生儿有感染，要及早进行治疗。

小儿出生以后，产妇及家属要关注整个儿童期有无不明原因的疾病，如不典型的病毒性脑炎等，将它们与孕期母体产道感染疾患相联系，以便发现有关线索，积累治疗经验。远期危害也可能会是小儿死残，损失会更大。因此，加强孕产期生殖道感染的积极防治，可以提高孕中期的保健水平，有效减少孕产期造成的出生质量不良。

孕妇患淋病对胎儿有影响吗

孕妇患淋病，既祸害自身又殃及胎儿，应引起育龄期女性的高度警惕。生育期女性患淋病，几乎100%是通过性交感染，妊娠期淋病发病率为0.5%～0.7%。由于感染淋菌的部位是宫颈管、尿道旁腺和前庭大腺，早期病变不十分明显，有80%以上患者无明显症状，有的仅出现脓性白带、尿频、尿痛等轻微症状，因此极易被人所忽视，或误认为是一般尿路炎症，这样就给淋菌以可乘之机、大量繁殖。

在怀孕初期感染淋菌后，因宫腔尚未闭塞，淋菌会沿生殖道直上而引起淋菌性输卵管炎、淋菌性盆腔炎，更容易导致宫腔感染而流产。有关统计资料表明，在自然流产的孕妇中，淋病导致的流产约占32%。妊娠中、晚期感染淋病后，易发展成播散性淋菌感染，引起羊膜腔内感染、羊膜早破、早产等并发症，病情严重的可发生产褥感染、产后败血症，危及母子的生命。如果妊娠期患淋病不进行彻底治疗，在分娩过程中，产道中的淋菌便会侵犯新生儿，常见的是新生儿淋菌性结膜炎，约占新生儿眼炎的5%～15%，一般出生4天双眼出现症状，治疗不及时，极易导致角膜溃疡而失明。

因此，孕妇感染淋病必须尽早治疗。治疗时首选青霉素类抗生素，对青霉素过敏或耐药者，可用头孢霉素类药物（如大观霉素）。只要用药及时、足量、彻底，治愈率可达100%，一般不影响胎儿。在治疗过程中切忌滥用四环素类、氟哌酸等药，以免危害胎儿发育。

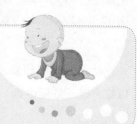

第四章
孕晚期常见病防治

孕晚期母体有哪些变化

孕晚期是指妊娠的后 3 个月，也就是自末次月经开始的第 1 天算起，满 28 周（7 个月）至胎儿娩出前的一段时间。

在孕晚期，胎儿在子宫内的生长速度加快，子宫明显增大，孕妇血容量猛增，由于这些血都要通过心脏的跳动送到全身各脏器的血管，所以心脏跳动次数及每次排出的血量都要增加，这样的变化会使孕妇有心慌气短的感觉。另外，由于增大的子宫使膈肌的活动受到限制，活动幅度减少，胸廓活动加大，所以呼吸次数不增加，但呼吸却较深，所以孕妇有大喘气后感觉舒服的感觉。

由于增大的子宫压迫下腔静脉，使下肢及盆腔的血液回流不畅，淤滞在静脉的血液常是形成下肢静脉曲张及痔疮的重要原因。随着妊娠的进展，孕妇及

胎儿的代谢产物增多，肾脏的工作量也较孕前增加了 1/3 ~ 1/2，尤其在仰卧位时孕妇尿量会明显增多，所以孕妇的夜尿量多于日尿量。

在大量的雌激素作用下，妊娠期胃肠的肌张力及食管与胃相通的部位的肌肉收缩力下降，胃内的酸性内容物很容易反流到食管的下部，所以孕妇常会有"烧心"感。由于胃酸和胃蛋白酶的分泌此时会有所减少，食物在胃内停留的时间会延长，所以不适于吃得过饱。孕妇出现便秘症状，也是由于肠蠕动减慢、粪便在大肠内停留时间过长所致。为减轻便秘症状，饮食调节很重要，除了注意吃粗粮或含纤维素多的蔬菜外，补充维生素也很重要，如维生素 B_1 对促进胎儿生长、增加肠蠕动、防止大便干燥、预防痔疮的发生等，都有一定的作用。

若胎儿在孕 28 周到不足 37 周时出生，即称"早产儿"。胎儿在满 37 周至

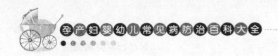

不足 42 周时出生，称"足月新生儿"。满 42 周以后出生的新生儿称"过期产儿"。

孕晚期的防病要点是防早产、防妊娠综合征（妊娠中毒）、防胎盘及羊水方面出问题。

孕晚期胎儿的生长发育情况

俗话讲"七活八不活"，实际上就是指孕晚期的胎儿一旦出生，孕龄越大越易存活。因为当妊娠满 28 周时，胎儿的身长已达到 32 ~ 37 厘米，体重达到 800 ~ 1500 克，胎儿的皮肤呈暗红、有皱纹，皮肤上有较浓的毳毛。这时的胎儿心跳有力、脑部发达，但各脏器的发育均未成熟。当妊娠满 32 周时，胎儿的身长可达 40 厘米，体重在 1500 ~ 1700 克，皮肤暗红、皱纹渐渐展平，皮下脂肪增多、毳毛减少，除了各器官继续发育外，此时的胎儿已有了听力。当妊娠 36 周时，胎儿身长已达 45 厘米，重 2500 克，这时胎儿的皮肤红润、皱纹基本消失、有少量毳毛、皮下脂肪较丰满，指（趾）甲的长度已与指（趾）尖齐平，各器官发育基本成熟，出生后的哭声及吸吮能力较强，在无特殊照顾下，基本能存活。妊娠 37 周以后的胎儿身长已达到 48 ~ 52 厘米，体重达到 2500 克以上，皮肤红润、无皱纹、弹性好，器官发育完善成熟，

有极强的生命力，出生后的哭声响亮，四肢活动有力，能主动寻觅、吸吮。

孕晚期孕妇如何调节饮食以防病

为了保证胎儿的正常发育，孕妇在孕晚期需要摄入大量的营养，尤其是蛋白质的补充。因为胎儿体内的蛋白质，都是要从母体内获得，如果孕妇的蛋白质不足，一定会致使胎儿体重不增长，也会影响各个器官的生长。蛋白质不足对胎儿大脑的发育影响最大，如果大脑发育不良，脑细胞量就会减少 40% ~ 60%，导致智力低下。又因蛋白质在体内不能大量储存，所以产妇必须保证每天有一定量的蛋白质摄入。

饮食中鸡蛋是最优质蛋白质的来源之一，因为鸡蛋的氨基酸搭配与人体相近，所以每日吃 1 ~ 2 个鸡蛋是既经济又聪明的补充蛋白质的方法。蛋类的食法最好是煮熟、煮透，这样有利于消化。另外每日补充 50 ~ 100 克的瘦肉（鱼、鸡、羊、牛等），也是必需的。

由于妊娠后 3 个月，胎儿骨骼牙齿的钙化骤然增加，所以需要大量钙的供应。孕妇必须保证每天有 1500 毫克钙的摄入量。奶类不仅是优质蛋白的提供者，也是饮食钙的最好来源，所以每日应保证喝一定量的奶，但此时只依靠饮食补钙还是远远达不到机体的需要，孕妇必须

有额外钙剂的补充。因为孕妇血中钙的含量仅占 1%～2%，当孕妇的供给不能满足胎儿对钙的需求时，孕妇骨骼的钙将参与供给，使孕妇的骨骼钙减少，出现骨质疏松情况。

孕晚期的饮食会直接影响孕妇的体重，孕妇体重每周增重应控制在 1 斤以下，如果体重增长过多，或出现休息后水肿不消失的情况时，首先自己要减少食盐的用量，因为盐可以使水分留在细胞间使水肿加重，而引起高血压。

孕晚期产前检查的主要内容有哪些

自妊娠 28 周后，孕期检查时间应做到每 2 周 1 次直至 36 周，36 周以后应 1 周 1 次。2 周 1 次的复诊内容包括：测量血压，称体重，检查尿蛋白，以了解孕妇是否会出现妊娠高血压综合征的情况。宫高、腹围的检查是了解胎儿的生长速度是否正常。在妊娠 28～34 周之间，如果没有特殊情况，应做骨盆的测量，了解骨产道是否正常。在这个阶段，如发现胎位异常，可以进行纠正。在这期间，孕妇的血流量增大，易发生贫血，所以孕妇的血色素至少要每月检查 1 次，以便及时发现异常并治疗。孕妇应学会自我监护胎儿的方法，如数胎动、听胎心。孕 36 周以后，如有条件，应坚持每周用电子胎心监护仪至少做 1 次监护，以及时

发现胎儿异常。孕 36 周的 B 超检查也是必需的，它可帮助了解胎儿的位置、胎儿的大小、胎盘的位置及状况、羊水量的多少，对医生判断胎儿存在的问题、进行进一步的治疗、制定分娩方式有帮助。在整个产前检查的过程中，孕妇如出现头痛、腹痛、阴道出血、流水、胎动异常，都应及时告诉医生，否则会延误病情的诊治。

怀孕 7 个月时，胎位已基本确定。正常的胎位为枕前位，占所有胎位的 90% 以上。胎儿屈膝倒坐，头下臀上，胎头俯屈下颈紧贴胸部，后枕骨最低，背部在母体腹前壁方向。如果出现枕后位、臀位、横位、额位等都为不正常的胎位。臀位和横位一般能够诊断，枕后位、额位和面位等头位异常往往难以确诊，要等到分娩进行到一定阶段才能表现出来。产前检查中发现臀位和横位时可采取措施纠正，以使分娩前能转为正常。发现横位，医生可用手法扭转胎位，但要注意有可能因此产生脐带绕颈。如临产时不能纠正，则应行剖宫产分娩。此期臀位较多见，通常不必纠正，可自然转为正常胎位。如不能自然转正，要采取纠正措施。如纠正无效，则提前决定分娩方式，及早入院待产。

孕妇应坚持进行定期产前检查，应注意有无妊娠合并症发生，有无异常分娩出现。这个时期，要特别注意有无阴

道出血现象。如果发现阴道流血，即使只有少量的出血，也应立即就诊，尽早接受诊治，因为可能会出现早产、前置胎盘等现象。另外，孕妇容易出现妊娠高血压综合征，其表现为水肿、高血压、尿中出现蛋白，该病是引起早产和胎儿、婴儿、产妇死亡的重要原因之一。孕妇应注意血压情况，如发现异常应引起高度重视，并及时就诊。这时，还要继续观察胎儿胎位，如有可能自然纠正的胎位，而未能纠正，应及时进行人工纠正或尽早确定分娩方式。分娩方式应尽早确定，以便孕妇能稳定情绪，并早做准备。

越到临产，检查越频繁，大约1周1次。这时，孕妇要非常细致，密切观察，随时注意自己的身体有什么"风吹草动"。

从怀孕第37周开始，孕妇每周要做1次胎心监护，借助仪器记录下瞬间的胎儿心率的变化，这是了解胎动、宫缩时胎心反应的依据，同时可以推测出宫内胎儿有无缺氧。如果孕妇有合并症或并发症，最好从怀孕第28～30周开始做胎心监护。

在提供了静脉血、指血之后，孕妇还得贡献出一点儿耳血，以检测其体内激素水平是否在正常范围内，从而间接地了解胎盘功能是否正常。

确认胎位是临产前很重要的一项检查，医生会告诉孕妇胎儿是头位（头先露）、臀位（臀先露）或属于其他异常胎位，这是确定孕妇自然分娩还是手术助产的重要依据。

在38周以前，阴道有流水现象，哪怕是一点点的水也不正常，这说明羊膜破裂羊水流出，就是俗称的"早破水"。通常，"早破水"后胎儿在12～24小时左右就会出生。如果阴道断断续续地有少量的水流出，持续几天或更长时间，胎儿在失去了完整的羊膜保护的状态下，受感染机会较多，脐带也容易脱垂，死亡率较高。所以，一旦出现这种情况，孕妇要平躺并立即去医院。

孕妇对胎动异常要特别警觉。一般从怀孕第28周开始数胎动，直至分娩。正常状态下，12小时胎动应在20次以上；假如少于这个数目，或晚上1小时的

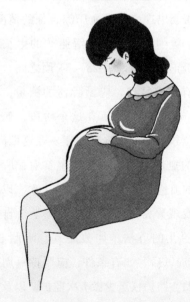

胎动数少于 3 次，表明胎儿可能会有情况；12 小时胎动数少于 10 次，或晚上 1 小时内无胎动，表明胎儿在子宫内有可能缺氧；在最初感觉缺氧时，胎儿会在子宫里拼命挣扎，胎动数剧烈上升，随着缺氧的继续，胎儿活动强度明显变得越来越弱，数量越来越少，这些都是危险的信号，无论出现哪种症状，孕妇都应立即去医院检查。

这个时期，还是要特别注意有无阴道出血现象，即阴道流出血性黏液，称为"见红"或"血先露"，这是由于子宫颈发生变化，子宫颈内口附近的胎膜与子宫壁分离，毛细血管破裂出血的结果，此为分娩先兆，一般分娩将在 24 ~ 48 小时内发生，应及早入院处理。

怀孕 10 个月时，孕妇应每周进行 1 次产前检查，检查胎位、胎儿大小、羊水量、羊膜情况及宫颈情况，并进一步推断胎儿何时入盆、胎位是否正常且是否已经固定等。如果此时胎位尚不正常，那么胎儿自动转为头位的机会就很少了，如果医生也无法纠正，那么很可能会建议孕妇采取剖宫产，以保证孕妇和胎儿的安全。此期还要继续严密观察胎儿的胎动、胎心，注意宫缩的发生，观察阴道分泌物的性状和量。孕妇应携带自己的产前检查表及相关资料，以备随时入院。

孕晚期孕妇如何进行自我监护

在孕晚期，孕妇的自我监护非常重要，监护的内容很简单，主要是自数胎动。因为胎动的次数可以直接反映出胎儿在宫内的状态，如果认真监测，一定会及时发现异常。当胎儿在宫内缺氧时，首先表现的就是胎动减少或消失，而胎心的消失常常在胎动消失后 24 小时内。

胎动次数的计算方法是：孕妇每日早、中、晚各数胎动 1 次，每次 1 小时。如发现每小时胎动少于 3 次（或 3 次胎动数相加 ×4 少于 30 次），提示胎儿可能处于缺氧状态，应及时到医院就医。如果孕妇的丈夫能学会听胎心，最好在每天上、下午各听胎心 1 次。如果胎儿心率每分钟在 120 ~ 160 次/分之间，可以视为正常，少于 120 次/分，或多于 160 次/分，都应及时去医院诊治。

目前，一些有条件的医院已经开始应用远程方法对胎儿进行监护，只要孕妇在家中将胎心监护仪结果通过电话传至医院的监护中心，即可显示出胎心的监护图形，这样就可及时发现胎儿异常。总之，孕妇的自我监护非常重要，在临床工作中发现，有很大一部分胎儿就是由于孕妇的认真监护而得到及时救治的。

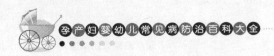
孕晚期为什么要用电子监护仪监护胎心

使用电子监护仪连续监测胎心率的变化，可以了解胎儿在子宫内情况。这种监护是在没有宫缩的情况下，连续监护胎心 20～40 分钟，在监护的同时孕妇将自己感觉到的胎动记录在监护仪上，以观察胎心基线本身的变化及胎心在胎动后的反应。如果是健康的胎儿，胎心基线应在 120～160 次/分范围内波动，胎动以后胎心率加快 15 次/分，这样的胎动及胎动后的变化 20 分钟内不应少于 3 次。一般，孕妇伴有妊娠高血压综合征、糖尿病、高血压、心脏病等合并症时，胎心监护应自 33～34 周开始，每周监护 1～2 次。正常孕妇应在 37 周时开始，每周监护 1～2 次。监护应在进食后进行，否则将不准确。如果胎动后胎心没有加快，就需要进一步检查，行催产素点滴，使子宫出现宫缩后再进行监护，这个试验叫做"催产素激惹试验"，主要是在监测胎心的同时，监测宫缩，当宫缩出现或宫缩消失后，胎心没有减速，这就说明胎盘功能良好，胎儿在子宫内没有发生缺氧情况。

胎位不正时为什么要胸膝卧位

在妊娠 28 周以前，由于胎体小，羊水相对较多，胎儿在子宫腔内的活动范围相当大，所以老是翻跟头，胎位经常改变。随着胎儿逐渐长大，胎头增大并加重，多数能自行转成头位。但有少数胎儿因孕周的增加、羊水量的逐渐减少，胎儿的自然转动受到限制，出现臀位或横位。如果产前检查发现胎位异常，医生将建议纠正胎位。孕妇每天做 2～3 次胸膝卧式，每次 15 分钟，是纠正胎位异常的简便方法。在做胸膝卧位前，要先解尽小便，松解裤带，胸膝的位置要正确，这种卧式虽然吃力，如果到位，可使胎臀离开母体骨盆入口，胎儿借助自身的重心改变，可以自然回转为头先露（即头向下位置）。在做此动作前，也可用艾条分别灸双足小趾外侧的至阴穴，因为艾灸可促进胎动，然后做胸膝卧位，胎儿在胎动增多的情况下，转为头位的概率会增大。如果孕妇有子宫畸形，或 B 超提示胎儿有明显的脐带绕颈时，纠正胎位要慎重。

孕晚期孕妇为什么要左侧卧位

左侧卧床休息对妊娠高血压综合征患者的治疗极为重要。因为左侧卧位时可以减轻增大的子宫对大动脉的压迫，以保证子宫动脉及胎盘血的灌注量，这样对改善胎儿宫内缺氧是有利的。卧床也可以使子宫对下腔静脉的压迫减轻，回心血量增加，这样通过肾的血流量也增加，尿量会增加，有利于水肿的消除。

胎儿宫内发育受限的原因及饮食调节方法

孕晚期胎儿长得小是通过产前保健发现的。当孕妇的体重2次不长或宫高不长、B超测量胎儿小于孕周2周以上，就应该考虑胎儿宫内发育受限了。孕妇本身的一些疾病可直接影响胎盘的供血、供氧，影响胎儿的生长；孕妇偏食、挑食也可引起胎儿营养的缺乏，导致胎儿宫内发育受限；胎儿本身的疾病或畸形，也是一个重要原因。

在发现胎儿宫内发育受限后，提高饮食质量、增加饮食中的蛋白的摄入量是非常重要的。孕妇最好每日能保证2个鸡蛋的摄入或进食不同种类的动物肉、鱼肉，还要注意不偏食，尽可能全面进食，荤素搭配合理，食用新鲜和多品种的蔬菜及水果，保证维生素的足够补充，从而改善营养状态。

只要在妊娠中、晚期及时发现并认真地调理，大部分胎儿发育不良情况都能得到纠正。如经过饮食调节结果还是不满意时，应听从医生的意见入院检查及治疗，看看有没有影响胎儿生长的母体或胎儿本身的疾病。

孕晚期部分常见症状处理方法

1. 腿抽筋

可能因缺乏钙及维生素B引起，可服用乳酸钙、葡萄糖酸钙及维生素B、维生素D、维生素E等。

2. 下肢肌肉痉挛

常发生于小腿排肠肌部，妊娠后期多见，常于夜间发作。痉挛发作时，将腿伸直使腓肠肌紧张，并予局部按摩，痉挛常迅速消除。也可服用钙片2片、鱼肝油丸1丸、维生素E5~10毫克，每日3次。

3. 便秘

妊娠期肠蠕动及肠张力减弱，且运动量减少，容易出现便秘。由于子宫及胎先露部的压迫，也会感到排便困难，应养成排便习惯，多吃含纤维素多的蔬菜、水果，必要时口服缓泻剂，如睡前口服双醋酚汀5~10毫克或果导片1~2片，或用开塞露、甘油栓，但禁用剧泻剂，以免引起流产及早产。

4. 下肢及外阴静脉曲张

静脉曲张可因妊娠次数增多而加重。妊娠后期应尽量避免长时间站立，下肢可绑以弹性绷带，晚间睡眠时适当垫高下肢以利于静脉回流。分娩时应防止外阴部曲张的静脉破裂。

5. 腰背痛

妊娠期关节韧带松弛，子宫增大向前突出，重心必向后移，腰椎向前突，背伸肌持续紧张，故有轻微腰背痛。腰背痛明显者，应及时查找原因，按病因治疗，必要时卧床休息及服止痛药。

6. 贫血

孕妇于妊娠后半期对铁的需要量增多，单靠饮食补充不够，应给予铁剂，如硫酸亚铁 0.3 克，每日 1～2 次口服以防贫血。已发生贫血，应查明原因，以缺铁性贫血最常见，治疗时给予硫酸亚铁 0.6 克或富马酸亚铁 0.2～0.4 克，维生素 C100 毫克，钙片 2 片，每日 3 次口服。

7. 痔

于孕晚期多见或明显加重，系因腹压增高和增大子宫的压迫，使痔静脉回流受阻及压力增高而致痔静脉曲张所致。孕妇应多吃蔬菜，少吃辛辣食物，必要时服缓泻剂纠正便秘。痔疮症状于分娩后可减轻或自行消失。

8. 下肢浮肿

孕妇于妊娠后期多有轻度下肢浮肿，经休息后消退，属正常现象。若浮肿明显，经休息后不消退，应想到妊娠高血压综合征及其他合并症，应针对病因治疗。此外，睡眠时取侧卧位，下肢稍垫高，浮肿多可减轻。

9. 失眠

必要时给予镇静安眠药物，如利眠宁 10～20 毫克或安定 10 毫克，睡前口服。

10. 仰卧位低血压综合征

于妊娠末期，孕妇较长时间取仰卧位时，巨大的子宫压迫下腔静脉，使回心血量及心搏出量减少，出现低血压，孕妇改为侧卧位后，使下腔静脉血流通畅，血压随之恢复正常。

需要注意的是，以上处理方法应在医生指导下进行，孕妇切忌随意服药。

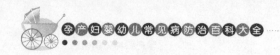 孕妇"抽风"怎么办

"抽风"是民间的俗语，实际是指局部或全身的抽搐。孕晚期引起女性发生抽搐的常见疾病有癫痫病、癔病和尿毒症等。

尿毒症引起的抽搐发病较缓慢，有肾脏疾病史，其特点是有明显的氮质血症，呼吸深大且带有臭味，眼底检查可以看到蛋白尿性视网膜炎。

癔病造成的抽搐，没有明显的异常疾病史，发病缓慢，抽搐时呈手足不规则的舞动。

癫痫患者多有反复抽搐史，发作时瞳孔扩大，突然发病，强直性及阵发性抽搐。

子痫是妊娠高血压综合征发展到最严重阶段的表现。妊娠高血压综合征是孕妇特有的疾病，常发生在妊娠 24 周以

后，以高血压、水肿和蛋白尿为主要表现，如果没有及时发现和治疗，发展到最严重时就会出现抽搐和昏迷，称为"子痫"。

在抽风过程中，由于意识不清楚，常会发生唇舌咬伤、坠地摔伤，而且喉头分泌物多又能误吸入肺，引起吸入性肺炎，全身肌肉抽搐还能引起子宫收缩，发生早产，并由于胎盘子宫血管缺血，轻者引起胎儿宫内缺氧，重者可致胎死宫内。所以，妊娠高血压综合征是孕产妇及胎儿死亡的主要原因之一。

对于妊娠高血压综合征的发病原因，至今尚没有统一的认识，其基本病理变化是身体内小动脉血管痉挛性收缩，使血流减少，以致全身各器官缺血，所以会引起肝、肾、脑、心、肺等器官发生病理性损害，给孕妇及胎儿的生命也会造成威胁。

因此，一旦发现孕晚期孕妇"抽风"，即使还来不及明确诊断，也要先当做子痫处理，以争取尽量减少损害。首先，应让患者取头低并左侧卧位于暗室中，禁食，保持安静，避免一切声光等外来刺激，对患者的各种检查都要动作轻柔，防止再引起抽搐。为了保持呼吸道通畅，要将活动假牙取出，口中放置卷有纱布的压舌板，预防舌下坠，还可放置导尿管，保留导尿管除可进行尿常规检查之外，更便于及时观察尿量。如

果进行全面的身体检查，发现有高血压、水肿或蛋白尿，就能够做出子痫的诊断，并需给予镇静、解痉挛和降压利尿药物。待病情有所缓解，还需考虑是否有必要终止妊娠。

孕晚期孕妇腰背、关节痛为什么会加重

在孕晚期，子宫增长快并向前突起，使孕妇身体的重心向后移，脊柱向前突，这样背部的肌肉会处在紧张状态，使平时腰背部不受力的部位承受重力，所以会出现腰背痛现象。

另外随着孕周的增大，孕妇体内激素水平也在变化，多种因素使骨盆的各关节韧带的变化，也可引发腰部和关节酸痛。很多孕妇有指关节胀痛感伴有手指无力，症状在早晨起床后尤其明显，这主要是由于液体潴留所致。

上述症状一般来讲都属于正常现象，不必进行治疗，一般可通过变换体位、局部按摩或孕妇体操来改变身体重心，以此减轻症状。

孕晚期坐骨神经痛怎么办

孕晚期出现坐骨神经痛的原因为：

1. 胎儿的增大给背部施加压力

到了孕晚期，胎儿的重量会给孕妇的背部增加压力，并且挤压坐骨神经，

从而在腰部以下到腿的位置产生强烈的刺痛。

2. 妊娠期的水肿是重要的原因

由于子宫压迫下腔静脉后，使得静脉回流不畅，水分不容易回流到心脏代谢出来，所以会引起下肢凹陷性的水肿，如背部、小腿部、足部等，这就容易压迫坐骨神经，导致疼痛症状的产生。

坐骨神经痛怎么办呢？

1. 注意休息，避免劳累

因为有胎儿，孕期坐骨神经痛没有很好的治疗方法，孕妇应避免劳累，穿平底鞋，注意休息，可以平躺，将脚架高，使得脚的位置和心脏的位置接近，使静脉回流增加更为舒畅。

2. 严重的话可进行局部镇痛治疗

如果很严重的话，就要到医院进行局封，进行局部的镇痛治疗。比如因耻骨联合的分离，疼痛相当厉害的时候，最好请医生采取局封的方法进行治疗。

3. 快速治疗方法

睡觉时左侧卧，并在两腿膝盖间夹放一个枕头，以增加流向子宫的血液。白天不要以同一种姿势站着或坐着超过半个小时。游泳可以帮助孕妇减轻对坐骨神经的压力。

孕晚期耻骨疼痛怎么办

人体骨盆入口处，两侧耻骨之间有纤维软骨及韧带形成耻骨联合，位于骨盆的前方。在正常情况下，其关节也可略有松弛但无疼痛感觉。妊娠后，由于雌激素水平增高，受雌激素的影响，再加上子宫重力增加，使耻骨联合关节及韧带松弛，有时甚至自发性分离而产生疼痛。

疼痛严重者，两下肢外展与起坐也发生困难，甚至不能行走。

发生耻骨联合分离而产生疼痛后，最重要的措施是卧床休息，减少活动，也可以用绷带固定而减轻疼痛。耻骨联合分离常常同时合并耻骨联合关节软骨炎，所以也可抗炎治疗。疼痛严重者还可以用麻药局部封闭治疗。总之，孕晚期耻骨疼痛是由于耻骨联合分离而引起的，分娩后疼痛会逐渐好转。

孕晚期腹痛是怎么回事

孕晚期，随着胎儿不断长大，孕妇的腹部以及全身负担也逐渐增加，加之接近临产，出现腹痛的次数会比孕中期明显增加。

1. 生理性腹痛

随着胎儿长大，孕妇的子宫也在逐渐增大。增大的子宫不断刺激肋骨下缘，可引起孕妇肋骨钝痛。一般来讲这属于生理性的，不需要特殊治疗，左侧卧位有利于疼痛缓解。在孕晚期，孕妇夜间休息时，有时会因假宫缩而出现下腹阵痛，通常持续仅数秒钟，间歇时间长达数小时，并伴下坠感，白天症状即可缓解。

2. 病理性腹痛

胎盘早剥多发生在孕晚期，孕妇可能有妊娠高血压综合征、慢性高血压病、腹部外伤，下腹部撕裂样疼痛是典型症状，多伴有阴道流血。腹痛的程度受早剥面积的大小、血量多少以及子宫内部压力的高低和子宫肌层是否破损等综合因素的影响，严重者腹痛难忍、腹部变硬、胎动消失甚至休克等。所以在孕晚期，患有高血压的孕妇或腹部受到外伤时，应及时到医院就诊，以防出现意外。

如果孕妇忽然感到下腹持续剧痛，有可能是早产或子宫先兆破裂，应及时到医院就诊，切不可拖延时间。

孕晚期腹痛应考虑的几种情况

1. 胎盘早剥：剧烈腹痛伴阴道出血。

2. 早产：阵发腹痛伴少量出血。

3. 子宫破裂：剧烈腹痛、烦躁、休克伴阴道出血。

4. 急性阑尾炎：转移性腹痛。

孕晚期阑尾位置可上升达脐平或髂棘上两指，炎症发展快，易发生坏死、穿孔，主要表现为转移性腹痛、腹膜刺激征（压痛、反跳痛、肌紧张）不明显，

可伴有发热、呕吐，无阴道出血，血象增高。

5. 囊肿扭转或破裂：体位改变后单侧剧烈腹痛。

有卵巢囊肿病史，常表现为改变体位后突发一侧下腹剧烈腹痛，持续不缓解，阵发加重，伴恶心、呕吐，体位改变时症状有可能缓解，腹部可触及一明显压痛点，腹膜刺激征明显。

6. 子宫肌瘤变性：持续剧烈腹痛伴发热。

孕前多有子宫肌瘤病史，表现为持续剧烈腹痛，伴高热、恶心、呕吐，腹部可摸到肌瘤结节，压痛明显，血象增高，可采用抗炎治疗。

7. 妊娠急性脂肪肝：右上腹痛伴黄疸、高血压。

初产妇多见，尤其是双胎孕妇，表现为突发的右上腹痛，伴黄疸，进行性加重，还可伴高血压、恶心、呕吐，有出血倾向，以"三高三低"为特征：高尿酸血症、高胆红素血症、高血氨、低血糖、低血小板、低蛋白。

如何应对不同的"疼痛"症状

疼痛是孕期最常出现的症状之一，疼痛的范围可遍及身体的各主要部位，疼痛可能是妊娠期的生理变化，也可能是严重疾病的表现，分述如下：

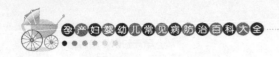

1. 头痛：有些孕妇在怀孕期间可出现头痛，通常程度较轻，是常见的妊娠反应。但若在妊娠最后3个月，突然出现头痛，要警惕头痛可能是子痫的先兆，特别是严重浮肿和高血压孕妇，尤其应引起注意，应及时诊治。

2. 胸痛：孕妇胸痛多发于肋骨之间，犹如神经痛。可能与孕期缺钙或膈肌抬高有关，可适当补充钙剂或进食含钙量多的食物。

3. 上腹部疼痛：怀孕期由于增大子宫的压迫，少数孕妇可出现上腹部不适。对于患妊娠高血压综合征的孕妇，如出现右上腹部疼痛，则表示病情严重，并应警惕肝被膜下出血。

4. 腰背痛：随着怀孕时间的增加，不少孕妇会感到腰背疼痛，这常与孕妇过度挺胸而致的脊柱痛有关，一般在晚上及站立过久时疼痛加剧。减少直立体位及经常变换体位和适当运动，疼痛会有所缓解。

5. 骨盆痛：在妊娠末期，随着子宫的增大，骨盆的关节韧带被压迫牵拉，会引起疼痛。用力及行走时疼痛加重，此类疼痛无须治疗，休息后可减轻。极少数孕妇由于耻骨联合部位的韧带被过度牵拉，患耻骨联合分离症，一般在产后半年内可自愈。

6. 腿痛：腿痛一般由腿部肌肉痉挛所致，主要与孕期缺钙和维生素B缺乏有关，可口服钙剂及维生素B等治疗。

7. 臂痛：在妊娠末期，有的孕妇会感到手臂疼痛或有蚁走感，这主要与孕期脊椎骨变化、压迫脊神经有关，应避免做牵拉肩膀的动作，以减轻疼痛。

孕晚期血压升高容易发生的并发症

1. 妊娠高血压综合征：高血压伴蛋白尿、水肿。

这种并发症是在怀孕20周后出现的，以高血压、蛋白尿和水肿为特征的疾病，严重时可出现抽搐、昏迷，孕32周后发病多见。根据血压、蛋白尿、水肿的情况，可分为轻、中、重三型。重度妊娠高血压综合征可发展为子痫、抽搐，这种情况下孕妇可出现各种脏器功能障碍。

2. 妊娠期肾病综合征：高血压伴低蛋白血症、腹水。

这种症状是妊娠高血压综合征的特殊类型，主要表现为"三高一低"，即高度浮肿、大量蛋白尿、高胆固醇及低蛋白血症，可伴腹水，预后一般较差。由于大量蛋白丢失，胎儿常常很危险，容易发生胎死宫内。

3. 妊娠急性脂肪肝：主要症状为高血压伴食欲减退、黄疸、腹痛、尿少。

这是孕晚期的一个危险急症，孕妇的死亡率很高。

4. 胎盘早剥：高血压伴腹痛、阴道

出血。

胎动异常常见于哪几种情况

1. 胎盘早剥：胎动异常伴胎盘异常。

2. 羊膜炎：胎动异常伴发热。

多见于胎膜早破者，可有体温升高、寒战、心率加快、胎心变快、分泌物有异味，血象增高，采用分泌物培养可确诊。

3. 重度贫血：胎动异常伴心悸、气急。

重度贫血可致胎儿宫内缺血缺氧，严重可致胎死宫内。

4. 前置胎盘：胎动减少伴阴道出血。

5. 脐带缠绕或脐带过短：胎动减少伴脐带异常。

脐带缠绕或脐带过短，常伴胎头高浮，胎动、宫缩时出现胎心减速，很早出现羊水污染。

胎儿不动了是怎么回事

自从孕十几周孕妇自己感觉到胎动开始，孕妇每日都会觉到胎动。由于胎儿也有玩耍和睡眠休息的时间，因此胎动会有时多，有时少，甚至在短时间内一动不动，这些都是正常情况。准父母进行胎教也应该在胎儿活动时进行，如果在胎儿睡觉时进行，就会没有效果，

或是弄醒了胎儿，使他生烦。但是，如果无缘无故出现较明显的胎动变化，如突然加快加多，或是胎动逐渐减少以致停止，孕妇就应该引起注意，因为这可能是胎儿遇到了什么问题或有不适。

产前保健中常会教给孕妇数胎动的方法，尤其对有些有危险因素的孕妇，要求每天数胎动、学会自己监护胎儿，这样发现问题可自己来医院检查。

胎动表示了胎儿在子宫内日常的活动情况，随个体差异每个胎儿胎动会略有不同，但不应有过分激烈或忽然减少甚至停止的现象。有这种突然变化的胎动的，应想到有紧急情况发生，常见的问题是胎儿宫内缺氧。宫内缺氧即胎儿宫内窘迫，如不及时处理，可致胎儿宫内死亡；也常与产时新生儿窒息有关，新生儿窒息又可导致产后吸入性肺炎、缺血缺氧性脑病等，成为婴儿致死致残的原因。宫内缺氧如抢救无效又常需及时终止妊娠，而成为导致早产的原因，结果往往不是婴儿病死，就是影响婴儿身心发育。

孕妇如自觉胎动停止，只要24小时之内胎心仍存在，要立即去医院检查抢救。通过对胎儿的各项监护检查及抢救处理，如给氧、输液给药等。如保守治疗不见疗效，必要时医生会行剖宫产。需要注意的是，术前应慎用镇静药或麻醉剂等，并做好新生儿窒息的抢救准备。

一般情况下，孕妇一定要多了解自己胎儿的活动规律，争取及早发现异常而求医。胎动剧烈或活动减少，甚至减到平日活动的一半以下时，一定要去医院，不要等到胎动完全停止再去。

胎动如经常较多，一般与缺钙有关，可以先补钙观察。高危妊娠常会出现胎儿宫内窘迫，表现为胎动异常，所以积极治疗高危妊娠是预防胎儿窘迫的关键。

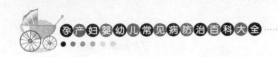

孕晚期阴道出血是怎么回事

在妊娠期间，阴道出血都不是正常的表现，一旦出现应立即到医院就诊。孕晚期阴道出血有两种情况最多见，即前置胎盘或胎盘早剥。

1. 前置胎盘

不伴有腹痛的阴道出血，一般是在休息状态下出现，主要是胎盘位置附着在子宫下段所致。由于胎盘附着在子宫口附近，子宫的下段在整个孕期都在逐渐拉长、变薄，而在这个变化中胎盘并不随着拉长，这就出现胎盘与其附着的部位发生错位从而导致血管破裂出血。因为这种出血是在无外界因素影响下发生的，所以出血往往不伴腹痛。这种出血的时间越早，说明胎盘的位置越低、越接近子宫口、危险性越大。胎盘位置虽在子宫的下段，但距离子宫口较远，出血常发生较晚或要到临产时才出血。

由于前置胎盘的诊断率很高，B超可诊断出95%，所以出现阴道出血时要立即到医院就诊，听从医生的安排。切忌在阴道出血少时不在乎，以为没有肚子疼就不在意，或不愿住院，因为如果最终发生大出血，孕妇及胎儿的生命都会受到很大的威胁。

2. 胎盘早剥

伴有腹痛的阴道出血，这种情况主要是由于胎盘后部的血管破裂，血液不能及时流出，在胎盘后形成血肿，当增大的血肿在胎盘后不能容纳时，便会冲开胎盘边缘，沿着子宫壁流出子宫口。由于胎盘后增大的血肿使子宫内的压力增高，孕妇会感到明显的腹痛，并且是没法缓解的。当胎盘与子宫完全分离后，孕妇与胎儿的血液供应关系就断开了，胎儿在子宫内就会出现缺氧甚至死亡。这种情况发生时，医生会决定马上终止妊娠，因为不及时将胎儿及胎盘娩出，剥离的胎盘会使母体的凝血系统发生变化，使其出现大出血，由于这种出血是凝不住的，所以对产妇的生命有直接的威胁。这种情况多发生在孕妇患有高血压、妊娠高血压综合征及糖尿病等病症时，所以积极治疗妊娠期的疾病、避免腹部的外伤、妊娠晚期禁止性生活是非常重要的。在孕晚期一旦出现腹痛，无论有无阴道出血，都要立即到医院就诊，以防延误病情。由于B超对胎盘早剥的诊断率较低，医生主要是根据病人的临床表现及检查的情况和化验结果进行诊断的。

此外，早产亦表现为少量阴道出血伴阵发性腹痛或腹胀，可于腹部摸到很硬的收缩的子宫。子宫破裂（子宫破裂指子宫体或子宫下段的裂伤，多见于经产妇）好发于产道梗阻、剖宫产再孕、手术创伤、外伤等，表现为阴道出血伴剧烈腹痛、烦躁不安、恶心、呕吐及子宫下段拉长、休克、胎动消失等，检查可发现血色素进行性下降，腹穿抽出不凝血，B 超可协助诊断。

澳抗阳性患者孕晚期如何医治

患有澳抗阳性的女性怀孕，对胎儿是有影响的。前面提到过乙肝病毒是可以通过胎盘传播给胎儿的，只是在妊娠不同的时期，胎儿受传染的概率不一样，在孕早期胎儿几乎不会被感染，孕中期胎儿的感染率几乎在 25%，孕晚期胎儿的感染率会达到 70%，所以孕晚期的治疗非常重要。

目前有研究表明，在孕晚期孕妇注射乙肝免疫球蛋白，对阻断宫内感染有明显的效果，时间是在妊娠 28 周、32 周、36 周各注射 200 单位；新生儿出生后也应注射乙肝疫苗及免疫球蛋白各 1 支，2 周后再注射免疫球蛋白 1 支。乙肝疫苗注射可按常规进行。这些治疗在较大医院可以进行。如果检查出产妇乙肝病毒呈阳性，最好不要考虑母乳喂养。

如何饮食以控制妊娠期血糖

如有糖尿病，孕妇在妊娠期间调节饮食便是非常重要的：

1. 应严格控制饮食量，限制米、面、薯类的摄入量，最好按照碳水化合物占每日热量的 55% 的比例摄入。

2. 控制高糖食物的摄入量，如糖果、水果等一定要少吃。

3. 蛋白质要充足，蛋白质控制在占日总热量的 25% 较合适，主要是肉、蛋、奶及豆制品等。

4. 脂肪摄入量以植物油为主，除烹调使用花生油外，还可吃一些植物的籽仁，日摄入量脂肪应占总摄入量的 20% 为妥。

5. 维生素及矿物质的补充，主要来自蔬菜、牛奶、虾皮、海带及果仁等，可适当比平时多吃一些。

6. 限制盐的摄入量，尽量吃清淡的食品，总的原则应为少食多餐，使 24 小时的血糖水平维持在一个相对平稳的正常水平。

妊娠高血压综合征孕妇的饮食应注意什么

妊娠高血压综合征的发生与饮食内

容有很大的关系。在妊娠高血压综合征发生之前，大部分孕妇往往已出现水肿，食入过多的盐可使水肿加重，所以限制盐的摄入量非常重要。要想限盐成功，在烹调菜肴时，可多吃鲜菜（西红柿、黄瓜、蔬菜沙拉等）、拌菜，这样可保证食品的新鲜与营养不被破坏，又可少依靠进食盐。平时尽量不吃咸肉、咸菜、咸鱼等腌制食品。调味品也应尽量少用，尤其是胡椒粉、辣椒面及芥末等刺激性较强的调料。平时还要少吃油炸和奶油制品，以免引起腹胀及消化不良的症状。钙的补充不仅可以保证胎儿的健康生长，还有预防妊娠高血压综合征的作用，所以平时要注意多食用豆类、牛奶、海带、芝麻酱等含钙高的食物。

孕妇肥胖有哪些危害

一些孕妇由于担心体内胎儿营养不足，往往吃得太多，再加上活动太少，很容易导致肥胖。肥胖会有很多危害：

1. 易引起妊娠高血压综合征和糖尿病

妊娠高血压综合征及糖尿病是最常见的妊娠并发症，最近的研究证实，肥胖与妊娠高血压综合征及妊娠糖尿病发生有关。对未怀孕时的肥胖度与孕后并发妊娠高血压综合征及糖尿病的关系进行研究，发现肥胖度越高，并发妊娠高血压综合征及糖尿病的机会越大。比标准体重肥胖40％的人，孕期发生妊娠高血压综合征的机会是标准体重的4.5倍，达43.4％，孕期发生糖尿病的机会是标准体重的15倍，达10.1％。因此，一方面应避免肥胖或降低肥胖度，另一方面对肥胖孕妇应注意及时发现和治疗妊娠高血压综合征及糖尿病。

2. 易生产巨大胎儿

出生体重超过4000克的胎儿称"巨大胎儿"或"巨婴"，巨婴并非代表健康。根据资料显示，巨婴容易发生低血糖及感染等疾病。孕妇越肥胖，出生巨婴的机会越高。孕妇肥胖度达40％时，出生巨婴的概率是体重正常孕妇的3倍以上。

另外，肥胖孕妇也容易生产体重不足的婴儿，在分娩前称之为"胎儿宫内发育迟缓"，出生后称为"低出生体重儿"（即出生体重不足2500克）。肥胖度超过40％的孕妇生产低出生体重儿的机会是体重正常孕妇的2倍以上，肥胖孕妇分娩低出生体重儿主要与肥胖孕妇易并发妊娠高血压综合征等有关。

3. 易造成难产

过胖可造成子宫收缩力下降。肥胖时，体内脂肪太多，连子宫肌肉周围也充满了脂肪，造成子宫收缩时负担增加，不利于产程进展。如果在胎儿大的情况下，更容易发生难产。另外，由于子宫收缩力减弱，可导致产程延长，发生胎儿宫内缺氧，严重时常需手术助产（包括胎吸、产钳或剖宫产）。

过胖的产妇由于宫缩力弱，也容易发生产后出血。据资料显示，肥胖产妇产后出血率（即产后出血量超过 500 毫升）是正常产妇的 1 倍，达 14.3%。也有资料显示，肥胖产妇容易发生胎膜早破及羊膜腔感染等情况。

早产的原因及如何预防早产

早产是指满 28 孕周到不足 37 孕周之间的分娩。在此期间出生、体重在1000 ~ 2499 克的新生儿称为"早产儿"。由于早产儿的各器官都未发育成熟，所以出生后的疾病很多，如肺透明膜病、肺炎、出血症等，得病后死亡率较高。因此，每个孕妇都应了解早产的原因、预防早产的知识，以减少早产的发生。

当孕妇患有肾炎、肝病、严重贫血、慢性高血压、病毒性肺炎、心脏病、肾盂肾炎、高热、甲状腺功能亢进、糖尿病、妊娠高血压综合征等严重的全身性疾病时，或伴有子宫畸形、子宫肌瘤、如宫颈撕裂、宫颈松弛时，另外当腹部受到撞击或腹部手术之后、性生活的直接刺激、精神刺激、情绪剧烈波动等都有可能发生。当然，如果出现胎儿畸形、胎位异常、多胎、前置胎盘、胎盘早期

剥离、羊水过多或胎膜早破等情况，也可引起早产。

早产的预防首先要积极治疗全身性疾病，早发现、早治疗妊娠期合并症及并发症，及时纠正胎位等。另外还要节制性生活，避免过度疲劳，不到嘈杂的公共场所，不与传染病患者接触。当子宫出现规律性收缩，5 ~ 10 分钟 1 次，每次持续 30 秒钟，休息后不缓解，应立即就医，及时应用宫缩抑制剂进行治疗。

孕晚期出现哪些情况要立刻去医院

1. 每日胎动次数逐渐减少或不动，有可能是胎儿宫内缺氧。

2. 感觉头痛、眼花，可能已出现血压增高，需进一步检查。

3. 阴道流血，伴或不伴腹痛，可能有胎盘前置或早剥。

4. 阴道持续流水，可能出现胎膜早破。

5. 子宫规则收缩，可能早产或临产。

有以上情况发生，孕妇及家属不可轻视，应立即去医院检查、治疗、住院或做临产准备，以免出现危险。

过期妊娠有什么危害

超过预产期 2 周不生者为"过期妊娠"，超过 2 周才分娩称为"过期产"，

所分娩的婴儿称为"过期产儿"。过期产儿是正常足月产儿死亡率的3~4倍，其原因与胎盘功能减退有关。所以，应尽量避免过期产。

胎盘是胎儿的"摇篮"，胎盘中央有脐带与胎儿相连。在十月怀胎期间，胎盘有着特殊的功能。但是，胎盘的功能和寿命是有限的，超过预产期2周后，多数胎盘功能迅速减退，呈现衰老变化，表面形成许多白色斑块，夹杂着坚硬如石的钙化灶。此时，胎盘不能再给胎儿提供足够的氧气和营养物，导致胎儿严重缺氧，使已经发育良好、生机勃勃的胎儿变得形体消瘦，皮肤被胎粪染黄而多褶，颅骨坚硬，容易导致难产、产伤甚至胎死宫内，或者发生产后窒息甚至死亡。如果宫内缺氧时间过长，影响脑细胞功能，还会造成出生后智力低下或神经系统后遗症，如癫痫及多动症等。

因此，不可抱着"瓜熟蒂自落"的态度，使妊娠任意拖延下去，尤其是孕妇合并有妊娠高血压综合征、心肾疾病、糖尿病时，胎盘血管功能差，36周后胎儿随时都可能因缺氧而猝死。因此，孕妇必须定期进行产前检查，每天3次数胎动，严密监护胎儿及胎盘功能，适时结束分娩。

有些孕妇一直有"瓜熟蒂落"的想法，认为预产期过了也没关系。其实不然，因为当妊娠进入末期时胎盘就已经成熟，如超过正常的期限，胎盘将出现老化现象，胎盘血管会广泛阻塞、胎盘钙化、胎盘的血液供应减少、胎儿从母体索取的营养明显减少，以致胎儿的生长发育受到很大影响。另外，过期儿的颅骨会变硬，胎头在分娩时会因不适应产道的变形而发生难产。由于胎盘功能的减退，胎儿对缺氧的耐受性变差，所以在产程中易出现胎儿宫内缺氧，甚至发生死亡。另外妊娠过期时羊水也会越来越少，使分娩时羊水保护胎儿、润滑产道的作用减弱，也会导致出现胎儿缺氧或新生儿窒息。所以一旦出现过期妊娠，预产期过10多天还没有临产反应，孕妇就要考虑剖宫产。

高龄孕妇是否容易早产

妊娠满28周但不满37周间娩出的新生儿称为"早产儿"。由于过早中断在子宫内的正常发育，新生儿各器官尚不够成熟，肺透明膜、颅内出血等并发症的发病率很高，是新生儿死亡的主要原因。

经流行病学调查，与早产有关的因素有：母亲年龄过小或过大都容易发生早产；如果母亲体重过轻，低于45千克，也是早产的好发因素；另外，不良生活习惯、过强的劳动或过长的劳动时间也是高危因素。此外，就是既往有流产、早产史或子宫发育异常，如单、双角子宫、纵隔子宫、妊娠合并子宫肌瘤，因先天发育不全或裂伤导致的宫颈松弛，双胎、羊水过多使宫腔内压力过高，产前出血以及孕期长途旅行、腹部受撞击、妊娠期手术或不适当的性生活，也易引起早产。

目前，分娩的动因尚不清楚，早产的原因也不十分明确。从临床实践来看，约有30%的早产没有明显的原因，而比较明确的早产原因中主要是绒毛膜羊膜感染、胎膜早破，还有一些孕妇因为严重的妊娠合并症或并发症，需要提前结束妊娠。

早产的危害很多，尤其是有早产史的女性，再次妊娠后早产的可能性会增加，对于高龄孕妇来说，更应该避免发生早产。首先，应该避免不良的生活习惯，戒烟戒酒。这是因为吸烟时吸入的一氧化碳与血红蛋白结合后，会降低红细胞的携氧能力，尼古丁会导致胎盘血管收缩，酒精使皮肤血管扩张，相应减少胎盘的血液供应。怀孕期间应保持心境平和，避免情绪紧张，适当减少社会活动，以免过度劳累或过于兴奋而影响子宫的血流量。

高龄孕妇容易走进的一个误区就是过度补充营养，这样体重增加过快，胰岛素将相对分泌不足，会引发妊娠期糖尿病，胎儿也会较大，羊水多，因宫腔压力过度增加而发生早产。也有一部分

孕妇因妊娠反应较重，影响正常饮食，发生营养不良，也容易引起早产。随着社会的发展，很多女性接受了高等教育，年轻时忙于事业，无暇顾及生育问题，一旦意外妊娠，就会进行人工流产，而宫腔操作有可能会损伤宫颈内口的组织，减弱宫颈括约肌的功能，再次妊娠后，宫腔压力增大时，宫口被动扩张，羊膜腔膨出，从而发生早产。所以，在不准备生育时，一定要注意避孕，尽量避免或减少人工流产。

妊娠后，定期的产前检查看起来很简单，但通过产前检查可以及时发现阴道细菌病和妊娠期无症状菌尿，及时治疗可避免通过血液的感染或阴道上行性宫腔感染。如果既往曾经诊断为宫颈机能不全，那么在孕中期，也就是妊娠14~16周时，应该到医院进行宫颈环扎手术。如果是多胎妊娠、羊水过多、子宫发育异常或妊娠后宫缩比较频繁者，应增加卧床时间，保证子宫胎盘的血液供应，减少对子宫的刺激，以免宫缩时宫腔压力增加，发生胎膜早破。

以前认为，妊娠后应避免性生活，而随着医学的发展，现在的观点认为，妊娠后适当的性生活不仅可以增加夫妻的感情，还有助于分娩时的产程进展，但如果具有早产的高危因素，还是应该节制性生活，以免精液中的前列腺素诱发宫缩，引起早产。

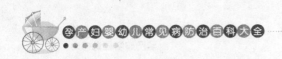
总而言之，高龄就是早产的高危因素，所以妊娠后一定要做好早产的预防，也就是说从生活习惯、精神心理状态、营养均衡、产前检查等多方面加以注意，一旦出现妊娠并发症，及时到医院就诊，才能尽量延长妊娠时间或避免早产的发生。

高龄孕妇是否容易出现胎位异常

要了解高龄孕妇是否容易出现胎位异常，首先必须知道几个概念，第一是胎产式，就是胎儿的纵轴与母体纵轴是否平行，平行的叫做"纵产式"，垂直的称做"横产式"，足月时如果胎儿是横产式，也就是通常所说的横位，是不能从阴道分娩出活婴的，需要行剖宫产。

在纵产式中，包括头位和臀位。除了了解这些概念，还要知道一个名词，叫做"胎方位"，简称"胎位"。胎儿最先进入母亲骨盆的部分叫做胎先露，先露部分的指示点与母亲骨盆的关系叫做"胎方位"。医学上胎位异常一般是指除了胎儿枕骨先露外的其他所有胎方位或胎产式，而通俗的叫法多是指臀位和横位。

在臀位的孕妇中，还可分为单臀先露，也就是胎儿双腿向上伸直。这种情况下，临产后，因为胎儿臀部充满了产道，脐带不容易脱出，如果孕妇骨盆较

大，胎儿在 3500 克以下，可以阴道分娩，但现在的孕妇多为初次分娩，产程相对较长，而且对臀位胎儿来说，头部的径线最大，却要最后娩出，有一定风险。另外，臀位分娩时，多需要人为辅助分娩，可能会发生宫颈裂伤。

因此，在妊娠 36 周左右，孕妇应该住院，与医生一起决定分娩方式。还有一些胎儿是臀位的孕妇，先露是臀和双脚，称为"完全臀先露"；如果先露只是一只脚或两只脚，就称做"不完全臀先露"或"足先露"。在这些情况下的胎儿，一旦破水，脐带脱垂的危险很大，而一旦发生脐带脱垂，就会危及胎儿的生命。

在妊娠 30 周前，臀先露较为多见，但在 32 周之后，多数会转为头位，也有一些人在更晚的时间，也会转为头位。如果在孕 32 周尚为臀位，医生会让孕妇每天膝胸卧位 2 次，每次 15 分钟，但一

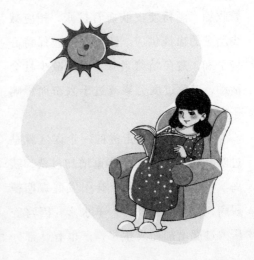

定要注意时间，不能过长，还要监测胎动，因为个别人有发生胎盘早剥的可能，一旦出现阴道出血或胎动减少，应立即到医院就诊。

一般来说，胎儿头部最重，在重力作用下，在孕晚期96%左右的胎位都是头位。胎位异常经常有特殊原因，常见的有妊娠合并子宫肌瘤，肌瘤阻挡胎头下降；脐带过短，胎头不能转向下方；前置胎盘或低置胎盘，使子宫下段过窄，胎头不能入盆。还见于一些子宫发育不良或畸形的孕妇。孕妇年龄过大，子宫弹性减弱，妊娠后不能充分扩张，没有改变胎位的足够空间。臀位常见于双子宫或单、双角子宫的原因也在于此。

总而言之，高龄孕妇子宫弹性差，发生子宫肌瘤和胎盘位置异常的概率高，所以发生胎位异常的机会也较多，妊娠后尤其是妊娠中晚期，一定要定期到医院进行产前检查。临近足月时，也应该适当提前住院，以保证孕妇及胎儿的安全。

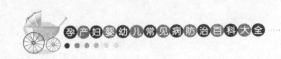
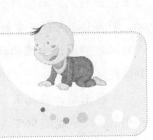

第五章
分娩期常见病防治

分娩前的准备工作及正常先兆症状

十月怀胎，一朝分娩。越接近预产期，孕妇及家人的心情都会忐忑不安起来。无论孕妇的心情如何，分娩前的精神及物质准备一定要充分。首先，应将孕期检查的病历及入院需要的钱、换洗的衣服、卫生巾、梳洗用具、餐具、新生儿的衣服被褥、尿布、奶瓶等必备物品放在一起，以免在紧急情况下需去医院时不致遗忘。产后准备休养的地方最好选择向阳、通风好的房间，并进行一次彻底的清扫，被褥都要清洗干净、晒一晒。产妇要注意精神上放松，保证睡眠，保持体力，每日擦洗乳头，清洗外阴，以预防乳头皲裂及产褥感染。

临产前，在做好物质准备的同时，也要做好思想准备。孕妇及家属首先要了解分娩前有哪些正常先兆症状，应如何处理的有关知识，一般有：

胃口好了：当胎儿头入骨盆后，子宫底下降，这使子宫对两肋及膈肌的压迫减小，使上腹部感觉轻快，呼吸也顺畅了，"烧心"症状减轻，食欲增加。

不规律宫缩：夜晚子宫有较多的不规律收缩，不会觉得痛，但白天宫缩会消失，这种宫缩如果使用镇静剂后，将完全消失。

"见红"：由于接近分娩期，子宫颈口周围的胎膜与子宫壁分离，在分离时，有小的血管破裂，使少量的血与宫颈的黏液混合后呈血性黏液状从阴道流出，如果量少，就是正常情况，可准备上医院临产，但不必担心着急。

临产是有个过程的，因为孕妇首先会有一个规律性宫缩的出现，即孕妇会感觉子宫开始出现有节律的收缩。宫缩是阵发性的，每次宫缩由弱渐强维持一定的时间又由强渐弱直至消失。宫缩持续时间会长达30秒，同时孕妇会感觉小腹部疼痛，宫缩过后，疼痛便消失。宫缩的间隔时间为5~6分钟，此时子宫会完全松弛。如果医生做阴道检查，可发现宫颈管消失、宫口开大、胎先露部位已下降，此时就临产了。所以，在出现规律宫缩时，及时到医院就诊是来得及的，当然这只适合初产妇。

临产后多长时间分娩

正常的分娩过程通常可分为3个阶段，亦称"3个产程"。

第一产程：从规律宫缩到子宫颈口开全。第一次分娩的孕妇平均时间为11~12小时，有过分娩史的孕妇平均时间约6~8小时。这段时间主要是宫颈扩张、胎儿头下降阶段，宫缩持续时间一般是30~40秒，间隔时间约3~4分钟。

第二产程：是从宫口开全至胎儿娩出。在第一次分娩的孕妇平均时间为1~2小时，有过分娩史的孕妇一般在几分钟至1小时便可娩出胎儿。这段时间主要是将胎儿逼出子宫的过程，这时的宫缩会很强且持续时间达1分钟以上，间歇1~2分钟。

第三产程：自胎儿娩出到胎盘娩出。这段时间主要是胎盘剥离并排出子宫的过程，此时子宫会持续收缩，但无节律性，一般时间为10分钟至半小时。

3个产程加起来便是总产程。第一次分娩的总产程时间平均约为15~16个小时，有过分娩史的一般为7~8个小时。

影响正常阴道分娩的因素有哪些

决定产妇能够自己正常分娩的基本条件是产力、产道、胎儿及产妇的精神状态。

产力：主要是指促使子宫颈管消失及宫口逐渐开大的子宫收缩力，以及当宫口开全后，宫缩及腹部肌肉收缩将胎儿逼出子宫的力量。

产道：胎儿分娩所经过的通道，包括骨产道和软产道。骨产道就是骨盆，骨盆根据其形态、大小可分为女性型骨盆、男性型骨盆、扁平型骨盆、类人猿型骨盆，其中只有女性型骨盆最适应胎儿的通过。软产道包括子宫下段、子宫颈、阴道、外阴，在这个通道内无畸形、肿物及病变等为正常。

胎儿：胎儿头先露、体重在正常范围、胎儿无畸形、胎心正常，分娩过程中胎儿行进方位正常，为正常情况。胎儿过大造成通过骨盆困难、胎位有异常（臀位、横位）、胎心出现加快、减弱或消失、胎儿有畸形等，这些条件都是属于不正常胎儿因素。

产妇的精神因素：产妇精神紧张、惧怕、烦躁、是否放松等都会直接影响

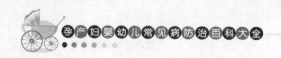

产程。

以上4个因素是互相影响的，如果产道正常但胎儿过大或胎位、胎心异常，尽管宫缩力正常，仍然可能使分娩发生困难。如产道、胎儿条件均正常，但是产妇的精神紧张会使宫缩无力，以致发生产程延长、产妇精力衰竭，也会发生难产。所以，几个因素是互相影响与改变的。

产前检查可有效防止或纠正以上前3个因素异常导致出现的问题，最后1个因素则要靠产妇自己来调节，一般精神放松产程会顺利得多，产妇一定要记住这一条。

分娩期产妇如何保持体力及调节饮食

在第一产程，由于阵痛，产妇的正常饮食会受到干扰。阵痛频繁时，会引起呕吐，疼痛时大声喊叫会造成肠胀气等症状。由于体力消耗较大，再加上对分娩的恐惧及焦虑，产妇的食欲会减少，或只想吃一些平时喜欢的食物。无论如何，坚持定时进食、不大喊大叫才能保持体力。在第二产程，由于腹肌用力，腹压会上升，加上四肢的肌肉用力收缩以及子宫收缩所需的力量，对产妇都是巨大的消耗性工作，这时产妇会流出大量的汗，并觉得口渴，全身十分疲劳。当胎儿和胎盘娩出后，产妇往往已非常疲劳，只想休息。

以上这样剧烈的体力劳动，必须要有足够的可口的饮食保证才能完成，所以在产程中应尽量多吃一些自己喜欢的、易消化的、热量高的食品，如挂面、米粥、果汁、酸奶、鸡蛋、巧克力等。

阴道分娩对母子健康有什么好处

阴道分娩是一种自然生理现象。胎儿通过阴道娩出，益处很多：

1. 临产后的子宫收缩使胎儿胸廓经受节律性的压缩和扩张，能使胎肺加速产生并激活一种叫做肺泡的表面活性物质，使肺泡变得弹力足、扩张自如、呼吸通畅。

2. 胎儿娩出时由于受挤压和用力，呼吸道里的黏液和水分会被挤至咽部，新生儿吸入性肺炎会减少。

3. 胎头受压，血液充盈，呼吸中枢兴奋，出生后婴儿可以立即建立正常的呼吸节律。

4. 阴道分娩对母亲的创伤小，产后恢复较快。因此，如果有阴道分娩的条件时，应争取阴道分娩。

剖宫产术对母子绝对安全吗

目前，在孕妇中几乎有近半数的孕妇有剖宫产分娩的意愿，原因就是怕自己忍受不了疼痛或害怕到时出现意外。还有人认为，剖宫产对胎儿的危险会减少，新生儿会更聪明。这些认识其实是不正确的。在医学发展史上，剖宫产的应用只是人为解决难产的一种方法，并不是绝对安全的。因为剖宫产是一种有损伤的手术，在手术中存在着很多危险，如麻醉可以影响孕妇的血压，而孕妇身体在低血压的状态下，会直接减少对胎儿的血氧供应。如果用全麻，胎儿还可直接受到药物的影响，使其出生时呈缺氧状态，即发生新生儿窒息。剖宫产的出血量是阴道分娩的2倍，剖宫产后感染也是个重要问题。还有再次妊娠分娩时，因为子宫上已有瘢痕，存在子宫破裂的危险和再次手术的机会。另外，剖宫产后母亲的患病率可能是阴道分娩的4倍。所以剖宫产分娩一定要在必要时才进行，也就是阴道分娩发生困难或因产妇患有某些疾病而不适合阴道分娩的时候才可实施。

此外，剖宫产分娩的胎儿由于胎头没有受到子宫收缩及产道的挤压，患新生儿统合失调症多于阴道分娩的新生儿，所以剖宫产是不能代替阴道分娩的。如果胎儿在宫内缺氧，行剖宫产手术分娩能使胎儿及时脱离不良的环境，这对胎儿是有利的。如果在没有手术适应症的情况下实施剖宫产手术，实际并不能提高胎儿的安全系数。有关资料显示，剖宫产手术并不能降低围产儿的死亡率。

因此，为了保证孕妇和胎儿的安全，孕妇应听从医生的决定。

臀位胎儿都要剖宫产吗

臀位是指胎儿的先露部位是臀部，胎儿臀与头相比要小、软、不规则。由于二者之间的差别，在分娩中就有不同的问题存在。因为在胎儿的身体中，胎臀的直径最小，小于胎肩，胎头的直径最大。在头位分娩时，最大的胎头先娩出，其后小于它的肩、腹、臀就会迅速娩出，除非巨大儿胎肩会特宽易发生肩难产。臀先露分娩时，情况则完全不同，最先娩出的反而是胎儿最小的部位。又小又软的胎臀娩出后，大于胎臀的胎肩、胎头才娩出，这就可能会出现胎头娩出困难。当胎头不能自然娩出时，胎儿极易因缺氧发生窒息，另外在牵拉胎儿时，容易发生胎儿骨折、臂丛神经损伤、颅内出血或窒息时间过长导致胎儿死亡。

在孕晚期也会由于胎儿臀部不平，使前羊水囊内的压力不均匀，容易发生胎膜早破、脐带脱垂情况。在临产后，因为先露部不规则，不能紧贴子宫颈，使反射性地激发子宫收缩的作用减弱，容易出现子宫收缩乏力、宫颈口扩张缓慢导致产程延长。分娩时，由于用力牵拉胎头，可发生子宫颈甚至子宫下段的

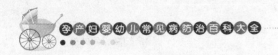

撕裂。

鉴于臀位的特点，当初产臀位时，剖宫产分娩对胎儿的损伤相对较阴道产要安全得多。但经产妇在臀位时，如骨盆形态和大小正常，胎儿大小中等，先露为单臀（腿直臀位）或双胎妊娠（一头一臀）时，可以争取阴道分娩。但当先露是足、膝时就不适合阴道分娩了，因为那样容易导致难产。

子宫肌瘤合并妊娠一定要剖宫产吗

经常会有孕妇提出："我子宫上有肌瘤，给我做剖宫产吧，顺便将肌瘤切了。"在这里，可以肯定地答复，这种想法是不正确的。因为子宫肌瘤合并妊娠的分娩方式主要取决于肌瘤在子宫上的位置是否会影响胎儿所通过的产道，如果挡住了胎儿先露的下降，就必须要做剖宫产了。手术中是否切除肌瘤，主要看肌瘤的大小及位置，如果肌瘤在浆膜下（子宫表面并突出表面），而且连接子宫的根部较细时，可以考虑同时切除。否则是不可以同时切除的，因为妊娠子宫的血液循环丰富，此时手术容易大出血、发生感染。再者，肌瘤是随着妊娠的增长而长大的，当产后子宫恢复到妊娠前大小时，子宫肌瘤也可能萎缩至很小，有些甚至触摸不到了。因此，手术中切除肌瘤并非良策。

胎膜早破有什么危险

在没有临产之前胎膜先破裂，羊水自阴道流出，称为"胎膜早破"，也叫"早破水"。早破水是异常情况，应尽快到医院就诊。

一部分孕妇在胎膜破裂后会很快临产，这是由于羊水从宫腔流出后，宫腔内的压力下降而引起子宫收缩。如果破膜后长时间不临产，阴道内细菌就可能进入宫腔而引起宫腔感染。所以在胎膜破裂以后，要积极预防感染并尽快引产。因为胎膜早破距分娩开始的时间愈长，宫腔内感染的机会愈多，一旦发生宫内感染，不仅母体有危险，胎儿也会因吸入被细菌污染的羊水而可能发生吸入性肺炎。

如果妊娠已达36周以上并破膜后12小时还没有出现宫缩，医生一般会在使用抗生素抗菌的同时，开始用催产素引产。如果胎膜早破发生在36周以前，因为胎儿还未成熟，医生会在积极抗炎的同时给予促胎儿肺成熟的药物。已出现宫缩时，医生会给予抑制宫缩的治疗，并在严密监测感染指标的情况下，尽量延长孕龄。在等待的时间内，外阴应该放置干净的月经带、消毒会阴垫，以避免细菌感染。当出现感染迹象时，应及时通过引产或剖宫产终止妊娠。

胎膜早破的另一个严重并发症是脐带脱垂，这种情况一般发生在胎儿头没有进入骨盆或胎位不正时，因为先露周围有缝隙，脐带可随着羊水的流动而脱出宫口，由于脐带受压，使供应胎儿的血液循环受阻，胎儿容易发生急性缺氧甚至死亡。因此，当阴道有大量羊水流出时，应立即平卧，最好采取头低脚高位置，以防脐带脱垂。

家庭紧急接生需要做哪些准备工作

孕妇在临近预产期或有临产先兆时，应尽快就医，要尽量避免在家中分娩。如果是在去合同或定点医院的路上临产，应在最近的医院就医分娩。如果来不及到医院，需要在家中紧急分娩时，为了母子的安全和健康，应尽快做好以下准备：

1. 立即通知医生。

2. 立即清理出干净的区域，用洁净的布垫好。

3. 用肥皂将外阴部洗净。

4. 将旧衣服或小棉垫放在产妇的臀部下方，以利于接生。

5. 接生者将手洗干净，当胎儿头娩出时，要嘱产妇哈气，用拇指与其余四指分别在脖子和鼻部向口腔部挤压，以便将胎儿口鼻中的黏液挤净，然后用手压胎儿头两侧旁的产妇阴部，当看到肩膀时，就向上抬，胎儿整个肩膀娩出后，胎儿自然就全部娩出了。

6. 胎儿娩出后，立即用棉布包裹，并轻弹足心，使其啼哭。

7. 当看见脐带向下滑落或阴道出血时，可轻拉脐带帮助娩出胎盘，胎盘放置高于胎儿的部位。

8. 等待医生到来处理，或将产妇、新生儿及胎盘一同送往医院处理。

什么是无痛分娩

分娩阵痛已成为现代女性对分娩的一种惧怕，因此也是产妇要求剖宫产的一个理由。为了帮助产妇顺利度过产程的磨难，无痛分娩在欧美国家已经开展得很广泛，近年来我国也在逐渐尝试这项服务，以为产妇减轻精神上的压力。

无痛分娩就是在分娩过程中，通过不同方式使产痛减轻。无痛分娩法主要有药物性、非药物性及针刺麻醉等。药物镇痛可分为药物吸入、静脉注射、脊髓注入、局部注射等。母体由于药物对神经中枢或局部的镇痛作用，减轻了由于宫缩引起的疼痛。因镇痛使用的药物剂量比手术时所需的剂量明显减少，所以对产妇的活动、饮食一般无影响，产妇可以在仪表比较整齐、神态比较平和的情况下顺利完成分娩。

目前，国内常用的方法有：笑气吸

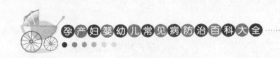
入、硬膜外间断给药等，这些方法的镇痛效果是可靠的。非药物性方法主要有：

1. 自然分娩法：在分娩前，对孕妇进行产前教育，并进行辅助动作的练习，以帮助产妇在分娩前消除身体肌肉的紧张。

2. 精神预防性无痛分娩：主要是在分娩时转移产妇对疼痛的注意力，主要方法有听音乐、按摩身体及腹部、做短促的腹式呼吸等。

3. 针刺麻醉。

产前检查正常，为何临产时还会难产

很多产妇经常会问，产前检查一切正常，为什么在分娩时还会出现异常？觉得这有点儿不可理解。其实这是很好解释的，产前检查正常，只是说明产道、胎位、胎儿大小、胎心都属正常范围，产妇也不伴有产科并发症及其他合并症。但分娩过程要经历十几个小时，在这段时间内，产妇的精神状态、产力的情况、胎儿对宫缩时缺氧的耐受、胎头在产道

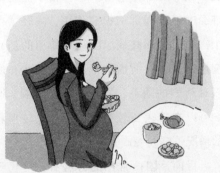

中下降时的位置是否合适等，都可能使一个本具有顺产条件的生产改变为难产，当然难产也会转变为顺产。所以说分娩是一个复杂的过程，在这个过程中，随时可能发生问题，这也是正常的。

什么情况需要提前引产

瓜不熟，就不能摘吗？在临床中，经常有一些孕妇患有内外科疾病，或因妊娠引起的并发症对孕妇或胎儿的生命有威胁，为了孕妇或胎儿的安全，医生常常要根据病情考虑终止妊娠，一部分采取剖宫产，一部分则采用引产。

常见的引产原因是：糖尿病、重度妊娠高血压综合征、胎儿宫内发育受限、羊水量减少、妊娠过期、胎动减少、母儿血型不合、胎膜早破、胎心电子监护发现有胎儿宫内缺氧可能性、胎儿畸形或死胎等。

引产的目的是通过终止妊娠，使孕妇的疾病得到控制，减轻对孕妇的生命威胁，或使胎儿脱离缺氧的环境。

引产的方法有哪些

引产方法的选择，主要是根据孕妇的宫颈情况来决定。

如果宫颈条件不成熟，也就是说宫颈硬、颈管长、宫口关闭时，应先促使

宫颈成熟，应用药物使其在短时间内缩短、变软。目前常用的药物是前列腺素类，将药物放在宫颈后方，使其慢慢释放，这种方法简便，产妇可不受任何损伤，并将在放药后2~3小时出现宫缩。

另外常使用的方法是低浓度的催产素静脉点滴，在点滴开始就会出现宫缩并易于观察。一旦宫颈条件成熟、宫颈变短、宫颈变软、宫口松开时，便可直接进行破膜引产。人工破膜是医生经过消毒的外阴阴道，用齿钳在手指引导下，经子宫颈管刺破胎膜。这个手术很简单，并不疼痛。

人工破膜后胎头前会有羊水流出，使胎头下降并紧贴子宫颈内口，可反射性地引起子宫收缩。破膜后1~2小时，宫缩如不发动，则可再用催产素静脉点滴以促使子宫收缩。

引产只是人工发动分娩而已，一旦奏效，分娩即开始，孕妇由此经历的整个产程和自然临产是一样的，因此孕妇的感受及产程的经过也相同。

产程中医生的检查有什么意义

当产妇进入待产室后，医生会对其进行全身的检查，除了血压、脉搏、体温外，他们做得最多的事情是：

1. 听胎心。进入产程后，监护胎心，可了解胎儿在子宫内的情况，有利于及时发现胎儿缺氧。第一产程中胎心需要半小时听1次，第二产程中要10分钟听1次，必要时还需要连续的胎心监护。

2. 做阴道或肛门检查。检查的主要目的是了解宫口是否已开大及胎儿先露的下降情况。当宫口开大在3厘米以下，胎儿先露已固定时，医生会给产妇洗肠。洗肠的目的是避免分娩时粪便污染会阴部影响到母子健康，这可起到清洁的作用；另外洗肠还有助于促进子宫收缩，有加快产程的作用。在第一产程的早期需每4个小时查1次，在宫口开大至3厘米后，则需要1~2个小时查1次。

3. 摸宫缩，了解宫缩的强弱及间隔时间，如果发现宫缩乏力就可及时给予处理，如行人工破膜、静脉点滴催产素等加强宫缩。

4. 定时做化验检查。当胎膜早破或伴有糖尿病时，医生会定时检查孕妇血常规或血糖，以随时根据情况给予治疗。因为所有的检查都是为了产程的顺利进展，所以产妇的密切配合是非常重要的。

5. 督促产妇定时排尿，可以减少胎儿头下降时的阻力，对产程进展是否顺利起着重要作用。

怎样配合医生接生

当宫口开全后，产妇将进入产房，这时孕妇的主要感觉就是肛门下坠、阴

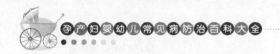

道有憋胀感，腹部的疼痛反而减轻。在分娩的过程中，医生的接生只是助产，并不能取代产力的作用。所以产妇要靠自己的力量才能将胎儿逼出子宫。在产床上，要学会正确用力。因为胎头对盆底的肌肉和直肠的压迫，产妇会反射性地出现强烈的排便感，在每次宫缩时会自主地屏气并向下用力。屏气前应先深吸一口气，然后闭紧口，向下持续用力，用力的时候，不要漏气或大喊大叫，每次宫缩时屏气 2～3 次，不要频繁换气，这样才会使每次的力量都能发挥到最好，产生促进产程进展的作用。在宫缩的间歇，要尽量保持体力，可喝一些饮料或进食巧克力等高能量的食物。

产钳会伤害胎儿吗

产钳是一种助产工具。当产妇患有心脏病、妊娠高血压综合征、慢性高血压、子宫上有瘢痕、胎心率异常、第二产程已超过 2 小时，为确保母儿平安，必须从速结束分娩时，常使用产钳帮助胎儿娩出。对产钳的使用，可以说所有的产妇都有一种恐惧感，认为产钳会把胎儿的头夹坏。不可否认，产钳术确有可能造成新生儿产伤，但这只是在某些判断失误或操作不当时才会出现的情况。如果对骨盆与胎头的关系、胎头的位置与高低判断准确，并且操作无误，产钳

助产是一种非常安全的方法。因为产钳两叶是放置在胎头两侧，沿产道牵引，低位产钳助产对母儿是有益无害的。为了胎儿的安全，目前医院已废弃了高位产钳术，中位产钳术也已被剖宫产所替代，所以通常只在低位时使用产钳助产。

为什么要做会阴切开术

在即将分娩时，如果产妇的会阴弹性较差、有病变或胎儿较大及因某些原因要施行产钳助产时，为了避免阴道、会阴及肛门括约肌与周围组织的撕裂，医生会考虑做会阴切开术。会阴切开术的好处是：能在紧急情况下尽快娩出胎儿，减轻产妇及胎儿的危险，有利于手术操作，可避免严重的会阴部肌肉裂伤。手术一般在局部麻醉下进行，多数女性在经受分娩阵痛后，对此疼痛的感觉已不敏感。分娩结束时，医生会按解剖关系缝合切开的伤口。

心脏病孕妇能自己分娩吗

对心脏病孕妇来说，最大的危险与威胁是心力衰竭。因为妊娠期血容量会增加 1500 毫升左右，心脏负担加重，尤其在孕 32～34 周时，血容量增加会达到高峰，此期最易发生心力衰竭。如果这一关度过了，还有一关是分娩关。因为

在分娩的第一产程中，每次子宫收缩约有500毫升血液被挤入周围血循环导致回右心房血量增加，使右心房压力增加，使心排出血量阵发性地增加20%左右。第二产程时产妇除了规律宫缩外，再加上屏气用力，连腹肌、膈肌与骨骼肌都参加活动，回心血量更是明显增加，使心脏负担进一步加重。进入第三产程后，子宫迅速缩小，腹腔内压力骤减，血液淤滞在内脏里，回心血量因而骤减，但由于排空的子宫收缩与缩复，子宫血窦内的大量血液又会突然进入周围血循环中，回心血量因而骤增，这样的血液动力学变化会再一次增加心脏工作量。所以在分娩期间，有心脏病的产妇随时有发生心力衰竭的可能。

由于上述原因，患心脏病的孕妇往往对分娩很惧怕，认为剖宫产时间短可能更安全些。其实不然，剖宫产虽然分娩时间短、相对安全，但手术的创伤、出血量的增多、麻醉药物的影响等都对有病的心脏不利。因此，如果具备阴道分娩的条件，在心功能允许的情况下，还是可以考虑阴道分娩。

阴道分娩的条件：心功能Ⅰ~Ⅱ级，骨盆正常，胎儿大小正常、头位，在严格制订分娩时的三程计划下，可监护阴道分娩。

剖宫产条件：心功能Ⅲ~Ⅳ级，心衰控制后，或心功能Ⅰ~Ⅱ级，但有产科指征（即有骨盆异常、胎儿窘迫、胎位异常等情况）。

患心脏病的孕妇应该在孕前早就医，对自己的心功能有一个正确的诊断和了解，是否胜任妊娠及自然分娩，一定要听医生的嘱咐，否则付出的代价将是生命。

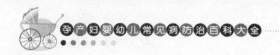

第 六 章
产褥期常见病防治

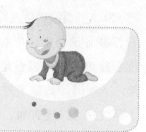

什么是产褥期

产褥期是指在分娩结束后，身体内在的变化恢复到妊娠前状态的一段时间，这段时间一般需要6周。在产褥期，产妇变化最大的是生殖器官，增大的子宫要复旧，扩张的子宫口要关闭，全身的变化都要恢复到怀孕前的状态，只有乳腺的变化是相反的，不仅增大并且开始泌乳。

产褥期最主要的表现是有恶露排出。恶露的来源是附着在子宫壁上的胎盘剥离后所留下的伤口上的渗出物。由于此伤口需要6周才能完全得到修复，所以恶露常常持续4周左右才能停止。由于随着伤口的修复过程，渗出的血液会逐渐减少、恶露的表现也会有阶段性的变化。第一周几乎全是血液，但不超过月经量；第二周红血球减少，浆液增多，恶露的

颜色会变成浅粉色；第三周的红血球更少，主要是血浆成分，恶露呈黄色；第四周基本是一些炎性渗出，白细胞增多，恶露表现为白色。恶露量的多少、颜色、有无异味等可间接反映出子宫复旧是否正常、有无感染等情况。

产后为什么要及时排尿

由于膀胱在分娩时受子宫的压迫很易发生水肿，加之伤口的疼痛，产妇对胀大的膀胱反应淡漠，常常会发生排尿困难以致出现尿潴留。防止尿潴留的方法就是在分娩后及时排尿。分娩结束后，产妇应大量喝水，在4~6小时内主动排出第一次尿。当排尿困难时，可试用温水冲洗外阴或打开水龙头听水声以激发尿意，如仍困难，就应该求得医生的帮助。因为胀大的膀胱在子宫的下段处压迫子宫可引起子宫收缩不良，子宫里的

血又不易流出，这样容易发生产后大出血。如果不及时排空膀胱，还可引起泌尿系感染，而且会发生长期的尿潴留。所以当产妇有尿不净的症状时，一定要重视。另外早下地活动是促进排尿、有助于子宫内血液顺利流出的好方法。

产后出血怎么办

随着一声啼哭，新生儿降临人间，给产妇及家人带来了莫大的欢喜，但是，在沉浸于幸福之中时，尚应警惕产后出血的发生。

医学上将胎儿娩出后 24 小时内阴道大量出血，出血量超过 500 毫升，称为"产后出血"。引起产后出血的常见原因有子宫收缩力差、软产道裂伤、胎盘因素以及凝血功能障碍等。

由于产后 24 小时产妇多数都在医院留观，同时产后出血又是医护人员重点要观察的指标，所以容易被发现并给予积极治疗，这里就不详细介绍了。

中医认为产后出血的原因有气虚不能摄血、气滞血淤等原因，一般情况下，产后出血尤其是大出血的产妇应该采用西医的方法进行救治，同时也可以结合饮食疗法给予身体上的支持。

1. 人参黄芪粥

原料：人参 15 克，黄芪 30 克，粳米 60 克。

做法：将人参、黄芪加水放入锅中煮，先用大火煮开，然后用小火熬 40 分钟，将药汁放入洗净的粳米中，再加入适量的清水煮成粥即可食用。

功效：人参、黄芪可益气养血，健脾摄血，对产后气虚所致的出血有一定疗效。

2. 桃仁粳米粥

原料：桃仁 30 克，粳米 100 克，红糖 30 克。

做法：将桃仁去皮尖，洗净，粳米淘洗干净后加水放入锅中煮至米烂汁稠的时候，在粥中加入红糖即可食用。

功效：化淤止血，养血益胃，对于血淤引起的产后出血有较好的疗效。

3. 当归肉桂粥

原料：当归 20 克，肉桂 10 克，粳米 100 克，红糖 30 克。

做法：先将当归、肉桂加水放入锅中煮，先用大火煮开，然后用小火熬 40 分钟，将药汁放入洗净的粳米中，再加入适量的清水煮成粥，在粥中加入红糖即可食用。

功效：温经散寒，化淤止血，益气养血，适用于产后寒凝、淤血所致的产后出血。

4. 茜草猪蹄汤

原料：茜草 30 克，猪蹄 250 克，大枣 5 枚，葱、姜等作料少许。

做法：将猪蹄洗净后切成块放入锅

中，加入茜草、大枣及调味作料，加水先用大火将水煮开，然后用小火炖至肉烂即可食用。

功效：益气养血，化淤止血，对于产后气虚血弱、兼有淤血所致的出血者有较好的疗效。

5. 人参大枣红糖汤

原料：人参20克，大枣20枚，红糖20克。

做法：先将人参、大枣放入锅中加水煮，先用大火煮开，然后用小火熬40分钟，将红糖放入药汁中即可服用。

功效：益气健脾，和胃调胃，兼有化淤养血之功效，对于产后气虚或气虚兼有血淤所致的出血有较好的疗效。

6. 三七炖鸡蛋

原料：鸡蛋2个，三七粉3克，红糖20克。

做法：在锅中加入清水煮开，打入鸡蛋，再把三七粉放入，煮至鸡蛋凝固，加入红糖即可食用。

功效：化淤止血，养血活血，对于淤血内停所致的产后出血有较好的疗效。

对于可能出现产后出血的人，如多次行人工流产手术的产妇、高龄初产妇以及曾经行子宫肌瘤剔除手术的产妇、有生殖器官发育不全或发育畸形的产妇、妊娠合并高血压、糖尿病、血液病的产妇，应在产后特别注意产后出血的发生，以便及时、及早地进行处理。

此外，产后早期哺乳可以刺激子宫的收缩，减少阴道的出血量。

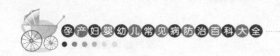 晚期产后出血怎么办

晚期产后出血是指产妇在分娩24小时后发生的子宫大量出血。大多发生在产后1~2周，但也有延迟到产后6~8周甚至产后10周发病的。晚期产后出血主要表现为阴道持续或间断出血，也可表现为急剧大量出血，同时伴有低热。严重患者可因失血过多导致严重贫血或失血性休克，危及产妇生命。晚期产后出血的原因主要有：

1. 胎盘残留：当胎盘娩出后，如果还有部分胎盘组织留在子宫腔内，残留的胎盘组织会发生变性、机化甚至形成息肉。当残留的胎盘组织坏死脱落时，常引起子宫内膜基底部的血管暴露引起大量出血。胎盘残留的表现主要是血性恶露持续时间延长，以后反复出血或突然大量出血，同时伴有子宫复旧不全。

2. 蜕膜残留：正常情况下，子宫内膜多在1周内脱落并随恶露排出，若蜕膜长时间大面积残留则可影响子宫缩复，继而引发子宫内膜炎，引起晚期产后出血。蜕膜残留多见于双角子宫、双子宫等畸形子宫产妇。

3. 胎盘附着部位子宫复旧不全或子宫内膜修复不全：子宫内胎盘附着的部

位在胎盘排出后很快缩小，该部位的血管断端立即有血栓形成，阻止子宫的进一步出血，同时胎盘附着处边缘的子宫内膜向内生长，使子宫内膜修复。这个过程一般需 6～8 周，但若该部位发生感染则可以使血栓脱落，使子宫内膜血窦重新开放，引起大出血，这种出血多发生在产后 2 周左右。

4. 剖宫产伤口裂开：多见于行子宫下段横切口剖宫产的产妇，导致出血的原因有子宫切口感染、切口选择不合理、缝合不合理、切口延裂而未被重视、无菌技术不严格等。

5. 其他因素：产后子宫滋养细胞肿瘤、子宫黏膜下肌瘤、宫腔内异物等，均可引起晚期产后出血。

发现有上述阴道出血的产妇应立即到医院就诊，避免大量失血引起的并发症。

产后出血在祖国医学上称为"产后恶露不止"，是由于产后气虚、血热或血淤导致的冲任气血运行失常所致，恶露不止日久可失血伤阴，饮食上忌食生冷食品，以免寒凝而使恶露排出不畅，忌食辛辣食品及酒类，可以用以下食疗方法进行辅助治疗：

1. 参芪鸡

原料：人参 6 克，黄芪 30 克，母鸡 1 只，葱、姜、食盐等调味品少许。

做法：先将黄芪、人参切成薄片，将母鸡宰杀后去毛洗干净，除去内脏，切成小块状，将人参、黄芪和鸡块同时放入锅中，加入清水煮至鸡肉烂后加入调味品，继续煮一会儿即可食用。

功效：养血生精，益气摄血，补养内脏，对于产后气虚、血失固摄所致的产后恶露不止有较好的疗效。

2. 补虚正气粥

原料：黄芪 30～60 克，人参 3～5 克，白糖少许，粳米 100～200 克。

做法：先将黄芪、人参切成薄片，用冷水浸泡半小时后放入沙锅中煎沸，再改用小火煎成浓汁，取汁后，再加入冷水如上法煎取汁，去渣，将二汁合并，分成 2 份于每日早晚同粳米加适量清水煮粥，粥煮至米烂汁黏时即可，待粥煮成后，加入白糖少许，再稍煮片刻即可。人参亦可制成参粉，调入黄芪粥中煎煮服食。

功效：人参、黄芪均为补气药材，粳米能补中益气，主要治疗产后气虚所致的产后恶露不止。

3. 白术猪肚粥

原料：白术 30 克，槟榔 10 克，猪肚 1 只，生姜少量，粳米 100 克。

做法：洗净猪肚，切成小块，同白术、槟榔、生姜煎煮取汁，去渣，将粳米淘洗干净后放入锅中，加入上述药汁，再加入适量清水，煮至米烂汁黏时即可食用，也可以将猪肚取出，蘸麻油、酱油等佐餐。

功效：主要治疗产后气虚所致的产后恶露不止。

4. 山栀败酱粥

原料：山栀15克，败酱草15克，粳米适量。

做法：将山栀、败酱草放入锅中加水煎煮后取汁，将粳米淘洗干净后放入锅中，加入适量清水，煮至米烂汁黏时兑入药汁，待粥稍凉后即可食用。

功效：主要治疗产后血热所致的产后恶露不止。

5. 益母齿苋粥

原料：益母草30克，马齿苋30克，红糖适量，粳米100克。

做法：将益母草、马齿苋放入锅中加水煎煮后取汁，将粳米淘洗干净后放入锅中，加入适量清水，煮至米烂汁黏时兑入药汁、红糖，待粥稍凉后即可食用。

功效：主要治疗产后血淤所致的产后恶露不止。

6. 桂圆红枣粥

原料：桂圆肉30克，大枣30克，粳米50克。

做法：将粳米淘洗干净后放入锅中，加入桂圆肉、大枣加适量清水，煮至米烂汁黏时即可服用。

功效：补中益气，养血安神，主要治疗产后气虚所致的产后恶露不止。

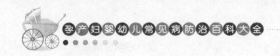

产后尿潴留怎么办

有些产妇在产后发现没有小便排出，其中有的产妇本身没有明显要求排尿的感觉，但检查发现膀胱充盈很明显，有的产妇是感觉有明显的尿意，感觉膀胱胀痛很明显，但却排不出小便，非常难受，这种情况在医学上叫做"产后尿潴留"。

正常情况下，产妇在产后4~6小时就会自解小便，不过产后不能自解小便发生尿潴留的情况并不少见，特别是初产妇的发生概率较高。那么，是什么原因造成产后尿潴留的呢？其主要原因有：

1. 生理上的因素：由于女性的膀胱、尿道、尿道口与子宫、阴道、外阴在解剖上的位置非常靠近，以至于在分娩过程中胎头先露部分难免对膀胱和尿道产生压迫，于是引起这些器官的充血、水肿甚至创伤，导致尿道变窄，妨碍排尿。在怀孕时由于腹壁处于紧张状态，而分娩后腹壁变得松弛，膀胱失去限制而扩张，对尿量增加引起的压力改变不敏感，膀胱往往胀满却无尿意，导致尿潴留。

2. 心理因素：排尿时需要增加腹压，剖宫产的产妇再增加腹压会导致伤口疼痛，因而产生畏惧心理，怕排小便，从而发生尿潴留。行会阴切开的产妇由于伤口肿痛，反射性地引起尿道括约肌痉挛，也会造成尿潴留。

3. 习惯因素：产妇分娩后身体虚弱，需卧床休息，尤其是剖宫产后需要在床上解小便，孕妇不能适应，因此很容易尿不彻底，留有残余尿，发生了尿潴留。

4. 分娩方式的因素：剖宫产产妇的尿潴留发生率明显高于阴道分娩产妇，这可能与剖宫产术中术后安置导尿管有关。

产妇在产后尿量会增多，如果发生尿潴留，则增大的膀胱会妨碍子宫的收缩而引起产后出血，给产妇带来痛苦，所以产后尿潴留应积极预防及治疗：

1. 预防尿潴留首先应消除恐惧心理。产后4小时即应主动排尿，如果排尿很困难也应每3～4小时做一次排尿的动作，这样有利于锻炼膀胱逼尿肌和腹肌的收缩力。只要忍受暂时的疼痛，打消一切顾虑，抱乐观情绪，是可以通过神经的调节和意识的克制使尿道括约肌痉挛迅速得到缓解的。

2. 不习惯在床上小便者，如果情况允许，可试着起床排尿或坐在床上排尿。

3. 产后要多饮水，多喝汤，使尿量增多，既可清洁尿道，又可以预防尿潴留，但已发生尿潴留者则应少喝汤水，尽量减少膀胱负担。

4. 为了加强腹壁对膀胱的压力，可以做深呼吸和用手按摩腹部，还可用热水袋热敷膀胱部位，刺激膀胱收缩并促进局部血液循环，有利于排尿。

5. 用热水清洗外阴或用温开水冲洗尿道周围或用小容器盛水，从高处将水倒在低处的大容器内，让产妇听着水流声（或用录音机播放水流声），可疏导排尿。

6. 在有尿意而不能排出时，可用拇指按压关元穴，持续1分钟可排尿。

7. 如果这些方法还不能使小便排出，可用针灸治疗，穴位可采用关元、气海、三阴交及阴陵泉，用强刺激法，即刻有效。

8. 经以上处理仍不能排尿者，应及时到医院就诊，请医生给予药物治疗，如肌肉注射新斯的明，或者在严密消毒的情况下导尿。有时候还应该保留导尿管1～2天，等待膀胱恢复排尿功能后再拔管，并用抗生素预防感染。

祖国医学认为产后尿潴留是由于产时劳累伤气，致使脾肺气虚，不能通调水道，膀胱闭塞，表现为精神委靡不振、言语低微无力，或者是由于肾气素虚、分娩损伤，不能化气行水，水停膀胱所致，表现为小腹胀满、腰部酸软、坐卧不宁，或者是由于肝郁气滞、气机阻滞，导致膀胱不利，表现为精神抑郁、烦躁不安。因此，产后尿潴留除了用以上方法进行预防和治疗外，还可以采用以下食疗方法辅助治疗：

1. 鲤鱼黄芪汤

原料：鲤鱼 1 条，黄芪 60 克，葱、姜等调味品少许。

做法：将鲤鱼去除鳞、鳃等内脏，将黄芪用纱布包好，把鲤鱼和黄芪同时放入锅中，加水，放入调味品，煮至鱼熟后，去掉黄芪，加入味精，即可食用。

功效：健脾益气，利水消肿，下气通乳，对于产后气虚、小便不通者有益气利尿的功效。

2. 黄芪麦冬通草粥

原料：黄芪 30 克，麦冬 10 克，通草 10 克，红糖 30 克，粳米 100 克。

做法：将黄芪、麦冬、通草放入锅中，加水，煎煮约 30 分钟后取汁，将粳米淘洗干净，放入锅中，加入药汁，再加入适量清水，煮至米烂汁黏时放入红糖，即可食用。

功效：益气养阴，通利小便，健脾益肺，对产后脾肺气虚所致的小便不通有较好的疗效。

3. 济生肾气蹄汤

原料：熟地 20 克，山药 10 克，山茱萸 10 克，泽泻 10 克，丹皮 10 克，茯苓 10 克，车前子 10 克，怀牛膝 10 克，肉桂 5 克，附片 5 克，猪蹄 250 克。

做法：将 10 味中药先倒入锅中，加水 500 克，煎煮约 30~40 分钟，取汁去渣。将猪蹄切成块状，放入锅中，加入药汁，酌情加入清水，煮至猪蹄肉烂时放入食盐，即可食用。

功效：温肾回阳，化气行水，养精益血，用于肾气虚弱所致的产后小便不通。

4. 木通汤粥

原料：木通 10 克，滑石 15 克，冬葵子 10 克，槟榔 10 克，枳壳 10 克，干草 5 克，粳米 100 克，红糖 30 克。

做法：将 6 味中药先放入锅中，加水 500 克，煎煮约 30~40 分钟，取汁去渣。将粳米淘洗干净，放入锅中，倒入药汁，酌情加入清水，煮至米烂汁黏时放入红糖搅拌均匀，即可食用。

功效：开郁行气，调畅气机，通利小便，适用于气滞所致小便不通者。

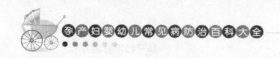 剖宫产后要特别注意哪些方面

剖宫产因是经腹切开子宫取出胎儿的手术，因此子宫的创伤明显大于阴道产，所以子宫切口的愈合、子宫复原变化较慢，产褥感染的可能性比后者要高，术后必须特别注意以下几个方面：

1. 剖宫产术后疼痛。麻醉药物作用消退后，下腹部伤口会有剧烈疼痛。所以，为使产妇能很好地休息与入眠，一般都在手术当日或当夜给予止痛镇静剂。术后的第一、二天产妇还会觉得下腹部伤口疼痛，大多 3 天过后，伤口疼痛会逐渐消失。

2. 剖宫产术后腹胀。由于硬膜外麻

醉抑制肠蠕动，血和羊水会溢入腹腔刺激肠曲，术时和术后产妇又会吞入大量气体，导致肠胀气而使产妇感觉腹胀。腹胀一般在 24 小时以后，为促进肠蠕动的及早恢复，术后应当多翻身。

3. 促进排尿。剖宫产前一定要放置导尿管，并且产后要继续导尿。一般在术后 24 小时拔除导尿管后，产妇一有尿意，即应努力自解小便。如果不能自解，必须再保留导管，那就有接触细菌、并发尿路感染的危险。

4. 如果术后产褥期间，恶露色鲜量多，持续时间较久，或恶露已经色淡量少却骤然量增多、色鲜红，要防子宫切口愈合不良，必须及早返院就诊。

5. 剖宫产后应特别注意会阴部清洁卫生，以防子宫内膜炎等。

心脏病产妇为什么要延迟出院

产褥期尤其是产后的头两三天，和妊娠、分娩一样也会增加产妇的心脏负担。产后两种复原变化对心脏的影响最大：首先是胎盘血液循环的停止以及子宫的缩复，妊娠足月时，胎盘血流量每分钟可多达 500 毫升，胎盘排出后，子宫缩小，大量血液从子宫进入周身血循环中。其次是孕期内组织间潴留的液体也要返入血循环然后逐渐排出，从而使循环血量更为增加。上述血液动力的改变

在产后的 24 ~ 48 小时内最突出，一直要等到多余的水分逐渐经肾脏排出，血容量才会逐渐恢复正常，一般需要经历 4 ~ 6 周才会恢复到孕前的水平。有病的心脏是否能应付，则取决于心脏病的种类、病变的程度和心功能的级别。如果不胜负担，产妇必然会发生心力衰竭，心力衰竭是心脏病人的致命伤。产褥期的最初 3 天内，是心脏负担最重、最危险、最容易发生心力衰竭的时期，所以说产褥期是心脏病患者的第三道难关。如果在产前或产时曾有心力衰竭表现，产褥期间很可能再发，即使产前、产时安然度过，产褥期也可能骤发。因此，产妇不可不慎重，要安心在医院多留观一些时间，充分休息，等心脏情况稳定一些、全身情况康复一些后再出院为好。

除此之外，心脏病产妇尚需注意营养补充，应挑选富含维生素和铁质的食物，注意阴部清洁卫生以防产后感染，要知道产后感染是亚急性细菌性心内膜炎的重要诱因。

产后需要做哪些常规检查

产后，产妇应定期到医院做产后检查，以了解身体恢复情况、是否正常哺乳以及新生儿的健康状况。产后检查包括产后访视和产后健康检查。

1. 产后访视：产后访视至少要有 3

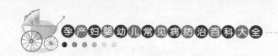

次，第一次在产妇出院后 3 日内，第二次在产后 14 日，第三次在产后 28 日，医生要了解产妇及新生儿的健康状况和哺乳情况，同时给予及时的指导。产妇应该于产后 42 日去医院做产后健康检查，主要检查盆腔内的生殖器是否已恢复至正常非孕时的状态。

2. 产后健康检查：通常要求产妇在产后 6 ~ 8 周到医院进行一次全面身体检查，以发现母体全身及生殖器有无异常情况。检查的内容应包括：

（1）一般情况：如血压、体重。

（2）生殖系统复旧情况：阴道分泌物性状、宫颈情况、子宫位置、子宫大小及两侧附件的情况。

（3）盆底支持力、腹部及会阴部伤口愈合情况。

（4）乳腺：乳房、乳头及泌乳量等是否正常。

（5）化验检查：血、尿常规检查。

怀孕期间如有妊娠合并症患者，应和医生协商进行其他特殊检查，如高血压、妊娠高血压综合征患者要查尿蛋白及视力，患糖尿病等疾病的产妇还要查尿糖及血糖等，贫血患者要查血红蛋白及红细胞计数等。

产后胎盘胎膜残留怎么办

在正常情况下，胎儿娩出后 5 ~ 15 分钟，胎盘自然从子宫壁脱离，此时轻轻牵拉脐带，胎盘即可娩出体外。如果在产后有部分胎盘残留于体内，可能是由于其坏死脱落时，导致子宫基底部血管暴露，而引起大量出血。胎盘残留引起的出血多发生在产后 10 天左右，有时可以在宫颈口触及残留的胎盘组织。

一般情况下，蜕膜组织多在产后 1 周内脱落并随恶露排出，若产后蜕膜大部分残留在宫腔内，就会影响子宫缩复，引起子宫内膜炎，甚至导致晚期产后出血。

胎盘胎膜残留是产褥感染的主要原因之一。如果该部位发生感染，就会因为子宫的血窦重新开放，引起大量流血，这种出血大多发生在产后 2 周左右。

由于胎盘胎膜残留容易引起致命的大出血，所以产妇在产后应该密切观察自己的恶露情况，以便能够及早发现胎盘胎膜蜕膜残留的存在，及早进行治疗。

中医认为，产后产妇恶露停留在子宫内不能排出体外或排出不全称为“恶露不下”，是由于气滞和血淤导致气血运行不畅所致，恶露不下时产妇可有血晕、腹痛、发热等症状，在西医用药的基础上可以选用以下食疗方法辅助治疗：

1. 香附当归米粥

原料：香附 15 克，当归 15 克，红糖 30 克，粳米 60 克。

做法：将香附、当归加水放入锅中

煮，先用大火煮开，然后用小火煎熬30分钟后，去渣，将药汁放入洗净的粳米中，再加入适量的清水煮成粥，在粥中加入红糖即可食用。

功效：行气活血，化淤止痛，益气养血，对于气滞血淤所致的产后恶露不下有较好的疗效。

2. 三七粥

原料：三七粉3克，粳米60克，红糖30克。

做法：将粳米洗干净后，放入锅中，加入三七粉，同时加入适量清水煮至米烂汁黏，将红糖放入煮好的粥中搅拌均匀即可食用。

功效：化淤止痛，益气养血，对于产后淤血内阻所致的产后恶露不下有较好的疗效。

3. 茶味黄酒

原料：红茶叶5克，黄酒10克，红糖100克。

做法：将茶叶研磨成细粉，与红糖一起放入碗中，将黄酒烧热后倒入放有红糖、茶叶粉的碗中搅拌均匀即可食用。

功效：养血活血，通经活络，对于产后淤血内停、脉络阻滞所致的恶露不下者有较好的疗效，并兼有促进子宫复原的功能。

产后恶露异常怎么办

随着胎儿、胎盘的娩出，恶露也会

在产后10天左右慢慢排出体外，在产后3～4天为血性恶露，量较多，颜色棕红，含有大量血液、小血块、坏死的蜕膜组织；产后4～6天血性恶露转化为浆液性恶露，颜色变淡，内含血液越来越少；7～10天之后为白色恶露，内含大量白血球、蜕膜组织、表皮细胞及细菌等；1个月左右恶露基本停止。

正常恶露有血腥味，不臭。如有臭味，或红色恶露、白色恶露过多及持续时间过长，反反复复，说明恶露异常。恶露异常多是某些疾病的表现，以产褥期出血和感染最为常见。

此外，产褥期保健不当也是引起恶露异常的重要原因。产后24小时后应下床活动，这样可以帮助子宫复原及有利于恶露排出。然而，有些产妇长期不下床活动，暑热天气也关门闭户。一些无知的丈夫还在产褥期强迫与妻子行房事，使阴道黏膜破裂、子宫内膜感染，造成恶露异常。

如果产后红色恶露反反复复或者越来越多，不时混有新鲜血块，除有胎盘息肉的可能性外，还应警惕绒毛膜上皮癌，这是一种恶性程度很高的癌肿，多发生于葡萄胎后，也有20%左右的病例继发于足月妊娠产后或与妊娠同时存在。此类癌症并不少见，一般在正常妊娠分娩后数日，尿或血绒毛膜促性腺激素即转为阴性，如果恶露异常伴有尿或血绒

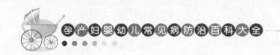

毛膜促性腺激素持续阳性，就应当引起产妇的高度警惕。

恶露是产妇健康的一面镜子，一旦发生恶露异常，应及时上医院检查、治疗。同时产妇在生活中也要注意产褥期卫生，避免产褥感染的发生；注意产褥期保健，避免太早开始性生活，以免引起尚未完全恢复的外生殖器损伤而出现产后恶露异常。

恶露有恶臭味是怎么回事

正常的恶露有血腥气味，若恶露有腐臭味，颜色呈混浊的土褐色，而且排出的数量增多，则属病态，可能是产道和子宫被细菌感染所造成的。引起恶露异常的原因通常有：子宫内膜炎，子宫缩复不良，子宫腔内积血继发感染，子宫内壁胎盘剥离而未能如期愈合或部分创面愈合不好使血栓脱落而出血，残留在宫腔内的胎盘、胎膜组织腐败诱发感染等。如果任其发展，则会导致产褥热。因此，产妇在产褥期一定要注意清洁卫生，每天都应用温开水或高锰酸钾溶液清洗外阴。若发现恶露数量增多，颜色呈现土褐色并有臭味，应及时到医院诊治，请医生用抗生素预防感染。

正常情况下，大部分产妇的恶露在产后15～20天左右干净。如果1个月后恶露仍淋漓不净，就属于恶露不尽，属于异常现象，应找医生检查，及时治疗。特别值得注意的是，分娩1个月后，如恶露仍然淋漓不断，而颜色呈血红，有可能是绒毛膜癌所引起的。绒毛膜癌是一种妇科恶性肿瘤，若不及时诊治、延误治疗时机或者治疗不当，可危及产妇的生命，所以应予以高度重视。

什么是"月子病"

产褥感染俗称"月子病"，含义很广，包括一切在产褥期中由于生殖器官感染而引起的炎症。致病细菌可能在产前、产时或前后从外界侵入，也可能早就存在于产妇体内。但是产褥感染发生与否，主要决定于产妇局部和全身的防御能力。

凡产前有贫血、营养不良、妊娠高血压综合征或其他疾病，产时营养和水分补充不够、产程延长、产时产后失血过多的产妇，由于全身抵抗力削弱，容易得产褥感染。还有胎膜早破、产前出血、产道裂伤、胎盘滞留的产妇，由于生殖道局部变化有利于细菌的入侵及滋生，也易发生产褥感染。

产褥感染的起始为创面感染。会阴、阴道和宫颈的裂伤皆有可能成为细菌入侵的门户，而胎盘剥离面更是细菌滋生的良好场所。除局限的创面感染外，细菌还可经淋巴管、血管扩散或直接蔓延，引起子宫内、子宫旁结缔组织炎、血栓性静脉炎、腹膜炎甚至菌血症与败血症。产褥感染轻者影响健康，重则危害生命，因此必须谨防。

孕产妇应注意以下几方面：

1. 产前纠正贫血，补充营养，尽可能祛除身上存在的感染灶。

2. 妊娠最后两个月停止一切阴道治疗，尤其是阴道冲洗。

3. 孕期避免性交，尤其是最后两个月内更应禁忌，也不能盆浴。

4. 临产以后，应抓紧时间休息，尽量进食和饮水，若饮食摄入不足，必须接受静脉补充。

5. 产后汗多，下身又有恶露不断流出，因此必须注意清洁卫生，除洗澡和擦身外，必须每天用温开水洗涤外阴 1～2 次，尤其在大便后，勤换卫生巾。

6. 产褥期间，特别在恶露尚未干净时，绝对不能性交，因此时子宫里的创面尚未愈合，性交会带入细菌使子宫发炎，也会使恶露淋漓不净，况且会阴和阴道裂伤的疤痕犹新，过早性交必然引起疼痛，甚至裂开和感染。

产褥感染时有哪些表现

产后阴道流出的分泌物叫"恶露"，正常恶露有血腥味，但不臭。在产后前 3 天为鲜红色，似月经，以后转为暗红色，最后变成淡黄色或白色，量亦逐渐减少，一般在产后 3～4 周干净。孕期有贫血、胎膜早破、产程延长、胎盘滞留、产后出血等，产程中多次内诊、助产手术、产后刮宫等手术操作都是导致产褥感染的诱因之一。有这些并发症的产妇更要注意，若血性恶露不净，持续 2 周以上，或伴有臭味，提示有感染征兆，严重者可伴有持续下腹痛、发热等表现，需及时去医院就诊。

生殖器感染主要有以下几种类型及表现：

1. 局限性感染：外阴、阴道、宫颈、会阴切开或裂伤缝合处是常见的发炎部位，常伴有局部红肿热痛、伤口开裂，有异常分泌物，甚至带有腥臭味，有时会全身发热，白细胞升高。子宫内膜炎或子宫肌炎多发生于产后 3～5 天，恶露臭或不臭，轻者可以有低热，恶露增多有臭味、腹胀、下腹疼痛及压痛。重症者伴发热、寒战，有下腹压痛或疼痛，白细胞升高。

2. 盆腔器官感染：常于产后 5 天左右出现寒战、高热、下腹痛、盆腔深部压痛，可引起盆腔脓肿，甚至高热不退。

3. 盆腔腹膜炎：表现可为寒战、高热、全腹剧痛、呕吐、腹胀、腹肌紧张、压痛与反跳痛明显，可引起肠粘连甚至腹泻、里急后重、排尿困难。

4. 血栓性静脉炎：常发生在产后或

手术后 7～10 天，长期卧床者、年龄大且肥胖者易患此病。患者呈周期性发热，持续性腹痛可向腹股沟、上腹部及肋骨下放射。下肢血栓性静脉炎表现为下肢疼痛，由于血流受阻，可引起下肢水肿、皮肤发白，可摸到下肢静脉呈索条状，压有痛感。患肢温度高于对侧，病程较长，严重者血栓脱落，栓子进入血循环，出现预后极差的肺栓塞、脑栓塞，患者在数分钟内就会死亡。若细菌大量进入可发生脓毒血症，炎症扩散可引起败血症、感染性休克，危及生命。

因此，当出现产褥感染征兆时，应立即到医院就诊并及时治疗。

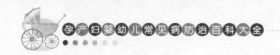 怎样预防产褥感染

产褥感染是由于致病细菌侵入产道，也是产妇在产褥期易患的比较严重的疾病。产后，产妇子宫腔内胎盘附着部位遗留下一个很大的创伤面，子宫颈、阴道和外阴根部可能遭到不同程度的损伤，这些创伤都给致病细菌提供了侵入的机会。致病菌可能是在妊娠期就已经存在于产妇体内，也可能是在临产前、临产时或产后从外界侵入的，其可能的来源如下：

1. 妊娠末期有阴道炎症，分泌大量带有刺激性的白带，临产前不久曾有过性交和洗过盆浴。

2. 未经正规训练的接生人员的双手或接生器械消毒不完善。

3. 产程过长，肛门检查或阴道检查次数过多。

4. 产妇的衣服、被褥不清洁，或用未经消毒的纸或布做会阴垫。

5. 产妇的呼吸道、胃肠道、泌尿系或皮肤上的细菌可通过血液或双手的散播侵入阴道。

6. 同产妇接触的人上呼吸道内有细菌，通过谈话、咳嗽、喷嚏等传播给产妇。

产褥感染常常开始在创始部位开始发生炎症，如果感染发生在子宫则可形成脓肿，可有发烧、腹痛，如果炎症蔓延到腹膜，则可引起腹膜炎，这时除寒战、高烧外，脉搏增快和腹痛加剧、腹胀。若是细菌侵入血液，可发生菌血症败血症，这时体温的变化很大，而且出现全身中毒症状，情况严重，如不及时治疗，则可危及生命。由于轻度产褥感染会影响产妇健康，延长产后恢复时期，而重症则可危及生命，因此必须重视预防。预防工作应从妊娠期开始：

1. 首先应预防妊娠期贫血及营养不良，提高抗病能力，避免偏食，应多食富含纤维素及蛋白质的食物，以增加营养。

2. 在孕晚期尽量避免性生活。如有外阴炎、阴道炎要及时治疗，按时用药。

如果发生胎膜早破，应注意外阴清洁，及时更换清洁的卫生垫和内衣，并及时到医院就诊，必要时在医生指导下服用抗生素预防感染。应每日清洗外阴，先擦去分泌物，清水冲洗外阴后再洗肛门处。要使用清洁的卫生巾，应经常更换卫生巾。

3. 产妇可根据身体状况早期下床活动，增加抗病能力，促进分泌物排出体外，改善下肢循环，防止发生血栓性静脉炎。

4. 外阴的伤口如发生红肿或有分泌物、化脓，都应该到正规的医院妇产科去就诊，在医生指导下处理伤口。可进行消毒换药，局部抗生素注射封闭，产后10天后可以用1:5000的高锰酸钾坐浴，或进行激光照射、伤口理疗。

5. 产后2个月内禁止性交。产褥期内生殖器官未完全复原，胎盘附着处、会阴、阴道创面未完全修复，如果在产后6周内开始性生活，就容易发生产褥感染，如子宫内膜炎、盆腔炎、产后晚期出血等，都会影响产妇的身体健康。

6. 产时如有手术（例如产钳术、刮宫术），则应该使用抗生素预防感染。剖宫产手术的产妇可以输液抗炎治疗，腹部伤口需保持干燥和清洁。

在产褥期内一旦出现发热，应及时去医院就诊，弄清病因及时治疗。

子宫内膜炎是怎么回事

子宫内膜炎是最常见的一种产褥感染，多在产后第2~5日开始，症状有头痛、发烧和全身不适，下腹部有压痛，子宫缩复也较正常产妇慢，恶露有臭味且增多。但如致病细菌毒性大的话，可能恶露反而会减少，也无臭味，所以要提高警惕。产后1~2周还有发烧症状，说明炎症大多已经侵入子宫旁组织或输卵管，症状表现为腹痛，伴有子宫两旁压痛。发热持续下去，说明感染可能进一步扩散为盆腔炎或腹膜炎，这时除高热之外，产妇还会有寒战、心率加快、腹部剧烈的压痛、反跳痛和肌紧张（医学上叫"板状腹"）等症状。此时的病症已经很严重了，不及时治疗就会发生菌血症或败血症，症状表现除了体温昼夜变化很大外，还将出现严重的中毒症状，会危及产妇的生命。

在病情的逐步发展过程中，血液中白细胞的升高值和白细胞中嗜中性粒细胞所占的比例，能够说明细菌的感染程度，应作为重要检测指标。

一般采用磺胺及抗生素类药物治疗，特别是早期即给予治疗，绝大多数感染都会被控制、消除。如治疗不彻底，急性感染会有可能转为慢性，在盆腔内长期形成脓肿，引起反复发热，即使将来脓肿被吸收了，也有造成腹腔内器官粘连的可能，会导致输卵管闭锁性不孕症。

色的蔬菜等，以补充由于分娩而丢失的血液。

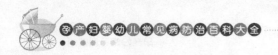

产褥期应如何调节饮食

由于妊娠期胃酸减少，胃肠平滑肌下降，所以仍会有一段时间食欲欠佳。在产后2～3天的饮食应吃一些清淡的汤、稀粥及能促使泌乳的饮食如清炖猪蹄、鸡汤、鲫鱼、大枣炖牛肉等。由于产后骨盆底肌肉乏力，活动减少，大便干燥是常见的症状，所以食物中要增加含纤维素多的蔬菜或喝蜂蜜水，以保证大便通畅，还可以防止痔疮。乳汁的质量与母体蛋白质的摄入有直接的关系，所以产妇应在饮食上增加对蛋白质的摄入量。当产妇蛋白质摄入量较少时，乳汁中的蛋白质也会明显下降，并直接引起新生儿营养不良。乳汁中的必需脂肪酸含量如果充足，对婴儿中枢神经系统的发育和脂溶性维生素吸收都有好处，所以每日必须保证足量脂肪的摄入。另外维生素B、维生素C也都能促进乳汁分泌，产妇增加多种维生素的摄入也是非常重要的。由于新生儿生长还需要大量的钙，所以产妇在哺乳期应继续补充钙剂。如果每日钙补充不足1500毫克时，母体储备的钙就将被动用，会使产妇缺钙并产生膝盖疼、腿疼等。产褥期饮食还应补充含铁丰富的食物，如动物的肝脏、绿

产后尿失禁怎么办

有些产妇在产后会出现短暂性的尿频或尿失禁，如果有持续性地咳嗽、便秘时，症状会更为加重，这是由于产后尿道括约肌一过性地功能失调所致。在正常情况下，排尿的动作除了受到神经系统的控制外，同时也受很多肌肉群的控制，如盆底肌、腹肌等。产妇在生产过程中，由于胎头和身体通过产道时，压迫盆底的肌肉、韧带，使之过度伸展或撕裂，尤其是难产时可以造成的盆底软组织的直接损伤，这样就使盆底的肌肉变得松弛、软弱及弹性下降，膀胱和尿道功能减弱，特别是尿道括约肌。

产后尿失禁常在生产后1周内出现，除了少数可能需要做尿路动力学检查以做鉴别诊断外，大多数产妇无须做任何处置，治疗上也以骨盆体操为主，3个月内会自愈。但是，仍然有20%左右的产妇在产后3个月后还有尿失禁的情形，这时就须尽早就医了。一般而言，越早治疗预后越好，否则就像吹大的气球，放得越久，就会越松弛，治疗的过程也会比较困难与复杂。

产后尿失禁主要以预防为主，在产褥期产妇应多饮水，多吃新鲜蔬菜和水

果，有尿时及时去厕所，不要经常忍尿，不要久蹲、久站、坐矮凳及提重物，避免做过累的家务活，每天进行盆底肌肉的功能锻炼，即有节奏地收缩肛门和阴道，每次做5分钟，每天做2～3次，通常锻炼1～3个月就可收到效果。

1. 改善尿失禁保健操：

做保健操可以使盆底肌肉及松弛的腹壁恢复张力，并可提高膀胱的舒缩功能，减少尿潴留，利于膀胱排空，可以大大改善尿失禁症状。

2. 盆底肌运动：

仰卧在床上，双脚屈膝微开约7～8厘米，收紧肛门、会阴及尿道5秒钟，然后放松，心里默数5下再重做，每次做10次左右。初练者收紧2～3秒即可，以后逐渐增至5秒钟。这个动作也可以在站立或坐时进行。

3. 腹肌运动：

仰卧屈膝，双手放在大腿上，深深吸一口气，呼出时收缩腹部肌肉，将头及肩抬起，维持5秒后放松。

仰卧，双臂放在身体两侧，抬起一条腿与躯干垂直，然后慢慢放下，再抬另一条腿做同样动作，再放下，如此轮流交换抬腿5次，每天锻炼1～2回。

仰卧，双腿放平，双手托枕部，利用腹肌收缩的力量使身体慢慢坐起来，如此反复多次，可以促进子宫收缩及回位。

俯卧在床上，将枕头置于腹下，保持这种姿势15分钟。注意俯卧时不要压迫双侧乳房。

4. 下肢肌肉运动：

仰卧屈曲右膝，伸长左脚，收缩臀部及下肢肌肉，默数5下，然后放松，放平右脚，左脚重做。

产后泌尿系统感染怎么办

女性的尿道比较宽而且直，仅有4厘米长，开口紧邻阴道口和肛门，而这些地方经常有分泌物和排泄物存在，所以很容易被污染。基于这一特点，病原体容易从尿道口上行到膀胱、输尿管直至肾脏，从而引起泌尿系感染。

产后由于盆壁肌肉的松弛，容易造成尿流不畅和尿潴留，潴留的尿液不仅对泌尿道的黏膜有刺激，而且还容易使细菌滋生。

产后泌尿系感染主要表现为膀胱炎和急性肾盂肾炎，其症状是：

1. 膀胱炎：

产褥期膀胱炎多数是由大肠杆菌感染引起，典型症状是尿频、尿急及尿痛，很少合并全身症状。

2. 急性肾盂肾炎：

发病率为0.5%～2%，多为双侧性，如为单侧则以右侧肾炎较多见。发病原因多为细菌从膀胱向上蔓延或通过血管与淋巴管直接感染所致。典型症状为发病急，可能先有轻度

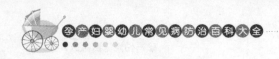

的血尿，继而寒战、高烧，一侧或两侧肾区叩击痛。

如果产褥期的女性发现有上述症状出现，千万不能疏忽大意，应及时到医院就诊，以免导致病情恶化。

产后泌尿生殖道感染重在预防，产妇应该注意外阴、阴道、尿道口的卫生，由于在产后外阴、尿道口等处常有分泌物和排泄物的存在，产妇要经常清洗外阴，最好每次大、小便后都能进行外阴清洗，特别是大便后不要从后往前擦，以免由肠道、肛门的细菌引起的产后泌尿生殖道感染。此外，对于容易引起产后泌尿、生殖道感染的疾病如产后尿潴留、产后尿失禁，应该进行积极的治疗。

产后泌尿生殖道瘘怎么办

正常情况下，女性生殖道与泌尿道是两个独立的腔道。如果生殖道与泌尿道之间有孔相通，尿液经瘘孔由阴道流出，则称为"尿瘘"，常见的有膀胱阴道瘘、尿道阴道瘘、膀胱尿道阴道瘘3种，还有膀胱宫颈瘘及输尿管阴道瘘，但这两种比较少见。

产生尿瘘的主要原因是产伤，绝大多数是由于头盆不称、产程延长等原因使膀胱、尿道、阴道等软组织长时间被挤压在胎头与耻骨联合之间，局部组织产生缺血、水肿，进而发生坏死而脱落，

形成瘘孔。此外，阴道助产手术、剖宫产术时误伤阴道、膀胱、输尿管，如未发现或未正确修补或修补后愈合不良等，都能造成瘘管。

尿瘘的主要表现是阴道漏尿。由于压迫性坏死、组织脱落而形成的尿瘘，多在产后或术后3~7天开始漏尿。由于手术中脏器损伤而未修补者，一般在手术后即开始漏尿。至于漏尿量的多少，则因瘘孔的部位、大小和产妇的体位而异。

不管由于哪种原因引起的尿瘘，其临床症状都是常常有尿液不经控制自己流出，所以外阴常常是湿漉漉的，同时由于尿液的长期刺激，外阴及臀部常发生皮炎、湿疹。由于阴道中常有细菌或其他病原菌存在，细菌还可以通过这条异常通道逆行感染，所以有泌尿生殖道瘘的产妇常伴有尿路感染。

如果发生了尿瘘，则必须进行手术治疗，所以产妇如果发现自己有以上尿瘘的症状，应及时到医院治疗。

生殖道瘘管需要做手术吗

生殖道瘘管指生殖道和其他邻近器官之间出现了不正常的沟通，尤其是阴道，由于前邻膀胱、尿道，后接直肠、肛门，本身组织也较薄，很可能发生瘘管，如和膀胱、尿道不正常沟通即形成

"膀胱阴道瘘"（或叫"尿瘘"），如和直肠发生沟通即形成"直肠阴道瘘"（或叫"粪瘘"），这种病现在已经很少见。过去由于医疗条件不好，农村产婆在家接生，遇有难产往往就粗暴地利用器械牵拉，会不慎穿破膀胱或直肠，造成尿瘘或粪瘘的比较多见。现在，这种人为造成的瘘管很少。但如果产程历时过久，膀胱长期被挤压在骨盆和胎头之间，容易引起组织缺血、坏死和溃烂，最后也会形成瘘。其他如手术损伤、子宫颈癌细胞的侵袭以及治疗子宫颈癌时所用的镭或深部X光线照射所致的组织烧伤，也有可能引发这样的后果。粪瘘就是大便由阴道排出，在症状方面和会阴重度裂伤相似。尿瘘则比粪瘘更为严重，由于一天到晚不断有尿经膀胱由阴道流出，使患者的会阴、臀部和大腿内侧终日浸渍在尿液中而产生皮炎，灼痛刺痒，非常痛苦。治疗瘘的方法是用手术修补，手术者要求有一定的技术基础，因为手术失败会使瘘管周围增生许多瘢痕组织，再次手术则更加困难。

产后便秘怎么办

有的产妇在产后出现排便困难、大便干结，甚至诱发痔疮，究其原因主要有以下几点：

1. 由于妊娠晚期子宫增大，腹直肌和盆底肌被膨胀的子宫胀松，甚至部分肌纤维断裂，使产后腹肌和盆底肌肉松弛，收缩无力，腹压减弱，加之产妇体质虚弱，不能依靠腹压来协助排便，解大便自然发生困难。

2. 产妇在产后几天内多卧床休息，活动减少，从而影响胃肠蠕动，导致排便困难。

3. 产妇在产后的最初几天内饮食单调，往往缺乏纤维素食物，尤其粗纤维的含量减少，这就减少了对消化道的刺激作用，也使肠蠕动减弱，影响排便。

产后便秘是可以预防的。产妇在分娩后应适当地活动，不能长时间卧床。产后头两天应勤翻身，吃饭时应坐起来，两天后应下床活动。在饮食上，要多喝汤、多饮水，每日进餐应适当配一定比例的杂粮，做到粗、细粮搭配，力求主食多样化。在吃肉、蛋食物的同时，还要吃一些含纤维素多的新鲜蔬菜和水果。平时应保持精神愉快、心情舒畅，避免

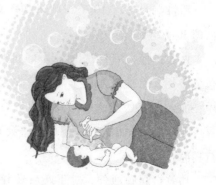

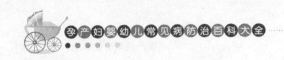

不良的精神刺激，因为不良情绪可使胃酸分泌量下降，肠胃蠕动减慢。

如果已经患有便秘，可取黑芝麻、核桃仁、蜂蜜各60克，先将芝麻、核桃仁捣碎，磨成糊，煮熟后冲入蜂蜜，分两次1日内服完，这个方法能润滑肠道、通利大便。此外，还可以用缓泻剂如麻仁润肠丸，或用开塞露等药物通便。

祖国医学认为产妇便秘的原因是分娩之后体内气血骤亏、阴虚火旺，以致津液枯少、肠道失润所致，属肠燥便秘，可以辅以以下食疗方法配合治疗：

1. 杏仁粥

原料：杏仁10克，粳米100克。

做法：将杏仁洗净、去皮，用干净纱布包裹备用，将粳米淘洗干净后，放入锅中，加入杏仁及清水同煮，待米烂汁黏后即可取出杏仁，将粥放置一会儿，待稍凉后服用。

功效：益气养血，通便，适于产后津亏便秘者。

2. 大麻仁粥

原料：大麻仁10克，粳米200克，白糖30克。

做法：将大麻仁洗净，用干净纱布包裹备用，将粳米淘洗干净后，放入锅中，加入大麻仁及清水同煮，待米烂汁黏后即可取出大麻仁，将粥放置一会儿，待稍凉后服用。

功效：润肠通便，对于产后便秘效

果较好。

3. 松子仁粥

原料：松子仁30克，粳米100克。

做法：将松子仁打破，取其中洁白的物质，研磨如膏状，将粳米淘洗干净后，放入锅中，加入松子膏及清水同煮，待米烂汁黏后即可食用。

功效：润肠增液，滑肠通便，适用于产后便秘。

4. 柏子仁粥

原料：柏子仁15克，粳米60克，蜂蜜30克。

做法：将柏子仁洗干净，沥干，捣烂，将粳米淘洗干净后，放入锅中，加入柏子及清水同煮，待米烂汁黏后放入蜂蜜，再煮片刻，即可食用。

功效：润肠增津，通便，适用于产后肠中津枯所致的便秘。

5. 首乌粥

原料：首乌30克，粳米60克。

做法：将首乌洗干净后切成片状，将粳米淘洗干净后，放入锅中，加入首乌及清水同煮，待米烂汁黏后即可食用。

功效：生津养血，润肠滑便，对治疗津血亏虚、产后便秘有一定的疗效。

产后阴道炎怎么办

阴道炎是妇科常见病之一，根据感染病原菌的不同，临床主要分为滴虫性阴道炎、霉菌性阴道炎、老年性阴道炎及非特异性阴道炎等。

滴虫性阴道炎主要是由于感染了阴道毛滴虫导致的，传染途径主要为性交直接传染和通过各种浴具及污染的器械间接传染。霉菌性阴道炎主要是白色念珠菌感染所致，阴道抵抗力降低是霉菌感染的主要因素，多见于幼女、孕妇、糖尿病女性或长期应用抗生素的患者。老年性阴道炎主要是由于卵巢功能衰退，雌激素水平低下，阴道上皮细胞糖原含量减少，导致阴道酸度降低，局部抵抗力减弱，病菌入侵所致，多见于绝经期女性或闭经日久、哺乳时间过长的女性。非特异性阴道炎的致病菌多为葡萄球菌、链球菌、大肠杆菌、变形杆菌等，是由于长期子宫出血、盆腔炎、流产、分娩后的损伤或阴道内异物的刺激等引起。

不同原因引起的阴道炎可以有不同的临床症状。滴虫性阴道炎可表现为白带增多，白带为黄白色或黄绿色，呈稀薄的脓性泡沫状，有臭味，常常伴有外阴及阴道烧灼感或瘙痒，阴道分泌物镜检可见到滴虫。霉菌性阴道炎也有白带增多的表现，但白带常呈明显的豆腐渣样，伴外阴瘙痒，阴道分泌物镜检可以见到菌丝及芽孢。老年性阴道炎的白带呈黄水样，有时为血性或脓性白带，有臭味，伴阴道灼热感，妇科检查可见阴道呈老年性改变，阴道壁及宫颈黏膜发红，有散在的点状或大小不等的出血点。非特异性阴道炎呈脓性或浆液性白带增多，伴阴道灼热下坠感，白带检查不能找到滴虫或霉菌。

产后女性可能患各种原因引起的阴道炎，如果产妇发现有外阴瘙痒、白带异常等情况出现，应及时到医院进行诊治，不要自己在家里盲目用药，因为在产后特别是哺乳期用药应该慎重。产妇应向医生说明自己正处在产后哺乳期，请医生给予相应的药物治疗。

产后女性由于在分娩的过程中不免使外阴、阴道受到损伤，比常人更容易患阴道感染，所以产后对阴道炎的预防就格外重要。预防措施有：注意外阴清洁卫生，勤换内裤，大小便后用清水冲洗外阴，浴具要分开使用，避免交叉感染，产后尽量避免盆浴，以免病菌上行感染。

阴道炎特别是霉菌性、滴虫性阴道炎较顽固，易复发，所以治疗应彻底，治疗后应随诊复查。

产后子宫脱垂怎么办

正常情况下，子宫位置是前倾前屈的，依靠周围的4对韧带的牵拉使它保持在盆腔里的位置。但是，无论是自然分娩还是阴道手术助产，都使子宫韧带和盆底肌肉筋膜经受较大程度的伸展，发生不同程度的损伤，变得有些松弛，使子宫随产妇的姿势而改变位置。由于产妇常喜欢仰卧位，因此子宫容易后倾变成后位。如果产妇过早站立或过早下蹲，尤其是提较重的东西，或是产后经常咳嗽、便秘，都会使子宫沿着阴道的方向往下移，严重时甚至脱出了阴道外，这样便形成了子宫脱垂。

子宫脱垂因程度不同，有轻、中、重度之分。轻度子宫脱垂（Ⅰ度）患者大多数没有什么感觉，有的可在长期站立或重体力劳动后感到腰酸下坠。中度子宫脱垂（Ⅱ度）即部分子宫颈或子宫体脱出阴道外。重度子宫脱垂（Ⅲ度）即整个子宫颈与子宫体全部暴露于阴道口外。

子宫脱垂的症状常常与子宫脱垂的程度及患者的敏感性有关。产妇如发生子宫脱垂，就会感到下腹、外阴及阴道有向下坠胀感，并有腰酸背痛，若久立、活动量大时，这种感觉会更加明显，倘若病情继续加重，将严重影响正常生活，经常感到在干活、站立、蹲位或剧烈咳嗽后，阴道内有块状物脱出。当块状物小的时候，躺在床上休息后或稍坐一会儿，即可使阴部恢复常态，块状物还能自动回去。但随着块状物逐渐变大，当它脱出阴道外，即使经过休息也不容易再回去了，需要用手往回送，若起立后仍可向外脱出，这时会使患者走路或做

事都变得很困难。如果子宫脱垂的同时还伴有膀胱膨胀，往往会有频尿、排尿困难或尿失禁等。倘子宫脱垂兼有直肠膨出，还可出现排便困难。如果子宫颈和阴道黏膜长久地脱出阴道外，由于摩擦刺激可能会溃烂和感染，表现为阴道分泌物增多，变成水样甚或脓样。当然，现在这种情况的患者已经不多见了。

子宫脱垂多发生在分娩后很多年，但由于其病因是与分娩后产妇的恢复密切相关，所以产妇在产后应注意产褥期的保健，预防日后子宫脱垂的发生。首先，不要生育过多、过密，以免影响母体健康；此外在分娩时，产妇不要过早向下屏气，尽量缩短第二产程，力求不损伤会阴；产后如有组织破裂必须及时修补；如果阴道分娩确有困难，应及早做剖宫产手术。

产妇分娩以后，就像参加了剧烈的活动一样，感到十分疲劳，所以头两天应当好好卧床休息。会阴部无伤口的产妇在6～8小时后可以坐起，产后24小时应开始做俯卧体操，每天2～3次，每次15分钟，这样可使子宫位置尽快复原到正前倾位。产后第二天可以下床活动或在床上做举腿抬头式运动，帮助腹部肌肉的恢复，以防肚皮松弛。活动量要逐渐增加，以加快体力和精力的恢复，有利于子宫复原。产后第十天，子宫应恢复到原来位置，进入骨盆内。产后半个

月可以开始做轻便的家务。产后生殖器恢复正常需 42 天，在此期间应充分休息，避免过早参加体力劳动，如挑重担、肩背、手提重物以及长时间下蹲等活动。

产后出汗不止怎么办

产后出汗不止在祖国医学上称"气虚症"，表现为产后汗出较多、不能自止、动则加剧、恶风、面色发白、气短懒言、语声低快、倦怠乏力、舌淡、苔薄、脉虚弱。

产后出汗不止可以辅以以下药膳加以治疗：

1. 黄芪鸡

原料：鸡肉 150 克，黄芪 39 克。

做法：将鸡肉切块与黄芪放入沙锅内，加水适量，用文火炖约 30 分钟，加入调料。日服 1 次，连服 3 天。

功效：补气补血，固表止汗，适用于产后气虚自汗，亦适用于虚劳之症。

2. 参鸽汤

原料：高丽参 3～5 克，乳鸽 1 只，食盐少许调味。

做法：将乳鸽去毛及内脏（不必清洗腹中之血），加入参片，加水适量，隔水蒸炖 1 小时，配以少量食盐。日服 1 次，连服 3 天。

功效：益精补气，固表止汗，固脱生津，本品适用于气虚自汗、崩漏、月经不调及一切虚劳病。

3. 归芪山药蒸猪肾

原料：猪肾 500 克，当归、党参、山药各 10 克。

做法：将猪肾切开，剔去筋膜，洗净，放在锅内，加入当归、党参、山药，加水适量，清炖至猪肾熟透，取出猪肾切片，加调料，即可饮汤食猪肾。

功效：养血补气止汗，适用于心悸、自汗、失眠等症。

4. 炒豆腐皮

原料：豆腐皮 1 张，植物油 30 克。

做法：将豆腐皮用水泡发切丝，加植物油炒熟，调以葱、盐，顿服。

功效：健脾敛汗，本品适用于脾虚自汗患者。

产后腹痛怎么办

产后，产妇仍会感到腹痛，有些出现在产后数小时，而有些出现在产后第二天，尤其在给婴儿喂奶时，疼痛的感觉更加明显。这是产后子宫收缩所致的宫缩痛，且疼痛局限在下腹部，表现为下腹部隐隐作痛。

疼痛时，下腹部收紧如硬球，这就是收缩的子宫，也就是肚子上可摸到的"硬包"，轻轻按压腹部，阴道会有少量流血，这是正常现象，医生常以此来判断产后子宫收缩是否良好。良好的子宫收缩可减少产后出血，利于产妇的身体康复。隐隐的疼痛说明子宫在渐渐收缩，它一直要收缩到未怀孕的状态。这种疼痛一般比较轻微，持续两三天后自行消失，一般不需要使用止痛药，但也有极少数产妇会觉得很疼，可在医生指导下用点儿止痛栓即可。家人可以帮忙进行按摩，轻轻的按摩能促进子宫收缩。

喂奶时，因婴儿的吸吮刺激了子宫收缩，所以会感到喂奶时腹痛更加明显，这也是现在大力提倡母乳喂养的原因之一。

而祖国医学认为产后腹痛是因为产后气血虚弱，这种类型的腹痛表现为小腹隐隐作痛，喜按，而恶露不下，血为寒凝，引起的腹痛则拒按，根据临床表现的不同，可以采用不同的饮食疗法加以辅助治疗：

1. 当归生姜羊肉汤

原料：当归45克，生姜75克，砂仁15克，羊肉250克，食盐、味精各适量。

做法：将羊肉洗净后，切成块状，将当归、生姜洗净后切成片状，把羊肉、当归、生姜、砂仁及适量清水放入锅中，先用大火烧沸后，改用小火慢炖60分钟，待羊肉熟烂后，捞出药片，再加食盐、味精调味，佐餐食用。

功效：补气养血，温中暖肾，适用于产后虚劳不足、气血虚弱所致的产后腹痛。

2. 三七蒸鸡

原料：仔母鸡胸脯肉250克，三七粉15克，冰糖适量。

做法：将鸡肉洗干净后切成块，将三七粉、冰糖与鸡肉片拌匀，隔水密闭蒸熟，1日内分3次食用。

功效：益气益血，滋阴活血，化淤止痛，适用于产后淤血内停所致的产后腹痛。

3. 羊肉熟地生姜汁

原料：羊肉150克，熟地60克，生姜60克。

做法：将羊肉洗净后切成块，加入熟地、生姜煎煮，取汁服之。

功效：补气养血，适用于产后血虚寒滞所致的腹痛。

4. 羊肉归参汤

原料：羊肉500克，当归、党参、山药各25克，佛手15克。

做法：将羊肉洗净切成块，当归、党参、山药、佛手用干净纱布包好，加水先用大火煮沸后小火煨炖2小时，去药渣，调味后吃肉喝汤，每日1次，连服7~8日。

功效：产后腹痛之属血虚、头晕、贫血。

5. 蒸参芪鸡

原料：母鸡1只，党参、黄芪、山药各30克，干姜10克，大枣10枚（去核），食盐适量。

做法：将母鸡去内脏、洗干净，党参、黄芪、山药、干姜、大枣等药用干净纱布包好，放入鸡腹内，隔水蒸熟后去药渣，切块调味，分2日吃完。

功效：适用于气血虚弱所致的产后腹痛。

6. 黄芪党参母鸡汤

原料：母鸡1只，黄芪、党参、白芍、大枣各30克。

做法：先将母鸡洗净后切成块，将黄芪、党参、白芍、大枣用干净纱布包好，一同放入沙锅内加水适量共煮汤，炖烂后去药渣，调味即可食用。

功效：适用于血虚型产后腹痛。

肚子痛与产后腹痛有什么区别

产妇分娩后觉得肚子上有个大"疙瘩"一阵阵地疼痛，这是产后肚子痛，是因为增大的子宫收缩变小引起的。对此产妇不必紧张，一般产后3～5天就会好的。

产后肚子痛要和产后腹痛区分开来。产后肚子痛是由于子宫收缩，新生儿吮吸乳头使下腹疼痛加剧，还有是因产后子宫内淤血或残留胎膜，导致宫缩复旧不良，引起产妇下腹部疼痛。产后腹痛可能是由于卵巢囊肿扭转和破裂、急性阑尾炎、急性胰腺炎、急性胆囊炎、肠梗阻等引起，属于病症。产后腹痛时，

要及时请医生诊治，先考虑尽早排出子宫内残留的胎膜或血块。如果产妇精神过度紧张使排尿困难，尿液使膀胱胀满，也可引起下腹部疼痛；产妇大便困难会引起持续性腹痛或间歇性肠绞痛；骨产道损伤会引起耻骨联合分离痛；产褥感染会引起盆腔组织炎症造成腹痛。因此，产后腹痛的原因是多种多样的，发生腹痛时一定要及时查明原因，切不可滥用止痛药，自己判断不准时应尽快找医生诊治，以免因延误诊断和治疗的时机而发生生命危险。

子宫收缩痛要紧吗

产妇分娩后，随胎儿发育而膨大的子宫要逐渐收缩、复旧，恢复妊娠前的状态。这一缩复过程是很快的，一般子宫分娩完重量可达1千克，正常缩复一星期后会减少为500克，6个星期的产褥期后仅剩下50克左右。多数产妇在子宫缩复时没有感觉，少数人会感觉小肚子一阵阵痉挛疼痛，这就是子宫收缩痛。它不算什么疾病，就像我们长时间不运动，猛地剧烈运动后，肌肉会酸胀疼痛一样，是正常生理现象。说到这里，有人也许会问：为什么多数人没有感觉呢？这是因为收缩痛常常是因子宫分娩时收缩过强，局部组织缺血、缺氧、乳酸堆积而刺激神经引起的，常见于经产妇，特别

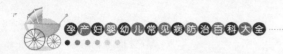

是急产以后。所谓急产，指的是子宫收缩的节律正常协调，但子宫颈口迅速开全，从分娩发动到结束，总产程也不超过 3 小时的分娩过程。还有一种子宫收缩过程过快的可能性是催产素使用不当。

子宫收缩痛一般不用治疗，产后三四天就会明显好转，如果实在疼痛而产妇不能耐受，可在医生指导下服用一些止痛药，小腹部用热水袋热敷也有效果。

什么是子宫复旧不全

子宫于分娩后缩复速度的快慢，与产妇的年龄、分娩次数、全身健康情况、产程长短、分娩的性质、是否哺乳等都有关系。凡是年龄大、分娩次数多、全身健康不好者，子宫缩复均比较慢，产程长而且难产者复旧也差。产后自己哺乳，可以反射性地促使子宫收缩复旧。这些都是一般规律，如遇到以下异常情况，子宫复旧则更差：子宫蜕膜剥离不全，子宫内有胎盘或胎膜滞留，并发子宫内膜炎、盆腔炎等产褥感染性疾病者，子宫肌瘤患者，子宫异位如子宫后位者。子宫复旧不全在临床上会表现为腰痛，下腹坠胀，血性恶露淋漓不止，甚至大量出血，即使恶露停止，白带、黄带必定增多，子宫位置后倾者，再怀孕会有困难，如果不及时治疗还可能导致永久性子宫改变，例如结缔组织增生、子宫

增大、哺乳期后月经量多、经期延长等。产褥期如发现上述现象，医生均会采取措施，予以纠正，一般方法是：

1. 服用子宫收缩剂。麦角流浸膏 2 毫升，每日 3 次；或益母草流浸膏 4 毫升，每日 3 次，3 天为一个疗程。需要时停药 3 天左右，再进行下一个疗程。中药益母草膏无任何副作用，可坚持常服，每日 2~3 次，每次 1 汤匙冲服。

2. 子宫后位者。要做产妇保健操，尤其是膝胸卧式，每日 2 次，每次 15 分钟。

3. 产后长时间出血或有大出血而怀疑有胎盘滞留者，子宫复旧肯定不好，应当请医生检查，并进行手术刮宫，以清除宫内滞留物。

会阴撕裂怎么办

产妇分娩时，一个成熟的、3000 克左右重的胎儿要从产道里生出来，造成宫颈、阴道或者会阴撕裂损伤常常是难免的，原因包括胎儿过大、产力过猛、产道过紧、分娩速度过快、助产手法不正确等诸多因素，但也有一些损伤是由于手术、劳累等引起的。

会阴是指女子的外阴部，尤其是阴道和肛门之间的区域，它位于分娩出口下部，当胎儿娩出时，会阴部受到胎头下冲的压力而过度扩张，发生轻度的裂

伤是很常见的，而且通常和阴道下段后壁一起损伤。

较轻的会阴裂伤又叫"擦伤"，损坏组织不多，产妇仅仅觉得该处有烧灼样疼痛，即使当时没有缝合，以后除会阴比较松弛和遗留瘢痕外，不会引起太大的不适。较重的撕裂会使出血增多，医生应予以缝合。会阴撕裂的程度一般分为三度：

轻度（Ⅰ度）：会阴皮肤及阴道入口处黏膜撕裂，但未伤及肌肉，出血不多。

中度（Ⅱ度）：伤及肛门括约肌，但还没有断裂，出血较多。

重度（Ⅲ度）：肛门括约肌断裂，甚至阴道和直肠的间隔同时断裂。

产妇了解会阴的撕裂程度，对日后的自我护理有一定的意义。对于医生而言，则应提高产科技术，接生时小心保护好会阴。发生撕裂以后，轻、中度的经立即缝合后，伤口不难痊愈。重度的裂伤要先缝好肛门括约肌，然后再缝合皮肤和黏膜。产后还要先进无渣饮食1周，以减少肛门排便，使肛门得到休息，保证愈合，否则很容易出现大便失禁，给生活带来痛苦和不便。修补失败而大便失禁者，要在产后5个月左右再行手术，重新修补，十分麻烦。当估计会阴裂伤的可能性很大时，为减少胎儿分娩的阻力或为了方便器械助产（如用产钳、吸引器牵引），医生还会事先主动将会阴切开。这种伤口的创面整齐，便于缝合，愈合也好，比勉强保护不行而撕裂更为有利，所以临床应用十分普遍。

对会阴或伤口的护理，产妇应注意两个方面：一是保持局部的清洁，预防感染，可以每天用温开水冲洗2次，大便后清洁要从前向后，并立即冲洗，如出现伤口肿胀，可用50%硫酸镁液湿敷，伤口出现红肿、热痛或化脓时，要找医生及时处理，配合抗生素治疗；二是坚持做产褥期保健体操，尤其是肛门及阴道肌肉运动，防止因肌肉张力下降而造成阴道后壁松弛脱垂。

预防瘢痕产生的措施有哪些

除了个体体质因素外，切口设计、伤口感染、创面修复的时间、治疗和护理方法不当等也是瘢痕产生的原因。要预防恼人的瘢痕，就要尽量祛除各种导致瘢痕增生的因素，减少瘢痕的生长。

1. 良好的手术方法可以预防瘢痕的产生

现在很多医院做剖宫产手术都一改过去的在下腹正中或腹侧行竖切口、术后间断缝合的手术方式，而是在耻骨联合上横行切开皮肤，术后采取连续皮内缝合法，用可吸收肠线缝合。由于横切口平行于皮肤，使用张力松弛线，所以伤口处张力很小，且愈合后不用拆线，瘢痕的发生率也就大大降低了。产妇在术前可与医生进行充分的交流，诉说自己对瘢痕的顾虑，请求医生帮助和指导，使医生了解自己的需求，达成默契。

2. 充分、均衡的营养能有效促进伤口愈合，减少瘢痕

产妇一旦决定剖宫产，在产前产后都要加强营养，多食瘦肉、鱼、蛋、奶、新鲜的水果、蔬菜，以补充蛋白质、多种维生素和锌、铁、钙等微量元素，丰富、均衡的营养是伤口愈合良好的基本保证。

3. 积极治疗其他慢性疾病

因为营养不良、贫血、糖尿病等全身因素都不利于伤口愈合，却利于瘢痕的产生，所以要积极治疗。

4. 保持伤口的清洁，积极预防感染

产妇在手术前应进行全身彻底清洗，并预防性地应用抗生素。术后要保持伤口和周围环境清洁干爽，以利于伤口的愈合。手术后还要勤换衣裤、被褥，尤其应注意天天更换清洁的内裤。

5. 避免剧烈活动，减少局部刺激

拆线前后应避免剧烈活动，避免身体过度伸展或侧屈。休息时，最好采取侧卧微屈体位，以减少腹壁张力。同时，避免摩擦伤口和长时间日光照射伤口等慢性刺激。

6. 伤口愈合后局部加压预防瘢痕

拆线后立即用硅胶弹力绷带或弹力网套等敷料加压包扎伤口，可以有效地预防瘢痕的产生。这是因为通过持续加压可造成瘢痕局部缺氧，从而抑制瘢痕生长，此方法使用宜早而且要持久。

7. 适当采用蜡疗、磁疗、超短波等方法

蜡疗、磁疗、超短波对瘢痕有一定的预防作用。

产后如何防治痔疮

有句俗话叫"十女九痔"，便是说女性生产过后，往往发生便秘，不及时治疗、拖延便会形成"痔"。处于产褥期的产妇常会遇到排便困难的问题，产后排便困难的主要原因是会阴侧切伤口的疼痛使产妇在排便时不敢用力，另外产妇在产后最初几天常常卧床休息，产后活动较少，或进食高蛋白食物多、蔬菜水果少，缺少纤维素以及肠蠕动减弱，腹肌及盆底肌肉松弛，腹压降低，大便时无力以及躺着排便等多种原因也易导致排便困难。为防止产后便秘的发生，除多食易消化、富营养、不油腻和蔬菜水果外，还应加强锻炼，促进肠蠕动。

妊娠期间，由于增大的子宫压迫下腔静脉，往往使身体下部器官的血液回流障碍，使直肠静脉丛充血，而且在分娩时，产妇向下用力，盆腔充血，婴儿头下降及分娩时肛门部的血管怒张和充血，往往会发生痔疮，或者使已存在的痔疮加重。患有痔疮的产妇常常在产后2~3周内表现为肛门红肿、疼痛，产妇因为怕痛，常常不敢大便，由于便秘排尿困难，使痔疮更加严重。因此，产后要多吃水果、青菜、粗粮，适当地早活动，增加肠蠕动，在排便用力时，拿消毒纸巾或棉垫向上压住会阴伤口，会减轻疼痛，使排便困难有所改变。如果便秘持续3天以上，一定要请医生予以适当的诊治处理。

产后腋下长肿块是怎么回事

有相当多的产妇在分娩后2~3天内，突然发现腋下长了肿块，疼痛难受，非常害怕。有人怀疑是淋巴结肿大，有人害怕是长了肿瘤，心情十分紧张，甚至到处求医治疗。这种肿块一般有鸡蛋大小，在分娩前是没有的，分娩以后与乳房的膨胀同时出现，有时还可以看到清楚的乳头。

发现这种现象不必害怕，实际上这种肿块是乳腺组织，只不过不是正常的乳房组织，而是先天发育不良乳房组织，是哺乳动物在进化过程中尚未完全退化的返祖现象，称为"腋窝乳腺"，也称"副乳"。

正常女性由于平时没有乳汁分泌，因而对它没有任何感觉，也很难发现。

产后乳腺分泌活跃，腋下的乳腺也受激素的调节增生而分泌乳汁，由于副乳内乳汁大量分泌，同时胀大有时还淤积成硬块，产生了胀痛感觉，这才引起注意。

对这种肿块不需求医治疗，停止哺乳后，副乳也会逐渐消失。如实在胀痛难受时，可在医生指导下服用止痛片或局部用皮硝敷24小时，疼痛就会消退。

乳房出现肿块怎么办

乳房的腺组织结构类似柠檬呈分叶排列，每叶有一导管引流。若乳汁未完全吸空，不经常哺乳导致继发性乳汁淤积，或乳房局部受压，乳管阻塞，乳汁不能排出，引起痛性肿块，肿块的皮肤可变红。如果阻塞的乳管不能及时使其通畅，细菌感染，乳房呈红、肿、痛、热，并伴有全身发热，即成乳腺炎。若再不及早治疗，受感染的乳腺组织可形成脓肿。肿块变得有波动感。

当乳房出现肿块后，可对患侧乳房进行湿热敷3~5分钟并做按摩、拍打和抖动，将肿块轻轻地向乳头方向按摩，促使乳管畅通。让婴儿经常首先在阻塞的一侧乳房哺乳，饥饿时吸吮力强，有利于吸通乳腺管。若婴儿不肯吸吮，则将乳汁挤出用杯或匙喂之，哺乳后宜充分休息。

一般乳管阻塞应在1~2天内清除。

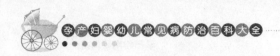

发生乳房感染时同样要频繁哺乳、排空乳汁，乳腺炎是乳腺管外的结缔组织炎症，并非乳腺管内的炎症，故此时母乳喂养仍是安全的。中断喂养反而可延缓疗程或导致并发症，乳汁也会完全干竭。局部疼痛可用湿热毛巾敷在乳房上，一天几次以缓解疼痛，也可在医生指导下加用阿司匹林治疗疼痛和发热。已形成脓肿者则需切开引流，术后 1~2 天就可让婴儿在感染过的乳房上恢复哺乳。

怎样防治乳头皲裂

常常有哺乳产妇的乳头被乳儿咬破而发生乳头皲裂甚至感染的情况，当乳儿再次吸吮时，产妇常常会感到乳头剧烈的疼痛。为什么会发生这样的情况呢？

其实，这往往是由于喂养的方法不对所导致的，而不是乳儿的问题。产妇没有让乳儿完全含住乳头及周围的乳晕，而只是让其单单含住乳头，碰上乳头小的产妇，乳儿常常含不住乳头，就试图用牙床咬住，久而久之，乳头被慢慢磨破了。这样一来，产妇因为乳头疼痛，而且出于本能，喂奶时就尽量让乳儿含得少一点儿，当乳儿一含奶吸吮，产妇就向后躲，乳儿含得就更少，乳儿为了含住乳头就又紧紧用牙床咬住乳头，牵拉乳头，使乳头受损更严重，并形成了恶性循环，乳头皲裂越来越重。

避免乳房发生皲裂的关键在于预防。产妇应该从怀孕中期便要开始经常擦洗乳头，洗净痂垢，使乳头表面的皮肤变得坚韧、结实。此外，宝宝吸吮乳头的时间不能超过 20 分钟，吸吮时间过长，乳头皮肤过度浸润，容易发生皲裂。不要让宝宝含着乳头入睡，以免乳头浸软、皲裂。

产后乳头发生皲裂时，每次喂奶前应先做湿热敷，并按摩乳房，刺激排乳反射，然后挤出少许乳汁，使乳晕变软易于宝宝的口腔含接。喂奶时先让宝宝吸吮健侧乳房，如果两侧乳房都有皲裂，则先吸吮较轻的一侧。一定注意让宝宝含住乳头及大部分乳晕，并要经常变换喂奶的姿势，以减轻宝宝用力吸吮时对乳头的刺激。给宝宝喂完奶，可用食指轻按下颌，待宝宝张口时把乳头抽出，切不可生硬地将乳头从宝宝嘴里抽出。每次哺乳后挤出一点儿乳汁涂抹在乳头及乳晕上，这样不仅可以防止乳头干燥，而且乳汁中的蛋白质还可促进破损皮肤表面的修复。乳头疼痛剧烈时，可考虑用吸奶器将母乳挤出给宝宝吃，等乳头裂口完全愈合后再进行喂奶，切不可轻易放弃母乳喂养。同时，要积极进行治疗，轻者可涂小儿鱼肝油滴剂，但在喂奶时要先将药物洗净，严重者应请医生进行处理。

如何区别单纯性淤乳和急性乳腺炎

急性乳腺炎是产后常见的疾病，几乎都发生在产后哺乳的女性中，其中以初产妇为多见。急性乳腺炎俗称"奶疖"，中医称"乳痈"。产后乳房发胀、变硬、触摸有疼痛感，都可以发展而成为乳腺炎。但产后半个月以内，产妇真正患乳腺炎是很少的，乳房有块碰碰就痛，多半是乳汁积存过多，即淤乳引起的。由细菌引起的真正的乳腺发炎一般发生在产后4～5星期以后。

乳腺炎的细菌多半来自吃奶宝宝的鼻咽腔部位，寄生于鼻咽腔的细菌经喂奶而侵入乳房，如乳头有破裂则极易侵入。细菌侵入乳房的途径有3条，即淋巴管、血管和乳腺管。如果乳头皮肤已有破裂或糜烂，而仍不注意保持清洁卫生，细菌就可以通过乳头小破口或裂缝进入，经淋巴管侵入乳腺，引起乳房蜂窝组织炎，这是最常见的一种感染途径；其次是细菌直接由乳腺管侵入，这时往往因产妇乳汁流出不畅，乳汁淤积，分解液化乳汁的液体是细菌生长和繁殖的最好培养基，如果加上不注意保持乳头的清洁卫生，细菌就可通过乳腺管侵入乳房；还有一条是如果产妇身体其他部位有炎症感染，细菌也可以通过血液传到乳房，引起急性乳腺炎。

那么，如何区别单纯性淤乳和急性乳腺炎呢？如果是单纯性乳汁淤积，一般产妇不会发烧，有硬块和疼痛一侧的乳房的腋下淋巴结不肿大，乳房皮肤不发红，经过上托乳房、轻轻按摩疏通乳腺、口服消胀催乳中药，一般约经2～3天乳汁流出通畅后，症状就会消退。而由化脓细菌引起的急性乳腺炎，产妇会感到发冷，高烧会到38℃以上，乳房表面皮肤肿胀、发红并且乳房疼痛很厉害，腋下淋巴结会变肿发硬，用手触摸有疼痛感。如果治疗及时，患者的体温将迅速下降，乳房红肿和硬块会逐渐消退，疼痛的感觉也将随之消失。如果治疗不及时，病变就会继续发展，发炎乳房会红肿得更厉害，硬块会变大变软而出现波动，这时就形成了乳房脓肿。脓肿表浅者可自发地向外穿破皮肤流出，也可穿入乳腺管，脓液自乳头流出。脓肿也可向后穿破，形成乳房后壁脓肿。病变范围如果过大过广，乳腺组织受破坏也会越多，由于乳腺被破坏化脓，会形成瘢痕组织，破坏部位的乳腺就失去了分泌乳汁的功能。

从发生急性乳腺炎的原因来看，预防乳腺炎的主要措施应着重于防止乳头破裂和乳汁淤积。此外，由于急性乳腺炎的发病与婴儿鼻咽部带菌有关，因此还要注意病房、婴儿室的消毒隔离措施的实施。急性乳腺炎发生后，发炎一侧

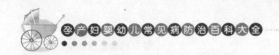

的乳房就不能喂奶了，为的是防止宝宝吸入化脓性细菌。尽量不要用外科手术方法治疗乳腺炎。

产后乳腺炎怎么办

乳腺炎是哺乳期最常见的疾病，给乳母和乳儿都会带来痛苦，避免乳腺炎的发生是非常重要的。

急性乳腺炎常常是由金黄色葡萄球菌引起的，可以通过两种途径侵入机体：可通过乳头皮肤的破损处入侵。初产妇在婴儿吮吸乳头时，常有不同程度的乳头皲裂、糜烂或细小溃疡，这给细菌入侵开了方便之门。细菌可经此入口沿淋巴管扩散到乳腺实质，形成感染病灶。此外，细菌还可以通过乳腺导管开口，上行到乳腺小叶，再扩散到乳房间质中。

产后产妇常常由于先天性乳头的内陷、乳腺导管的先天性不通畅以及产妇授乳经验不足等原因，不能使乳腺内的乳汁得以充分排空，以致造成乳汁淤积，淤积的乳汁为细菌的繁殖创造了良好的条件。另外，产后全身及局部免疫力下降也为感染创造了条件，乳头的潮湿与温度的升高更易造成细菌的感染，免疫力良好患者病变可能停留在轻度炎症期，可以自行吸收或好转，而免疫力差者却能引起感染扩散，形成乳腺脓肿，甚至脓毒血症。

如果哺乳期的产妇发现乳房出现异常疼痛、红肿等现象，应及时就医。急性乳腺炎是与产后哺乳相关的疾病，可以通过指导产妇使用正确的哺乳方法来进行预防：

1. 要尽量避免乳头皲裂，要让婴儿正确吸吮、同时积极治疗鹅口疮，避免局部使用肥皂、酒精等有干燥、刺激的物品，以防乳头皲裂。如发生乳头皲裂、破损者应暂停授乳，代以吸乳器，尽量使乳汁排空。局部使用止痛药膏，如酒花素、鱼肝油铋剂，以促进破口愈合。不要挤压乳房，睡觉时要采取仰卧位，以免挤压乳房。

2. 要定时排空乳房，不要引起乳汁淤积，发现乳房内有乳核要及时揉开，也可用硫酸镁湿敷或热敷，还可在热敷后应用手法按摩，从乳房四周向乳头方向做轻柔的按摩，使乳腺管通畅以促进乳汁排出。

3. 平时保持愉快的心情，不要"着急上火"。乳房疼痛时及时看医生，及时使用抗生素可以避免炎症的进一步恶化而形成化脓性乳腺炎。

4. 饮食宜清淡，发热时则需多喝水，并在医生指导下使用镇痛药或抗生素。

总之，乳腺炎的发病很快，预防是很重要的，产妇在哺乳期间应密切观察乳房的情况，要把乳腺炎消灭在萌芽中。

产妇患乳腺炎后要积极抗炎治疗，

同时可配合药膳辅助治疗：

1. 小验方

• 仙人掌去刺捣烂，加入95%酒精调匀，外敷患部，每日2次。

• 连须葱白1把，捣烂外敷患处，每日2次。

• 新鲜韭菜1束，开水泡后，捣烂敷患处。

• 蒲公英30克，连翘12克，乳香8克。研细末，调入醋或白酒，炒热后敷患处，每2小时换1次，3日为一疗程。

• 蒲公英30克，忍冬藤60克，水1000毫升，文火煎汤至500毫升，热敷患处。

• 陈皮煎汤，趁热用毛巾外敷。

• 麦芽50克煎汤，频频温洗患乳。

• 鲜蒲公英500克捣烂榨取汁，微火炖，加酒适量口服。

• 蒲公英30克，绿茶15克，橘皮10克，水煎后代茶饮，每日数次。

• 蒲公英50克，蜂房10克，地丁1克，白糖适量。先煎药，去渣取汁，加入白糖饮用。

• 将瓜蒌9克焙焦研细，用酒送下。

• 丝瓜络1条，冰片少许，研细末，调菜油擦患处。

• 鲜地龙、白糖各等份，捣烂敷患处。

• 蜂房6克，银花藤60克，丝瓜络15克，每日1剂，第1煎内服，第2煎反复热敷患处。

2. 饮食疗法

• 金针菜炖瘦肉：金针菜30克，瘦猪肉60克。金针菜洗净，瘦猪肉切成小段，一同放入锅内旺火加水炖至瘦猪肉熟透，吃金针菜及猪肉，喝汤。

• 通草猪蹄汤：将通草10克与猪蹄2只放入锅内同煮烂熟，加少许盐，去通草，吃猪蹄喝汤。

• 油菜汤：油菜适量洗净，放煲内，加水适量煮汤饮服。

• 黄芪炖乳鸽：黄芪30克，枸杞15克，乳鸽1只。将乳鸽去内脏洗净，与药一起放锅内，加水适量，加水炖熟，饮汤食用。适量用于乳腺炎破溃期。

• 虾壳粉：生虾壳适量，洗净，放新瓦上文火焙研细末，每天早晚服6克，治乳腺炎破溃后久不愈合者。

怎样判断是否得了乳腺炎

乳腺急性发炎之前，常常先出现乳头疼痛、破溃或者乳房里有界限不清的硬块、肿胀疼痛等症状，然后患者有怕冷、寒战感，体温随之升高，热度一般都要超过38℃，检查时，可以发现患侧的乳房疼痛得不能触摸，外观表面皮肤红、肿、热，皮下可摸到肿块，与皮肤相连，也可能皮肤表面虽然不红、不肿、不热，可乳房深处能触到硬块，且疼痛和压痛明显。除此之外,肿胀疼痛一侧乳房边的腋下,还能摸到肿大、压痛的淋巴结。此时,如积极治疗,产妇的乳房红肿和硬块会逐渐消散,体温也会很快降下来,疼痛的感觉亦随之好转。要是治疗不及时或不彻底,病变将继续发展,患侧乳房红肿热痛会更严重,乳房内的硬块会增大变软,出现波动,这说明已形成了皮下或乳房浅部的脓肿。最后,脓肿会向深处扩张,或者原来在深处的硬块加大、变软,或者原来无红肿的皮肤出现新的红肿,病变范围扩大、加深。脓肿不但可以向外穿破皮肤,形成表皮溃破,也可以向内穿破乳腺管,从乳头排出脓液,甚至还会向乳腺后疏松的结缔组织间隙穿破而成为乳腺后脓肿。还有少数患者在脓肿自行溃破或切开引流后,于乳房内形成脓瘘或乳瘘,经久不愈。因此,乳腺炎症开始可能是一处,以后却会多处并发,病变范围越来越大,全身症状越来越重,乳腺本身遭受的破坏也越来越多。已化脓的乳腺即使痊愈也会变得瘢痕组织累累,永久丧失乳汁分泌功能,也影响乳房美观。

乳房胀痛怎么办

乳房胀痛的原因主要是由于未经常哺乳或哺乳不当时乳房内乳汁充盈过多,或支持组织中又有血液与体液增加所致,

患者乳房有重、热和胀痛感。

出现这种情况时,乳母应尽量多喂哺,将乳汁排空。哺乳前先湿热敷并按摩乳房 3~5 分钟,再拍打和抖动乳房,用手或吸奶器挤出奶液使乳晕变软,以利婴儿含吮乳头和乳晕。哺乳后佩戴支持胸罩改善循环。

乳房胀痛在母婴分室、定时喂哺的医院中发生率较高,而在实行母婴同室和尽早按需吸吮的医院中较少发生。

一旦出现乳房胀痛,要在 1~2 天内进行有效护理。要帮助乳母继续喂哺、排空乳汁、缓解症状,否则会影响泌乳量,或导致细菌感染而引起乳腺炎和乳房脓肿。

乳房较小、乳头短平怎么办

首先需要说明的是,奶量多少与乳房大小、形状无关。至于乳头短平,如果容易拉出,说明伸展性良好,更不成问题。对于乳头内陷拉不出者,要在产科初诊后早做准备。

在乳头两侧各放一手指向左右和上下牵拉乳晕皮肤及其下面的组织,反复做此动作持续 5 分钟,每日 2 次,这样可以使乳头伸展性增强。如用吸奶器按在乳头上,放手后利用球内负压增加更有助于乳头向外伸展。生产后应尽早让婴儿正确地把乳头和乳晕部分含入口内吸

吮，乳头被婴儿舌头抵住上腭、挤压和拉长乳晕、乳窦内的乳汁压出时更改了乳头的伸展性。若哺乳前湿热敷并按摩乳房 3~5 分钟可刺激排乳，再挤出一些乳汁使乳晕变软，并捻转乳头，引起立乳反射后让婴儿含吮，较易吸吮成功。对于暂时吸吮未成功的婴儿，切忌改用橡皮奶头，以免引起乳头错觉而带来更大困难。此时可把母乳挤出用小匙或杯喂，每 3 小时左右挤乳 1 次，继续纠正乳头并训练婴儿吸吮乳头。

乳房漏奶怎么办

有的产妇有乳房漏奶现象，这是指在未经外界的挤压和刺激下乳汁会自动流出，常发生在产后 3~4 天，在乳汁刚刚开始分泌时，这是由于乳腺管刚刚通畅，乳汁分泌不规律的结果。另外喷乳反射活跃的产妇在产后的头几个星期内，也会发生乳房漏奶，特别是到了给婴儿喂奶的时间，一想到可爱的婴儿或听到婴儿的哭声，发生漏奶就明显加剧。而作为母亲，特别是在外工作的女性，发生漏奶是一件非常麻烦和窘迫的事情。

然而，要想人为阻止乳房漏奶是很难做到的。一般几个星期后，乳房变软，这一症状会自然而然地消失，但在乳房漏奶发生期间，对这个症状，要正确对待、正确处理。

首先，产妇要树立信心，尽管乳房持续产生大量乳汁，相信漏奶定会随着时间的延长，自然停止。其次，当有少量漏奶时，可用两块纱布，内装少许腈纶棉，制成大约 8×8 厘米大小的奶垫，放入衣服内，吸干乳汁，但奶垫要经常清洗干净、晒干备用，以免发生污染。如果有大量漏奶时，可用塑料小奶罩放入衣服内，防止浸湿衣物，损伤乳头。这两个圆圆的小碗罩垫到衣服里面，从外观上看，不会影响美观，可避免漏奶时带来的尴尬。如果产妇需要外出，务必在早上喂饱自己的宝宝，使双侧乳房尽量吸空；中午休息时，将乳汁全部挤出，保存在一个干净的瓶子中，置于冰箱内，以备带回给婴儿吃，避免不定时挤压乳房造成漏奶的发生。

哺乳时出现乳冲怎么办

乳冲是产妇哺乳时常遇到的问题之一，但是乳冲很容易被忽视。表面上看起来，产妇的奶水很好，宝宝也没有什么不适，大小便都正常，生长发育也正常，可就是每当给宝宝喂奶时，宝宝爱哭闹，常常是刚把奶头衔入口中很快就吐出来，甚至拒绝吃奶。有时奶向外喷出，甚至喷宝宝一脸。另外，宝宝吸吮时吞咽得很急，时常出现呛奶，这些都是乳冲导致的。

如果出现乳冲，解决的方法是采用剪刀式喂哺，即用一手的食指和中指成剪刀样夹住乳房，让乳汁缓慢流出。同时产妇应该少喝汤，这样可以适当减少乳汁分泌。

在中医里乳冲又称为"产后乳汁自出"。中医认为乳冲的原因主要有气血虚弱、胃气不固或者肝经郁热，导致流泻失常，迫使乳汁外溢。气血虚弱导致的乳汁自出、乳汁清稀、乳房柔软而无胀满的感觉，乳汁分泌不足；而肝经郁热所致的乳汁自出则乳汁量多质稠、乳房胀痛、烦躁易怒。根据不同的症状，可以辅以不同的食疗药膳：

1. 人参芡实粥

原料：人参 10 克，芡实 30 克，大枣 15 克，粳米 60 克。

做法：将人参研磨成细末，将粳米淘洗干净，放入锅中，同时放入大枣、芡实及人参末，加入清水，置于炉火上煮至米烂汁黏时即可食用。

功效：健脾和胃，益气固摄，对于气虚失固、乳汁自出者有一定的疗效。

2. 黄芪五味煎

原料：黄芪 25 克，五味子 10 克，芡实 30 克，红糖 20 克。

做法：将黄芪、五味子及芡实同时放入锅中，加水约 150 克，煎煮半小时后取汁，加入红糖搅拌均匀即可食用。

功效：益气养阴，健脾固摄，对于产后气虚失固所致的乳汁自出有一定的疗效。

3. 栀子石榴粥

原料：栀子 15 克，石榴皮 15 克，粳米 60 克，红糖 20 克。

做法：先将栀子、石榴皮放入锅中，加水约 100 克，煎煮约 30 分钟后取汁去渣，将粳米淘洗干净，放入锅中，加入药汁，酌情加入适量清水，置于炉火上煮至米烂汁黏后加入红糖，搅拌均匀即可食用。

功效：疏肝行气，清泻肝热，适用于肺郁化火、迫汁外出所致的乳汁自出者。

产后发热怎么办

有些产妇在产后十余天内经常出现体温升高的情况，心里很不安，除了正常生理性的体温升高外，产后发热应引起产妇的重视，不能疏忽大意。引起产后发烧的原因有很多，主要有以下几个方面：

1. 产褥感染：这是产后发热的主要原因，由于致病细菌侵袭产后子宫内的创面并扩散到生殖器官或盆腔其他部位，引起的炎症反应。产褥感染的病情有轻有重，轻者仅有轻度发热，恶露增多，下腹疼痛，经一般治疗就可以好转；重者病情十分险恶，产妇高烧可达 40℃ 以上，同时伴有烦躁不安，甚至昏迷不省人事，如果不积极救治，可能导致死亡。

2. 急性乳腺炎：产妇如果由于乳腺管堵塞导致乳汁分泌不畅，或者乳头有裂口，就很容易引起致病菌入侵，而乳汁又是细菌非常适宜的培养基，所以一旦有细菌入侵，很容易就发生急性乳腺炎。急性乳腺炎多见于哺乳期的初产妇，是一种乳腺的急性化脓性感染，体温可以升高到39℃以上，产妇全身难受、头昏脑涨，应引起产妇及家人的重视，要积极到医院进行诊治。

3. 产后中暑：有些产妇特别是农村的产妇，由于受多年旧风俗习惯的影响，即使在夏季为了怕受"风"，所住的地方也门窗紧闭，整天穿着长衣长裤。产妇在如此高温闷热的环境中，体内余热不能及时散发，容易引起中枢性体温调节功能障碍，导致体温升高，进而产生中暑。产后中暑的产妇病情很急，一般先有口渴、尿频、多汗、头晕乏力等症状，如果不及时处理，就会引起高烧，如不及时救治甚至可危及生命。产后中暑重在预防。产后，产妇的居室应尽量通风，衣着要适当，如果发现有上述中暑的情况，轻者可以将产妇尽快移到通风较好的房间中休息，重者应尽快送医院进行治疗。

4. 乳胀：有些产妇特别是初产妇在产后的头几天，因乳腺管不通畅出现奶胀而导致体温升高。这种情况下一般仅有轻度体温上升，达38℃左右，随着奶汁的排出，体温可很快恢复正常。如奶汁排空后体温仍不能恢复正常，就应该及时寻找其他原因。

5. 感冒：经过10个月的妊娠以及分娩的劳累，产妇的抵抗力较正常人低下，尤其在寒冷天气分娩，产妇可能稍不留神就容易感冒。除了咳嗽、流鼻涕、鼻塞等感冒的症状外，有时可有低烧，不过体温一般不超过39℃，经过常规对症处理，体温可很快恢复正常。

6. 其他系统的炎性感染：如尿路感染、急性扁桃体炎等。产后由于外阴部与尿道紧邻，外阴部的感染容易引起尿路感染，这时产妇常常有明显的尿路刺激症状；感觉尿频、尿急、尿痛，这些多是泌尿系统感染的症状，应到医院进行治疗。如果产妇在发烧的同时感觉有咽喉部的肿痛不适，有时下颚部还可以摸到痛的硬结，这种情况可能是急性扁桃体炎症，应引起产妇的足够重视。

由于产后发热可能极大地影响产妇的产后生活，所以应该积极预防。首先，在产褥期内产妇应该严防感冒，感冒是生活中常见的疾病，特别是在冬季，如果不注意保暖很容易受凉感冒，同时在夏季产妇也应该避免室内温度过低，以免造成室内外温差太大而导致感冒；其次，产妇还应该注意产后卫生，特别是

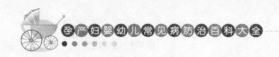

外阴、阴道的卫生，这对预防由于产褥感染和产后泌尿生殖道感染引起的产后发热有很好的预防作用；最后，产后尽早哺乳有利于乳房的通畅，可以减少由于乳房胀痛引起的产后发热。

产后中暑怎么办

正常人体在下丘脑体温调节中枢的控制下产热和散热，体温处于动态平衡，维持在37℃左右。产褥期产妇一般体质较为虚弱，中枢体温调节功能发生障碍，在高温、高湿、通风不良的情况下，往往容易导致产后中暑。

产后中暑后，患者体温升高，脉搏和呼吸加快，面红不出汗，皮肤干热，全身起痱子或出汗而体温下降，其急救措施为：

1. 如发现产妇有中暑的症状，应立即离开高温环境，到通风较好的凉爽处休息。

2. 解开衣服，多饮一些淡盐水或服十滴水、仁丹、解暑片、藿香正气水等，短时间内即可好转。

3. 出现高烧、昏迷、抽搐者，应让患者侧卧、头向后仰，保证呼吸道畅通。在呼叫救护车或通知急救中心的同时，可用湿毛巾或用30%～50%的酒精擦浴前胸、后背等处。

注意事项：

1. 一般产妇感觉口渴、多汗、恶心、头晕、心慌、胸闷等不适时，就应考虑为中暑的先兆。

2. 产妇高温的适应能力较低，所以产妇的居室一定要打开窗户，使空气流通，保持适当的温度。但不要让产妇直接吹风，被褥不宜过厚，可以用凉席，穿薄一些的夏季衣裤，多饮水等。

3. 产后其皮肤排泄功能较旺盛，出汗较多，可以经常用温水擦浴，勤换衣服，可避免产后中暑。

以下方法可有助于产后中暑的预防和调理：

西瓜取瓤去子，榨汁频服。

•莲藕冰糖粥：白莲藕150克，粳米150克，加水量同煮稀粥，放入冰糖30克食用。

产后肥胖怎么办

产后女性体重超出正常范围20%～50%，医学上称为"生育性肥胖"。生育性肥胖不仅给许多爱美的女性带来烦恼，而且对产妇健康也有很大的影响。

产后肥胖的女性往往出现食欲不振、四肢无力、生殖器恢复缓慢，严重的甚至会出现尿失禁、子宫后倾或脱垂等问题。因此，积极预防生育性肥胖应引起孕产妇及家人的重视。

预防生育性肥胖应注意以下几点：

1. 合理膳食

无论是孕期还是产后,科学合理的膳食是至关重要的。饮食原则是平衡膳食,避免高脂,在保证摄取足够营养、满足母婴需求的前提下,避免营养过剩。可多食一些鱼、肉、蛋、豆制品、奶制品以及新鲜水果、蔬菜,尽量少吃甜食、油炸食品、肥肉等。

2. 母乳喂养

母乳是婴儿天然的、营养比例全面的佳品,母乳喂养不仅可以满足婴儿生长发育的需要,而且有利于母亲自身的健美。研究发现,母乳喂养促进了母体新陈代谢和营养循环,还可将体内多余营养成分运送出来,减少皮下脂肪蓄积,预防生育性肥胖的发生。

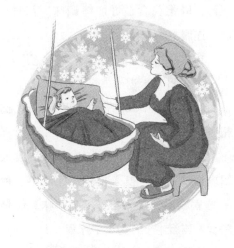

3. 产后避孕

产后性生活应及早采取避孕措施,否则避孕失败导致怀孕或人工流产都会导致身体肥胖。究其原因,产后受孕,体内新陈代谢及性激素分泌出奇的旺盛,进而导致机体糖类合成脂肪的功能增强。

4. 积极运动

孕期及产后积极运动是预防生育性肥胖的重要措施,适当的运动可促进新陈代谢,避免体内热量蓄积。一般无会阴裂伤及身体其他不适者,产后3天即可下床活动。

产妇刷牙会弄坏牙齿吗

不少人认为产妇刷牙会弄坏牙齿,其实不然。产妇不仅要刷牙,而且要坚持早晚刷牙2次,饭后漱口,以保护牙齿。特别是患有牙龈炎的产妇,更要坚持每日刷牙数次。

大家知道,人的口腔里寄居着大量微生物,如链球菌、葡萄球菌等,且口腔又具备微生物生长繁殖所必需的一切有利条件。学者发现在1克牙垢中细菌多达100亿个,要是不注意口腔卫生,牙垢存积,会导致牙龈发炎。

孕产妇体内雌激素增多,牙龈毛细血管扩张,变弯曲,弹性减弱,血液淤滞,加上毛细血管渗透性增加,牙龈易出血、浮肿、变脆软等,更易患牙龈炎。因此,刷牙可清除牙间污垢、食物碎屑,消除口臭,能按摩牙齿,刺激牙周从而促进血液循环,不仅可减少口内致病细菌,而且能增强组织的抵抗力。

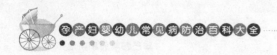

食疗改善产后贫血

由于分娩时出血，加上生产犹如马拉松一样耗力，所以产妇在产后会有贫血、头昏眼花的症状，有的产妇贫血是在怀孕期贫血没有得到改善，分娩后进一步恶化，还有一些产妇出现迟缓性出血或子宫颈管裂伤等情况时，都容易导致产后贫血。

产后贫血病情较轻者除面色苍白外，无其他明显症状；病情较重者则可出现面黄、水肿、全身乏力、头晕、心悸、胃纳减退、呼吸急促等症状，因此要及时调治。

下面介绍一些补血的汤、粥，简单易做，且对产妇身体大有益处：

1. 当归生姜羊肉汤

原料：当归 20 克，生姜 15 克，羊肉 250 克，山药 30 克。

做法：将羊肉洗净切片，当归用纱布包好，同山药、姜片放沙锅内加水适量共炖汤，烂熟后放调味品，饮汤食肉。每日 1 次，连服 10 ~ 15 天。

功效：益气养血。

2. 枸杞猪骨汤

原料：生猪骨 500 克，枸杞子 30 克，黑豆 50 克，大枣 20 枚。

做法：加水适量一同煮至烂熟，调味后饮汤食枸杞子、红枣、黑豆。每日 1

次，连服 15 ~ 20 天。

功效：益气补血。

3. 归参鳝鱼汤

原料：当归 20 克，党参 30 克，鳝鱼 500 克。

做法：先将鳝鱼去头尾、内脏，当归、党参用纱布包，共放锅内加水适量，再加料酒、姜、葱、盐，一同炖煮至鳝鱼熟，吃鱼喝汤，1 天内服完，连服 10 天为 1 个疗程。

功效：益气补血。

4. 二胶粳米粥

原料：阿胶、鹿角胶各 20 克，枸杞子 30 克，粳米 100 克。

做法：先煮粳米、枸杞子为粥后，加入阿胶、鹿角胶使其溶化，再煮二沸、三沸，以粥代食，可加糖调味。每日 1 次，连服 10 ~ 15 天。

功效：补血养血。

5. 羊肝枣米粥

原料：羊肝 100 克，红枣 20 枚，枸杞子 30 克，粳米 100 克。

做法：将新鲜羊肝切成条状，放入锅内加油微炒，投入枸杞子、红枣、粳米同煮成粥，以葱、姜、盐调味，代早餐食。连服半个月为 1 个疗程。

功效：补血养血。

6. 归芪蒸鸡

原料：当归 30 克，黄芪 100 克，母鸡 1 只，食盐等调味品少许。

做法：先将鸡宰杀去毛及内脏、头足，将当归、黄芪洗净后放于鸡腹内，加水清蒸至鸡烂熟，适加调料，分 2 天内食完，可连食 5 只鸡即可。

功效：气血双补，对女性产后贫血头晕疗效较好。

产后血晕怎么办

产后血晕是指产妇分娩后出现头晕眼花、胸闷气短、烦躁不安等症状，严重者出现神志不清的现象，称为"产后晕厥"，也称"产后血晕"。祖国医学认为原因一是生产时失血过多，心神失养，以致气虚血脱；二是产时感寒，血为寒凝，血淤气滞，扰乱心神而致血晕。治疗时可对症用独参汤、定坤丹或夺命散，还可根据病症分型采用药膳调理：

1. 独参汤

原料：人参 30 克，红糖 30 克。

做法：将人参切成片状放入锅中加水煎，30 分钟后取汁，加入红糖即可食用。

功能：大补元气，有养血活血作用，对于产后失血过多所致的产后晕厥有急救之效。

2. 糯米葱粥

原料：糯米 100 克，葱 30 克。

做法：糯米洗净后放入锅中加水煮至粥汁浓稠，加入切碎的葱花，稍煮一会儿即可。

功能：益气养血，开窍醒神，可用于治疗血虚气脱之产后血晕，但急救功能不及独参汤，配合独参汤服用可增进疗效。

3. 归七山楂饮

原料：当归 20 克，三七粉 10 克，山楂 20 克，红糖 30 克。

做法：当归、三七粉、山楂放入锅中加水煮约 30 分钟，取汁去渣，加入红糖即可服用。

功能：活血化淤，用于产后淤血、气阻所致的产后晕厥，也可治疗其他淤血所致的疾病如恶露不止、产后腹痛。

4. 黄芪粥

原料：黄芪 20 克，粳米 50 克。

做法：黄芪加水 200 毫升，煎至 100 毫升，去渣留汁，粳米煮粥，熟后加入药汁和适量红糖，再稍炖即成，每日早晚各服 1 次。

功能：补中益气，适合于气虚引起的产后血晕。

5. 五味子大枣人参汤

原料：五味子 50 克、大枣 10 枚、人参 12 克。

做法：将五味子、大枣、人参加水一起煎煮，取药汁后加红糖适量，温服，每日 1 剂。

功效：大补元气，有养血活血作用，适合于气虚引起的产后血晕。

6. 莲子粉粥

原料：莲子15克，粳米30克，红糖适量。

做法：将莲子研磨成细末，同粳米淘洗干净后与莲子同煮成粥，煮至米烂汁黏时即可加入适量红糖，每日早晚各1次。

功效：补中益气，适合于气虚引起的产后血晕。

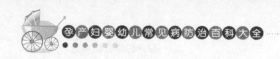 产后水肿怎么办

妊娠高血压综合征在产后会随着胎儿的娩出而病情好转，但有些患者在短期内还会有明显的下肢浮肿，另外产后出血过多或营养缺乏也可引起水肿。

祖国医学认为产后水肿一是由于脾胃虚弱，不能运化水液所致；二是由于肾气虚弱，不能蒸化水液而成。脾胃削弱者，临床可见水肿、食欲不振、头昏、心悸、汗多；肾气虚弱者，可见水肿、下肢发冷、心悸气短。

根据不同的临床表现，可以选用不同的食疗方法：

1. 龙眼肉粥

原料：龙眼肉30克，粳米60克，20克白糖调味。

做法：将龙眼肉洗干净，切成小块，将粳米淘洗干净，后将龙眼肉和粳米同

时放入锅中，加水约600克，置于炉火上，煮至米烂汁黏时离火，再将白糖放入，搅拌均匀后即可食用。

功效：益气益血，健脾消肿，适用于产后脾胃虚弱所致的水肿。

2. 龙眼生姜大枣汤

原料：龙眼肉15克，生姜10克，大枣10个。

做法：将生姜洗干净，切成片状，将龙眼肉、生姜、大枣同时放入沙锅中，加水约150克煎煮，先用大火，等水开后改为小火，煎煮40分钟后即可，去生姜，食用龙眼肉、大枣饮汤。

功效：健脾开胃，益气养气，养心安神，对于产后脾胃虚弱所致的水肿有一定的疗效。

3. 大豆汤

原料：大豆100克，白术20克，鲤鱼1条。

做法：鲤鱼去鳞，剖腹去内脏，洗干净，将大豆、白术洗干净，放入沙锅中，将鲤鱼同时放入锅中，加水约1500克，煮至鱼熟、豆烂的时候即可食用。

功效：益气健脾，利水消肿，此品既可以治疗产后水肿，又可以养体，是母体康复的良好食物。

产后腰腿痛、足跟痛怎么办

部分女性分娩后常感腕部、手指关

节及足跟部疼痛，究其原因，是因为体内内分泌改变，而使手部肌肉及肌腱的力量、弹性出现程度不同的下降，关节囊及关节附近韧带减弱，进而削弱了关节的松弛功能所致。至于足跟痛，则缘于产后活动减少，致使足跟部的脂肪垫因废用性退化而变得薄弱，对体重支持和运动时震动的缓冲作用大为降低，脂肪垫因此而发生充血、水肿等特异性炎症改变而造成。

产后腰腿痛是可以预防的，其防范对策有：产后注意休息，不要过早、过多地用手干重活，尤其不要经常冷水洗浴或浸泡手足，避免手足部因受凉而发生肌肉和关节疼痛。

足跟痛的预防方法是：在产后一定注意脚下的保护，不要穿拖鞋或赤脚穿凉鞋，最好穿袜子和布鞋，使脚下保持一定温度。一旦出现脚跟痛时，就要去医院及时治疗，千万注意不要再受寒凉。这样，一般经过一段时间的治疗和保健，足跟痛是会痊愈的。

作为女性，怀孕生子是件令人高兴的事，但也会在生理上产生很大的变化。在怀孕期间由于体内激素的改变，有些孕妇的头发会变得较为乌黑、浓密。然而，在分娩之后2~6个月，原本一头乌黑飘逸的秀发竟会变得干涩、枯黄，没有光泽，并有不同程度的脱发，医学上称为"分娩后脱发"。据统计，35%~

45%的产妇会出现这种脱发。

看着满头秀发大把脱落，很多产妇非常担心，其实这种担心是多余的。产后脱发的原因是因为头发和身体的其他组织一样，也要进行新陈代谢。正常情况下每人每天大约会掉50~100根头发，卷发脱落得会更快，每天掉200根以内也算正常。正常人的头发每隔5年就要全部更换一次，只是在平时由于头发的更新是分期分批地进行的，人们一般不易觉察。

女性头发更新的速度与女性体内的雌激素水平有关：雌激素水平高时，头发更新速度会变慢；反之，当雌激素水平降低时，头发的更新速度会加快。在妊娠期间，脑垂体会出现生理性肥大，受其影响，女性分泌的雌激素也比平时多。这样一来，头发的寿命就延长了，脱发的速度也就变慢了，大量的头发"超期服役"。分娩之后，体内雌激素水平恢复正常，那些"超期服役"的头发便会纷纷"退役"，于是就出现了产后脱发。

此外，产后脱发还与精神因素相关。有的女性"重男轻女"思想严重，一心希望生男孩，一旦生了女孩，便情绪低落，郁郁寡欢。同时在有的地方生女孩的女性经常得不到丈夫和婆婆的理解，受到家庭的冷落。产妇受到这些不良的精神刺激，大脑皮层功能失调，植物神经功能紊乱，控制头发血管的神经亦失调，使头皮供血少，以致毛发营养不良而脱落。

有些女性在怀孕期间饮食单调，不能满足母体和胎儿的营养需求，产后哺乳期又挑食、偏食，造成营养不良，头发也容易折断、脱落。

那么，怎样才能预防或减少产后脱发呢？

1. 女性在孕期和哺乳期一定要保持心情舒畅，避免紧张、焦虑、恐惧等不良情绪的出现。女性在产前产后容易精神紧张，在养育宝宝的过程中，产妇经常不能保证充足的睡眠，容易过度疲劳，还会担心宝宝出现各种各样的问题，心情不能放松，导致植物性神经功能紊乱，头皮血液供应不畅，头发营养不良，也是造成脱发的原因之一。心情舒畅，没有焦虑、恐惧等情绪，不仅对头发有益，还可美容，做个容光焕发的妈妈。

2. 注意平衡膳食，应注意饮食多样化，及时补充蛋白质。头发的成分中98%是蛋白质，蛋白质对保证头发的营养和新生有重要作用。所以，产后在饮食方面，除应注意均衡摄取外，还应该多补充一些富含蛋白质的食物，例如牛奶、鸡蛋、鱼、瘦肉、紫米等。肉骨头汤不仅味道鲜美，还是健发妙药，具有减缓毛发老化的功效。日常休闲小食品——葵花子、黑芝麻、核桃均为养发佳品。同时应多补充维生素和矿物质，维生素可防止头发脱落、干涩。还要多吃新鲜蔬菜、水果、海产品、豆类、蛋类等，以满足身体和头发对营养的需要。

3. 适度清洗头发。健康的毛发的前提就是清洁。头发根部的毛囊皮脂腺持续不断地活动，每天分泌的油脂容易黏附环境中的灰尘，容易增加毛发梳理时的摩擦力，造成头发表面的毛小皮翻翘，头发就会变得暗淡、干燥、开叉甚至断裂脱落。同时，过多的油脂还是真菌、细菌的培养基，间接引起头皮屑等问题。科学测试证明，头发有自己的恢复调节功能。头发清洗以后，只要过4个小时，油脂量就可以恢复到以前的状态。用正确的方法洗头，不但不会洗坏发质，还可以及时清除油脂和污垢，防止头发干燥、开叉，减少头发受损机会和断发机会，有效控制头皮屑的产生，保持头发整洁秀丽，令头发更健康亮泽。洗头不仅可起到按摩作用，加速血液循环，保持头发的生长规律，还可以疏通毛孔，防止患脂溢性脱发。为了梳理方便和避免扯掉过多的未脱落的头发，洗发时应在淋浴下顺着头发的生长方向轻轻梳洗，不要全部拢到前面或由枕后向前额用力搓洗。有些地方有产妇不能洗头、洗澡的陋习，应坚决改正。

4. 经常用木梳梳头，应用指腹轻轻地按摩头皮，或者用手指有节奏地按摩、刺激头皮，可以促进头皮的血液循环，有利于头发的新陈代谢。每天用清洁的木梳梳头 100 下，也是一种很好的按摩方式。

既然产后脱发与体内雌激素的多少有关，那么能不能服用雌激素来防治产后脱发呢？这样做不妥。第一，身体内的激素分泌有着自己的规律，服用雌激素容易打乱体内激素的正常状态，影响其生理功能；第二，雌激素可随乳汁分泌，过多地服用雌激素，会影响乳儿的正常发育。

产妇如果出现了产后脱发，也不要害怕，可以试一试下面的小偏方：用生姜片经常涂擦脱发部位，或在洗发水中加入柠檬汁、食醋，均可促进头部血液循环，或将生芝麻少许（40～100 克）与淘米水（2500～3500 克）共同煎至刚沸腾，稍冷却（50℃左右），每天洗发一次，待头发干后 1 小时再用清水冲洗，此方法治疗脱发 4 天即可见效。如果是额部脱发较多，应限制食用人工合成的糖制品，如糕点、巧克力等，要多吃新鲜蔬菜；头顶部脱发较多的，宜多吃脂肪食物，应以葵花子油做日常食用油；脑后部脱发可多食各种深色蔬菜和水果。产后脱发一般在 6～9 个月后便可重新长出秀发。

产后脱发除了注意休息、保证充足的睡眠时间外，还可以辅以适当的饮食治疗，对于防治产后脱发效果颇佳：

1. 龙眼人参炖瘦肉

原料：龙眼肉 20 克，人参 6 克，枸杞子 15 克，瘦猪肉 150 克。

做法：先将猪肉洗干净切成块状，将龙眼肉、枸杞子洗净，将人参浸泡后切薄片，全部用料共放炖盅内，加水适量，以小火隔水炖至肉熟，即可食用。每日 1 剂。

功效：此方大补元气、养血生发，适宜于女性产后气血亏虚而引起脱发者食用。

2. 枸杞黑豆炖羊肉

原料：枸杞子 20 克，黑豆 30 克，羊肉 150 克，姜、盐适量调味。

做法：先将羊肉洗干净切成块状，用开水汆去腥味，再将枸杞子、黑豆分别淘洗干净，与羊肉共同放入锅内，加水适量，先用大火煮沸后，改用小火煲 2 小时，加入调味精即可食用。每日 1 剂。

功效：有补益肾气、养血生发之功效，适宜于女性产后肾气不足、精血亏虚而引起脱发者食用。

产后为什么会患抑郁症

年轻的母亲们都希望自己在月子里心情舒畅、身体健康，宝宝活泼可爱，然而实际生活中有些母亲在产后几天情绪低落、郁郁寡欢，这种情况被称为

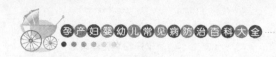

"产后抑郁症"。

女性产后为什么会患抑郁症呢？目前，医学界对真正的发病原因还不太清楚，只是认为这与女性的生理心理特点、外部环境、个人及家庭因素有关。

1. 从生理方面来讲，主要与神经内分泌的变化有关，即由于分娩所造成的身体内激素突然改变，对产妇情绪发生的影响。产妇分娩后，雌激素和孕激素水平下降，催乳素水平升高，另外甲状腺激素水平也会降低，使产妇的各种生理机能处于迟滞状态，从而出现思维迟钝、躯体倦息、情绪低落等表现。此外，女性的生理特征也为产后抑郁制造了更多的条件，怀孕、分娩及长期哺乳和养育宝宝在产妇心理上会产生更多的应激反应，使得女性的应激次数增多，心理波动变大，较长期的情绪波动必然导致抑郁。

2. 从心理因素来讲，性格脆弱的人容易患产后抑郁症，她们对怀孕以及未来如何抚养宝宝感到了空前的压力和紧张，因而容易诱发抑郁，也可以说是一种正常的心理和生理反应。

除此之外，剖宫产对产妇心理的影响也不能忽视。剖宫产的产妇不但要照顾宝宝还要照顾自己的手术切口，睡眠往往会出现问题，而且手术疤痕对心理也有一定的影响，手术本身对产妇也是一种较强的刺激，分娩后照顾新生儿不

可避免地会产生疲倦，最终引起产后抑郁症。有学者发现，怀孕期间孕妇出现明显焦虑和抑郁是产后抑郁症最显著的征兆，因为焦虑抑郁状态下孕妇对分娩伴随的压力不能很好地应对，从而产生无能、无助、无望等不良情绪，进而加重原有的抑郁症状。初产产妇如果没有充分的心理准备，很难体会到分娩的喜悦，往往是怀着忐忑不安的心情等待宝宝的降生，因为她要面临角色的改变，要承担母亲的责任，会减少社会交往活动，减少工作学习的时间和精力，会增加对体形改变、容颜改变及性吸引力减少的担心等，这些都会使产妇缺少安全感，进而感觉到威胁。

3. 家庭环境也容易诱发女性的抑郁。例如，家庭缺乏温暖，夫妻关系不好，婆媳不和等。此外，生男生女及平时与家人就有较多冲突也是一个原因。

4. 职业女性也是高发因素。一些女性不仅在家中肩负着繁重的家务，在单位中也居于重要岗位。从孕期开始直到哺乳期养育宝宝，一些事业型女性感到极大的委屈和压力，自然而然产生心理障碍，抑郁也就随之而来。加之生活方式突然改变，尤其是那些分娩前具有很好的工作岗位的产妇，产后可能会有前途幻灭的感觉，这些都可能诱发产后忧郁症。

5. 产后宝宝的抚养方式也对产后抑

郁症的发病率有一定的影响。照顾宝宝是一项非常繁重的劳动，会使人身心憔悴，如果没有别人协助，完全由产妇自己喂养，是非常辛苦的。正常情况下，5周大的婴儿每天24小时应哺乳4~10次，每次持续5~30分钟，而且这时候婴儿每天平均哭闹90分钟，有的多达300分钟，在大多数情况下，都需要母亲照顾。与此同时，母亲可能还要洗尿布、给婴儿洗澡、做家务等，过度劳累会增加产后抑郁症的发病危险。

产后抑郁症是一种在产后2周内突然出现的以抑郁发作为主要表现的精神障碍，该病的患病率高达10%~15%。产后抑郁症持续时间长短一直没有定论，一般认为从3周到3个月，个别情况可持续14个月甚至更长时间。研究表明，持续时间和严重程度有关。产后抑郁症表现为产后情绪低落、自责自罪、焦虑不安、反应迟钝，并伴有失眠、食欲减退、月经不调等，产妇会觉得生活中的一些很平常的事都会越来越受不了，悲伤流泪，无心打扮，不思饮食，甚至连宝宝也不想照顾，严重者会有自杀倾向。

产妇患产后抑郁症可能会对宝宝造成不良影响。产后抑郁症可造成母婴连接障碍。母婴连接是指母亲和婴儿间的情绪纽带，它取决于一些因素，包括母婴间躯体接触行为和母亲的情绪反应性，这种情感障碍往往会对婴儿造成不良影响。研究表明，母婴连接不良时母亲可能拒绝照管婴儿、不愿抱婴儿或不能给婴儿有效的喂食及观察婴儿温暖与否；不注意婴儿的反应，婴儿的啼哭或难喂不能唤起母亲注意；由于母亲的不正常抚摸，婴儿有时变得难以管理；母亲与婴儿相处不融洽，母亲往往手臂伸直抱婴儿，不目击婴儿，忽视婴儿的交往信号，把婴儿的微笑或咯咯笑视为换气而不认为是社会交往的表示；厌恶婴儿或害怕接触婴儿，甚至出现一些妄想，如认为婴儿是新的救世主（夸大妄想）、婴儿生病或死亡（疾病妄想）、婴儿的形状、大小、色泽改变（体象改变）或婴儿变为野兽或邪恶（变兽妄想）等，可能妨碍婴儿的正常发育生长。据报道，小儿多动症即与婴儿时期的母婴连接不良有关。

患了产后抑郁症怎么办

对产后抑郁症，社会、家庭都要予以充分的重视，产前要尽量做好身体、心理、物质三方面的充分准备，帮助产妇顺利度过这一特殊时期。那么，如何让产妇走出产后抑郁症的阴影呢？要做到以下几点：

1. 身体上：许多产后抑郁症是由于产妇体力不支、能力不够、奶水不足、睡眠紊乱等身体上的因素造成的，使原本身体不佳的产妇落下一身毛病，从而导致抑郁症的发生。在孕期，孕妇就要注意体育锻炼，以提高身体素质，特别是许多常坐办公室的女性要每天参加一些适宜的有氧运动，使心肺功能得到锻炼，使身体能够在产后尽早恢复健康，适应繁忙的母亲角色。

2. 心理上：生产前，产妇要学习、掌握一些育儿知识，这样在宝宝出生后才不至于手忙脚乱。在产前，可以通过读书、听讲座、观摩等学习喂奶的方法、为婴儿洗澡的方法、掌握正确抱婴儿的姿势，同时还要了解一些儿童常见病的医学知识，对一些意外情况要有思想准备。

3. 物质上：产妇应提前几个月为宝宝的降生准备好所需的费用和衣物等，并要为母子准备好房间，房间要有充足的阳光，但不宜直射婴儿及母亲，可用窗纱遮挡，每天要开窗通风，换走室内污浊空气，保持室内空气新鲜，即使是冬天也应如此。

4. 家庭气氛：家人不能对生男生女有所抱怨、指责，无论是男孩、女孩，都是自己的骨肉，要愉快地接受孩子和产妇，给产妇创造一个良好、和谐的家庭环境。另外，提倡母乳喂养本身是件好事，但不要拼命催产妇吃"能下奶"的食物，好像产妇只是喂养婴儿的工具，这也会使产妇的身心受到某种伤害。

5. 丈夫的配合：月子里，丈夫最好能陪伴在产妇身边，协助产妇护理婴儿，如帮助产妇给婴儿洗澡、换尿布等。有些丈夫怕宝宝哭影响自己的睡眠，夜里就独自到其他房间睡，这样会使孕妇觉得委屈，抑郁症状会加重。丈夫要多陪伴产妇并应谅解妻子产褥期的情绪异常，避免争吵，如果出差在外地，一定要赶回来照顾妻儿。丈夫多与婴儿接触，还会使父子之间感情得到进一步培养。

6. 产妇的自我调节：产妇要认识到产后心理的特点，尽量避免悲观情绪的产生，对生男生女要正确对待。平时，注意保持充足的睡眠，不要过度疲劳，闲暇时可听一些轻柔、舒缓的音乐，或者看一些图文并茂的杂志、读一些幽默故事来调节身心。产妇要树立克服生活困难的信心，要尽量培养适应新生活状态的能力。

如果产妇发现自己无法排除抑郁症，而抑郁感已严重得再也无法好好照顾自己和婴儿，可以去医院请医生解决。医生会给产妇使用抗抑郁的药物，如果这种治疗无明显效果，医生会建议产妇住院治疗。

产妇可以通过以下一些小方法，使自己保持愉快的心情：

1. 出去散步。每天选择一条不同的路线，找一些安静的街心公园或者林荫道，与丈夫一起去散步，但要注意随天气的变化增减衣服。

2. 让自己变得活跃起来。可以拜访老朋友、看电影、健身、和丈夫一起赴约会等。

3. 每天都让镜子里的自己更美丽。早上化个淡妆，让自己神采奕奕。

4. 注意休息，早睡早起。如果晚上睡眠不足，可以第二天睡个午觉，保证精力充沛。

5. 制订合理的饮食方案，少食多餐，合理搭配营养。

6. "随心所欲"，不要勉强自己做不愿意做的事。心情不好的时候，强迫自己分散注意力，想一些高兴的事情。

7. 勇于寻求和接受帮助，告诉家人你的困惑和烦恼，及时沟通。让家人了解自己需要什么，不要把事情都隐藏在心里，让别人猜自己的心思是很愚蠢的做法。

8. 适当的锻炼会让自己心情愉快，也会远离疾病，更快地恢复美丽的体形。

心脏病产妇产后应注意哪些问题

妊娠合并心脏病是高危妊娠的因素之一，有些患心脏病的产妇认为宝宝生下来了，就应该没有什么危险了。其实，产褥期的最初 3 日内是心脏负担最重、也是患有心脏病产妇最危险的时期。产后的 1 ~ 2 日内，由于子宫的缩复，大量的血液进入体循环中，同时产妇体内组织中的大量体液也回到体循环中，使产妇的循环血量增加，容易发生心力衰竭，应引起产妇的特别注意。

1. 患有心脏病的产妇在产后一定要好好休息。最好请别人帮忙带宝宝，以保证充足的睡眠，避免过度劳累。可以每天在床上活动下肢，5 ~ 7 天后再下地活动，下地活动也要循序渐进，活动量应先小后大，根据身体状况量力而行。

2. 要保持乐观的情绪，不要激动。家人应该给产妇更多的关心、爱护，尽量不要惹产妇生气，不要引起产妇的情绪波动。

3. 饮食仍要限制盐量，最好食用低钠盐。

4. 多吃容易消化的食物，不要吃太油腻的食品，以防增加消化系统的负担。一次不要吃得过饱，特别是晚餐时不要吃得过饱，最好少食多餐。

5. 要防止感染，外用的卫生巾、纸应消毒，会阴垫要经常更换，保持干爽。

6. 心功能为Ⅲ级或Ⅲ级以上的产妇不宜哺乳，可采取人工喂养。

7. 产褥期内不可同房。

8. 掌握好做绝育手术的时间。一般在生产 1 周左右进行输卵管结扎手术，如果产妇心脏功能不好，有心力衰竭者，要在心力衰竭控制后才能做绝育手术。

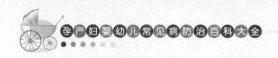
糖尿病产妇产后应注意哪些问题

这里指的是指在妊娠后才出现糖尿病的患者。在分娩之后，除注意预防低血糖的发生外，还需要对其糖尿病情况重新进行评价，必要时做葡萄糖耐量试验。妊娠糖尿病一般产后即可得到缓解，然而再次妊娠又能重新出现。有妊娠糖尿病的女性以后发生糖尿病的危险性将大大增加。鉴于这些女性的糖尿病发生率高，产后应该经常随访，产后3个月做1次口服葡萄糖耐量试验，以后每1~2年再复查1次。为了查出较轻度的高血糖症，必须用口服糖耐量试验，而不是随机血糖检查。

糖尿病产妇在产褥期可出现低血糖，特别是哺乳的产妇。为了减少低血糖发作，应鼓励产妇定时吃足量的碳水化合物。在哺乳之前吃一些零食，这样有助于预防低血糖的发作。此外，在产褥期患者应向营养师咨询，以确保产妇和婴儿的营养都能得到满足。不少产妇担心在给婴儿洗澡时会发生低血糖，其预防方法有：饭后立即为婴儿洗澡，在房间的不同的地方，如在为婴儿更衣的桌旁边，放一些可以控制低血糖的方便食物。

对糖尿病患者，尤其是Ⅰ型糖尿病患者应提倡早开奶。据研究报道Ⅰ型糖尿病的发生是由于分泌胰岛素的 B 细胞自身免疫性破坏的结果，此种免疫缺陷可被存在于牛奶中的一种蛋白所触发，如果母乳喂养时间过短（小于3个月），婴儿过早接触牛奶，均容易导致婴儿今后发生Ⅰ型糖尿病的可能，故糖尿病产妇应及早开奶。

糖尿病女性宜在分娩1个月后开始锻炼，避免肥胖。

肺结核产妇产后应注意哪些问题

产后由于腹压骤然减低和膈肌下降等因素，导致肺脏的膨胀，使静止期肺结核变为活动型，从而造成结核病的恶化与播散。产妇哺育婴儿不仅损失自身的营养，而且消耗体力，还有可能影响产后的休息，导致肺结核产妇的抵抗力相对较弱，容易出现其他产后合并症如产褥感染等。因此，产后若产妇与新生儿接触密切，不实行严格隔离和采取其他措施，就会将结核病传染给下一代。

肺结核患者在产后应该延长产褥期的休息时间，加强营养，保证充足的休息和睡眠。由于产后患者的病情可能加重，应及时掌握肺部变化，注意防范，产妇应在产后6周及3个月行肺部 X 线复查，以了解肺结核病灶的变化。肺结核患者不宜用母乳喂养，以避免药物残毒通过母乳影响婴儿。同时，还要注意婴儿与母亲隔离，婴儿最好由别人照顾，并及时给出生后的新生儿接种卡介苗，以增强宝宝对结核感染的免疫力。

甲亢产妇产后应注意哪些问题

在整个妊娠期，甲亢患者有孕早期症状加重、中晚期减轻、产后 2～6 个月复发加重的规律，所以甲亢患者在产后不可因为已经顺利分娩而掉以轻心，应该加强产后的监护和治疗。

有些产妇在妊娠期甲亢没有得到控制，只是为了减少药物对妊娠的影响而自己停用抗甲亢的药物。这些产妇在产后可能由于产后感染等因素诱发甲状腺危象，临床表现一般为高热（39℃以上）、脉率快（140～240 次/分），常有心房纤颤或扑动，另外还有神志焦虑、烦躁不安、大汗淋漓、厌食、恶心、呕吐、腹泻等症状，产妇可能因大量失水导致

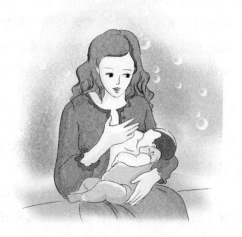

虚脱、休克、继而嗜睡或谵妄终至昏迷。由于甲状腺危象可能会危及产妇的生命，所以应该引起特别注意，同时甲亢患者在产后应特别注意产后感染的发生。产后甲亢病情常加重，产后甲亢有复发的倾向，应该在医生指导下加大抗甲状腺药物的剂量，产后暂时不能哺乳，以免药物经乳汁而影响婴儿的生长发育与健康。

什么是席汉氏综合征

席汉氏综合征的医学名称是"成人腺垂体机能减退症"，是成人腺垂体分泌激素不足所引起的一系列症状，临床上较常见。其病因有多种，其中一种就是由产后腺垂体坏死及萎缩造成的。

产后由于胎盘残留、前置胎盘等原因引起分娩后期大量出血，反射性血管痉挛的基础上发生血管损伤，导致垂体动脉中有血栓形成，于是垂体发生缺血性坏死。如病情较重可导致患者死亡，如病情较轻而能免于死亡，则此坏死区可凝集成块，形成垂体萎缩，其中仅有少数残存细胞，导致腺垂体机能低下，称"席汉氏综合征"。

席汉氏综合征的患者根据腺垂体破坏程度不同而有不同的临床表现，一般而言，对促性腺激素和催乳素分泌的影响常最早出现而较严重，所以产妇在产

后出现无乳、闭经、不育等症状，其后是影响甲状腺激素的分泌，再后是影响肾上腺皮质激素。

席汉氏综合征如影响促性腺激素，则主要表现为产后无乳、乳房萎缩、长期闭经、不育，同时伴有毛发脱落，尤以腋毛、阴毛最为明显，有时眉毛也可脱去。女性还会有子宫体积缩小、阴道黏膜萎缩等症状。

甲状腺激素分泌不足的表现有畏寒、肥胖、皮肤干燥、无光泽、少汗、无弹性等症状。促肾上腺皮质激素分泌不足的表现包括常感觉极度疲乏、厌食、恶心呕吐、体重减轻、抵抗力低下、常患感染性疾病，严重时有低血糖发作。

此病起病时产妇的症状主要取决于垂体的病理改变以及垂体机能衰竭的程度、速度。如因产后大出血所致，患者可死于休克和垂体性昏迷，也可因多次低血糖晕厥或昏迷而死亡，如能生存下来，多表现为分娩后无乳或乳汁减少。也有的仅有闭经、疲乏、身体衰弱等表现，俗称"产后痨"。

席汉氏综合征是对产妇产后整个生活影响很大的一种产后并发症，所以产妇在产后应注意产后出血，尽量减少此病的发生。

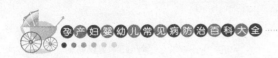

乳母慎用和禁用的药品有哪些

母乳是婴儿最好的食品。但是，如果哺乳期的母亲生了病，需要服药就难免会担心，不知道能用哪些药，用药后能否继续哺乳？

实际上，服用某种药物的乳母能否继续哺乳，这个问题从理论上讲是比较容易回答的，但在实际生活中针对具体问题就有些棘手了。一些药物对乳儿的影响缺乏临床对照，甚至连动物试验也缺乏，所以没有定论。要知道医学这门科学不同于其他领域，有很多实验是不允许的，有些从理论上认为对乳儿有影响的药物，很难得到实践的验证，即便是动物实验有了定论，但人类和动物还是有一定差别的。

乳母在用药中应尽量选用对乳儿影响小的、对乳母疗效高的药物。可以请医生根据药物的半衰期来调整药物与哺乳的最佳间隔时间，尽量避开乳母血浆中药物浓度最高峰哺乳。当乳母用的药物剂量较大或时间较长时，可定期检查乳儿的血药浓度，超过乳儿耐受浓度时应及时停乳。若不能证实乳母用的药物对乳儿是否安全时，应果断停乳或在不影响疗效的前提下更换药物。当乳母服用乳儿能使用的药物时，则不必考虑对乳儿的影响。

在常用的药物中，对婴儿有影响的药物主要有：

1. 青霉素类：青霉素类药可以造成婴儿的过敏性反应，其中氨苄青霉素还会引起婴儿腹泻或霉菌病。

2. 氯霉素：氯霉素在乳汁中的浓度可多达母亲血液中浓度的一半。氯霉素有抑制骨髓的作用，对婴儿的毒副作用表现为拒乳、昏沉欲睡、呕吐等不良反应。所以，哺乳的母亲不要使用氯霉素。

3. 四环素类：20 世纪六七十年代，四环素被使用得非常普及，结果导致有许多孩子是"四环素牙"，牙齿发黄、发污。四环素类药物还有金霉素、强力霉素和红霉素等。乳母长期使用红霉素，还可能使婴儿的肝脏受到损害。

4. 氨基糖苷类：包括庆大霉素、链霉素和卡那霉素等，这一类药物的毒副作用主要是造成听力的损害，也有可能使婴儿耳聋、耳鸣并影响听力。

5. 磺胺类：常见的有消炎片、复方新诺明等，这类药现在仍然在广泛使用。如果母亲服用过多，可能会使婴儿发生溶血性贫血或出现叶酸缺乏性贫血。

6. 抗病毒药：抗病毒药金刚烷胺可以使婴儿发生呕吐。

7. 甲硝唑也是一种妇产科常用的药品，它很容易进入乳汁内，使母乳有一股金属味，影响婴儿吃奶，甚至导致婴儿拒绝吸吮母乳。

8. 麦角新碱：麦角新碱是妇产科常用的一种药物，它能够治疗产后出血。但是，这种药能影响乳汁的分泌，使母亲的泌乳量减少，从而影响婴儿的发育

和成长。

9. 止痛药与镇静药：吗啡是一种有强烈作用的镇痛药，也是一种容易成瘾的毒品。母亲使用吗啡或有吸食毒品如海洛因的恶习，也同样会使婴儿成瘾，一旦停用，婴儿也会产生戒断症状。此外，常用的有安眠、镇静作用的安眠药如安定，可以使哺乳的婴儿出现表情淡漠、嗜睡等症状，还会有体重下降。阿司匹林是常用的解热镇痛药，它具有抗凝作用，如果母亲服用阿司匹林，则婴儿可能发生出血倾向。

10. 抗甲状腺药：如果乳母患有甲状腺功能亢进，在哺乳期间仍然服用抗甲状腺药，如他巴唑等药物，则可以通过哺乳使药物进入婴儿的身体内，造成婴儿的甲状腺功能低下及甲状腺肿大。肿大的甲状腺还可能压迫婴儿的气管，影响婴儿呼吸。

总之，正在给婴儿哺乳的母亲应该注意用药。如果有病需要服用药物，应在医生的指导下使用。对婴儿有毒副作用的药物应尽量少用，如果因治病的需要而非用不可，那就应该停止母乳哺养，改为人工喂养。

乳母患病时可暂停哺乳

乳母如果患感冒、发热、急慢性传染病、败血症、急性腹泻较重或乳头开

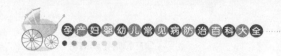

裂严重，有乳腺炎症、乳腺脓肿而无法哺乳，可在患病期间暂停哺乳，但每日应按时挤出乳汁，以免以后无奶。

如果乳胀明显，可以先进行乳房热敷，轻轻按摩乳房之后再挤奶。一般情况下，可直接挤奶：准备一个敞口的容器，洗净双手，挤奶时，乳母身体略向前倾，用一只手托起乳房，另一只手的大拇指和食指分开，对应地放在乳晕上下方，距乳头根部约2厘米处，这样就能挤到乳晕下方的乳窦上，然后手指固定，不要在皮肤上滑动，而是向胸壁方向有节奏地挤压，以不引起疼痛为宜，注意不可压得太深，否则将引起乳导管阻塞，要反复一压一放，这样乳汁就会出来，待乳汁流速减慢后，手指可向不同方向转动，再重复压放，完成挤奶。挤奶持续时间以20分钟为宜，不要挤得时间太长，免得增加乳房的不适。

乳头开裂、乳腺炎或乳腺脓肿患者最好稍一缓解后尽早让婴儿吸吮乳汁，以免乳汁淤积更加重乳腺炎症，因为婴儿频繁有力的吸吮或用吸乳器将乳房内的乳汁吸空，可以有效防治乳腺炎。

乳母患有某种合并症还可以哺喂婴儿吗

以下是几种常见的合并症，分别加以说明：

1. 妊娠合并心脏病者，心功能在Ⅰ~Ⅱ级，母亲应坚持母乳喂养；心功能Ⅲ级或以上者不宜喂奶，要给婴儿进行人工喂养。

2. 患妊娠高血压综合征的母亲可以进行母乳喂养，但要注意母子同步休息，防止过度疲劳。

3. 患妊娠合并糖尿病的母亲可以喂奶，但母亲要注意饮食，注意监测血糖，防止感染。

4. 澳抗阳性的母亲原则上讲可以母乳喂养，但不能排除经乳汁传染给婴儿的可能性。即使不喂奶，母亲和孩子接触密切，也不排除其他途径传染的可能性。这可以根据母亲的意愿而定。

5. 如果母亲感冒发热，首先查明发热的原因，如果是奶胀引起或普通感冒发热，时间不超过24小时可以继续喂奶。母亲可吃一些中药，如板蓝根冲剂、感冒清热冲剂，如需服用抗生素，青霉素类也是可以的。

在哺乳期，母亲服药时一定要看药物的禁忌症，凡激素类抗肿瘤药物、抗精神病类药不能服用，如因病情需要服用时要断奶。

乳母最好不吃药

哺乳母亲原则上最好不服药，必须服药时一定要慎重，要在医生的指导下服用。因为婴儿体质稚嫩，许多脏器还处在生长发育阶段，对各类药物十分敏感。比如，乳母服用四环素类药，会影响婴儿的肾脏功能，影响其骨骼和牙齿的生长，使牙齿永久着色；服用青霉素、卡那霉素等抗生素类药，可能会对婴儿听觉神经造成永久性不可逆转的损害，使婴儿一辈子耳聋；服用红霉素、氯霉素、合霉素，可能会抑制婴儿的造血功能；服用磺胺类药如复方新诺明等，可能会使婴儿出现贫血或黄疸；服用美沙酮，会使出生4周内的婴儿出现抽搐；服用阿司匹林、APC和水杨酸，会影响婴儿骨骼、血管、肾脏健康，致使血小板减少，甚至出现严重出血；服用乙醚类药，会使婴儿出现神经抑制状态，严重的可致死亡；服用香豆类衍生物药，可使婴儿出血、脑出血；服用安定类安眠药，会使婴儿全身出现淤斑、高铁血红蛋白症、生长迟缓；服用阿托品类药，可使婴儿出现呼吸抑制；服用六甲溴铵，可使婴儿出现麻痹性肠梗阻、骨骼生长抑制，或得血液病；服用降压药，会使婴儿出现嗜睡、鼻塞现象；服用避孕药，不仅会减少乳母的乳汁分泌，还会使女婴日后易生阴道癌和子宫癌。总之，抗生素类药、磺胺类药、抗甲状腺制剂和碘剂、降血压类药、抗疟疾类药、解热止痛类药、避孕类药、抗结核类药、镇静安眠类药等，都是哺乳期间不宜服用的药物。

几则月子里常见病的食疗简方

1. 产后身痛

妊娠期间，孕妇身体内某些激素的分泌改变，使得韧带松弛，加上胎儿的负担，使骨盆前倾，可影响髂骨的血液供应，从而引起髂骨密度的改变，最终发生产妇产后腰身疼痛。另外，泌尿系统感染和腰肌劳损也能引起产后腰身疼痛。中医学认为，产后身痛与产时或产后失血导致气血虚弱、脉络失养、产后淤血阻滞经络、产后起居不慎风寒入络、产时过分用力肾气受损等因素有关。

（1）小验方

●荆芥、荆芥穗各45克，黄酒2碗煎至半碗温服。

●地龙20克，薤白25克，桂枝10克，水煎服，治疗产后因感受风寒所致的身体疼痛。

●黑豆500克，白酒1000毫升，将黑豆炒至烟色，放入酒中，待酒紫赤色，去豆，分多次服之。

●猪腰1对切片，葱白15克，当归25克，白芍25克，生姜50克，加水5碗，一起煎煮，将药煎至约1碗水时，放入肉桂5克，稍煮片刻即可。

（2）饮食疗法

●黄芪30克，当归30克，生姜15克，羊肉500克。羊肉洗净切块，当归、黄芪用干净纱布包好，同放沙锅内加水适量，煮至烂熟，去药渣，分次服用。适用于气血虚弱型。

•淮牛膝、党参、当归各30克，防风15克，水500毫升，酒100克，猪蹄1只，共炖，猪蹄熟后食之。

•葱白3根，生姜20克，红糖适量。先煎葱姜，煎15分钟加红糖，温服。每日2次，连服3~4次，适用于外感风寒型。

•粳米250克，黑豆250克，红糖适量。先煮黑豆、粳米粥，粥熟后加入红糖，分多次服用。适用于气血虚弱型。

2. 产后头痛

产后起居不慎，感受风寒，或睡眠不足，或产时伤血耗气，都可引起产妇头痛。若由于血压原因引起的头痛当及时就医。

（1）小验方

•白芷9克研末，每次服3克，每日3次。适用于风寒头痛。

•何首乌20克，菊花10克，水煎服，每日1剂。

•炙黄芪20克，党参、白芍各15克，蔓荆子10克，升麻2克，水煎服。适用于气血虚弱型头痛。

•荞麦面同陈醋调成膏，烘热，贴太阳穴。适用于风寒型头痛。

（2）饮食疗法

•川芎6克，鸡蛋2个，大葱5根，水煮至鸡蛋熟，剥去鸡蛋壳再煮片刻，吃蛋喝汤，每日1次。适用于风寒型头痛。

•黄芪100克，当归50克，母鸡1只。母鸡去内脏洗净，将黄芪、当归放入母鸡腹内，放入锅内加清水适量，加盐、适量调味品，隔水用武火煮沸，再用文火炖至熟透，分次吃肉喝汤。适用于气血虚弱型。

3. 产后腹泻

产后体虚，产妇往往会多卧少动，若饮食过度，损伤脾胃，可致腹泻。若饮食不洁，肠胃感染，也可致腹泻。

（1）小验方

•山楂炒焦研细末，每次10克，白糖水冲服。每日2~3次。适用于伤食型。

•益智仁30克，煎浓汁服用。适用于因寒腹泻。

（2）饮食疗法

•大蒜头1个煨熟吃下。

•大蒜120克，鸡蛋2个，将大蒜洗净切碎，和鸡蛋煎，不放盐，食用。

4. 产后乳汁分泌不足

有些产妇产后乳汁分泌过少甚至无乳汁分泌，这与产妇情绪、产后宫缩不良、剖宫产术等因素有关。

（1）小验方

•猪蹄2只，通草24克，同炖，去通草，吃猪蹄，喝汤。

•当归、黄芪各15克，白芷9克，

同猪蹄煮熟后服。

• 南瓜子仁捣烂冲服。

• 当归身、党参、川芎、赤芍、黄芪、甘草、麦冬、白芷各 15 克，水煎服，每日 1 剂。

• 钟乳石 30 克，加水煎 20 分钟，滤汁后加入红糖适量，饮汁，每次 10 毫升，每日 3 次。

• 橘皮煎水热敷乳房。

（2）饮食疗法

• 通草 30 克，鲫鱼 100 克。鲫鱼洗净后去内脏，煎后加入通草放锅内煮，放少许油盐，吃鱼喝汤。

• 黑芝麻 15 克炒焦研末，加猪蹄汤冲服。

• 花生 50 克，粳米 100 克，淮山约 30 克。同煮成粥加少许盐调味，或加入适量冰糖食用。

• 山甲片 12 克，当归 10 克，老母鸡 1 只。母鸡宰后去内脏，将山甲片、当归用纱布包上，与老母鸡同炖，鸡肉烂熟后去药加调味品食用。

• 猪蹄 2 只，通草 5 克，漏芦 15 克，大米 100 克。漏芦加水煎汤，放入猪蹄、大米煲粥，粥成后加葱 2 根，油、盐少许，分次食用。

• 当归 30 克，猪蹄 2 只，加调味品，葱白 1 根，生姜 3 片，水适量，慢火炖至猪蹄熟烂，吃猪蹄喝汤。

• 鲢鱼 1 条，冬瓜 30 克，共煮烂，加少许调味品食用。

• 橘叶、青皮各 10 克，猪蹄 1 只，放入锅内同煮烂熟，加少许调味品，喝汤食肉。

• 鲫鱼 1 条，王不留行 9 克，穿山甲 9 克，加水适量同熬汤，加少量盐调味食用。

5. 回乳

（1）小验方

• 山楂 30 克，炒麦芽 60 克，炒神曲 30 克，蒲公英 10 克，乌梅 15 克，水煎服。

• 麦芽 60 克，蝉蜕 15 克，水煎服。

• 陈皮 30 克，甘草 3 克，水煎服。

• 花椒 6 克，加水 500 毫升，煎至 250 克毫升，加入红糖 10 克溶化，于断奶当天开始趁热 1 次服下，每日 1 次，连服 3 日。

• 芒硝 200 克，纱布包裹，分置于两侧乳房下，用胸罩固定，外敷。

（2）饮食疗法

• 麦芽茶：炒麦芽 150 克，加水 1000 毫升，煎 20 分钟后，取汁代茶饮。

• 麦芽陈皮粥：炒麦芽 60 克，陈皮 12 克，粳米 40 克，共煮成粥，加白糖少许，喝粥，每日数次。

• 淡豆豉 60 克，熟米饭适量，用油炒米饭及淡豆豉，加少许调味品食用。

• 小麦麸子 60 克炒黄后，加入红糖 30 克，混合一块炒匀，食用。

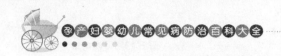 产妇产后应该补充哪些营养素

产后，产妇因为要弥补分娩时体力的消耗和产后出血及恶露排泄造成的身体的损失，还因为哺乳每日要分泌大量的乳汁，因此对饮食的要求就不同于往常了，既要富有营养，又要易于消化。

产后的营养首先是需要高热量，每日所需的热量基本相当于重体力劳动者每日所需，约2500卡/日左右。因此仅靠碳水化合物的摄入，热量是远不能满足需要的，还要增添一些牛、羊肉、瘦猪肉、鸡蛋和热量较高的果仁或鱼虾类食物等。

1. 优质蛋白质：产妇在哺乳期间为了保证新生儿的生长发育，每天要分泌大量的乳汁，乳汁里含有蛋白质。如果在产后仅摄入常量的蛋白质，产妇就可能出现负氮平衡。为保证产妇正常的乳汁分泌，每天应增加25克蛋白质，蛋白质含量丰富的食物为各种肉类，主要是鸡肉、蛋类、奶及奶制品。大豆也含有极其丰富的蛋白质，如每100克干豆中含有36～40克蛋白质。在哺乳期间，豆制品应是经常食用的食品之一。

2. 钙、铁及长链多烯不饱和脂肪酸：有许多研究表明，乳母在哺乳期钙的摄入与分泌的乳汁中的钙含量无明显相关。钙在人体内的吸收及代谢是极其复杂的，

保持血钙水平恒定体内存在相关的机制。在哺乳期间每天需要2000毫克钙，如果每日分泌1000～1500毫升乳汁，按100毫升人乳中含钙34毫克，每天就要丢失500毫克左右的钙。因此，在哺乳期补充钙剂是十分重要的，高龄产妇更应引起重视。

妊娠期间孕妇发生贫血是比较普遍的，孕期贫血在城市可达20%以上，在农村可达40%以上。妊娠期母体约供给胎儿300毫克铁，此外胎盘生长需要70毫克，母体血容量增加及形成血红蛋白需500毫克，皮肤、头发和出汗会丢失280毫克，总共约1100毫克，相当于一个成年女性全部储备量的2倍。在此期间，孕妇闭经可节约100～200毫克，还会有约230毫克铁在产后血容量恢复正常以后可返回身体的铁库，即孕期铁的净需要量为800毫克。孕妇在孕期铁的适宜摄入量为25～35毫克/日，产妇在哺乳期适宜摄入量为25毫克/日，由于在孕期及哺乳期对铁的需要量增高，仅靠膳食的摄入是不能满足身体的需要的。

由于在孕期及哺乳期间，母体与胎儿、新生儿之间的血红蛋白、血清铁、白蛋白的指标有显著正比例关系，因此在孕期及哺乳期最好通过食补或药补的方式补充铁。为了促使宝宝的大脑及视神经的发育，还应该在孕期和哺乳期内补充长链多烯不饱和脂肪酸（DHA）。

3. 各种维生素：维生素是维持人体生命过程所必需的一类有机化学物，天然存在于食物中，人体几乎不能合成，需要量甚微。不同维生素各有其特殊的生理功能，既不参与机体组成，也不提供能量。近年来，有关维生素的作用有不少新发现，研究证明它们不仅是防止多种缺乏病的必需营养素，而且具有预防多种慢性退化性疾病的功能。但仍有许多维生素的作用及其机理尚未完全清楚。

营养学上通常按维生素的溶解性分为脂溶性和水溶性两类。脂溶性维生素有维生素 A、维生素 D、维生素 E、维生素 K，其共同特点是：溶于脂肪及脂溶剂，而不溶于水；在食物中与脂类共同存在；在肠道吸收时随淋巴系统吸收，而从胆汁少量排出；摄入后大部分储存在脂肪组织中；维生素缺乏时症状出现缓慢；有的大剂量摄入时易引起中毒。补充维生素也是产妇饮食营养特点之一，维生素是人体不可缺少的营养成分。

产妇除维生素 A 需要量增加较少外，其余各种维生素需要量均较非孕产妇增加 1 倍以上。因此，产后膳食中各种维生素必须相应增加，以维持产妇的自身健康，促进乳汁分泌，保证供给婴儿的营养成分稳定，满足婴儿的需要。乳母每日维生素的推荐摄入量为维生素 A 1200 微克、维生素 D 10 微克、维生素 E 3 毫克。

4. 足够的水分：产妇在产后会丢失大量的水分，如产后出血、恶露和褥汗排放都会使大量的水分从身体流失。为了喂养宝宝，乳母需要分泌大量的乳汁，从最初的几十毫升到后来的几百毫升。因此产妇在产褥期内应多饮用高营养的汤水、粥类以及其他流质、半流质食物，如牛奶、鸡汤、鱼汤、排骨汤、猪蹄汤等。

月子里常用的滋补品有哪些

产褥期女性身体虚弱，还要哺育新生儿，这时需要摄取大量营养素以补充妊娠与分娩时的消耗和生殖器官恢复的需要，以及促进多分泌乳汁，保证产妇和婴儿的身体健康。按传统习惯，人们大多给产妇食用红糖、芝麻、鸡蛋、小米粥、鸡汤、鱼汤及肉汤等，这些食品如调配适当，是符合产妇的生理需求的。

红糖的好处：是未经精炼的粗制糖，除含"糖蜜"外，还含有丰富的产妇十分需要的钙、磷、铁、锰、锌等矿物质。每 500 克红糖含钙可达 450 毫克，比白糖多 2 倍；含铁可达 20 毫克，比白糖多 1 倍；而且红糖的糖经消化后易转为葡萄糖被人体吸收；此外，它还含有胡萝卜素、维生素 B_2 和尼克酸以及一些微量元素。因此，红糖不仅能提供丰富的营养，而且有良好的医疗保健作用。中医认为红糖性温，能益气养血、健脾暖胃、祛风散寒、活血化淤、缓解疼痛，对产妇特别有利。产妇失血过多，红糖可补血；产妇怕受寒着凉，红糖可散寒；产妇活动少，脾胃虚弱，红糖可和脾胃并补充热量。我国民间常用红糖来治疗痛经、崩漏、产后高血压及受寒等病症，这是很有道理的。有不少产妇喝红糖水的时间往往过长，有的喝半个月，甚至长达1个月，殊不知，久喝红糖水对产妇子宫复原不利。因为产后10天，恶露逐渐减少，子宫收缩也逐渐恢复正常，如果久喝红糖水，红糖的活血作用会使恶露的血量增多，造成产妇继续失血。因此，产后喝红糖水的时间一般以产后7～10天为宜。

芝麻的好处：每100克芝麻中含蛋白质21.9克、脂肪61.7克、钙564毫克，尤其是铁质含量可达50毫克，此外还含有脂溶性维生素A、维生素D、维生素E等，对产妇具有补中健身、和血脉及破淤血等良好作用。

小米的好处：与大米相比，它含铁多1倍，维生素B_1约高1～4倍，维生素B_2高1倍，纤维素高2～7倍。因此，产妇适量吃小米粥，对于恢复体力极为有益。

紫糯米粥的好处：在我国江南地区，它所受到的重视如同在北方的小米粥一样。因为用这种米煮的粥带有紫色而被认为有"补血"的作用，但其铁含量并不比其他糯米高。所以，可食用一些，但不是"补血"的最好食品。紫糯米粥的最大好处是补脾胃又润肠，对产妇还是很有好处的。

母鸡炖汤：在一般家庭中，只要条件允许，给产妇喝母鸡炖汤的习惯十分普遍。鸡汤的味道鲜美，能增加食欲，促进乳汁分泌。但论其营养价值则不如鸡肉高，鸡肉能补脾胃增人体阳气，有强壮产妇身体的功能，所以喝鸡汤时要连鸡肉一起吃。

猪蹄炖汤：按传统习惯，猪蹄是有助于"下奶"的好食品，又可使人强健、长力气，十分有助于产妇恢复体力。中医增进乳汁分泌的药方中，也常用猪蹄做药引子。猪蹄加黄豆炖汤营养会更好。

何时可以恢复性生活

在产褥期间，是绝对不能性交的。因为产褥期子宫内的创面尚未愈合，子宫颈口尚未关闭，此时恢复性生活将会引起严重的感染。再者，产褥期间产妇全身抵抗力降低，也是促成严重感染的原因，过早性交可发生阴道会阴疤痕的疼痛。因此，恢复性交的时间应在产后6周以后，恶露完全干净，子宫恢复正常，经医生检查没有炎症，认为可以恢复时，方可恢复。最初应采取工具避孕，这样对防止感染有好处，以后何种避孕方式为好，可向医生咨询。

产后体操对保健起什么作用

分娩以后，骨盆底的肌肉（肛提肌）及腹壁肌肉都会有些松弛，影响子宫复原，也会引起腰酸背痛与下坠感。产后体操锻炼可以恢复这些肌肉的张力并有助于全身血液循环。一般产后 24 小时即可开始活动，运动量应循序渐进，逐步增加。但因产妇孕产时消耗较大，身体较虚，需注意体力的恢复和体能的保持，不要弄得过于疲劳。

下 篇

0~3岁婴幼儿常见病防治

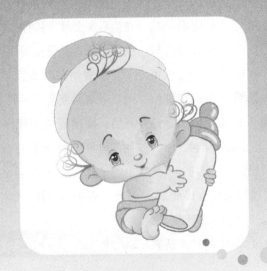

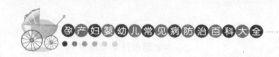

第一章
早产儿常见病防治

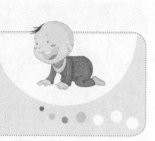

如何给早产儿预防接种

常规的儿童免疫防病程序主要是针对足月儿制订的，对早产儿（妊娠不满37周出生的婴儿）不一定合适。预防接种是将灭活或减毒的疫苗接种入人体，使人体产生抗体，用来防治疾病。早产儿生长发育不成熟，尤其是免疫系统功能不完善，以致某些疫苗接种效果会较差。同时接种的毒副作用对早产儿也可能较成熟儿重。但如果早产儿不接种疫苗，导致的疾病可能会更重。所以，还是应该尽早给早产儿进行免疫接种。

早产儿接种时要注意以下问题：

1. 乙肝疫苗：按现行免疫程序要求，新生儿出生后就应立即接种乙肝疫苗，但早产儿须在体重超过2500克时才适宜接种。

2. 卡介苗：也是按正常预防接种程序，新生儿出生时就该接种，但早产儿应该在体重达到2500克后再接种。

3. 白百破三联疫苗：早产儿接种百日咳疫苗后，抗体水平可能会低于足月儿，但白喉、破伤风类毒素的免疫原性很强，早产儿的白喉和破伤风抗体水平会与足月儿相仿，而且预防百日咳、白喉、破伤风所需抗体要求并不太高，又在生后3个月才接种，因此，可以按目前使用的正常儿免疫程序进行接种。

4. 脊髓灰质炎疫苗：目前我国均使用口服减毒疫苗，一般宝宝生后2个月才开始，按现行免疫程序给较大早产儿接种，均可诱导产生充分的免疫效果。较小的早产儿在出院后也可以接种，可诱导产生保护性抗体。

早产儿能否按正常程序进行预防接种

早产儿也称"未成熟儿"，通常孕期

越短婴儿越小，多数早产儿身长不足46厘米，体重小于2500克。由于早产儿在母体内发育时间不够，身体各器官的功能都较正常儿差，容易患各种感染和新生儿期常见病。因此，早产儿在社区保健服务中属于重点管理的体弱儿，更要重视其计划免疫安排。

早产儿预防接种要因人而异，对发育不成熟的早产儿，应适当推迟预防接种的时间。这里主要指有以下情况的早产儿：体重过小者（小于1500克）；孕期小于5个月者；出生后伴有其他疾病者，如感染、黄疸、颅内出血、硬皮症等。这些早产儿因身体器官发育不成熟，预防接种后机体免疫反应不能正常进行，达不到防病目的，有时还可能诱发其他疾病。除上述情况外，对大多数早产儿来说，尽管出生体重偏轻，如无并发其他疾病，在新生儿期会发育很快，体重到满月时基本都可赶上同龄足月儿。对这部分早产儿的预防接种无须特殊安排，可与正常儿同步进行。

早产儿会出现哪些呼吸道疾病

早产儿肺发育不成熟，容易发生许多呼吸问题，这些呼吸问题严重的会威胁早产儿的生命，所以要认识和了解这些疾病，才能做到预防为主。

早产儿呼吸疾病一般有以下几类：

1. 呼吸窘迫综合征：这是早产儿的主要问题，主要是由于肺表面活性物质缺乏，一般出生后6小时发病，72小时后缓解，表现为呼吸困难、呻吟，可用肺表面活性物质进行预防和治疗。对于胎龄小于30周、出生体重小于1200克的患儿，可考虑早期用肺表面活性物质预防。

2. 呼吸暂停：呼吸暂停在早产儿发生率一般为20%～30%，而在极低出生体重儿可达50%。反复呼吸暂停可致脑损伤或猝死，应及时处理。轻度呼吸暂停仍是可以呼吸的，严重的呼吸暂停可用氨茶碱治疗，必要时可用呼吸机。

3. 支气管肺发育不良：是早产儿常见的肺功能异常的慢性肺病，一般是早产儿出生不久，需机械通气和吸高浓度氧。但这种症状的患儿在肺部疾患好转后，仍然离不开氧气，常用糖皮质激素治疗。

4. 肺出血：肺出血是早产儿病死率最高的疾病。主要是由于缺氧、感染、心功能不全、寒冷损伤等引起。如新生儿出生体重小于1500克、体温低于35℃时，应随时警惕发生肺出血。早产儿肺出血重在预防，要积极治疗原发病。

5. 气漏：早产儿气漏主要发生在气管插管、机械通气、复苏抢救过程中，肺间质气肿是早产儿机械通气并发症的主要表现。如呼吸困难加重，早产儿气

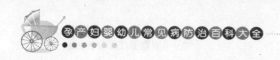

漏病死亡率就会增高。此病重在预防，注意复苏抢救动作要轻巧，机械通气压力不能太高。

6. 感染性肺炎：早产儿免疫功能差，侵袭性操作多，易发生感染性肺炎。临床表现不典型，应及时拍胸片确定诊断，然后选用合适的抗菌药物治疗。

7. 乳汁吸入性肺炎：如早产儿吞咽动作不协调，胃食管反流发生率较高，易发生乳汁吸入，可导致呼吸暂停或死亡，反复吸入者肺炎还会迁延不愈。所以在给早产儿喂养时，应采取头部抬高或抱着喂奶，防止吐奶或溢奶。

8. 湿肺：早产儿湿肺并非少见，湿肺虽然也有呼吸困难、呻吟，但与呼吸窘迫综合征不同，不会有进行性发展，一般头罩吸氧后就可以缓解。

9. 干肺综合征：一些胎膜早破（大于3天）出生的早产儿，因羊水少，肺液丢失，易发生气道塌陷，生后即会发生严重的呼吸困难，需要用机械通气，但24~36小时后病情很快会改善。

早产儿呼吸暂停的原因与表现

早产儿呼吸暂停是由于呼吸中枢发育不成熟引起的，早产儿呼吸暂停发生率约为20%~30%，而在极低出生体重儿可达50%，一般胎龄越小，越容易发生，小于35周的早产儿都有可能发生呼

吸暂停。呼吸暂停反复发生容易导致脑损伤或猝死，应及时处理。

由于呼吸中枢发育不成熟引起的呼吸暂停，称为"原发性呼吸暂停"，多发生在生胎龄小于34周或出生体重小于1750克的早产儿，常发生于吃奶后，由于口咽部肌肉发育差引起阻塞性呼吸暂停，呼吸暂停也容易发生在婴儿睡眠中，尤其是采取仰卧位睡眠容易引起呼吸暂停。

早产儿还可以由于缺氧、肺部疾病、感染、低血糖、低钙血症、酸中毒、惊厥、胃食管反流以及母亲产前和产后使用过麻醉和镇静剂等诱发呼吸暂停，这称为"继发性呼吸暂停"，其病情变化与原发病密切相关，所以当早产儿出现呼吸暂停，应及时查找病因，才能得到正确诊断和及时治疗。

由于呼吸中枢不成熟，早产儿的呼吸可以是浅表的、不规则的，有时会出现周期性呼吸暂停，即正常呼吸10~15秒后，出现5~10秒呼吸暂停，但多无心率和皮肤颜色改变。当呼吸停止超过20秒时，早产儿就会出现青紫、心跳减慢（小于100次/分）。这种状况一般发生在出生后1天，可持续5~10天。小于2500克的早产儿，有25%在生后10天内至少发生1次。

一般，能自行恢复呼吸暂停的称为"轻度呼吸暂停"。呼吸暂停发作时，需用氧气（常用鼻导管）给予鼻前部吹气

刺激才能恢复，或需经足底刺激才能恢复，这称为"中度呼吸暂停"。严重的呼吸暂停采用一般的刺激方法无效，需经机械复苏和加压给氧辅助通气才能恢复自主呼吸。

如何防治早产儿呼吸暂停

早产儿出生后1周内医护人员或家人应密切注意其呼吸，观察有无呼吸暂停、心动过缓、发绀及呼吸道梗阻，并及时给予刺激处理。小于1500克的早产儿最好留在医院里，给予心率、呼吸监护，这样当呼吸暂停超过20秒时，监护仪就会报警。在发现呼吸暂停后，应努力寻找呼吸暂停的诱因，尤其是对小于34周胎龄的患儿，应注意有否颅内病变、抽搐、感染、代谢紊乱、体温不稳定等原发病因。

一般要根据具体情况采取相应的防治措施：

1. 寒冷可以诱发早产儿呼吸暂停，保持环境温度相对稳定，避免环境温度升降波动过大，可减少呼吸暂停的发作次数。小于2000克的早产儿最好采用暖箱保温，以减少环境温度的干扰，使患儿身体保持适中的温度，可避免温度波动过大，而诱发呼吸暂停。

2. 早产儿吞咽反射不成熟，吞咽与呼吸不协调，易发生呛咳、窒息及胃食

管反流，低血糖均可致呼吸暂停，及时合理喂养可以防止呼吸暂停；对吸吮力差或无吸吮能力，胃肠耐受差的，应用胃管喂养。

3. 咽部的刺激也可以诱发反射性呼吸暂停，应避免反复给早产儿吸痰。阻塞性呼吸暂停的一个重要原因就是早产儿喉部气道容易塌陷，如头部和颈部位置扭曲不正会加重气道阻塞，应将患儿头部放在中线位置，颈部姿势自然，以减少上呼吸道梗阻。平时睡眠时，尽量不要使早产儿颈部过度屈曲或伸展，以免发生阻塞性呼吸暂停。

4. 刺激呼吸是暂时缓解呼吸暂停的重要方法，可以暂时缓解宝宝缺氧。一旦发现患儿发生呼吸暂停，应立即进行托背、触觉刺激、弹足底等方法刺激呼吸，如果青紫不能缓解，可采用气囊给氧，随着早产儿的肺发育成熟，呼吸暂停是可以自然缓解的。

5. 持续刺激呼吸，对于反复出现性呼吸暂停可有效。可将患儿置于水袋床上，通过波动刺激前庭的位觉，兴奋其呼吸中枢，可以每分钟1~2次的呼吸频率推动水袋进行刺激。

6. 有些药物能够刺激早产儿呼吸中枢，提高呼吸频率，使通气量增加，可以缓解缺氧状态。常用的药物是氨茶碱，首次负荷剂量为每千克体重4~6毫克，静脉滴注，12小时后给维持量每次每千

克体重1.5~2毫克，每天2~3次。

7. 当上述方法不能缓解呼吸暂停引起的缺氧时，应采用呼吸机辅助呼吸，机械刺激可以刺激呼吸，待呼吸暂停症状消失后，可以停机。

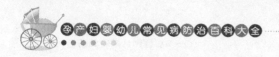 **为什么刺激早产儿啼哭可以缓解呼吸困难**

呼吸暂停是由于早产儿呼吸中枢发育不成熟、呼吸肌发育差、肺泡发育不成熟，从而导致的。严重的呼吸暂停可以引起青紫、缺氧。虽然给其吸氧可以改善缺氧症状，但是停止吸氧后，又会出现青紫，而长期持续给氧，又容易引起早产儿眼部晶体后纤维组织增生，有其副作用。

刺激早产儿啼哭，能使其呼吸加深，增加肺泡的气体，能改善缺氧症状，又能避免持续给氧对早产儿造成的不良影响，是一种有效的刺激呼吸暂停的方法，在家里也可以实施。一般胎龄越小，其肺脏的成熟程度就越差，出现的青紫次数也较多，采用的刺激也要多一些。呼吸不规则是早产儿发生呼吸暂停的先兆，如果发现有呼吸不规则，应立即刺激早产儿的足心，使其啼哭，这样可以避免早产儿缺氧。胎龄在30~33周的早产儿如果出现青紫的次数比较多，应密切观察，发现有呼吸暂停，应立即刺激足心，即使呼吸已经平稳，还应该适当延长刺激啼哭的时间。

胎龄在34~36周的早产儿出现青紫的次数较少，一般可以每4小时刺激足心1次，使其啼哭1~2分钟，并在两次刺激啼哭之间，间断给吸氧，这样一般可使早产儿避免或减少青紫的发生。每次刺激啼哭停止后，要更换早产儿卧位，这样不仅可以防止胸廓一侧受压时间过久而加重局部肺不张，还可以改善受压部位的血液循环，减少合并症发生。

刺激啼哭的时间应在喂奶之前、在呼吸道没有分泌物的前提下进行，因为喂奶后刺激啼哭，容易引起呕吐、窒息、吸入性肺炎。

早产儿为什么容易出现呼吸窘迫

新生儿期发生的呼吸窘迫综合征，也称"肺透明膜病"，就是呼吸困难，这是早产儿常见的疾病之一，是致早产儿死亡率较高的疾病。一般由于早产儿的肺发育不成熟，肺表面活性物质缺乏所导致的肺泡不张。

这种情况一般是胎龄愈小，体重愈轻，发病率愈高，主要见于胎龄小于32周、出生体重小于2000克（尤其小于1500克）的早产儿。如果是男婴、双胎、母亲患糖尿病或母亲伴有甲状腺功能低下、胎膜早破、胎儿窘迫、胎盘早剥、围产期窒息等情况，会更容易诱发呼吸窘迫综合征。

这些早产儿刚出生时，呼吸、哭声可能还是正常的，但出生后约 4～6 小时很快会逐渐出现进行性的呼吸困难加重，如呼吸频率加快、鼻翼扇动、呼气呻吟、吸气性三凹征，严重时会有呼吸浅弱或呼吸暂停，口吐白沫和青紫等症状，不及时处理可以并发肺动脉高压、呼吸衰竭与心力衰竭，并在 48～72 小时内死亡。

当早产儿出生后，尤其是体重小于 1500 克、胎龄小于 35 周时，应留在医院观察，这样如出现进行性呼吸困难、青紫加重等症状，可及时拍胸片确定诊断，有利于及时治疗。

如何防治早产儿呼吸窘迫综合征

虽然预防早产发生是减少新生儿呼吸窘迫综合征发病的重要措施，但如早产儿不可抗拒地要降生，产科医师应该在产前就给产妇使用糖皮质激素，这样可以促进胎儿肺成熟，可以减少呼吸窘迫综合征的发病。对早产的产妇于产前 12～24 小时给予糖皮质激素（如地塞米松）1～2 次，可显著降低 28～34 周早产儿发生呼吸窘迫综合征，并减轻其严重程度。早产儿出生后也应该及时注射地塞米松，用以防止呼吸窘迫综合征。虽然这些措施是被动的，有时也是有一定的效果。

由于呼吸窘迫综合征是因为肺泡表面活性物质缺乏或减少引起的，出生后滴入肺表面活性物质（固尔苏）以预防呼吸窘迫综合征发病，这是有效的。目前，对于小胎龄儿、出生体重 1000 克以下极低出生体重的早产儿，应常规预防性地应用肺表面活性物质，一般是在出生后 15～30 分钟内立即气管内插管通过气道内滴入肺表面活性物质。对于大于 1000 克的早产儿可选择性地采用预防方法。对已出现呼吸窘迫综合征临床症状的早产儿应尽快给药，一般出生后 1～12 小时内给药的效果更好。

这种天然肺表面活性物质制剂，虽然是防治呼吸窘迫综合征的有效药物，但价格比较昂贵，使用时需要气管插管给药，有一定的创伤，因此选用此药应考虑适应症和经济条件。另外，呼吸机也是防治呼吸窘迫综合征的重要措施，如果上述治疗措施，不能改善青紫，应该采用机械辅助通气。

早产儿湿肺有什么特点

早产儿湿肺是由于肺部液体吸收减少引起的，可以导致早产儿暂时性呼吸困难，也称为"Ⅱ型呼吸窘迫综合征"。虽然湿肺也表现出呼吸困难，但不是进行性发展，可以自然缓解，预后较好。过去认为这种病主要发生在足月儿或接近成熟的早产儿，但现在发现早产儿发病也不少。

早产本身就是发病的一个高危因素，早产儿湿肺发生时，病情会比成熟儿更危重，一般状况更差，呼吸道症状表现为呼吸急促、呻吟、紫绀。对早产儿湿肺，多数采用单纯头罩吸氧，绝大多数患儿治疗后会迅速好转，极少数需用呼吸机治疗。尽管早产儿病情会更重，经过治疗后病情一般会迅速好转，随着缺氧的改善，全身状况也会迅速恢复。

度过了呼吸关的早产儿为什么还会有呼吸问题

随着早产儿长大成熟，已度过了"呼吸窘迫综合征关""呼吸暂停关"，好像可以让家人松口气了，但有些早产儿可能又会出现新的呼吸问题，或者不能离开氧气，尤其是极低出生体重儿，或者是用机械通气治疗后，还会有呼吸问题，这是为什么呢？

这有可能是因为早产儿患有支气管发育不良，这是早产儿慢性呼吸道疾病，在极低出生体重儿中的患病率达50%，在体重大于1500克的早产儿中的患病率为4%。

支气管发育不良是一个缓慢发展的过程，早期诊断较为困难，如果靠胸部X线表现的典型征象来诊断，要到4周以上才可诊断，也许要影响1~2个月的治疗，

甚至更晚。而此时通常早产儿的双肺支气管黏膜上皮细胞已发生不可逆的损害，并可严重地影响患儿的通气和换气功能，甚至最后导致心脏功能障碍。许多患儿需要数月至数年的治疗，甚至出现死亡或终生留有后遗症。因此，对于早产儿应随访观察，早期诊断和治疗是非常必要的。

虽然早期采用糖皮质激素是可以治疗支气管发育不良的，但预防还是更为重要。预防早产和宫内感染的发生，做好围产期保健是预防支气管发育不良的首要措施。早产儿如不幸出生了又必须用机械通气和氧气治疗时，医护人员要尽可能控制通气压力和吸入氧的浓度。母亲分娩前可以给用糖皮质激素以促进胎儿肺的成熟，或对于产前母亲没有使用糖皮质激素的早产儿，早期给予小剂量的地塞米松，对预防支气管发育不良的发生也有作用。

早产儿上呼吸道感染为什么不可轻视

说起"上呼吸道感染"，听起来似乎很生疏，但如果说起"感冒"，恐怕就无人不晓了。感冒虽然是人们最普通和常见的疾病，但发生在早产儿身上就不一样了，因为他们体质弱、器官发育尚未完全、鼻腔短小、黏膜血管丰富、没有鼻毛、全身抵抗力差，可因细菌侵入肺

泡而患肺炎，也可因高热而抽风，严重的还会并发其他疾病，甚至危及生命。

感冒由病毒引起，传染性很强，传播途径主要是飞沫传染。早产儿患感冒除因通风不好、气候突变、冷热不当等因素外，最主要的是环境空气不洁之故。这在医院时医生会严密注意，但产妇出院回家，亲朋好友、同事近邻都要来探望，无形之中就给宝宝埋下了感冒的祸根。还有不少人按照旧风俗，给宝宝办"满月宴"，客人来来往往、慰问聊天、吸烟喝茶，谁也少不了去看看宝宝，这些对早产儿没有一点儿好处，只能成为发病的诱因，于早产儿和母亲都十分不利。所以早产儿出院回家后最好谢绝宾客，即使宾客来访，也应由家人在外接待，避免让早产儿接触而受到感染。

早产儿容易患哪些感染性疾病

由于早产儿抵抗力低，加上外界环境的易感染因素，所以往往容易受感染而发病。感染是早产儿常见的合并症，是引起早产儿死亡的重要因素，也是早产儿生存的大难关。早产儿感染性疾病不仅比成熟儿更容易发生，而且更为严重，又由于表现不典型，常常易被忽视，所以及早认识这些早产儿容易患的感染性疾病，对于及时防治非常重要。那么，早产儿可能患哪些感染性疾病呢？

1. 肺部感染：吸入性肺炎、感染性肺炎是早产儿常见的呼吸道感染性疾病，早产儿肺炎可以是吸入性的，也可以是自然感染，还可以是继发于气管插管、机械通气之后。早产儿肺炎的表现不典型，不容易发现，如果有呛奶、吐沫应及时拍胸片确定诊断。

2. 脐部感染：脐部是一个开放的伤口，细菌更容易在此生长繁殖，如发现脐部有红肿、有脓性分泌物，应考虑有脐炎。出生后母亲一定要注意早产儿脐部的卫生，千万别让其感染，一旦发现有感染，应马上就医。

3. 皮肤感染：皮肤脓疱疹是早产儿常见的皮肤感染，常是由于皮肤损伤、皮肤护理不好引起的。少数的脓疱疹可以用75%酒精擦拭，全身性的皮肤脓疱疹则应在医生指导下用药物洗澡，如黄连素、利凡诺等。

4. 口腔感染：口腔炎、鹅口疮都是早产儿常见的口腔感染，可以是口腔卫生问题引起，也可以是因为使用抗菌药物导致的菌群失调。口腔感染表现不明显，主要是不愿吃奶，吃奶时哭闹，面颊内侧口腔黏膜可见白膜，用制霉菌素涂口腔可以治愈。

5. 消化道感染：早产儿肠道感染可以是肠道本身感染，也可以是全身感染引起，虽然也表现为腹泻，早产儿感染性腹泻较重，更容易引起脱水、酸中毒，应及时治疗。

6. 败血症：早产儿的败血症是一种严重的全身感染，可以是局部感染加重，导致的全身感染，也可能找不到原因，但早产儿出现体温不升、反应不好、吃奶不好、不哭等症状，就要考虑败血症的可能，应及时去医院进行检查和治疗。

7. 化脓性脑膜炎：早产儿的化脓性脑膜炎是全身感染引起的，主要是由于早产儿的血脑屏障发育不成熟，细菌更容易通过血脑屏障，到达大脑，引起化脓性脑膜炎。早产儿的化脓性脑膜炎表现的惊厥常不典型，不容易被发现。化脓性脑膜炎的治疗应选用足量、能通过血脑屏障的抗菌药物。

如何防治早产儿感染

对于抵抗力低的早产儿，预防感染要从出生便开始，原则是治疗感染性疾病应尽早开始：

1. 首先，当早产儿一出生，就要为其营造相对无菌的环境，如医院里会为早产儿建立相对无菌的新生儿室，有定期的消毒制度，并配备有素质较高的护理人员，这是有利于小于1500克早产儿的生活环境。在家喂养的早产儿虽然体重相对较高一些，也应该选择卫生条件相对较好的房间，如通风向阳的房间，注意保持房间的清洁、卫生，这是防治早产儿感染的前提。

2. 应防止交叉感染，医院的新生儿室是不允许外人随意进入的，可以避免交叉感染。在家里也同样如此，除专门照看早产儿的人外，最好不要让其他人走进早产儿的房间，更不要把早产儿抱给外来客人看，患感冒等病的成人更不能随意进入房间。

3. 照看早产儿的人不仅应有一定的照顾宝宝的经验，而且应该有良好的卫生习惯，在给早产儿喂奶或做其他事情前，应换上干净、清洁的衣服，洗净双手。母亲患感冒时应戴口罩哺乳，哺乳前应用肥皂及热水洗手，避免直接用手擦拭早产儿的眼、鼻及口腔。换完尿布后，要妥善处理好尿布，并及时洗手。

4. 早产儿使用的用具应严格消毒，如食具、衣物、尿布、玩具等。

5. 重点护理容易感染的部位，如皮肤、脐部、眼部、口腔等。

6. 伴有合并症的早产儿如有过硬肿症、窒息、使用过呼吸机的，应在医生指导下适当使用抗菌药物预防感染。

如何增强早产儿的抵抗力

增加早产儿的抵抗力，减少感染性疾病发生，这是所有父母的良好愿望，那么如何才能让早产儿身体健康、少生病呢？请关注以下一些措施：

1. 采用母乳喂养：母乳不仅含有各种适宜的营养成分，更主要是有大量免疫活性细胞和球蛋白，尤其是在初乳中含量较高，在宝宝生后 3～4 天，吃初乳的宝宝体内抗体可达到成人血清水平。母乳喂养是早产儿获得被动免疫物质的重要来源。有些早产儿生后常因不能胃肠喂养，错过了母亲的初乳。只要吞咽功能尚好，即使吸吮反射弱，也应尽早用滴管喂母乳（尤其是初乳）。胎龄较小、吞咽功能尚差的早产儿应考虑用胃管鼻饲，以便使其得到更多的免疫抗体。

2. 足够的营养：早产儿能获得足够的营养是增加抵抗力、防止感染的重要保证。没有母乳的早产儿可选用早产儿奶粉，没有吸吮能力的早产儿应尽量用胃管喂养。较小的早产儿常常乳类不容易耐受，可通过输液的方法，将营养物质从静脉内输入体内，以保证早产儿身体有足够的热卡、蛋白质以及维生素。

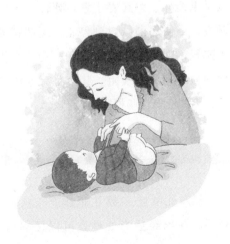

3. 早产儿免疫抗体低，是易患感染性疾病的重要原因，采用注射人血中的抗体（丙种球蛋白）来降低早产儿多因素感染，并不是好的选择，因为这种输入的抗体在早产儿体内持续时间较短，特异性较差，如不合理使用还可能加重其暂时的免疫功能障碍，一般不推荐给早产儿为预防疾病而应用丙种球蛋白。只有在严重感染时，配合抗感染治疗时短时使用，可以增加抗感染的疗效。

如何判断早产儿呕吐性疾病

判断早产儿呕吐性疾病，父母首先要仔细观察呕吐情况，如呕吐发生的时间、呕吐物的性状和特点，根据不同性质和不同程度的呕吐，协助医生尽早找出病因。

1. 呕吐发生时间：一般来讲，如果早产儿出生后尚未进食就出现呕吐，多为吞入过多的羊水，经过洗胃，可以缓解。出生后 3～5 天内出现呕吐，可能是溢奶等喂养问题，体重、胎龄较小的早产儿有喂养不耐受的可能。较大的早产儿出现呕吐，也可能是喂养不当所致，改善喂养，可以缓解。早产儿消化道发育不全及先天性消化道梗阻，也是早产儿呕吐较为多见的原因，往往梗阻部位愈高，出现呕吐愈早。在出生 5 天后出现呕吐的，要考虑到合并症发生的可能性，如感染、坏死性结肠炎等。

2. 呕吐表现：溢乳一般发生在喂乳后即刻就有一两口奶水反流入口腔及口角边的，不属于真正的呕吐，不会影响生长发育。普通呕吐常伴恶心，每次吐不重，吐出物多为胃内容物的，多见喂养不当或胃肠道感染，有时可能是全身感染的伴随症状；反复呕吐，并且无规律，呕吐一般不含胆汁，主要见于胃食管反流症；呕吐量较大，并伴随月龄增加吐量，吐物可为奶样、乳酪样具酸败味，不含胆汁，主要见于大量空气吞入，胃扭转、幽门性梗阻等。化脓性脑膜炎、颅内压增高表现为喷射状的呕吐，可呕吐大量含胆汁样液。

3. 呕吐物性状：根据呕吐物也可以了解病变部位，如果呕吐物是原奶，提示病变在食管；呕吐物有奶凝块，而无胆汁，提示病变部位在幽门或十二指肠上端；吐物为绿色，可能为较高位肠梗阻，包括麻痹性肠梗阻，但首先要考虑有无先天畸形；如呈均匀的碧绿色，应首先考虑是否有肠旋转不良；呕吐物为粪性，有臭味，多为低位梗阻，要结合腹部情况考虑是否是麻痹性梗阻，或是胎粪性腹膜炎；吐物带血，要考虑消化道黏膜出血。如出血量多、色鲜红多为活动性动脉出血，呈较深的紫褐色，则是静脉出血，咖啡色是陈旧性出血；吐泡沫样液体多为肺炎；羊水吞入过多所

致的呕吐，呕吐物多为咖啡色泡沫样；严重感染、坏死性肠炎及新生儿出血症等疾病，常吐咖啡样或血样液体；呕吐同时伴有发热、拒奶、精神委靡等提示有感染的可能。

4. 腹部表现：仅有上腹膨隆，而下腹萎瘪，表明有梗阻。如果位置较高，能看到胃蠕动波可能为幽门性梗阻，伴有肠型、蠕动波为空肠梗阻，腹部异常膨隆呈球形，皮肤肿亮，静脉曲张，则是低位梗阻。肠鸣音亢进或减弱、气过水音，梗阻多在回肠末端、结肠部位；肠鸣音消失，则是麻痹性肠梗阻的一种表现，但是要警惕肠鸣早期消失，它可能是严重肠梗阻、肠坏死的表现。

5. 排便情况：呕吐同时伴有稀便、水样便、蛋花便等排出，为肠功能紊乱、消化不良、肠炎等引起，在临床最为常见；伴血便，要考虑肠道感染、出血性疾病、应激性溃疡、过敏性肠炎等；大便呈果酱样，尤其要注意坏死性小肠结肠炎；排便逐渐减少到停止，腹部膨隆不减轻，则可能为完全性肠梗阻，有排便则为不完全性梗阻。肛诊时有气体出来，则为麻痹性肠梗阻。

早产儿呕吐该如何处理

早产儿呕吐多数并非是严重疾病，是可以在家经适当处理就可以缓解的。

不能缓解的呕吐即使是轻度的，如不及时处理，也容易导致营养不良；而较重的呕吐则意味着病情较重，如不及时处理，不仅可延误病情，还会引起合并症，所以不可轻视。

早产儿出现呕吐，父母要注意以下几个方面：

1. 加强呼吸道管理：这是早产儿呕吐护理的重要环节。出现呕吐时，应使患儿保持侧卧位，以避免吸入呕吐物堵塞呼吸道，可防止引起窒息或呼吸暂停，并避免因此而诱发肺部感染；如遇到吸入物呛入气管时，可将患儿头脚倒置，拍打患儿的背部，以利于吸入物的排出。在医院里，可采用低负压吸引器吸引。

2. 注意喂养：喂奶后尽量使患儿保持安静，避免哭闹，从而防止腹压升高而诱发的呕吐。用奶瓶喂养时，奶头应充满奶液，以防止过量吸入空气；同时，奶液不应过凉，喂奶后，让宝宝采取头高脚低的体位，并轻拍其背部，使胃内气体排出，对反复呕吐的早产儿，为了保证营养供给，可少量多次喂哺。

3. 注意观察有无腹胀、皮肤颜色改变、是否有喷射性呕吐，呕吐物是否为胆汁样或大便样：若无上述情况，应估算呕吐量，重新喂入，若有则应停止喂奶。经鼻或口插管喂养的早产儿，首次喂养前都应检查胃管的位置，确定胃管在胃内，否则要重新插管。奶瓶喂养时，要避免吸入过多空气，给奶加温要适当。

4. 看有无羊水吸入而引起的呕吐：由羊水吸入引起的呕吐，可用1%的苏打水或温盐水洗胃，以防止吞入的羊水引起呕吐而呛入呼吸道；对幽门痉挛引起呕吐的患儿在喂奶前半小时，可滴服1:1000阿托品2～3滴，以解除痉挛；如有胃动力问题，可用吗丁啉治疗；诊断不明的严重呕吐，应暂时禁食，必要时给小剂量镇静剂，看能否减轻症状。在使用药物时，应在医生指导下进行。

5. 看呕吐是否严重、持续：如果长期、严重呕吐，伴有腹胀、脱水、体重不升或降低，应及时就医，由医生找出呕吐的原因，及时治疗。

早产儿为什么容易呛奶

呛奶是由于奶液进入了气管，引起反射性呛咳，这是早产儿常见的一种异常表现。早产儿呛奶是由多种因素所致，也是早产儿一些疾病的表现，认识和预防呛奶是早产儿护理的重要环节，也可以减少早产儿并发呼吸道疾病。引起早产儿呛奶的原因主要有以下几种：

1. 喂养不当：呛奶在吞咽能力较差的早产儿较为常见，如遇到了母亲奶头过大、食乳过快更容易引起呛奶，为了避免因为呛奶而造成早产儿呼吸道感染，对于易发生严重呛奶的早产儿可采用鼻

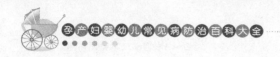

饲喂养等特殊方法。

2. 早产儿的胃食道反流：反流的奶汁容易流入气管，也会引起呛奶。为了避免奶汁反流，应在喂奶后，将早产儿身体竖立，拍拍背，时间应该长一些。

3. 早产儿患呼吸系统疾病：当早产儿患有此类疾病，如支气管肺炎、喉软骨软化、喉炎等时，吞咽时声门不能很好关闭，一旦有少量乳液进入气管造成一定程度的梗阻，呛咳就会发生，因为呛奶是呼吸道排除乳液的梗阻，将奶汁咳出的自我保护的一种表现，所以呛奶是支气管肺炎患者的常见症状。虽然呛咳可以排除吸入的奶汁，但早产儿咳嗽力量较弱，有时难以将进入呼吸道的奶汁全部排除，残留的奶汁却会加重呼吸道感染。因此，母亲或医护人员在给有呼吸道疾病的早产儿喂奶时应加倍注意。

4. 先天性喉软骨软化症：早产儿常伴有先天性喉软骨软化症，吞咽特别是进流食（吃奶等）时，由于喉软骨软化，吸气时喉软骨塌陷，易造成呼吸道部分阻塞，致使早产儿被迫吸气而出现呛奶。

早产儿为什么容易出现胃食道反流

胃食道反流是指由于某些全身或局部原因引起下端食道括约肌功能不全，使胃内容物反流入食道而出现的机体反应，容易引起严重合并症。当这种防止反流屏障失常时，就容易引起胃内容物反流到食道。那么，早产儿胃食道反流的发病率为什么会高呢？这是因为食物进入食道后，由食道向下的蠕动波将食物送入胃中，当食物进入胃内时，下端食道括约肌会关闭，这样可阻止胃内容物反流到食道。但早产儿胃蠕动功能较弱，括约肌较为松弛，还会伴有功能缺陷，所以胃内容物容易上溢而反流到食道。

胃食道反流时，酸性胃液反流到食道，如食道长期处于酸性环境中，容易发生食道炎、食道溃疡、食道狭窄，反流物也容易被吸入到气管，引起反复发作的支气管肺炎、肺不张，也可引起窒息、猝死综合征。

胃食道反流的主要表现是呕吐，多发生在早产儿生后1周，常伴有体重不增、食道炎、食道糜烂或溃疡，严重者表现有烦躁不安、易激惹、拒食，更严重者会出现呕血或便血，导致缺铁性贫血。反流物吸入后可有吸入肺炎的表现，如呛咳、窒息、呼吸暂停等，长时期呕吐则会出现精神运动发育迟缓。

如何处理早产儿胃食道反流

早产儿胃食道反流多数可以伴随着胃肠功能的成熟而自然缓解，要减少胃食道反流以及合并症的发生，还是要以防治为主，有时在家中可以做到，并非一定需要药物解决。防治早产儿食道反流的主要方法有以下几种：

1. 严密监测：早产儿胃容量小且呈水平位，贲门括约肌发育不全，呈松弛状态，胃排空时间长，均易发生胃食道反流。如出现喂奶困难、溢奶、呕吐、口周紫绀等症状时，应考虑是否有胃食道反流的可能性。

2. 注意喂养的方法：应根据早产儿的体重、喂养耐受情况，决定喂养的奶量、喂奶次数，要少量多餐，每日密切观察早产儿的精神状态、体重增长情况。

3. 保持呼吸道通畅：出现胃食道反流时，尽量让早产儿侧卧位，头部转向一侧，及时清除其口腔内的分泌物或奶汁，并观察有无呼吸问题。如有青紫、呛咳严重，疑有呕吐物吸入到气管时，应及时帮助排出，否则易造成吸入性肺炎。

4. 体位是缓解胃反流主要方法：喂奶完毕后，可将早产儿抱直，轻拍背部，让胃部空气逸出，然后抬高床头使患儿处于30度倾斜右侧卧位，这种体位有利于排空胃内奶汁，使反流量降到最小程度。

5. 借用仪器进行诊断：胃食道反流可通过食道钡剂造影、B型超声波进行诊断，如5分钟有3次以上反流便可诊断。

6. 必要时采用药物治疗：如用吗丁啉，可每次每千克体重0.3毫克，每8小时1次。使用药物须在医生指导下进行。

❾ 为什么早产儿的黄疸会很重

新生儿黄疸亦称"新生儿高胆红素血症"，是指在新生儿期，由于胆红素代谢异常，引起血中胆红素水平升高，出现皮肤、黏膜和巩膜黄染的临床现象。新生儿黄疸可以是发育过程的暂时现象，称为"生理性"的，也可以是某些疾病的症状，为"病理性"。一般生理性黄疸是没有危险的，可以自然缓解。但早产儿的生理性黄疸不仅出现时间早、持续时间长，而且容易出现胆红素脑病，导致其大脑损伤，这是为什么呢？

1. 早产儿肝脏功能不成熟，参入胆红素代谢酶的活性较低，而其活性会直接影响血清胆红素水平。早产儿出生后也容易发生窒息缺氧、低血糖、低体温等情况，从而影响诱导酶的活性，使血清胆红素代谢降低。

2. 早产儿肝脏合成蛋白质功能不足，喂养不容易耐受，奶量摄入不足，常会导致出现低蛋白血症，影响胆红素的形成与转运，使血中游离胆红素增加，这也是造成核黄疸常见因素。

3. 早产儿血脑屏障机制不成熟，通透性较高，胆红素容易进入脑组织，甚至是与白蛋白结合的胆红素也能通过，使脑内胆红素急剧上升，引起胆红素中毒性脑病。

4. 早产儿其各器官功能成熟度差，容易发生低氧血症、低糖血症、低体温、高碳酸血症以及败血症等，可促使本来未成熟的血脑屏障开放，使胆红素大量进入脑组织并引起核黄疸。

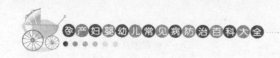 **早产儿黄疸的特点与防治**

早产儿黄疸一般有以下特点：

1. 发病率较高：有50%的正常新生儿可以出现黄疸，而早产儿出现黄疸的会达80%，黄疸发生和严重程度与出生体重、出生的日龄以及一些合并症有关，当体重小于1500克，伴有低体温、窒息、酸中毒、低蛋白血症、败血症等，易出现高胆红素血症。

2. 黄疸程度较重：正常新生儿的生理性黄疸血中血胆红素一般不会超过205毫摩尔/升（12毫克/分升），而早产儿的血胆红素会达到256毫摩尔/升（15毫克/分升）。正常新生儿的血胆红素超过308～342毫摩尔/升（18～20毫克/分升）容易出现核黄疸，而早产儿的血胆红素超过171毫摩尔/升（10毫克/分升）就可能发生核黄疸。

3. 黄疸出现和消退的时间：一般正常新生儿的生理性黄疸常在出生后2～3天出现，4～6天达到高峰，一般在7～10天消退。早产儿的生理性黄疸可以发生在24小时以内，3周后才消退，所以早产儿的"生理性"黄疸不一定是生理性的。

4. 早产儿黄疸除了本身器官发育不全，常会伴有低氧血症、低糖血症、低体温、严重的感染，这些并发症都可以加重黄疸。

防治早产儿黄疸最好在医院进行，一般采用以下措施：

1. 黄疸监测：早产儿一出生，就应该注意观察其皮肤有无黄疸发生。一般，肉眼观察黄疸皮肤呈浅黄色或金黄色并带有光泽。黄疸从面部皮肤开始，最后到手心，所以一般皮肤黄疸仅在面部、颈部，继而出现在躯干、四肢及巩膜，当手心也发黄时，就是比较严重了。如果出现较早，消失较晚，黄疸也较严重，不能确定黄疸的程度，应该及时去医院进行胆红素检测，以确定是否需要治疗。

2. 如早产儿黄疸较为严重，还出现了嗜睡、惊厥等症状，要警惕发生胆红素脑病。

3. 对早产儿进行正确护理对于防止黄疸的发生和发展是重要的，如口鼻腔、皮肤、脐部等部位的清洁护理，严防感染发生。保持恒定的体温以防止出现低体温，及早、合理的喂养以防止低血糖等，都是有效的措施。

4. 蓝光治疗是目前最常采用的方法，

以蓝光或绿光的冷光源为最佳，可采用双面光。对早产儿黄疸选择光疗的时间不宜过于苛刻，当临床上出现肉眼可见的黄疸时，无论是"生理性"或病理性，均应及早予以光疗，以减少可能发生的胆红素脑病。若能确定黄疸确实是"生理性"的，且不存在导致血脑屏障开放的病理状况，给予光纤毯光疗即可，这种方法既无损伤性，又可保证继续母乳喂养，并可在家庭中进行。

5. 药物治疗，如输注白蛋白、碱化血液、肾上腺皮质激素等，均有助于降低血清胆红素水平，预防胆红素脑病的发生。

为什么早产儿容易发生贫血

贫血是早产儿的常见疾病，所有早产儿出生后的前几周均会有血红蛋白的下降，而且出生体重越低，贫血程度越严重，持续时间也越长。足月儿生后10~12周时血红蛋白很少低于90克/升的。出生体重为1000~1500克的早产儿生后5~10周，血红蛋白常会低于80克/升；出生体重小于1000克的早产儿生后4~8周，血红蛋白常低于70克/升。这类早产儿临床上常有组织缺氧的表现，如肌肤苍白、气急、烦躁不安、食欲下降、喂养困难和体重不增等，会严重影响早产儿的生长发育，所以了解早产儿

出现贫血的原因，会有利于防治。

以下是出现早产儿贫血的主要原因：

1. 胎儿在母体内以骨髓外造血为主，直到胎儿晚期才转为骨髓造血，此时骨髓外造血逐渐减少，生后则主要靠骨髓造血。由于早产儿过早地停止了胎内的骨髓外造血，自己本身的骨髓造血功能尚不完备。

2. 早产儿某些生血物质储存不足，可致早产贫血，如维生素E的缺乏。妊娠8个月以前，胎儿从母体中获得的铁较少，8个月以后才开始从母体获得较多的铁，所以早产儿体内铁的储存较少。

3. 早产儿红细胞生成素活性明显减低，红细胞生成素是促使骨髓生成红细胞的关键要素，目前许多人认为这一点是造成早产儿贫血的主要原因。

4. 早产儿体重增长快，每天体重可增加1.5%~3%，血容量相应增加，而骨髓生血功能相对不足，不能适应血色素迅速增长的需要。

如何防治早产儿贫血

贫血虽然不是致命的，但会严重影响早产儿的生长发育，也可能导致早产儿日后发生智力和心理障碍，所以对早产儿贫血的预防和治疗非常重要，可采用以下措施尽可能防治早产儿贫血：

1. 尽量减少医源性失血，如减少一

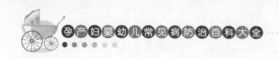

些血液检查，或者采用微量检测法。

2. 早产儿患有严重贫血时，如血红蛋白低于80克/升、胎龄小于30周、每日体重增加大于25克、安静时呼吸增快每分钟大于50次、心率加快每分钟大于160次、进食易疲劳等，应先输血治疗，每次输血量为每千克体重10～15毫升。

3. 采用促红细胞生成素治疗早产儿贫血可有效缩短贫血持续时间，减轻贫血程度，减少输血次数，且在使用过程中未发现嗜中性粒细胞减少、血小板明显增加、高血压、婴儿猝死综合征及视网膜病变等副作用，值得临床推广。目前，常使用的方法还有重组人促红细胞生成素（rEPO），每次每千克体重250单位，每周3次，皮下注射或静脉滴注，疗程为4～6周。

4. 维生素E每日给予10毫克，分2次口服，1周后再给予铁剂也会有效，开始每千克体重每日用2毫克元素铁，分2次口服，以后每日每千克体重增加2～6毫克维持一段时间。

如何护理硬肿症早产儿

硬肿症是早产儿常见的合并症，这是由于早产儿的体温调节功能差，体表面积相对足月儿要大，皮肤薄，血管丰富，散热也就快，而且能够产热的棕色脂肪少，产热储备能力不足。一般体重

越低，胎龄越小，越容易发生硬肿症。当外界温度较低，早产儿进食不好，热量摄入不足，或伴有感染、缺氧等，都可以导致患儿体温不升，而低体温对早产儿机体代谢及脏器功能有明显影响。

新生儿硬肿症主要是由寒冷损伤引起的，又称"寒冷损伤综合征"，多发生在寒冷季节，临床以皮下脂肪硬化和水肿为特征。硬肿症是婴儿的皮肤及皮下脂肪发生硬化，并伴有水肿、体温不升以及多脏器功能不全的综合征。早产儿发生硬肿症的最初表现是体温不升，如果体温在35℃以上时，表明身体产热还是正常的；当体温小于35℃，表明身体产热已出现异常。其次是皮肤硬肿，硬肿常常先从大腿外侧开始，逐渐上升至臀部、面颊、上肢、腹部、胸部，皮肤变苍白或青灰色，可伴有凹陷性水肿。皮肤硬肿可使患儿活动受限、不能吸吮、呼吸困难，严重的表现为不吃（奶）、不哭、不（活）动、（体温）不升、（体重）不增。如果出现肺出血、呼吸衰竭、心动过缓或心律不齐、肾功能衰竭、中毒性肠麻痹，就是生命垂危的征兆。

恢复体温是治疗硬肿症的重要措施，当体温低至35℃以下时，早产儿会难以通过体内产热来补充失去的热量，需要通过外界加热，增加产热、减少失热等方法维持体温，具体可采取以下措施：

1. 如当外界温度较低，早产儿有体

温不升症状时，可以先增加外界温度，增加衣被，或者在包被外加热水袋。

2. 如已经出现了硬肿，在家里时，建议母亲将早产儿抱在怀里，让早产儿的皮肤紧贴母亲的皮肤，能使早产儿身体保持恒温。母体温度对于硬肿症早产儿的复温是很重要的，因为对于硬肿症的复温，应使体温逐渐恢复，突然外界增加温度，容易引起患儿肺出血。如果采取热水袋、电热毯保暖，一定要注意不能使温度过热。严重的硬肿症需要及时去医院，医院会通过逐渐增加暖箱温度的方法来复温，以恢复早产儿的体温，一般12~24小时内可达到复温的目的。对于轻度的硬肿，可以将早产儿放在能保持在30℃~34℃温度的暖箱里，使其6~12小时内恢复正常体温。

3. 增加饮水和饮食可以增加早产儿身体的热量，也可以用于治疗硬肿症。要选用质量高的奶制品，如母乳、早产儿奶，尽量给予足够的奶量，喂时要注意少吃多餐。如果早产儿不能吸吮，可以采用鼻饲喂养或肠道外营养法，以给早产儿供应足够的能量与液体。

4. 早产儿如有合并症，应及时去医院治疗。

如何认识早产儿惊厥

惊厥是神经兴奋性增强的一种症状，

早产儿本身肌力和肌张力较差，早期神经兴奋性增强的症状不明显，惊厥的表现也不典型。早产儿的惊厥动作与婴幼儿有很大不同，表现往往很无规律，常有局灶性，有时与正常行为活动分不开。检查时必须将被包打开，仔细观察比较原来的自然姿势和自发行为。正常新生儿的肢体有一定的张力，以屈肌占优势，故四肢保持屈曲状态，两手紧握拳，大拇内收。早产儿由于四肢张力和肌力较差，往往不能保持屈曲状态。

惊厥发作时，早产儿会突然出现肌张力改变，持续性的伸肌强直，反复迅速的肢体某一部位抽搐，以及阵发性痉挛。

早产儿惊厥的表现是多种多样的，主要有以下几种状态：

1. 微小型惊厥：表现为凝视，眼角反复抽动，眨眼动作，吸吮，咀嚼或其他嘴的动作，四肢呈游泳或踏车运动，某一肢体震颤或固定在某一姿势，以及呼吸暂停等，往往不容易引起注意。

2. 强直型惊厥：表现为四肢强直型伸展，有时上肢屈曲，下肢伸展，并伴有头向后仰，表示脑部病变严重，常伴有呼吸暂停，眼球上翻，脑电图常有明显异常。

3. 多灶性阵挛型：表现为多个局部性阵挛，迅速并不固定地从肢体某一部位转移至另一部位，有时因影响了呼吸，而出现青紫，常伴有意识障碍。

4. 限局性阵挛型：表现为身体某个部位的限局性阵挛，这种惊厥常起自一个肢体或一侧面部，然后扩大到身体同侧的其他部位，患儿通常意识清醒或稍有轻度障碍。限局性阵挛并不表示大脑皮质某一运动区功能异常，多见于代谢异常如低血糖、低血钙、围产期缺血缺氧性脑病或蛛网膜下腔出血等。局灶性阵挛多见于早产儿，预后一般较好。

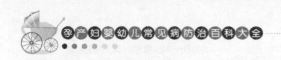

哪些疾病可引起早产儿惊厥

惊厥是神经兴奋增高的表现，也是严重的神经系统疾病的症状之一，当早产儿出现惊厥时，应考虑到有神经系统疾病存在，应及时确定诊断，并得以及时治疗，以减少早产儿脑损伤的危险。一般，以下一些病症可引起早产儿惊厥：

1. 缺血缺氧性脑病：任何原因引起的缺氧都可以导致早产儿的大脑出现不同程度的损伤。早产儿的神经系统对缺氧的耐受较差，尤其是严重的窒息，脑损伤较足月新生儿发病要高，也较严重，主要表现为意识障碍、肌张力减低和惊厥，多在生后12小时出现，开始时有微小型发作，以后可出现强直型或多灶性阵挛型惊厥。

2. 早产儿脑室周围及脑室内出血：早产儿脑室管膜下胚胎生发基质尚未退

化，具有丰富的毛细血管，对缺氧、酸中毒极为敏感，容易出血。颅内出血的早期表现有肌张力增高，还表现为激惹、过度兴奋、淡漠、嗜睡、昏迷等意识改变，眼部可出现凝视、斜视、眼球上转困难、眼球震颤等症状，也伴有颅压增高表现，如脑性尖叫、前囟隆起、角弓反张、惊厥等，呼吸增快或减慢、不规则或呼吸暂停等呼吸改变表现，严重的出现瞳孔不对称，对光反应不良、瞳孔固定和散大，直至死亡。而存活者容易留有脑积水等后遗症。小脑出血也多发生在胎龄小于32周的早产儿，有频繁呼吸暂停、心动过缓，最后呼吸衰竭死亡。

3. 感染：早产儿生后如发生严重的感染，容易伴有化脓性脑膜炎。有败血症的早产儿如出现了神经系统症状，应高度怀疑化脓性脑膜炎，需做腰穿明确诊断。早产儿的化脓性脑膜炎的表现也是不典型的，惊厥在开始为微小型，以后变为强直型或多灶性阵挛型。

4. 低血糖：当早产儿的血糖低于2.24毫摩尔/升（40毫克/分升）时，有可能发生惊厥，多发生在生后3天内，除惊厥外，还表现有喂养困难、淡漠、嗜睡、气急、青紫、异常哭声、颤抖、激怒、肌张力减低、呼吸暂停等，输注葡萄糖液后上述症状会消失，如血糖恢复正常时应考虑本症。

5. 高血糖：当早产儿血糖水平大于

7.0毫摩尔/升时，也可以出现惊厥。轻症可以无症状，血糖增高显著者可表现为烦渴、多尿、体重下降、惊厥等症状。早产儿的高血糖常为医源性的，极低体重早产儿对糖耐受性差，每分钟糖的输入量每千克体重大于8毫克，可以导致高血糖症。

6. 低血钙：低钙血症惊厥在早产儿也是较为多见的，当血清钙低于1.8毫摩尔/升或游离钙低于0.9毫摩尔/升时，就会发生惊厥。生后3天内发生的低血钙与低出生体重、窒息有关。早产儿低钙血症的症状表现不一，主要表现为神经肌肉兴奋性增强，呈现不安、惊跳、手足抽搐、肢体震颤、惊厥等症状。

7. 低镁血症：通常和低钙血症同时存在，也可单独发生。晚期发生的低血钙症常合并低镁血症，惊厥为多灶性或局灶性，单独用钙剂治疗无效，需同时用镁剂治疗。

8. 胆红素脑病：当早产儿血液中胆红素升高超过171毫摩尔/升（10毫克/分升）时，大量游离胆红素通透血脑屏障，影响细胞的能量代谢，出现惊厥。神经系统症状常随着黄疸加重或逐渐出现并加重，早期表现嗜睡、喂养困难、吸吮反射和拥抱反射减弱，肌张力降低，如出现角弓反张则可明确诊断是早产儿惊厥症了。

早产儿为什么容易脑损伤

妊娠末期正是胎儿大脑迅速发育和变化的时期，过早离开母体的早产儿不仅有本身的脑发育问题，而且其未成熟的大脑也更容易受外环境的影响，比足月儿更易发生脑损伤。早产是与脑性瘫痪有高度关联的危险因素，原因是：

1. 发生早产的原因中，母体因素是起主要作用的，任何母体因素都可以影响胎儿的脑发育，使其发生脑损伤。

2. 未成熟的早产儿的大脑对产时、产后缺血缺氧较为敏感，宫内缺氧更容易引起早产及脑白质损伤，所以脑损伤也是整个产前、产时、产后各个不利因素连续过程的结果。

3. 新生儿期的疾病如窒息、硬肿症、颅内出血、高胆红素血症及高胆红素脑病等，均可造成脑损伤，或增加了早产儿患脑损伤的危险。

哪些疾病容易引起早产儿脑损伤

引起早产儿脑损伤的主要原因是脑室内出血以及缺血缺氧造成的脑损伤，但早产儿的低钙血症、低血糖、胆红素脑病、中枢系统感染都可能加重脑损伤。

1. 早产儿脑室周围、脑室内出血：这是早产儿较为常见的引起脑损伤的疾病，早产儿脑损伤有50%发生于出生第1天，90%发生于生后1周内，少数更晚。大脑内有丰富的毛细血管床，以提供足够营养素满足细胞增生的需要，但早产儿的这些血管极为脆弱，可自发性破裂或由于周围组织的压力、血管扩张而破裂出血。头颅B型超声检查是最常用的辅助诊断手段，90%的患儿出生第4天颅脑超声扫描可见室管膜下胚胎基质内的液性暗区。脑室周围、脑室内出血还可造成出血后脑积水。

2. 早产儿脑室周围白质软化：早期可完全无临床症状，或仅有肌张力低下、自发运动减少、呼吸暂停或心跳减慢，可能伴有羊膜炎、长时间的早期破水、生产前后母亲大出血、窒息、低血压、败血症、血中二氧化碳浓度过低、症状性动脉导管开放等围生期异常，均可在头颅B超筛查中发现。

3. 缺氧、缺血性脑损伤：由胎儿窘迫、窒息、呼吸窘迫综合征、胎儿循环持续状态等缺氧性并发症引起，损伤包括选择性神经元坏死，多发生在丘脑、下丘脑、脑干部位的神经元。如早产儿伴有颅内出血，发生脑室周围脑软化，头颅B型超声检查在出生头几天内可见脑室周围白质回声增强，数周后该部位出现液性暗区。

4. 胆红素脑病：血脑屏障发育很不完善的早产儿，胆红素的神经毒性的发生来得更早和更为严重。多见于生后1~2天内出现神经症状，黄疸严重程度与脑损伤有直接的关系，能度过急性期者，抽搐渐减至消失后可进入后遗症期。

5. 低血糖所致脑损伤：当早产儿的血糖低于25毫摩尔/升时，脑干听觉诱发电位显示潜伏期延长。低血糖持续低于24小时以及有症状时，有可能出现脑损伤。

6. 感染所致脑损伤：宫内感染如巨细胞病毒和风疹病毒感染可造成早产儿脑损伤，累及中枢神经系统者可在生后表现为小头畸形，也可导致神经性听力损害、斜视等。早产儿如有中枢神经系统细菌感染，同时常伴肝脏、血液、循环等脏器和系统的损害。

早产儿为什么容易患视网膜病

早产儿视网膜病是指由于早产儿视网膜发育不成熟，生后血管异常增生，并伴有纤维化，最终导致小儿视力障碍的疾病，也曾称之为"晶体后纤维增生症"。早产儿视网膜病变发生主要是由于早产儿视网膜血管不成熟，如果有不良内外环境的影响，导致血管发育以及血流动力改变，就会致病。目前，随着社会经济的发展和科学技术的进步，早产儿、小胎龄儿、极低出生体重儿救治存活率不断提高，视网膜病变的发生率也随之增加，该疾病已成为使小儿失明的主要病因，占儿童致盲原因的 5% ~ 8% 。故提高早产儿视力发育对提高存活早产儿的生活质量尤显重要。那么，哪些因素会导致早产儿视网膜病变呢？

1. 早产儿的器官成熟度低：机体及视网膜发育不成熟是该病发病的重要原因，一般胎龄越小，出生体重越低，视网膜病变的发生率越高，病情也越重。早产儿视网膜的发育与其他各器官一样，均处于不成熟状态。人体视网膜血管的发育大约起始于孕 16 周，经历了宫内漫长的发育过程，在 40 周出生时，仍处于继续发育状态，直至 42 周左右才完善。早产儿视网膜血管发育还需在生后进行，容易受疾病、环境干扰的影响，也容易导致视网膜血管异常增生。

2. 高浓度氧：在早产儿的救治过程中，早产儿常由于呼吸系统疾病及其他重症而处于低氧血症状态，不同形式的氧疗对这些患儿起到了挽救生命的关键性治疗作用，但由于暴露于高浓度氧会使视网膜血管出现反射性收缩，并致视网膜缺血性损伤。目前认为，视网膜病变的发生与吸入氧的浓度、用氧持续时间、用氧方式等均有密切关系。如氧浓度小于 0.6，应用呼吸机及持续正压通气，持续用氧超过 15 天，发生视网膜病变的概率均较高，尤其是持续头罩用氧大于 15 天，就可能发病。

3. 缺氧影响：早产儿视网膜病变可以由于其他多种疾病而发生，如窒息、原发性 RDS、呼吸暂停、感染性疾病、贫血、高胆红素血症、母亲孕期先兆子痫、胎儿慢性宫内缺氧等，这可能是由于早产儿机体组织供氧、供血障碍诱发视网膜血管增生，加之是器官发育均不成熟的早产儿，小血管调节功能差，同样会出现局部缺氧缺血。

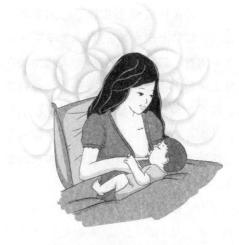

4. 其他有害因素：有些因素也可造成视网膜血管的局部病变，如在早产儿患有一些感染性疾病时会出现小血管内膜炎症，血中胆红素水平过高、过多的铁离子等，这可能会对处于最末端的视网膜血管产生生化反应及刺激作用。

5. 先天性异常：有些早产儿患有先天性视网膜发育异常，如家族性渗出性玻璃体视网膜病变、视网膜母细胞瘤、残存性原始玻璃体增生症等，这些病常发生在新生儿期，也不一定都是早产儿，但常有明确的家族史，应与其他视网膜疾病相鉴别。另有一些是由于遗传代谢病或宫内感染性疾病，视网膜病变作为全身疾病的一部分也不可避免，这种病变均有其特征性，诊治原则与早产儿视网膜病变是截然不同的。

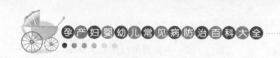

如何防治早产儿视网膜病变

视网膜病变是小儿致盲的主要眼部疾患，最早出现在矫正胎龄（孕周＋出生后周数）32 周，阈值病变大约出现在矫正胎龄 37 周，早期筛查和治疗可以阻止病变的发展。为解决这一严重影响早产儿生存质量的问题，做好视网膜病变的防治工作，尽量减少视网膜病变的发生，儿科、产科、眼科医生及父母要共同努力，提高认识，争取早期发现、早期诊断、早期治疗，从而避免早产儿视网膜病变致盲，具体措施如下：

1. 严格掌握氧疗指征，控制用氧条件。进行早产儿氧疗必须具备相应的监测条件，如有氧浓度测定仪、血气分析仪或经皮氧饱和度测定仪等，如不具备氧疗监测条件，应转到具备条件的医院治疗。凡是经过氧疗、符合眼科筛查标准的早产儿，应在出生后 4～6 周或矫正胎龄 32～34 周时进行眼科视网膜病变筛查，以早期发现、早期治疗。对早产儿

尤其是极低体重儿用氧时，一定要告知父母早产儿血管不成熟的特点、早产儿用氧的必要性和可能的危害性。

2. 早期诊断的关键在于开展筛查：主要对象是对于出生体重小于 1500 克或胎龄小于 32 周的早产儿，不论是否吸过氧；出生体重 1501～2000 克或胎龄 32～34 周的早产儿，吸过氧或发生过严重合并症的；对于患有严重疾病的早产儿筛查范围可适当扩大。首次检查应在生后 4～6 周或矫正胎龄 32 周开始，检查时由有足够经验和相关知识的眼科医生进行。筛查时机为出生后第 3～4 周开始，方法采用间接眼底镜或眼底数码相机检查眼底。对于用氧的早产儿或低体重儿应定期检查眼底，并随诊到 3～6 个月。

3. 如果早产儿和低体重儿的视网膜有血管区和无血管区之间分界线，这是视网膜病变。如有分界处增生性病变、视网膜血管走行异常、不同程度的牵拉性视网膜脱离和晚期改变，应考虑是视网膜病变。

4. 在病变进行期可选择激光、冷冻治疗，大部分病变可消退。晚期病例可选择玻璃体或视网膜手术，但效果较差。

为什么要重视早产儿听力测试

早产儿存在着较多的听力高危因素，如早产低体重、窒息、机械通气、酸中

毒、低碳酸血症、感染、核黄疸、先天性病毒感染、头颈部畸形、患过化脓性脑膜炎等，这些因素都有可能导致早产儿不同程度的听力障碍。所以对早产儿应常规应用耳声发射进行听力筛查，生后3天、30天各查1次，如筛查未通过，需做脑干诱发电位检查，做到早期发现、早期治疗。

早产儿在生后6个月时应到医院进行听力检查，一般6个月时可以确定诊断。早期诊断可以针对病因对可纠正性听觉障碍患儿进行相应的药物、手术治疗。

对永久性感音神经性听觉障碍患儿，应首选佩戴助听器，一般可在6个月龄开始验配，并定期进行调试及评估，以达到助听器效果最优化。对双侧重度或极重度感音神经性听力障碍的患儿，应用助听器效果甚微或无明显效果的，要进行人工耳蜗术前评估，考虑进行人工耳蜗植入。

另外，对早产儿还应该进行听觉和言语训练，以帮助其提高语言能力，促进智力发育。

父母在早产儿出院回家后，也要多注意观察其听力反应能力，如母亲可经常对早产儿说话、唱歌，把他放在床上，换个角度对他呼唤，如很久没有反应、没有转过头来等动作，则可能是听力有问题，要及早到医院检查。

早产儿的听力问题发现得越早越好，否则会影响日后的智力发育。

早产儿败血症有什么特点

败血症是早产儿常见的一种严重的全身感染性疾病，临床表现不典型，难以发现，尤其是在家里时，父母如没有一定的经验是不容易发现的。早产儿感染性疾病发现早是可以治疗的，因此，认识败血症的表现、尽早发现是非常重要的。

1. 败血症常常是由局部感染加重所导致的全身感染性疾病，所以早期常有各器官感染表现，如皮肤脓疱疹、脐炎、肺炎、肠炎、泌尿系统感染等。

2. 早产儿败血症的全身性表现不典型，如有体温不升、体重不增、进食不好、少哭、少动、面色欠佳、四肢发凉时，都要考虑是否有败血症。

3. 败血症也常伴有其他系统表现，如黄疸、轻度的败血症等。黄疸是败血症的唯一表现，黄疸一般较重，而且出现较早，也不容易消退，有时也会伴随贫血、硬肿、肝脾肿大，还可以出现肠道感染，表现为腹泻、脱水和酸中毒。

4. 严重的败血症常表现有休克表现，如四肢冰凉、皮肤发花，还有皮肤有淤斑、出血点等弥漫性血管内凝血的表现，有腹胀、呕吐时应注意是否有坏死性小肠结肠炎未得到及时治疗，也常伴有中

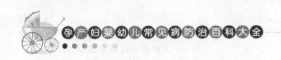

枢系统感染（如化脓性脑膜炎，常表现为嗜睡、激惹、惊厥）。这些合并症常能危及早产儿的生命，所以是不能怠慢的。

为什么早产儿肠道易坏死

早产儿肠道坏死也称"坏死性小肠结肠炎"，是早产儿在新生期最常见的胃肠道急症，也是引起新生儿肠穿孔和全身炎症反应综合征的主要原因。一般胎龄越小，发病率越高，体重小于1000克的早产儿发病率更高，危险也大。早产儿平均体重在1250~1500克，发病率达10%。

早产儿肠道黏膜表面往往较薄，对细菌的通透性高，加上胃肠道产酸能力低下、消化酶和激素分泌减少，肠道免疫功能也不成熟，所以早产儿的胃肠极易被细菌侵入。

超过90%的坏死性小肠结肠炎，发生于肠道喂养后，其平均年龄为生后10~16天，这是因为早产儿胃肠消化和吸收功能不成熟。不合理的喂养是造成坏死性小肠结肠炎的重要因素，如喂养速度过快、奶量过大、奶的渗透压、蛋白质和糖含量不合适、过早采用母乳喂养或人工喂养等。

引起早产儿肠道缺氧缺血、感染的疾病也都可能造成坏死性小肠结肠炎，如呼吸窘迫综合征和动脉导管未闭、窒息、持续性动脉导管未闭、脐血管插管、贫血和红细胞增多症等。

如何早期发现早产儿肠道坏死

早期发现坏死性小肠结肠炎是防治早产儿肠道坏死的重要措施，因为早产儿坏死性小肠结肠炎早期表现不典型，仅有体温轻度波动、有呼吸暂停、心动过缓和轻度嗜睡等表现，常不容易被注意到，母亲也不容易想到。尤其是早期胃肠道症状，如喂养不耐受、胃潴留、轻度腹胀等也是非特异性的表现，腹部可无腹痛或轻微压痛。当出现呕吐、大便潜血或肉眼可见的血便，肠鸣音减弱或消失，可伴或不伴腹壁压痛，腹部右下部分出现包块时，才容易想到可能是坏死性小肠结肠炎，但往往这时病情已经很危重了，已出现低血压、心动过速、心动过缓、呼吸暂停、低体温，代谢性酸中毒、中性粒细胞减少等多器官功能不全的表现。病情突然恶化往往提示胃肠道穿孔，若出现高度腹胀、腹壁红肿或极度腹壁压痛，常提示出现了腹膜炎。严重的坏死性小肠结肠炎是可以危及早产儿生命的，所以千万不可忽视。一般如发现患儿有呕吐、腹胀时，应及时去医院就诊。

如何防治早产儿坏死性小肠结肠炎

早产儿坏死性小肠结肠炎的发生和发展，与喂养方法不当有明显的关系，合理的喂养不仅是预防坏死性小肠结肠炎发生的重要措施，也是早期治疗此病的重要手段。当患儿出现呕吐、腹胀时，应暂时停止喂养，腹胀缓解后可以减少奶量喂养；如禁食还不能使腹胀缓解，就需要用插胃管进行胃肠减压，这些治疗往往需要在医院进行。

在医院里，医生不仅能进行胃肠减压，而且可以补充不能经口摄入的营养素，这可以减轻症状，因为早产儿的营养不足，也容易加重感染。坏死性小肠结肠炎也常伴有肠道感染，医院里可以静脉使用广谱抗生素。坏死性小肠结肠炎的早期是可以通过保守治疗而痊愈的，早期防治不仅可避免并发症发生，也可避免不必要的手术。

早产儿使用抗菌药物应注意哪些问题

早产儿的机体功能尚处于人体器官及生理功能发育的不成熟时期，随着日龄的增长，会慢慢达到"矫正月龄"而趋向成熟。在抗菌药物的使用中，既要避免血药浓度不足所致的无效治疗，尤其是早产儿败血症，也要避免药物过量

引起的毒性反应，所以不是一件容易的事。

1. 早产儿容易出现胃食管反流，口服用药往往疗效不好，所以对早产儿不宜采用口服给药。早产儿臀部的肌肉不发达、体温偏低、血液循环较差，局部吸收不足，吸收也会较慢，使药物难以进入血液，所以肌肉注射药物的作用也可能会受到影响。于是静脉给药成了最能保证早产儿有效血药浓度的用药途径，也是首选的给药途径。但早产儿静脉用药速度难以掌握，液体和药物输入较快，可加重不良反应；如果速度太慢，药物的作用又会发挥得较慢，因此，最好使用微量静脉注射器给药，以保证给药剂量的准确性。

2. 早产儿血液中的胆红素较高，也常伴有血浆白蛋白浓度降低，这可以影响一些药物的血浓度和药物的作用，由于与血中白蛋白结合的药物减少，使血液中的游离型药物的浓度增加，容易引起药物的过量反应，这也是医护人员要注意的。

3. 早产儿的血脑屏障发育不全，有些药物容易大量透过血脑屏障，使脑内药物浓度增加，容易引起药物的毒性作用，如对神经系统产生抑制作用的药物——氨基糖苷类抗生素就易引起脑神经损伤。

4. 早产儿肝内酶系统尚不成熟，氯

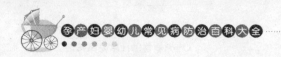
霉素可导致循环呼吸衰竭（灰婴综合征）；磺胺类药物可以诱发高铁血红蛋白血症，出现溶血现象。

5. 早产儿肾脏尚未发育成熟，青霉素 G、氨基糖苷类抗生素等药物主要是经肾排泄的，由于药物的排泄减慢，可引起药物毒性增加。因此，早产儿使用这类药物时，合理调节药物剂量、使用方法以及间隔时间非常重要，特别是对于休克或肾脏功能不全的早产儿，更应注意肾脏排泄缓慢而造成药物蓄积引起的中毒危险。

6. 使用抗生素类药物应采用新生儿或早产儿的剂量，没有这种剂量的药物尽量避免使用。

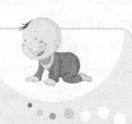

第二章
新生儿期常见病防治

如何给新生儿预防接种

人体内的免疫系统能够产生抵抗疾病能力的一系列反应，包括胸腺、骨髓、脾脏、淋巴结等。当人体受到细菌、病毒等致病因素的侵犯时，免疫系统就要有所反应，产生相应的对抗这些病源的免疫球蛋白和多种淋巴因子，以消灭外来的"入侵者"，保护人体健康，这就是我们所说的"免疫反应"，俗称"抵抗力"。预防接种就是利用人体抵抗疾病的这种反应原理，将一些引起传染病的病毒、细菌灭活或减毒制成疫苗，使这些疫苗既保持原来的抗原特性，又可刺激机体产生相应的免疫力，通过适当的途径注入人体，从而防止相应疾病的发生和流行，达到预防、控制和消灭这些传染病的目的。计划免疫就是有计划地进行预防接种。

新生儿出生第一个月要接种两种疫苗，第一种是乙肝疫苗，第二种是卡介苗。

1. 接种乙肝疫苗

我国大多数乙肝病毒携带者来源于新生儿及儿童期的感染，这是因为新生儿对乙肝病毒没有免疫力，而且免疫功能尚不健全，一旦受染，很难清除病毒而成为乙肝病毒携带者。接种乙肝疫苗是预防乙肝病毒感染的最有效方法，所有新生儿都应当接种乙肝疫苗。

乙肝疫苗全程接种共3针，新生儿出生24小时之内注射第一针乙肝疫苗，满月后注射第二针，6个月后注射第三针。新生儿的接种部位为大腿前部外侧肌肉，儿童和成人为上臂三角肌中部肌肉。接种后一般反应轻微，少数可能出现低热、接种部位红肿、压痛等症状，一般均在1~2天内消失。

乙肝疫苗的免疫成功率为90%以上，

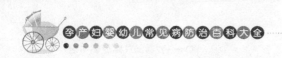

免疫成功的标志是乙肝表面抗体转为阳性，保护时间一般至少可持续 12 年。接种者可定期复查乙肝三系统，只要表面抗体依然存在，证明免疫能力依旧。

母亲为单纯表面抗原阳性的新生儿，单用乙肝疫苗就可取得比较满意的效果。但如果母亲为乙肝病毒表面抗原和 e 抗原双阳性的新生儿，最好联合应用高效价的乙肝免疫球蛋白和乙肝疫苗。具体方法是新生儿采用注射 2 次高效价乙肝免疫球蛋白（出生后立即及出生后 1 个月各注射 1 支，每支 200 国际单位）及 3 次乙肝疫苗（每次 10 微克，生后 2、3、5 月各注射 1 次）；也有采取出生后立即注射 1 支高效价乙肝免疫球蛋白及 3 次乙肝疫苗（每次 15 微克，生后立即及 1 月、6 月各注射 1 次）方案的，两个方案保护的成功率都在 90% 以上。

有血清病、支气管哮喘、过敏性荨麻疹及对青霉素、磺胺等药物过敏者不能接种乙肝疫苗，低体重、早产、剖宫产等非正常出生的新生儿暂时不宜接种乙肝疫苗。虽然乙肝疫苗对这部分新生儿并无害处，但因其自身的体质状况易发生偶合事件，因此最好推迟接种时间。

2. 接种卡介苗

卡介苗是一种用来预防儿童结核病的预防接种疫苗，接种后可使儿童产生对结核病的特殊抵抗力。凡是足月新生儿均应在出生后 24～72 小时内完成卡介苗的接种。接种卡介苗后约 1～2 周，局部会呈现红色小结节，以后逐渐长大，微有痛痒，但不会发热；6～8 周会形成脓包或溃烂；10～12 周开始结痂，痂皮脱落后留下一个微红色的小疤痕，以后红色逐渐变成肤色。婴儿 3 个月时应到当地的结核病防治所做结核菌素试验，以检查接种是否有效。

接种卡介苗后局部有脓包或溃烂时不必擦药或包扎，但局部要保持清洁，衣服不要穿得太紧，如有脓液流出可用无菌纱布或棉花拭净，不要挤压，平均 2～3 个月会愈合结痂，痂皮要等它自然脱落，不可提早把它抠去。有的新生儿接种后在同侧腋窝偶尔会有淋巴腺稍肿大的现象，父母不必紧张，会自行消失。淋巴腺肿大多在接种侧腋下，但偶尔也有在锁骨下或颈部发生。一般可以在发生部位皮下触摸得到可移动性的肿大淋巴腺，如果已经化脓则会与皮肤相连，有时局部会有化脓白点出现。发生淋巴腺肿大的主要原因是与个人体质有关，接种年龄越小越容易发生，此外与接种疫苗的种类或接种太深，如接种在皮下，也有关系。在接种卡介苗 3 个月内有淋巴腺肿大可以继续观察，如果在 3 个月后仍然还有肿大，应该到结核病防治所就诊。

早产儿、低出生体重儿（出生体重小于 2500 克）和难产的新生儿应该慎种卡介苗。正在发热、腹泻、有严重皮肤病的新生儿应该缓种卡介苗。患有结核病、急性传染病、心肾疾患及免疫功能不全的新生儿不能接种卡介苗。

🎯 足月小样儿能否按正常程序进行预防接种

足月小样儿又称"成熟不良儿"，是指基本足月产或过月产，而婴儿的体重在2500克以下。这种婴儿多因母体胎盘功能不全，宫内发育障碍引起，与妊娠胎龄无关。这些婴儿的生活能力较低，生后体格发育多数不会像早产儿那样很快赶上正常儿，而是持续发育缓慢。这部分儿童也属体弱儿管理范畴，近年来已引起各级儿保医生的重视。对单纯体重偏低（不小于正常儿20%）的婴儿，预防接种可按时进行，接种间隔与接种剂量同正常儿无异。但多数小样儿会同时伴有消化功能低下，表现生后一直食欲不好、易呕吐，从而营养状况较差。除体重偏小外，多伴有营养不良、佝偻病、贫血等病症，并且易患呼吸道感染和肠道感染。另外，这部分婴儿由于机体器官功能状态都较差，可能会影响机体正常免疫反应的发生，因此预防接种应适当推迟，需待体格发育正常后及时补种。

🎯 新生儿出生后的第一次体检

所有的新生儿都要注射维生素K，它是用来帮助血液凝结的，因为新生儿的肝脏——分泌维生素K的器官还未发育成熟。此外，为了防止感染，护士还会在新生儿的眼睛里抹上含有抗生素的药膏或药水，然后给新生儿垫上尿片，包裹起来。医生会把新生儿放在母亲的身边，这是一段难得的平静而温馨的时光，新生儿刚来到这个世界，对周围的环境很警觉，母亲正好可以趁此机会和宝宝加深感情。

在产房观察一段时间后，医生会把母亲和新生儿一起送入产后恢复病房，在那里继续接受检查。医生会用听诊器检查新生儿的心脏和肺部，给他测体温，并检查他是否有异常症状，如脊柱裂等，还会再次测量新生儿的体重、身长和头围，然后给他洗个温水澡。如果新生儿体重超过4千克需要验血，因为过重的新生儿在出生后的几小时内有可能出现低血糖。

新生儿出生后1分钟、5分钟和10分钟要分别接受新生儿阿普伽评分，对新生儿的肤色、心率、反射应激性、肌张力及呼吸力5种体征进行评分，分别给0、1、2分不等，再把5种体征的分数相加得出总分，以此来检查新生儿是否适应从子宫到外部世界的环境转变。

1. 心跳

心脏每跳动一次即可搏出一次血液，新生儿生长发育迅速，新陈代谢旺盛，需要更多的氧及营养物质，心脏的积极跳动可以为全身更快地输送含有氧及高营养物质的血液。为满足对营养物质的需求，新生儿心脏每分钟搏出的血量比成人多，血液循环 1 周的时间却比成人短。一个新生儿血液循环 1 周的时间是 15 秒左右，而一个成人的血液循环 1 周是 20 秒。新生儿每分钟心跳有较大的波动，波动的范围在 100～160 次/分钟。出生时每分钟心跳数超过 100 次者为正常，评 2 分；少于 100 次者评 1 分；如果不能触摸到，也不能听到心跳者评 0 分。这是对新生儿诊断和估计预后最重要的一项。

2. 呼吸

新生儿的胸廓较小，呼吸肌肉发育不全，肋骨呈水平位，膈肌高位，所以呼吸时肺向膈肌方向移动而形成腹式呼吸。如果新生儿的胸廓较弱，随着膈肌的下降而下陷，则通气受阻，可造成新生儿缺氧。出生 60 秒钟内呼吸良好、哭声响亮者评 2 分；而呼吸慢、弱、不规律者评 1 分；出生后 60 秒钟无呼吸者评 0 分。

3. 肌肉张力

四肢活动有力者评 2 分；四肢略微呈屈曲状评 1 分；肌肉完全松弛者评 0 分。

4. 对刺激的反应

在吸净咽部黏液后弹新生儿足底，或用导管插入鼻孔，反应好、哭闹声响、打喷嚏或咳嗽者评 2 分；面部稍有活动，

如皱额者评 1 分；毫无反应者评 0 分。

5. 肤色

全身皮肤颜色红润者评 2 分；躯干红而四肢青紫者评 1 分；全身青紫或苍白者评 0 分。

以上 5 项最好状况是 10 分，7 分或 7 分以上表明健康状况良好（80% 的新生儿得分在 7～10 分之间）；4～7 分为轻度窒息，应该进行监控，提供呼吸等方面的医疗帮助；0～3 分为重度窒息，需紧急抢救，否则会造成严重的后遗症或死亡，经抢救情况好转后应重新评分。

不要错过新生儿疾病筛查

每位父母都希望自己的宝宝聪明健康，但由于受多种因素的影响，在新生命中总有少数患有某些先天性遗传代谢疾病。但这些宝宝出生时看起来和正常宝宝没什么两样，不易被早期发现，随着年龄的增长，就会逐渐出现智能和体格发育的落后，最终成为残疾儿。这不仅会给宝宝和家庭带来痛苦，也加重了社会的负担。现在，新生儿出生后，医生仅需在足跟采几滴血，就能检测出某些异常，从而在疾病症状出现之前第一时间发现患儿。新生儿筛查的主要疾病是先天性甲状腺功能减低症和苯丙酮尿症，这些疾病都具备了安全简便、经济有效的治疗手段，只要做到早诊、早治，

就能避免残疾的发生与发展。

1. 新生儿苯丙酮尿症

在大米、面粉、肉类等富含蛋白质的食物中有一种氨基酸叫"苯丙氨酸"，对于健康人来说，它是必不可少的营养成分，然而对于苯丙酮尿症患儿来说，它却像砒霜一样可怕。正常人的肝脏有一种特殊的酶，它能把食物里的苯丙氨酸转化为身体必需的营养成分，而苯丙酮尿症患儿肝脏里偏偏就缺少这种酶，原本应该被转化成营养成分的苯丙氨酸不能得到正常的代谢，却转化成了一种有害物质——苯丙酮酸。苯丙酮酸随着血液游走于全身各个部位，它会阻碍黑色素的分泌，使其堆积在膀胱，使患儿头发变黄、皮肤变白，尿液发出一种特殊的味道；它会损伤神经系统，使脑组织细胞萎缩、死亡，造成无法修复的损伤。患儿通常表现为动作不能协调、脾气暴躁、语言发育迟缓，甚至发生癫痫等。我国新生儿苯丙酮尿症的发生率为万分之一。

2. 先天性甲状腺功能减低症

先天性甲状腺功能减低症是由于先天性甲状腺功能发育迟缓，不能产生足够的甲状腺素，致使包括大脑在内的人体器官发育受阻，出现以呆傻为主要表现的发育落后。这种病如果及早发现，合理补充甲状腺素片，是可以避免损害的。出生后 1～2 个月即开始治疗，一般不会遗留神经系统损害。但如果患儿已经出现了眼距宽、塌鼻梁、躯干长、四肢短等临床症状，再治疗也无法改变智力低下的事实。

无论什么原因造成的甲状腺功能减低症，都需要使用甲状腺素终生治疗，这样才能维持正常的生理功能。

另外，有些城市在筛查上述两种疾病的基础上，还增加了葡萄糖 - 6 - 磷酸脱氢酶缺乏症（也称"蚕豆病"）及肾上腺皮质增生症等疾病的筛查。

新生儿疾病筛查是早期发现患儿的有效方法，新生儿出生后应该按照筛查程序积极进行疾病筛查。抽血前父母需签署知情同意书，并留下真实、准确的联系方式，以备筛查阳性时能及时得到复查通知。采血时间是在新生儿出生充分哺乳 72 小时后，医护人员仅需将几滴足跟血滴渗到特殊的滤纸片上，送往筛查中心检测即可。父母应该注意保留医院发的新生儿疾病筛查证明，一旦接到筛查阳性的复查通知，一定要及时带宝宝复查，不可心存侥幸，延误诊治。如果宝宝被筛查出患有先天性疾病，父母应从心理上做好长期准备，这样的宝宝将会比正常的宝宝更需要家人的关爱和照料。父母需主动去了解更多相关的知识，把疾病对宝宝的伤害降低到最小。

新生儿疾病筛查是一种群体过筛检查，不能排除有个别病例被漏诊的可能，

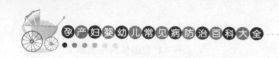

因此即使新生儿通过了筛查，一旦出现上述疾病的异常表现，也应及时到医院检查。

怎样给新生儿数心率

1. 位置：新生儿的心脏呈横位，心尖的搏动位于宝宝胸部左侧第四肋间，锁骨中线的外侧。

2. 方法：给新生儿数心率时，将手指轻轻平放在新生儿心尖搏动的位置，注意不要用大拇指。当然，也可数脉率。

3. 时间：因新生儿的心率极易波动，一般给新生儿数心率都要数1分钟，才比较准确。

4. 状态：心率测定一定在新生儿安静的状态下，最好是在其睡眠时。

新生儿正常的心跳应该是：节律规则，搏动力量均匀，手指按下时有弹性感。如果发现新生儿的心率增快或减慢，心脏跳动的节律不规整，同时还伴有烦躁、面色青紫或苍白、呼吸困难等，要及时到医院进行诊治。

怎样给新生儿数呼吸

要想观察新生儿的呼吸是否正常，首先要学会给新生儿数呼吸。

1. 新生儿的呼吸以腹式呼吸为主，给新生儿打开包被，观察腹部一呼一吸

的运动情况，就可数出他的呼吸次数。

2. 如果新生儿的呼吸比较浅，看不清楚呼吸运动时，可用手轻轻放在胸廓或腹部，随着一呼一吸的起动而数呼吸。

3. 还有一种方法可以数出新生儿的呼吸次数，即用一点儿消毒的棉花丝，沾在新生儿的鼻孔上方，看棉花丝飘动的次数，也就是新生儿呼吸的次数。用此种方法数呼吸，一定要避免棉花丝吸入鼻腔及口腔。

因新生儿呼吸中枢发育不健全，对呼吸的调节能力较差，所以新生儿的呼吸可以受环境、温度、吃奶、哭闹等原因的影响，呼吸会有快有慢。给新生儿数呼吸，一定要在其完全安静的状态下，最好是在熟睡之后。

怎样给新生儿测体温

给新生儿测体温要注意以下几点：

1. 测体温的部位：给新生儿测体温有以下3处部位，即腋下、口腔、肛门，其中以肛门最方便、最常用。因为新生儿的自我控制能力很差，如果用口腔表测体温，容易将表咬碎；假如在腋下用腋下表测体温，新生儿不配合也无法测量。给新生儿测体温的最好方法是用肛门表，这样既安全又准确。

2. 新生儿的体温正常范围：一般情

况下，健康新生儿的体温值春、秋、冬季节平均每天为上午 36.6℃，下午为 36.7℃，夏季上午 36.9℃～36.95℃，下午为 37℃。如果是在喂奶或饭后、活动、哭闹、衣被过厚、室温过高等情况下，均可使新生儿的体温暂时升高到 37.5℃，甚至到 38℃。新生儿受外界环境温度影响较大。另外，3 种测体温方法数值略有差异，依次相差 0.5℃，即腋下 36℃～37℃、口腔 36.5℃～37.5℃、肛门内为 37℃～38℃。

3. 新生儿腋下有汗时，应先用毛巾将汗液擦干后再进行测量，以保证测量温度的准确。

4. 新生儿刚喝完热水或活动后不要马上测体温，应该休息片刻后待恢复到自然体温时再测体温。

5. 给新生儿测体温的时间以 5～10 分钟为宜。

6. 给新生儿测体温时，要特别留意体温表不要被损害，以免伤害新生儿或测试不准确。

7. 给新生儿测体温前要用乙醇对体温表进行消毒处理，以防止传染病的发生，同时不要忘记把体温表甩到 35℃ 以下。

新生儿的体温问题

新生儿如果出现体温不稳定，有时发热，有时体温低，一天内温度相差较大，应考虑有感染的可能，应积极寻找病因并进行治疗。

新生儿在出现体温不升时应立即采取保暖措施，如果房间温度不能马上升高，母亲可将新生儿抱在怀里，或给新生儿增加包被，也可在新生儿的脚下或两侧的包被下边放置暖水袋，暖水袋的温度在 50℃ 左右比较适宜。注意暖水袋不要直接接触新生儿的皮肤，以免烫伤。如果这样还不能使体温回升，新生儿出现手足凉、哭声弱、吃奶差等症状，应及时送医院诊治。

如果新生儿体温升高（一般超过 38℃），但只是烦躁而无其他感染的迹象，可将新生儿的衣被逐渐适当地减少。如果是因为室温过高造成的要开窗通风，或用空调调节一下室温，再给新生儿喝一点儿温开水，经上述处理后新生儿的体温会很快恢复正常。采取以上措施后体温仍不能下降，就应该送医院检查、治疗。

新生儿发热的原因及处理方法

由于外部环境温度比母亲子宫内低，新生儿刚出生时体温明显下降，以后若环境温度适中，体温可逐渐回升，波动在 36℃～37℃ 之间。保持体温在正常范围是人体进行正常生理活动的重要条件。

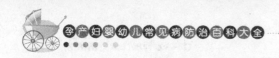

新生儿发热是经常遇到的问题，因新生儿体温调节功能不完善，体温可受到环境温度、活动情况、包裹多少及摄入量的影响。当体温增高时，首先要排除这些因素的作用。

有些新生儿生后 2～3 天，母亲乳汁分泌不足，新生儿水分摄入少，环境温度较高而使体温升高，称"脱水热"，表现为烦躁、哭闹、周身皮肤潮红和尿少，经适当降低环境温度或松开包被、多补充水分后，体温便可降至正常状况。

新生儿居住室温以 22℃～25℃ 为宜，如室内温度过高，应设法降低室温，可使用空调或电扇。许多父母总是担心新生儿那么弱小，会很容易着凉，所以就尽可能提高室温，加倍包裹来避免着凉。经常有父母问宝宝发烧 38℃ 多，该怎么办？当问到家里室温多少度时，回答说屋里有 32℃，大人只穿一件衬衣还出汗呢，难怪小儿体温会升高了。

新生儿如有发热时，如室温过高时先要把室温调至正常。小儿降温应以物理降温为主，常用的物理降温法为头部枕冷水袋。当体温超过 39℃ 时可用温水擦浴，水温应为 33℃～35℃，擦浴部位为前额、四肢、腹股沟及腋下，忌用酒精擦浴，防止体温急剧下降，甚至低于 35℃，反而造成不良影响。各种退热药在新生儿期易产生毒性作用，或药物剂量稍大，会引起虚脱，所以在新生儿期应慎用药。

当环境温度降低，保暖措施不够或小儿摄入不足时，亦很容易使小儿发生低体温。低体温不仅可使小儿引起皮肤硬肿，还可使体内各重要脏器组织损伤、功能受累，甚至导致小儿死亡。新生儿患肺炎、败血症等感染性疾病时，由于进食减少，热量摄入不足，或因休克、酸中毒和微循环障碍等影响棕色脂肪分解，使体内产热减少，此时如环境温度偏低，保暖不够，新生儿很易引起低体温。

新生儿惊厥的特点

新生儿惊厥的发病率占活产儿的 1.4%，常提示中枢神经系统严重疾病，死亡率高。引起新生儿惊厥的病因很多，主要有产伤、缺氧、颅内出血、中枢神经系统感染、脑发育异常、先天代谢异常等。新生儿惊厥没有典型的全身性大发作、典型的失神发作等，其发作类型多变，主要有以下几型：

轻微型：最常见，表现为面肌抽搐、眼球偏斜或有震颤、睁眼、眨眼、咀嚼、吸吮、吞咽等动作或哭叫，伴流涎、瞳孔散大或仅有植物神经症状，上下肢类似划船或骑自行车样周期性活动以及发作性呼吸暂停等。

强直型：全身强直或伸直，伴呼吸

暂停及眼球上翻。

多灶性阵挛型：抽搐从肢体某一部位转至另一部位，转移没有秩序。

局灶性阵挛型：抽搐局限于一个肢体或一侧肢体，发作时无意识障碍。

肌阵挛型：发作时上肢和（或）下肢同步性抽搐，此型少见。

上述各型均伴脑电图异常。原发性新生儿惊厥多为良性，如良性新生儿家族性惊厥或非家族性惊厥。多为常染色体显性遗传，大多数于出生后 2～3 天发生，表现为肌阵挛或呼吸暂停发作。病史、体验、化验等均找不出病因，一般不复发，不影响精神运动发育，但其中14% 日后可发生癫痫。

如何区分生理性黄疸与病理性黄疸

大部分新生儿在出生后 2～3 天会出现皮肤、黏膜、眼睛白眼球发黄，4～5 天黄疸最重，可能会涉及躯干和四肢近端，7～10 天逐渐消退。除了黄疸以外，新生儿没有其他异常，精神好，吃奶香，大便也没什么异常，这就是生理性黄疸。据统计，足月儿中有 70%～80% 都会出现此现象。黄疸持续时间可达 2～3 周，它对新生儿的生长发育无任何不良影响，不必特殊治疗。

新生儿发生黄疸的原因与以下生理特点有关：新生儿红细胞多，破坏后产生的胆红素多；肝脏功能尚不完善，参加胆红素代谢的肝脏酶的量和活性均较差，胆红素到肝脏后变成结合胆红素并排除的过程受影响；胆道排除胆红素的功能尚未完善；胎便黏稠，从大便排除胆红素的过程受影响。上述原因促使胆红素在体内堆积，7 天后各项功能逐步完善，新生儿黄疸也随之减轻并消退。

那么，如何判断黄疸是生理性还是病理性的呢？主要从以下几个方面来观察：

黄疸出现的时间：病理性黄疸一般出现较早，在出生后 12～24 小时就会出现。

黄疸程度的轻重：病理性黄疸一般都较重，呈金黄色，四肢、皮肤甚至手心、脚心都是黄的，尿也很黄，往往染黄尿布。

消退的时间：生理性黄疸一般不超过 2 周，如超过 2 周，或消退后又再次出现黄疸，就可能是病理性黄疸。

新生儿的精神状态：生理性黄疸者精神佳、吃奶香、吸吮有力、哭声响亮，而病理性黄疸者表现为精神欠佳、吃奶不香、吸吮时口黏甚至抽风。

因此，一旦发现新生儿黄疸出现得早，黄染严重程度发展得快，皮肤黄染范围大，如扩展到四肢，甚至手心脚心，就意味着病情严重，如果延误治疗就会发生核黄疸，造成脑神经系统不可逆转的损害，必须及早到有良好治疗条件的儿科去进行综合治疗，包括必要的换血治疗。

如何防治新生儿病理性黄疸

新生儿病理性黄疸是指因新生儿体内胆红素过高而引起的一组疾病，严重时可导致新生儿神经系统受损而引发胆红素脑病，影响新生儿的智力发育，是严重威胁新生儿健康的隐形杀手。常见的几种原因包括溶血性黄疸、感染性黄疸、阻塞性黄疸、母乳性黄疸等，有严重黄疸的新生儿应警惕核黄疸的发生，特别是未成熟儿，月龄越小发病率越高，一般可于重黄疸发生后 12 ~ 48 小时之内出现精神委靡、嗜睡、吮奶无力、肌张力减低、呕吐、不吃奶等症状，此时如及时治疗还可以完全恢复。

1. 居家判断方法

（1）生后 24 小时内出现黄疸。

（2）黄疸程度深。

（3）黄疸进展快，即在 1 天内加深很多。

（4）黄疸持续时间长，或黄疸消退后又出现。

2. 居家防护对策

（1）出生后密切观察黄疸情况

新生儿出生后要密切观察其巩膜黄疸情况，发现黄疸应尽早治疗，并观察黄疸色泽变化以了解黄疸的进退。

（2）尽早开始喂养新生儿

胎便里含有很多胆黄素，如果排出不干净，胆黄素就会经过新生儿的特殊肝肠循环，把胆黄素重新吸收到血液，造成黄疸。早喂养可使胎便尽快排出，胎便从黑色胎便转变为黄色胎便就是排干净了。

（3）保证新生儿摄取液体

正常新生儿每天排尿 6 ~ 8 次，如果次数不足有可能是因为液体摄入不够，不利于血液中的胆黄素排泄。

（4）及早发现重症黄疸症状

在自然光线下，观察新生儿皮肤黄染的程度，如果仅仅是面部黄染为轻度黄染；躯干部用手指将皮肤按压后抬起，观察皮肤黄染的情况，躯干部皮肤黄染为中度黄染；用同样的方法观察四肢和手足心，如果也出现黄染，即为重度黄染，应该及时到医院检查和治疗。

什么是新生儿核黄疸

新生儿核黄疸又称"胆红素脑病"。由于新生儿血循环中间接胆红素过高，造成新生儿高胆红素血症，甚至导致脑神经细胞中毒，并且出现核黄染而得名，早产儿多见，黄疸出现早，可在出生后 24 小时内出现，程度重，发展快，不仅面黄、白眼球黄，可能手心、足心都出现黄染，并伴有新生儿精神差、嗜睡、不吃奶，甚至有高热、惊厥、尖叫等。核黄疸一旦发生，病死率很高，即使存活也会留有后遗症，如智力落后、手足抽搐、视听障碍、头抬不起来、流口水等。针对此病，重要的是以预防为主。对黄疸出现早的、胆红素高的应积极治疗，疑有溶血病的应做好换血准备，防止核黄疸的发生。

什么是母乳性黄疸

母乳性黄疸是指与母乳喂养有关的特发性黄疸。在新生儿出生后2～3天，由于新生儿胆红素代谢的特点，排除各种致病因素的存在，无临床症状，血清未结合胆红素增高在一定范围内，面部及躯干皮肤出现黄疸。但随着日龄的增加，皮肤黄疸在出生后7～10天逐渐消退，称为"生理性黄疸"。在临床上，有些母乳喂养的新生儿黄疸持续不退，1周后逐渐加重，2～3周达到高峰，可持续数周到数月，但新生儿一般情况良好，体重、身长正常增长，黄疸程度以轻度为主，重度较少见，以未结合胆红素升高为主，肝脏不大，肝功能正常，HBSAg（－），血红蛋白及红细胞值正常，停喂母乳48～72小时黄疸即明显减轻，再吃母乳黄疸有反复，但不会达到原来的程度，临床上称"母乳性黄疸"。

母乳性黄疸的病因至今尚未明确，近年有人认为与新生儿胆红素的肝—肠循环增加有关。母乳性黄疸确诊后无须特殊治疗（轻、中度者），有人认为适当增加哺乳次数，每次量不宜多，密切观察胆红素升高情况。当胆红素升至216～273微摩尔/升时，暂停母乳喂养48小时，改为配方奶。停母乳后使胆红素水平降至安全范围，可恢复喂母乳，此时胆红素浓度可轻度升高，而后逐渐下降。停母乳期间要定时将母亲乳房内的乳汁吸出，以维持母乳分泌。对于重度母乳性黄疸的新生儿，建议停母乳改喂配方奶并进行蓝光治疗，同时可以服中药退黄汤，或住院对症治疗。

什么是粟粒疹

新生儿出生后，在鼻尖及两个鼻翼上可以见到针尖大小、密密麻麻的黄白色小结节，略高于皮肤表面，医学上称"粟粒疹"。这主要是由于新生儿皮脂腺潴留所引起的。几乎每个新生儿都可见到，一般在出生后1周就会消退，这属于正常的生理现象，不需任何处理。

粟粒疹是新生儿出生3周内在鼻子和脸颊长出的白色或黄色的小斑疹，是因为新生儿的汗腺未发育健全引起的，汗腺成熟后会自然消失（3个月内）。这种疹子不痒，而且也不会给新生儿带来不

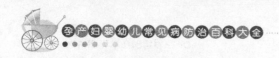
舒服的感觉。不要挤压疹子，也不要涂任何药膏或洗剂。父母不要认为它会使宝宝变丑，这是新生儿常有的，父母可放轻松点儿，让它自然消失。

什么是"马牙"和"螳螂嘴"

有些新生儿牙床的黏膜上有米粒大小或绿豆大小的白色突起物，这就是人们常说的"马牙"，医学上称"上皮珠"。它是怎么形成的呢？是否需要去"挑马牙"呢？

我们知道，在胎儿时期，乳牙就开始发育了，而乳牙的前身就是上、下颌牙板。在胎儿出生前，牙胚形成到一定程度，牙板就会退化吸收了。但有的胎儿一部分牙板角化形成"上皮珠"，存在于牙龈的黏膜上，这就是我们所看到的"马牙"，它迟早会自动消失的，况且它的存在对新生儿没有什么痛苦，无须处理。过去有些老人认为"马牙"不祥，应该去掉，或者用蘸盐水的布去擦，或者用缝衣针去挑破，殊不知这样做的危害很大，新生儿的口腔黏膜很薄，血管很丰富，如有破口极易引起感染，甚至会造成败血症。出现"马牙"是一种正常的生理代谢过程，"马牙"会自己消失的，千万不要去挑"马牙"。

"螳螂嘴"即新生儿口腔两侧颊黏膜的隆起，它是口腔黏膜下的脂肪组织，可以帮助新生儿有力地吸吮。因为在吸吮时，它可以使口腔内的负压增大，有利于吸吮。仔细观察每个新生儿都有，只是大小程度不同罢了。它属于正常的生理现象，随着吸吮期的结束，就会慢慢消退，无须特殊处理。

有些自认为有经验的老人会告诉年轻的父母，把"螳螂嘴"去掉就会增加新生儿的食欲，这没有任何道理。如果采取一些无知的手段处理，会使新生儿口腔感染，反而影响了正常的喂养。

什么是新生儿乳房肿胀

正常新生儿无论男女，在出生后1周左右会出现双侧乳腺肿胀，大的如半个核桃，小的如蚕豆，有的还分泌乳汁，这是因为在胎儿时期，胎儿体内存在来自母体一定量的雌激素、孕激素和生乳素。新生儿出生后，来自母体的雌激素和孕激素被骤然切断，使生乳素作用释放，刺激乳腺增生，一般约2～3周便自行消退，不需要处理。有的父母认为把乳汁挤出来就好了，这样做是很危险的。因为挤压会使乳头受伤、细菌侵入，引起乳腺炎，甚至导致败血症，危及新生儿的生命。

什么是脐疝

在脐带脱落后，个别新生儿的脐带

部有一个软得像小气球状的、凸出脐窝的东西，新生儿哭时或有腹胀、咳嗽时会明显地鼓起来，这就是脐疝。脐疝是在脐带的表皮愈合后，因脐带的肌肉和鞘膜发育不良，腹部深部肌肉层里原来脐带的血管通道仍未闭合，在腹压升高时腹部胀了起来，小肠的一截会被挤进这条通道内，使脐带部凸起，便形成了脐疝。发现新生儿出现了脐疝不要紧张，一般不用怎么处理，随着肌肉的发育，大约在1岁就可以自然痊愈。

脐疝是新生儿时期的常见病。小儿脐疝并非少见，发病率约为2.6%，女孩多于男孩，1岁以下的婴儿多见，在出生后不久即可见到脐部有鼓起的圆形小肿块，小的像樱桃，大的像核桃，安静或躺着时小肿块可消失，坐着、立着、咳嗽、哭闹时小肿块又会鼓起来，有时可鼓得大而紧张，若用手轻轻一压就能压回去，同时还可听到"咕嘟"一声响，感到有一股气把小肿块挤回肚子里去了，这就是脐疝。

有时宝宝哭闹不安，解开衣服看到脐疝突出来了，父母就以为是脐疝引起的哭闹。其实患脐疝的宝宝一般并无痛苦，个别可因局部膨胀而有不适感，很少有宝宝因为肿块过度膨胀而出现腹痛、呕吐等症状。

发生脐疝的主要原因是，新生儿时期腹肌相对地没有肠道肌肉发育得好，所以宝宝的肚子老是鼓鼓的。尤其由于脐孔两边的腹直肌还没有能相互合拢，脐疝只由一层薄弱的瘢痕性皮肤覆盖，当腹部压力增高时，腹腔内的肠子就从脐孔内顶出形成脐疝。

新生儿期的脐疝不必处理，但与脐部接触的内衣要柔软。较小的脐疝如直径小于1.5厘米，随着年龄的增长，腹肌逐渐发达，一般在1~2岁，迟者在3~5岁，疝孔可渐缩小到闭合。鉴于婴儿脐疝很少发生嵌顿，可先予非手术治疗，用胶布贴敷疗法，即取宽条胶布将腹壁两侧向腹中线拉拢贴敷固定以防疝块突出，并使脐部处于无张力状态，而脐孔得以逐渐愈合闭锁。每周更换胶布1次，如有胶布皮炎，可改用腹带适当加压包扎。如患儿已逾2岁而脐疝仍未自愈，应手术治疗。

什么是"假月经"和"白带"

有些女婴的父母可能会发现，刚出生的女婴就出现了阴道流血，有时还有白色分泌物自阴道口流出，这是怎么回事呢？其实，这是由于胎儿在母体内受到雌激素的影响，使新生儿的阴道上皮增生，阴道分泌物增多，还可使子宫内膜增生。胎儿娩出后，雌激素水平下降，子宫内膜脱落，阴道就会流出少量血性分泌物和白色分泌物，一般发生在新生儿出生后 3~7 天，持续 1 周左右。无论是"假月经"还是"白带"，都属于正常生理现象，父母不必惊慌失措，也不需任何治疗。

什么是先锋头和头颅血肿

初生的新生儿常常并不像想象中那样漂亮，尤其是头形，往往是长长的，有时偏向一侧。这是由于有些新生儿有产瘤（又叫"先锋头"），少数新生儿还有头颅血肿的缘故。

1. 先锋头

胎儿在娩出过程中随着阵阵宫缩，头部受到产道的挤压，使颅骨发生顺应性变形而被挤长，同时头皮也由于挤压而发生先露部头皮水肿，用手指压上去呈可凹陷性鼓包，临床称"产瘤"。一般新生儿出生后一两天自然消退，对新生儿健康无影响，不需要处理。

2. 头颅血肿

有时可以看到部分新生儿的一侧头顶或双侧头顶有一个鼓包，其大小从枣子到苹果大小不等，摸上去有波动感，新生儿不痛，鼓包不跨过骨缝。这是由于在娩出产道过程中，颅骨骨膜下血管破裂出血之故。淤血一般在 40 天左右钙化，形成硬壳，3~4 个月才能渐渐吸收。在此期间，要注意头部清洁，可以洗头洗澡，勿用手揉搓，更不能用空针穿刺

抽血，以免引起细菌侵袭，形成脓肿。如果血肿突然增大，或头部出现红肿，伴有发热，有可能是继发感染，应立即请医生诊治。

新生儿四肢屈曲是病吗

细心的父母会发现自己的宝宝从一出生到满月，总是四肢屈曲，有的父母担心宝宝日后会成罗圈腿，干脆将宝宝的四肢捆绑起来。可是您知道胎儿在孕妇肚子里是怎么待着的吗？让他以伸直的姿势待在子宫里，可能吗？正常新生儿的姿势都是呈英文字母"W"和"M"状，即双上肢屈曲呈"W"状，双下肢屈曲呈"M"状，这是健康新生儿肌张力正常的表现。随着月龄的增长，四肢逐渐伸展。而罗圈腿即"O"形腿，是由于佝偻病所致的骨骼变形引起的，与新生儿四肢屈曲毫无关系。捆绑新生儿的四肢不仅限制了新生儿的自由伸展活动，而且会因婴儿期活动不足，造成日后动作不协调、注意力分散、语言发展障碍等，严重影响宝宝心理行为的健康发展，甚至会造成人格偏异。

新生儿手足抖动是抽风吗

宝宝在出生后 42 天左右去医院查体时，很多父母都在问同一个问题：自己

的宝宝手脚有时抖动，是不是抽风了？或是所谓的缺钙引起的手足搐搦？其实不然，在新生儿时期，新生儿的神经系统尚未发育完善，功能尚不健全，可运动神经系统相对发育得较快，所以常常表现出手、臂、手指、小腿等肢体的不自主的抖动，这是一种生理现象。随着大脑功能进一步完善，手足抖动的现象就会消失，所以父母们不必担心。如果是抽风或缺钙引起的手足搐搦，一定会伴有其他病理现象的，如高热、烦躁不安、吃奶不好等。

先天性髋关节脱臼是怎么回事

先天性髋关节脱臼是指新生儿在出生时股骨头就已经从髋臼脱出，是一种比较多见的先天性畸形，可分为完全性脱位、半脱位和脱位前期。女孩的发病率显著高于男孩，约为6:1，而且左侧髋关节脱臼比右侧多1倍，两侧都发生者较少。病因不明确，可能是由于遗传因素或髋关节先天发育不良、关节韧带松弛、胎儿在子宫内胎位异常等因素，影响髋关节的发育而引起先天性髋关节脱臼。

本病在新生儿期和婴儿期临床表现较轻，往往不易被发现。如果父母发现婴儿外展的下肢不能平置于床上，一侧肢体较另一侧短，两侧大腿的内侧皮肤皱褶不对称，患侧皮肤皱褶深等症状时，

应警惕本病的可能。本病患儿开始行走的时间较正常小儿晚。单侧脱臼的患儿在行走时步态呈跛行，双侧脱臼的患儿走路呈典型的"鸭步状态"，即小儿在走路时身体向两侧一摇一摆，犹如鸭子走路，而在站立时，患儿的腰部向前凸出得特别明显。

本病治疗越早效果越好，尽可能地在婴儿出生6个月内就能得到治疗。1岁内的小儿不需要麻醉，也不需要任何手法整复，只需用夹板将患儿的髋部固定于某一部位6~9个月就可以了。1~3岁的小儿则往往需用手法整复或用牵引来整复。如延迟到4岁以上，则此时脱臼的程度加重，手法整复难以成功，需采用手术治疗。所以父母应及早给宝宝治疗，以免增加治疗的难度。

先天性斜颈是怎么回事

有的父母在新生儿出生数日后，发现新生儿头偏向一侧，触摸颈部有一圆形肿块，约栗子大小，质较硬，无红、热、痛，边缘清楚，这主要与难产史有关，由分娩时胎儿受强烈牵引导致胸锁乳突肌发生血肿、纤维化而引起。有的宝宝在半年后肿块自然消失，有的宝宝歪脖越来越明显，甚至颜面歪斜、视力异常、脊柱弯曲等，所以应早发现、早治疗。可用手法治疗，即按摩疗法，将

头部向健侧轻轻牵拉，用拇指和食指捏住肿块，轻轻按揉。每日 1～3 次，每次 20～30 下，天天坚持，至少需要 3 个月左右，可使肿物自然吸收和变小。注意在按揉时可逐渐加大力度，使宝宝能承受力度，并要注意避免皮肤损伤。如果手法治疗（按摩方法）半年后仍不见效，可在 1 岁左右进行胸锁乳突肌切断术。切记，年龄越大，歪脖症状越重，术后恢复越困难。

先天性颈斜主要是由胸锁乳突肌发育不对称引起的，造成原因可能与先天遗传、胎位不正、产伤出血有关。一般在新生儿出生时无异常表现，出生后半个月左右可在颈部肩胛提肌或胸锁乳突肌中下段有质地较硬的肿块隆起，呈椭圆形，可以推动，按压时则引起新生儿哭闹。头经常歪向有肿块侧，约 2～3 个月后肿块逐渐缩小，半岁后肿块可消失。但触诊时仍然可以感到有肿块侧面的胸锁乳突肌较健康一侧硬，使颈部活动受限，宝宝的头仍然歪向有肿块的一侧，下颌转向健康的一侧，严重者逐渐还可出现脸部不对称、颈椎侧弯等。

先天性颈斜无疼痛，一般当轻度活动受限时，并不影响宝宝玩耍，除头稍歪以外并无其他症状表现，所以有些父母可能到 4～5 个月后才会发现。

先天性颈斜的治疗多由父母进行按摩，可用手按摩增大的肌肉索条，每次 5 分钟，做轻度按摩后再用手按住患儿肩部，另一只手按住患儿头项，使其下颌转向患侧，而头部倒向健康一侧，起到牵拉患侧的紧缩肌肉的作用。反复牵拉，每日尽量多做几次，坚持半年以上，80% 的患儿都可以达到很好的治疗效果。倘若 1 年后还未见好转，头颈歪斜明显，可以用手术治疗。先天性颈斜手术比较简单，没有什么危险，切断患侧部分挛缩的肌肉以及周围软组织，就可达到永久性改善的效果。

新生儿黑粪症是怎么回事

新生儿黑粪症是指出生后 2～4 日左右的新生儿的大便为黑色的症状。新生儿大便变为黑色主要是因为大便中掺有被胃酸消化过的血液，所以呈黑色。黑粪症有伪性黑粪症和真性黑粪症两种，伪性黑粪症又称"新生儿咽下综合征"，是由于新生儿出生时吞下了母亲的血液，所以出生后不久出现黑便；而真性黑粪症则是因为新生儿的食道、胃、肠的溃疡处或糜烂处出血，或是由于血液凝固功能发生阻碍所致，常有窒息缺氧、感染、喂食不当等诱发因素，主要表现为患儿的大便颜色呈黑褐色，或呕吐物中掺杂着咖啡渣样的黑色黏液和血液。伪性黑粪症患儿无特殊异常表现，精神状况良好；而真性黑粪症的患儿由于出血，可出现没有精神、面色苍白等血液丢失的症状。

伪性黑粪症只是暂时的，不需要特殊治疗，过一段时间会自行消失；而真性黑粪症则需要用止血剂进行治疗，严重者还需输血，并且应暂时禁食，静脉补充营养，止血后应根据情况适当纠正贫血。

在预防上，分娩时要尽量避免新生儿吸入母亲的血液。

新生儿溶血病是怎么回事

新生儿溶血病是指母婴血型不合引起的新生儿同种免疫性溶血。胎儿由父亲遗传获得母体所不具有的血型抗原，进入母体后，刺激母体产生相应的血型抗体，这种抗体可以破坏胎儿血中的大量红细胞，而引起溶血，胎儿出生后，仍可继续破坏新生儿的红细胞。本病以A、B、O血型不合最为常见，其中最多见的是母亲为O型，胎儿为A型或B型，这种ABO溶血病第一胎即可发病，分娩次数越多，发病率越高，且一次比一次严重。也可见到Rh血型不合引起的新生儿溶血，通常是母亲为Rh阴性，胎儿为Rh阳性，故血型不合引起溶血。Rh溶血病一般第一胎不发病，而从第二胎起发病。

新生儿溶血病症状轻重与溶血程度基本一致，ABO溶血病多为轻症，Rh溶血病一般较重，主要表现为：皮肤与巩膜明显发黄，常于出生后24小时内或第二天出现，48小时内迅速加重，血清胆红素浓度急剧上升并超过12～15毫克/分升，甚至达20毫克/分升以上，均有轻重不等的贫血，严重者可引起心力衰竭、全身浮肿，肝脾肿大多见于重症的Rh溶血病患儿。当血清胆红素达20毫克/分升以上时，由于间接胆红素进入脑组织中，损伤脑细胞，可引起胆红素脑病，表现为嗜睡、拒奶、四肢松软，继而抽搐、有时尖叫等神经系统症状，严重时可因呼吸衰竭或肺出血而死亡，即使幸存也常留有智力障碍、听力障碍、运动障碍及手足徐动症等后遗症。

如果孕妇为Rh阴性或既往有死胎、流产史，查出抗体阳性时应对孕妇逐月追踪检查抗体效价的变化，发现抗体阳性后，应给孕妇进行综合性治疗，以减少抗体产生，可考虑提前分娩，以减轻胎儿受累。对于已经发生新生儿溶血病的患儿，重点在于降低胆红素，防止胆红素脑病的发生。

在预防上，Rh阴性女性娩出Rh阳性新生儿后，3天内注射抗D免疫球蛋白，对抑制Rh免疫溶血反应效果较好。Rh阴性女性的流产者、产前出血者、羊膜穿刺后或宫外孕输过Rh阳性血时，也应注射抗D免疫球蛋白。ABO血型不合

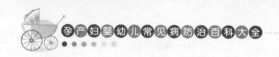

溶血病的孕妇可给予中药预防。

新生儿红斑是怎么回事

出生 2~3 天的新生儿有时突然出现皮肤红色丘疹，有的丘疹周围有红晕，看起来像荨麻疹。其实，出疹的同时新生儿一般情况良好，精神佳，吃奶好，不发烧，多在 1~2 天内不治自消，这就是所谓的"新生儿红斑"，是一过渡性的生理现象。因为新生儿皮肤娇嫩，皮肤下血管丰富，角质层发育不完善，当胎儿从母体娩出后，便从羊水的浸泡中来到干燥的环境，又受到空气、衣物、洗澡用品等物刺激，皮肤便会出现这种玫瑰红色样的丘疹，这可以说是新生儿适应环境变迁的生理反应。所以，新生儿用品应当以柔软、清洁、刺激性小为好，衣物清洗时一定要将化学洗涤剂冲洗干净。洗澡时宜用中性洗浴液，一般清水洗澡即可，不一定每次都用浴液，有些浴液冲洗不净对新生儿娇嫩的皮肤也有刺激性。

新生儿皮肤色斑是怎么回事

1. 青斑

多见于骶尾部、臀部、手足、小腿等部位，呈蓝灰色，形状大小不一，不高出皮肤，无不适。这是皮下色素细胞堆集的结果，又称"胎斑"或"胎记"，不需要治疗，多于 5~6 岁时自行消失。

2. 红色斑

为云状红色痣，又称"毛细血管瘤"，常见于眼睑、前额以及颈后部，这是接近皮肤表面的微血管扩张所致，大约 1 岁左右可消失。

3. 草莓状痣

表面似草莓状凹凸不平，医学上称"草莓状血管瘤"，至 6 个月时可以长得很大。但不要担心，因为颜色会渐渐变浅，有的 3 岁左右会消失，即使不消失也可以进行治疗。只是不主张在新生儿期便急于采用手术方式治疗，当然特殊部位必须切除者除外。

4. 牛奶咖啡斑

顾名思义，呈牛奶咖啡色、大小不等的斑块，可在新生儿四肢或躯干见到，少数几块对新生儿健康无妨碍，如果数量很多，则应请小儿神经科医生诊治。

警惕新生儿皮肤脓疱病

新生儿皮肤娇嫩，易被擦伤，继发细菌感染而发生脓疱，穿着过多，室温过高，易长痱子，继发细菌感染而成痱毒。所以，要注意皮肤清洁，每天洗擦，天暖应洗澡，天冷可擦身。如同时有反应差、吸奶不好、哭声无力或烦躁等表现，应带新生儿去医院检查，因为小小的脓疱病也可能发展成败血症。

父母如发现在新生儿的皮肤褶皱处如颈部、腋下及大腿根部生有小脓疱，大小不等，脓疱周围皮肤微红，疱内含有透明或混浊的液体，脓疱破溃后液体流出，留下像灼伤一样的痕迹，这就是脓疱病。

常见脓疱的致病菌是金黄色葡萄球菌或溶血性链球菌，这些病菌在正常人身上都存在，但不发病。由于新生儿皮肤柔嫩、角质层薄、抗病力弱、皮脂腺分泌较多，如果不注意及时清洁皮肤，褶皱处通风不好，加上新生儿哭闹时常常擦破脓疱，就会引起化脓，严重时还会引起败血症。

对新生儿脓疱病重在预防，应勤洗澡、更衣，衣服应柔软、吸湿性强、透气良好，注意皮肤护理。一旦发生脓疱，及时以75%酒精液消毒局部，再以消毒棉签擦去脓汁，不久就会干燥自愈。如果脓疱较多，新生儿发烧，精神欠佳，则应请医生诊治，需要用抗生素进行全身治疗。

如何防治小儿脂溢性皮炎

小儿脂溢性皮炎是一种有特殊分布的红斑鳞屑性皮肤病，具体病因不十分清楚，一般于出生后3～4周发病，皮肤表现为边缘清楚的淡红色斑疹，表面覆以灰黄或棕黄色油腻性鳞屑和痂皮，好发于小儿头顶、前额、双眉、鼻翼凹、耳后等处。头皮损害较重者，可形成层层黄痂，容易继发细菌感染。除头部外，周身无症状，基本上不痒，与小儿湿疹不同。后者为红斑状丘疹，好发于面颊、额、胸、肘及腋窝等处，伴剧痒及周身不适。当然，脂溢性皮炎若病程超过2个月，可与湿疹并存。

头皮上的污痂皮及鳞屑不能用肥皂水洗，注意不要撕揭痂皮以免感染，可用含2%水杨酸的花生油或烧开后保存待用的植物油轻抹数次，而后涂以含抗生素或含激素的软膏，如醋酸氢化可的松软膏或3%硫磺软膏或3%白降汞软膏，口服维生素 B_1、B_6 或复合维生素 B 等亦有好处，注意勿擦破皮肤。使用药物时，应在医生指导下进行。

新生儿低血糖是怎么回事

足月新生儿出生后的前3天血糖低于30毫克/分升，3天后低于40毫克/分升，早产儿整个新生儿期低于20毫克/分升，均为低血糖症。新生儿低血糖多发生于出生后数小时或1周内，新生儿表现为反应迟钝、哭声尖或弱、多汗、面色苍白、体温不升、阵发性呼吸暂停、阵发性青紫、震颤等。如血糖过低，持续时间较长，可使脑细胞受损，留下智力低下等

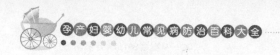
后遗症，其中尤以早产儿、低体重产儿以及糖尿病母亲所生新生儿的发生率为高。为防止低血糖，新生儿出生后2~3小时即应喂糖水或喂奶。新生儿一旦出现低血糖症状，无论症状轻重，均应去医院静脉输入葡萄糖，至能用口服葡萄糖维持正常血糖后，才开始喂奶。

新生儿低血钙是怎么回事

如果小儿血钙总量低于7~7.5毫克/分升，或游离钙低于3.5毫克/分升，称为"低血钙症"。

新生儿早期低血钙是指出生后3天内发病者，常见于早产儿、孕妇有糖尿病或妊娠毒血症所生新生儿，主要原因是甲状腺功能不足。新生儿晚期低血钙是指出生3天后发病者，多见于人工喂养的新生儿，是由于牛乳中磷含量高致使血钙降低。出生后3周出现的低血钙与维生素D缺乏有关。新生儿低血钙时不一定均有症状，轻者仅有不安、惊跳，重症则有惊厥，需要确诊，应取血测定血钙含量。轻者可服用钙剂，重症伴惊厥者应住院治疗，静脉输入葡萄糖酸钙，症状控制平稳后，可出院在家继续服用钙剂。

新生儿鹅口疮是怎么回事

有的新生儿嘴里会出现一小片好像奶皮的东西，擦也擦不掉，这种情况就是鹅口疮，俗称"雪口"。那些白色的斑片物是白色念珠菌感染造成的，可能是母亲阴道感染了白色念珠菌，分娩时感染了新生儿，也可能是奶头、哺乳用具不卫生，使新生儿受到感染。发现新生儿得了鹅口疮要及早请医生诊治，不要用力擦去新生儿口腔里的鹅口疮，否则会引起出血，并引起疼痛。母亲要注意个人卫生，喂奶前一定要洗手，并清洗奶头或消毒哺乳用具。喂奶后要给新生儿喂一点儿水，保持新生儿的口腔清洁。

鹅口疮是由白色念珠菌感染引起的，多见于使用抗生素后体弱或营养不良，特别是消化不良的小儿。预防此病的关键在于严格消毒，护理小儿时注意卫生，避免滥用或长期使用抗生素。

鹅口疮多发生在患儿的颊部，口腔黏膜有白色的点状或片状物，它附着在黏膜上，会融合成大片白膜，边缘不充血。这种白膜不易擦掉，如果强行剥落则露出粗糙、破损的鲜红色黏膜，并有出血现象。鹅口疮的白膜生长迅速，被剥离过的部位几小时就会又被白膜覆盖。在比较多的时候可发展到舌、牙龈、腭部等，有时还可延伸至咽喉、气管和食道。

鹅口疮的常见治疗方法有：制霉菌素涂口腔，用25万单位制霉菌素溶解到2毫升温开水中，用棉棍涂抹患处，每天

3~4次，一般2~3天即可痊愈。也可用1%的龙胆紫抹在患处，每天2次。这里需要注意的是，不要因为龙胆紫的颜色而影响观察患儿病情的变化。如果霉菌已蔓延到身体的其他部位，要请医生给予全身性的制霉菌素治疗，并配合维生素B和维生素C。

不论给患儿的口腔中涂什么药，都应在喂奶后半小时，因为刚刚吃完奶就涂药，异味会引起患儿呕吐，而喂奶前抹药会因吃奶将刚抹的药冲掉而影响效果。

如何防治新生儿脐炎

新生儿脐炎是由于断脐时或出生后处理不当，金黄色葡萄球菌、大肠杆菌等化脓菌侵入、繁殖而引起脐部的炎症反应。

脐带脱落后伤口多日不愈，有少量浆液性分泌物。症状重者脐部及脐周皮肤明显红肿或溃烂，有多量脓性分泌物，伴有臭味，甚至在脐周形成脓肿或蜂窝组织炎、皮下坏疽，或导致腹膜炎，常伴发热、拒乳、烦躁。如病情继续发展可引起败血症、大腿深部脓肿、脐静脉炎、肝脓肿等。

在护理方面，要注意以下要点：

1. 脐带结扎后每天都要用75%酒精消毒脐根部，擦洗时用蘸好的酒精棉签从脐根部用螺旋动作向四周擦拭，不可来回乱擦，以免把周围的细菌带入脐根部，保持局部干燥，洗澡时不要让水弄湿脐部。

2. 脐带脱落后有些潮湿或少量分泌物可用棉签蘸75%酒精擦净，几天以后就会干燥。

3. 脐根部经常有脓性分泌物，周围皮肤红肿，或者有肉芽鼓在脐根部等症状时，应及时去医院就诊。

如何防治新生儿黏眼

黏眼是一种轻度的感染，在出生1周以内十分普遍。几乎都是因为分娩时新生儿眼睛沾上异物，如羊水或血液所引起的。眼睛会流脓，而且睡醒后会粘住眼睛。黏眼并不严重，对新生儿的眼睛并没有危险。但是黏眼要立即处理，以防变成严重的结膜炎。可用温开水洗患儿的眼睛，每只眼睛各用一块干净的消毒棉花，由眼睛的外角向下擦。患儿睡觉时把患黏眼的一只朝上，否则另一只眼睛会通过床单感染。如果患儿的眼球发红要立即送医院，可能是结膜炎。如果黏眼在24小时内没有改善，要尽早去医院治疗。患儿的眼睛有排出物时要勤洗眼睛。要常给患儿换床单，以免污染眼睛。

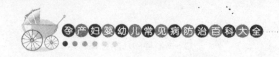

如何防治新生儿泪囊炎

新生儿出生后的一段时间内，鼻泪管的下端还没有完全发育完好，被一层残膜所封闭，引起泪道阻塞，一旦继发细菌感染时，眼睛就会流泪、流脓，这就是新生儿泪囊炎。用手指压迫患儿的内眼角皮肤，可以观察到有黄白色脓液从内眼角流出。若为泪囊炎急性发作，内眼角皮肤会出现红肿和皮下肿块，患儿因为疼痛而哭闹不安。

按摩患儿内侧眼角稍偏下处皮肤（泪囊区），可以促使鼻泪管下口开放，再配合抗生素滴眼液（如妥布霉素眼液）点眼。随着自身发育，加之经过治疗，大多数新生儿泪囊炎患儿能痊愈。使用药物时，应在医生指导下进行。

若上述治疗无效，年龄大于5个月的患儿（也有的医生主张年龄大于7个月甚至10个月）可采用泪道冲洗或探通，必要时做泪道置管治疗。

如何防治先天性眼睑内翻倒睫

先天性眼睑内翻倒睫是指新生儿的下眼皮上缘或上眼皮向眼球方向翻转（下眼皮内翻的多见），使睫毛倒伏到眼球表面，一般两眼同时发病。其主要症状为：倒伏的睫毛接触到眼球表面，刺激角膜（黑眼球的表层）和球结膜（白眼球的表层），引起患儿流泪；睫毛倒伏刺激眼球，新生儿会很不舒服，常常不自觉地眨眼、揉眼；睫毛倒伏到眼球上，像毛刷一样摩擦眼球表面，白眼球会充血发红，严重时甚至可见黑眼球表面像毛玻璃一样混浊。

如果睫毛倒伏不明显，刺激症状也不重，可以观察，定期（一般3~6个月1次）去医院眼科复查就可以了。随着年龄长大，眼球长大一些后，多数先天性睑内翻倒睫的宝宝流泪和刺激症状可以得到改善或消除。

如果到了6~7岁以后倒睫仍明显，刺激症状仍较重，或者虽然年龄不到6~7岁，但眼睛流泪、充血发红症状很重，角膜表面已有白色斑，则需要做睑内翻矫正手术治疗。手术比较简单，多数情况不需做皮肤切口，只需缝线缝合法就能矫正，极少数患儿则需做皮肤切口才能完全矫正。

如何防治新生儿结膜炎

新生儿结膜炎以沙眼衣原体和淋菌感染为常见，还有由金黄色葡萄球菌、表皮葡萄球菌、链球菌和大肠杆菌等细菌引起的细菌性结膜炎。它的感染途径主要是胎儿经过产道时，被上述某种病毒或细菌感染的母亲阴道分泌物侵入眼内，或出生后经被污染的护理者的手、毛巾、洗澡水等感染。衣原体感染结膜炎一般发病较晚，在出生后5～14天结膜充血，出现脓性分泌物、淋菌性结膜炎，发病急、快，一般出生后24～48小时发病，表现为眼睑浮肿、结膜充血、分泌物呈脓性。

新生儿出生后均应常规性地用0.25%的氯霉素眼药水或用0.5%的卡那霉素点眼，以预防本病的发生。成人应做好个人卫生，以免传染给新生儿。一旦新生儿发病，如为单眼发病，注意可让患儿向患侧卧位，避免分泌物流入健侧眼内。滴眼药时应先点健侧，再点患侧，酌情增减点药次数，可多点几滴起到冲洗的作用。由于患儿眼睑水肿明显，不易扒开，父母切勿强行用手扒开眼皮点药，以防擦伤角膜引起穿孔。每次治疗护理前后，应彻底清洗双手。无论是何种结膜炎，必须去医院就诊，医生可根据病因和临床症状，必要时取分泌物细菌培养来确诊，以便对症治疗。千万不可随意点药治疗，以免延误病情，造成日后视力低下甚至失明。

如何防治新生儿脓漏眼

新生儿脓漏眼又叫"淋球菌性结膜炎"，双眼同时发病，是由于出生时被患有淋球菌性阴道炎的母亲的阴道分泌物

感染所致。严重时可在数天甚至数小时内并发角膜溃疡，严重影响患儿视力，甚至因角膜溃疡穿孔和全眼球炎而导致失明，还可能并发全身其他部位的化脓性炎症，如泪囊炎、关节炎、脑膜炎、肺炎、败血症等。近几年来，随着各种性病的死灰复燃，新生儿脓漏眼逐渐增多，值得警惕。

本病的主要症状是：眼睛畏光、流泪，一般于出生后2～4天发病，光线稍强新生儿就会闭眼，表现出不适感，而且流泪明显；眼皮和白眼球表层（球结膜）发红，水肿明显；分泌物初起为浆液性，然后很快转变成脓性，导致新生儿睁眼困难。

对于此病的治疗，一般在医生指导下，采用3%硼酸水或1∶10000的高锰酸钾溶液反复冲洗眼睛，除去脓性分泌物，眼睛局部频繁滴青霉素液、0.3%氧氟沙星眼液，或用氧氟沙星眼膏、红霉素眼膏涂眼。如果采用全身用药治疗，可给予新生儿青霉素、头孢曲松、头孢噻肟钠注射治疗。此外，家人都要接受正规检查和治疗，如果发现新生儿的家人感染了淋球菌，也要马上积极治疗，以免再次感染新生儿。

如何防治新生儿腹泻

由于新生儿胃肠道发育不够成熟，

消化能力差，免疫功能比成人低，生长发育迅速，营养的需求相对较多，胃肠道的负担很重，因而容易发生腹泻。母乳喂养的新生儿一般每天大便 2～6 次，大便呈金黄色糊状或稍稀。人工喂养的新生儿大便颜色为浅黄色，成形，每天 1～2 次。如果大便次数增多、变稀或呈水样，有时带脓血，就有可能是腹泻了。

腹泻常见的病因是喂养不当，如人工喂养儿奶量增加太多或突然由母乳改为人工喂养，牛奶内加糖过多或不定时喂养。环境过热或过冷也可引起肠道功能紊乱。少数患儿腹泻是对奶制品过敏引起的。

腹泻的另一类病因是感染，如母亲喂奶前不洗手，不注意个人卫生和奶头清洗。人工喂养儿奶嘴和奶瓶不注意清洁消毒，就可能被细菌污染，特别是夏天奶容易变质污染，如喂了已变质的奶可引起肠道感染。此外，新生儿肠道以外的感染如呼吸道感染或败血症等也可引起腹泻。

一旦发生腹泻要及时处理。如果腹泻不严重，由喂养不当所致，应及时调整奶量，1～2 天内减少奶或把奶稀释为 1/2～2/3，但不要长时间稀释。腹泻减轻已进入恢复期的，喂奶量可逐渐增加，但不能加得太快，以免再次引起腹泻。一般完全恢复原有喂奶量最好要经过 5～7 天。

可用世界卫生组织推荐的口服补液（医院或药店有供应）为患儿补充液体，方法如下：用 1/4 包加水至 250 毫升，每千克体重服 60 毫升，在 6 小时内少量多次喂入。也可服用妈咪爱，每次 1/3 包，一日 2 次，可以调整肠道正常菌群。或用思密达 1/4 包冲水 15 毫升，每日 2 次，有保护肠道黏膜的作用。以上药物比较安全，有利于腹泻康复，但应在医生指导下使用。

每次排便后最好能用温水清洗新生儿的臀部，以防臀红发生。如已出现臀部发红、糜烂，应将糜烂发红部位暴露在空气中使之干燥，然后涂以 20% 鞣酸软膏或凡士林油。

新生儿腹泻主要在于预防。母乳是无菌的，而且母乳中有抗体尤其在初乳中抗体很多，对肠道感染有一定的抵抗力，因此母乳喂养可以减少腹泻发生。人工喂养时应注意喂养方法，并做好奶具的清洁消毒，这是预防新生儿腹泻的根本措施。

如何防治新生儿呕吐

原则上，新生儿吐奶是一种正常的生理反应，这是因为其胃部的肌肉还很松弛，收缩机能尚未健全的关系；或者因为新生儿在吃奶时，吸入了大量的空气，为了要把空气排出体外，结果连吃下去的奶也一起吐出来了。若新生儿出生两个星期后，呕吐的情形越来越严重，身体也日益消瘦，就应该去医院接受检查和治疗。

呕吐的原因有很多。当新生儿呕吐时，请注意他的表情、体温及粪便的状态，并观察呕吐物的内容。若有不明白之处应请教医生，靠任意的判断而喂以胃肠药、灌肠等是很危险的。

一般说来，有以下症状时，就必须马上送医院急救：

- 发高烧，无精打采。
- 有黄疸现象，精神恍惚。
- 出现黏便、血便。
- 吐出像胃液般的东西，神情痛苦，哭闹不已。

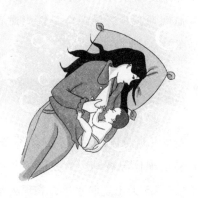

宝宝呕吐若经过检查没有任何毛病时，那就很可能是由于神经质而导致的。这种由于神经质而引起的呕吐，其原因可能是宝宝为了某件不愉快的事而呕吐，

于是以后只要想到那件事就会呕吐；也可是潜意识中为了逃避某些他不喜欢的事，而由身体反应出呕吐的现象。如果是上述情形，则应设法找出问题所在，彻底解决。

值得注意的是，在吐奶时，为了避免秽物进入气管而造成窒息，最好是使宝宝保持侧卧。为了有效防止吐奶，宝宝吃饱后母亲可将他竖起来抱一会儿，拍拍他的背，以使腹中空气流出；也要注意宝宝吃饱后别太翻动他的身体，以免吐得更厉害。

如何防治新生儿肺炎

新生儿肺炎与新生儿呼吸道发育不成熟有关，是新生儿死亡的主要原因之一。新生儿呼吸道黏膜柔嫩，血管丰富，很容易受感染，加上气道内的"清扫夫"——纤毛运动差，不易将侵入的病原和黏痰清除出来；呼吸道狭小，缺乏弹力组织，咳嗽无力，气道内痰液不易咳出，很容易阻塞气道引起呼吸困难和缺氧。

新生儿肺炎按发病早晚分为两类，一类是生后不久发病，常常是由于子宫内时细菌或病毒通过胎盘感染胎儿，或在分娩时经产道感染；另一类是出生1周后发病，大都由于环境中的病原感染，如接触呼吸道感染的病人，或是全身感

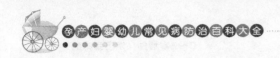
染的一部分。新生儿肺炎包括吸入性肺炎和感染性肺炎，如吸入的羊水已有细菌污染，则吸入性肺炎和感染性肺炎并存。单纯吸入性肺炎无须特殊处理，经数日即可消失。感染性肺炎患儿应住院治疗。

新生儿肺炎表现常不典型，多数不发热或只有低热，甚至低体温（低于35℃）。主要表现为不爱吃奶或拒奶，吃奶时呛咳，咳后呕吐或口吐白沫，面色苍白或灰白，口周发青，精神不好或烦躁不安。正常新生儿呼吸每分钟40～50次，患肺炎时在安静状态下每分钟呼吸60次以上，严重时呼吸困难，表现为随呼吸点头、呼吸暂停，甚至可出现吸气时锁骨上窝、肋间隙和心窝部的凹陷（三凹征），并可有鼻翼翕动。

如果发现新生儿吃奶不好、呛奶、口吐白沫、呼吸增快时应立即送医院治疗，但护送途中要注意保暖和呼吸道通畅。

预防新生儿呼吸道感染要从产前开始，孕期母亲有感染要及时治疗，有呼吸道感染的成人要避免进入新生儿卧室，母亲有咳嗽时在护理或喂奶时应戴口罩。室内空气要保持新鲜，阳光充足，每日通风3～4次，每次10～30分钟，通风时要注意患儿的保暖，避免对流风。有条件者可将患儿先抱至另一卧室，经通风关窗后再抱至原室。室温应保持22℃～

25℃，室内湿度55%～60%为宜。此外，要保持患儿呼吸道通畅，如鼻腔有分泌物或鼻痂时，可用棉棍或镊子小心地取出，患儿有喘憋时可取半卧位。可少量多次喂水，以清洗口腔，防止痰液黏稠，减轻呼吸道阻塞，缓解呼吸困难等。喂奶要小心，呼吸困难明显者用滴管或鼻饲法。一般患儿也应选用小孔奶头喂奶，以免引起呛咳。如系母乳喂养，可将乳汁挤出，用匙慢喂，速度要慢。喂奶过程中要注意呼吸情况，有无发憋、青紫。还应密切观察病情变化，包括定时测体温、脉搏、呼吸等，如体温在39℃以上，可用物理降温（浸过凉水的毛巾敷于前额部），或适当减少被褥。如体温超过40℃以上，可用酒精（或用白酒）加温水擦身。新生儿忌用阿司匹林退热，因药物降温对新生儿效果不大，而且还可使凝血酶原减少，导致全身性出血。病情加重时，应送医院治疗。

如何防治新生儿脱水热

新生儿自身体温调节功能还不完善，很容易出现体温波动。少数新生儿可在出生后3～5天出现脱水热，表现为小脸通红、皮肤干燥、哭闹不安，体温达到39℃～40℃，持续几个小时甚至1～2天。造成脱水热的原因是水分摄入不足、室温过高或衣被太厚，导致体温调节出现问题。

新生儿体温升高时可以给其喂一些母乳或温开水，或5%的葡萄糖水，每2小时1次，每次10～15毫升，使新生儿体温自然降下来。同时将室温调节为22℃～24℃，减少新生儿衣被的厚度。如果经过适当的处理，新生儿的体温总是不降，要尽快去医院就诊，千万不要居家滥用退热药物。

如果经过补充水分后仍不见症状好转，或出现其他症状，就要留意是否患新生儿败血症、化脓性脑膜炎、肠炎及呼吸道和消化道病毒感染。尤其是在分娩过程中有胎盘、羊水等感染，均可使新生儿在出生前就已被感染，表现为出生后几天内发热。一旦发生这种情况，要马上就医，不要耽搁。

对于新生儿来讲，居室温度宜保持在24℃～28℃之间。尽管刚刚出生，但也不可每天紧闭门窗、给新生儿穿得太厚或包得太严。分娩后应该尽早给新生儿喂足量的母乳，闷热季节，在母乳未足量分泌之前，可在2次喂奶间给新生儿喂20～30毫升温开水或5%的葡萄糖水。

如何防治新生儿颅内出血

新生儿颅内出血可因产前缺氧或分娩过程中的产伤所致，而以后者多见。缺氧多发生于早产儿，产伤多见于足月产儿，特别是臀位产儿，但也可见于剖宫产儿。症状的轻重取决于出血的部位和出血量的多少，出血量少发生在大脑表面者症状不明显，或仅见某侧肢体抽搐。其他部位出血而且量较多时，患儿可见嗜睡、尖叫、昏迷、斜视、抽风、呼吸不规则、四肢瘫痪或强直、前胸隆起、后颈强直。患儿应立即住院治疗，部分存活者可留下神经系统后遗症，如智力低下、大脑性瘫痪、癫痫发作等。

1. 要绝对保持安静，头部略高位，运送进医院时动作要轻稳。在护理上要集中进行，操作要轻，免洗澡，少挪动，以免加重出血。

2. 要注意观察病情变化，如烦躁不安、尖叫、呼吸暂停等情况，如有抽搐应立即报告医生处理。

3. 危重患儿不能喂奶，病情好转后可选用小孔奶头，先少量试喂，若无青紫表现，可逐渐增加奶量。喂奶中要注意有无发憋，否则易引起窒息或呛奶，发生引入性肺炎。

4. 预防肺炎，颅内出血的患儿呼吸浅表，吞咽能力差，呼吸道易为分泌物堵塞，为呼吸道感染创造了有利条件，所以更易感染肺炎。

5. 如患儿原在住院治疗，出院后仍应按医生交代，定期去医院复查。如出院时患儿有肢体活动不灵等后遗症，应通过被动运动及按摩，促进肌力恢复，减轻肢体麻痹后遗症。

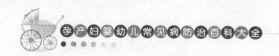 如何防治新生儿破伤风

新生儿破伤风的发生是由于出生时脐带消毒不严，破伤风杆菌自脐部侵入体内致病，所以一般叫"脐风"。破伤风症状多在生后 4～6 天出现，也即人们所谓"四六风"。最早出现的症状是牙关紧闭，故而又称为"锁口风"。如用板压舌时嘴咬得更紧，口难以张开，就应想到破伤风的可能。吸奶时嘴裹不住奶头，不会吸吮，吞咽也困难，继而出现肌肉痉挛性抽搐，出现苦笑面容，四肢呈阵发性抽搐，刺激时抽搐加剧，其预后与发病早晚和治疗迟早有关，发病越早，病情越重，预后越差。治疗用药只能解决游离出血中的毒素，对已与神经组织结合的毒素不起作用，无济于事。所以，治疗越早，与神经组织结合的毒素越少，效果就越好。早期治疗的病死率在 3% 以下，晚期则在 15% 以上，晚期病例留下的后遗症多。新生儿破伤风是完全可以预防的，只要做到新法接生，严格消毒处理脐带，即可杜绝。

新生儿破伤风一般均应住院治疗。要保持室内安静，避免强光、大声喧哗、敲打用物、碰击床头、护理动作过重等，这些均可诱发痉挛发作。护理操作要尽量集中进行，尽量减少对患儿的刺激。

病情稳定后开始喂奶，先用滴管，后用奶头，喂奶要耐心细致，不能太急，以防窒息。恢复期应坚持每天按摩肢体，促进肢体活动功能恢复，减少后遗症。

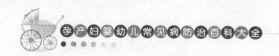 如何防治新生儿硬肿症

新生儿硬肿症大多发生在出生后 1 周内，也称"寒冷损伤综合征"。它主要发生在寒冷季节，特别是北方冬春季节更容易发生。患儿大多是早产儿、低体重儿、出生时窒息以及身体有感染的新生儿。

新生儿皮下易发生凝固的饱和脂肪酸要比成人高出 3 倍，且在体温降到 35℃时就会出现凝固。新生儿皮下脂肪薄、保温差、皮肤毛细血管丰富、散热快，加之体温调节功能尚未发育成熟，都容易使身体丢失热量，天气寒冷时尤甚。特别是早产儿皮下脂肪更少，身体热量储备能力更差，所以发病率更高。

本病一般发病较急，表现为体温低于 35℃以下或不升，具有皮肤发凉、发硬、水肿、颜色发生变化（发病早期呈红色，严重时变成紫红色）等特征。同时，患儿还伴有不吃不喝、不愿活动、哭声微弱等表现。如果肋间肌被波及，患儿的正常呼吸受到影响；如果累及面部，会使患儿不能吸吮，而且患儿容易并发肺炎、脐炎、败血症等感染。

在居家防治方面，应注意新生儿出生后早开奶，并多让新生儿吸吮，保持身体热能的供给；居室温度保持在22℃～25℃之间，注意给新生儿的身体保暖，如换尿布时动作要快，洗澡前要将衣物进行预热；经常观察新生儿，看看四肢是否发凉，体温是否在36℃以上，如果四肢发凉、体温低，应该立即进行复温，可采取"袋鼠保温法"，即大人把新生儿搂在怀中，用体温直接温暖新生儿的身体；复温时应采取逐渐使体温恢复正常的原则，不可让体温恢复得太快，一般通过24小时使新生儿的体温恢复到36℃～37℃；如果新生儿的体温不回升，应做好身体保暖并尽快去医院就诊。

给新生儿喂药的方法

新生儿吞咽能力还没有发育成熟，喂药时药液很容易呛到气管里，加上胃贲门肌松弛，容易发生呕吐，喂药时更要谨慎。不管是药片、药粉还是药丸，都要先溶解在水中，让新生儿通过奶瓶吸吮进去。但要注意药液温度，一般以30℃～35℃为宜。

最佳喂药时间宜在吃奶后1～2小时，这时胃中的奶已部分排出，可以减少药物刺激引起的呕吐。需要空腹服的药物宜在吃奶后3～4小时喂食，这时新生儿的胃已经排空，有利于药物吸收。一定要在新生儿呼吸平稳的情况下喂药，喂药时可以把新生儿抱在怀里，让新生儿保持侧卧或头部侧位，头部稍提高，防止呕吐引起窒息。喂药速度要缓慢，每次不宜喂得过多。先从数滴开始，观察新生儿的吸吮和吞咽情况。如果没出现呛咳增加到1～2毫升，一次最多喂2～3毫升，不要太多，以免新生儿误吸到气管里。喂药前后要仔细观察新生儿的面色、呼吸等情况，如有异常情况马上停止，赶快去看医生。喂完药后少搬动新生儿，让新生儿保持安静状态或入睡30～60分钟，避免引起呕吐，保证药液吸收到血液里。

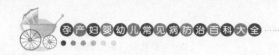

第 三 章
婴儿期常见病防治

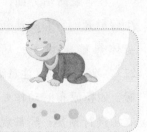

做好预防接种前的准备

1. 建立儿童预防接种卡

预防接种的各种疫苗都有不同的规定，有了预防接种卡，每次接种后都有明确的记录，可以防止漏种和重复接种，也便于计算接种间隔。此外，儿童患病时预防接种证还可供医生参考，有利于对疾病的正确诊治。

2. 预防接种前最好测一测体温

婴儿体温正常才能进行疫苗接种，而且正常预防接种后部分婴儿可有轻度发热，但这种发热与疾病引起的发热处理方法不同。如果预防接种前不给婴儿测量体温，预防接种后出现发热就不易查找原因。因为婴儿不会用语言表达感受，有低热时仍可照常玩耍，不测体温，有发热容易被父母所忽视。

3. 注意皮肤清洁

保持皮肤清洁可减少预防接种后的细菌感染机会。预防接种后，一般24小时内不再清洗局部皮肤，因此最好在预防接种前洗澡、换内衣。

4. 保持良好的精神状态

婴儿在空腹、饥饿和过度疲劳时不宜接受预防接种，应该在进食休息后再接种，这样可减少晕针和低血糖反应。

5. 不要同时使用抗生素

目前使用的预防接种疫苗一般都是减毒活疫苗和细菌病毒的灭活死疫苗，从理论上讲，抗生素对病毒性疫苗或细菌死疫苗都影响不大，也就是说可以同时使用抗生素。因为一般的病毒疫苗特别是一些半抗原疫苗对抗生素是没有反应的。但从另一角度看，疫苗作为外来的抗原，接种后机体要产生相应的免疫反应才能达到预防疾病的目的。而抗生素是杀菌剂，对机体的免疫反应有一定的影响。因此，在预防接种期间应尽量避免使用抗生素，特别是对活疫苗。如果在预防接种期间有必须使用抗生素的病症时，最好推迟 1～2 周再进行预防接种。

哪些情况下暂时不宜注射防疫针

预防接种虽然能增强人体的免疫力，有效地预防传染病的发生，但预防接种用的是生物制品，是微生物或用微生物的代谢产物制成的，对人体来说这些物质是异性蛋白质，由于个体差异，人体对这些生物制品的反应也不相同。有的个体在接种疫苗后，可引起某些组织或器官发生不良反应，因此，为了防止由于人体差异的原因而导致的异常反应，对预防接种规定了一些禁忌症。

婴幼儿有以下情况时，均不宜注射防疫针：

1. 过敏体质的宝宝，如患荨麻疹、支气管哮喘症、有严重的药物过敏史等，接种疫苗后有可能发生严重过敏反应。

2. 对有免疫缺陷的宝宝，如患先天性免疫缺陷病，接种疫苗后会导致严重后果。

3. 当宝宝与某种传染病的患儿有过密切接触时，正处于该种传染病的潜伏期内，暂不接种疫苗，待潜伏期过后，可以进行补种疫苗。

4. 对于患有各种急性病的宝宝，如流行性感冒、急性肠炎、小儿肠炎等，接种疫苗可能使原来的疾病加重，还可能使疫苗反应加重，故应暂时停止接种。预防接种必须在宝宝身体好的时候进行，或待宝宝病愈后，再进行补种。

5. 对患有结核病、心脏病、肾病等慢性疾病的宝宝，在没有完全恢复健康前，也暂时不做预防接种；遇有低热或者高热者，应先查明原因，积极治疗，烧退后再补种。

6. 正在接受免疫抑制剂（如激素）治疗，或需要放疗治疗的宝宝不能接种疫苗，因为这时宝宝的免疫功能低下，不适宜接种。

有些宝宝不宜接种某种疫苗，如有癫痫史、抽风史者不能接种百日咳菌苗、流脑菌苗和乙脑疫苗，因为这类疫苗可能引起抽风，易使旧病复发；与结核病患者有过密切接触或结核菌素试验呈阳性的宝宝，不能接种卡介苗；对青霉素过敏的宝宝，不能接种乙脑疫苗等。

有些疫苗需要间隔接种

为了避免各种疫苗间的免疫干扰现象和疫苗的毒副作用，不同的疫苗接种时需有一定的时间间隔。为此，对计划免疫的各种疫苗接种间隔都有详细规定，这种间隔是根据人群血清抗体调查和多年的实践经验总结来确定的。由于儿童期需要接种的疫苗种类较多，为了减少儿童接种次数和节省财力，通过对生物制品的不断改进，使目前常用的几种疫苗（乙肝、小儿麻痹、百白破、麻疹等）可以不需间隔同时免疫，但仍有一些疫苗需注意免疫间隔。

最常见的情况是当常规性计划免疫注射与季节性或应急性预防注射相遇时需要注意间隔，以确保免疫效果。近年来一些新疫苗的加入，更使得疫苗间隔成为问题。原则上讲，如先接种活疫苗（麻疹、儿麻等），应间隔1个月后再接种其他疫苗；如先接种的是死疫苗（流脑、百白破二联等），则需间隔半个月接种其他疫苗；主动免疫的疫苗，特别是活疫苗，在接种前1个月和接种后1个月，应避免注射丙种球蛋白或免疫血清等被动免疫制剂；另外，为了避免毒副反应的发生，对个别预防针还有特殊的间隔规定，如接种卡介苗后1个月内不能在同臂接种白喉类毒素，弱毒麻疹疫苗不能与丙种球蛋白同时注射等。总之，预防接种应听从保健医生的安排。

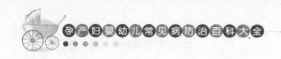

1～12个月计划免疫

1.1～2个月计划免疫

在基础免疫之后，机体产生的相应抗体可以在一定时间内维持有效浓度，但随着时间的推移，这种免疫力会逐步降低乃至消失，需要进行同类疫苗的复种，以保证足够的免疫力，这就是加强免疫。由于不同疫苗免疫力维持时间不同，所以加强免疫与基础免疫之间相隔时间长短要根据疫苗不同而定。例如，卡介苗在小儿出生时初种（基础免疫），到7岁时再复种1次（加强免疫）；百白破疫苗在1岁内完成基础免疫，1～2岁之间要加强1次，到7岁时还要注射百白破二联疫苗，再一次加强；脊髓灰质炎减毒活疫苗疫苗1岁内完成基础免疫，4岁时再加强1次。这个月（1月龄时）应再复种1针乙肝疫苗。

2.2～3个月计划免疫

（1）口服脊髓灰质炎减毒活疫苗

脊髓灰质炎减毒活疫苗也叫"小儿麻痹糖丸"，是预防脊髓灰质炎（小儿麻痹症）的有效方法。虽然它不是用注射的方式而是用口服的方式，但它也和其他疫苗一样有免疫的作用，只是接种的途径不同，所以它也是预防针。

疫苗采用口服的方式，用清洁的汤勺将糖丸研碎，然后溶于冷开水中服用。切忌用热开水溶化或混入其他饮料中服用，以免将疫苗中的病毒杀死，影响免疫效果。接下来的2个月每个月服1次，即3月龄、4月龄连续服2次，每次间隔时间不得少于28天。如果由于特殊原因当时不能服用，一定要把糖丸放在冰箱冷藏室内。糖丸在20℃～22℃只能保存

12 天，而在 2℃ ~10℃ 则可保存 5 个月。

不要在哺乳后 2 小时之内服用，因为母乳中可能有抵抗该病毒的抗体存在，使糖丸失去活性。应在哺乳前半小时或 1 小时空腹服用。

口服疫苗前 1 周有腹泻的宝宝或发热、患有急性病的宝宝应该暂缓接种。有免疫缺陷的宝宝和正在使用免疫制剂（如激素）的宝宝应禁用疫苗。对牛奶过敏的宝宝可服液体疫苗。

（2）检查卡介苗接种效果

这个月还应该带宝宝到当地结核病防治所检查卡介苗接种是否有效。

3. 3 ~ 4 个月计划免疫

（1）第二次口服脊髓灰质炎减毒活疫苗

（2）注射百白破三联疫苗

百白破疫苗是百日咳、白喉、破伤风三联混合制剂的简称，是由白喉类毒素、百日咳菌苗和破伤风类毒素按适当比例配置而成的，用来预防白喉、百日咳、破伤风 3 种疾病。这 3 种疾病都是儿童常见病、多发病，严重危害着儿童的健康。据世界卫生组织统计，在没有疫苗预防的时代，全世界每年约有 6000 万儿童患百日咳，年死亡人数在 50 万 ~ 100 万人，白喉和破伤风的危害更为严重，发病急，死亡率高。

目前，我国使用的是含有吸附剂的百白破疫苗，如果在皮下接种过浅或疫苗中吸附剂未充分摇匀，可以引起无菌性化脓。因此，注射后局部出现硬结要及时热敷，促进吸收。一旦化脓切忌切开，可用注射器将脓液抽出。有继发感染时，应及时使用抗生素治疗。

发热、急性病或慢性病急性发作期的宝宝应缓种。有中枢神经系统疾病（如癫痫）的宝宝、有抽风史的宝宝、严重过敏体质的宝宝禁用。

4. 4 ~ 5 个月计划免疫

（1）第三次口服脊髓灰质炎减毒活疫苗。

（2）注射第二针百白破三联疫苗。

5. 5 ~ 6 个月计划免疫

注射第三针百白破三联疫苗。

6. 6 ~ 7 个月计划免疫

6 个月后，宝宝从母体中带来的免疫力降低了，容易受感染，同时易引起全身性的病变。因此，不要带宝宝去人多的公共场所，还要记住按时接种疫苗。

（1）注射第三针乙肝疫苗

（2）注射流脑疫苗

A 群流脑疫苗主要用于 6 月龄 ~ 15 周岁的儿童，每年 12 月，6 月龄的宝宝需要接种第一针，全程 2 针，第二针在次年的 12 月接种。接种后反应比较轻微，偶有短暂低热，局部有压痛感，一般可自行缓解，不用特殊处理。流脑疫苗在多数地区属于季节性疫苗，每年在固定的月份接种。如果因为种种原因未能按

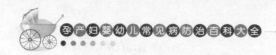

时接种，可在第二年相应的月份再进行补种。

7. 7～8 个月计划免疫

除了逢 5 月要注射乙型脑炎疫苗或逢 1 月注射流脑疫苗之外，本月无特别的预防接种。

7 个月以上患有哮喘、先天性心脏病、慢性肾炎、糖尿病的宝宝或体弱的宝宝，父母可以考虑为其接种流感疫苗，但过敏体质尤其是对鸡蛋过敏的宝宝不宜接种，感冒、发热的宝宝要等病好后再接种。

8. 8～9 个月计划免疫

产后 8 个月母亲的泌乳量逐渐减少，基本上都用配方奶粉喂养婴儿并添加辅食。宝宝从母体得到的抗体减少，易感染传染病，故宝宝满 8 个月后，应进行麻疹减毒活疫苗的预防接种，注射后大约 1 个月左右使体内产生特异性抗体，这样就能预防麻疹，继而减少其并发症的发生。注射后 10～14 个月应再加强一次，以保证体内有效的抗体浓度。

患过麻疹的宝宝不必接种。正在发热或有活动性结核的宝宝、有过敏史的宝宝（尤其是对鸡蛋过敏）禁用。注射丙种球蛋白的宝宝间隔 1 个月后才可接种。

9. 9～10 个月计划免疫

注射第二针 A 群流脑疫苗。

10. 11～12 个月计划免疫

除非遇到 5 月注射乙型脑炎疫苗、12 月至 1 月注射 A 群流脑疫苗，否则在周岁时没有特殊预防注射。

各地区还可根据当地流行性乙脑的情况来决定注射乙脑疫苗。

宝宝满 12 个月时注射流行性乙型脑炎疫苗第一针，1 周后再注射一次，这两针为基础疫苗注射，1 年以后加强一次，能预防乙型脑炎的发生。入学以后还需要有加强注射。

流行性乙型脑炎疫苗是从白鼠脑组织培养出来的活性病毒疫苗，接种乙脑灭活疫苗后，至少要经过 1 个月的时间，抗体才能在血清中达到高峰。因为各省在每年 7 月份开始流行乙型脑炎，所以预防接种多在春末夏初季节，即 5 月份完成。

甲肝、风疹、脑膜炎、水痘等疫苗有些地区已给小儿注射，但目前尚未列入计划免疫内。

正确处理预防接种后的反应

预防接种一般反应包括局部反应和全身反应。部分宝宝在接种疫苗后 12～24 小时，接种部位出现红肿浸润并有轻度肿胀和疼痛，少数宝宝可有局部淋巴结肿大或接种局部出现硬结。全身反应主要是发热，多数为低热（38℃以下），部分宝宝在发热同时伴有头疼、乏力和周身不适，个别宝宝可伴有恶心、食欲不振、腹痛、腹泻等胃肠道反应。预防接种的一般反应通常在2～3天内自行消失，无须特殊处理。只是在此期间注意适当休息，多饮开水，注意保暖，防止继发其他疾病。对较重的全身反应可采取对症治疗。

1. 过敏性皮疹

过敏性皮疹多发生于既往有过敏史的儿童，目前使用的几种疫苗都有可能发生过敏性皮疹。一般在预防接种后数小时或数天内发生，皮疹可多种多样，其中以充血性皮疹最多见，大小不等，浅红色或深红色，压之退色。斑疹或丘疹均可见，严重时可融合成片。不需要特殊处理，一般可在1～3天内自行消退。较重的过敏性皮疹可在医生指导下使用抗组织胺药物，如苯海拉明、扑尔敏，必要时也可用肾上腺皮质激素做短期治疗。

2. 局部红肿

预防接种后发生局部红肿是由于个体差异发生的一种局部特异性反应，多见于过敏体质的宝宝。预防注射后2～24小时内局部发生红肿，表皮充血，水肿明显，范围逐渐扩大，严重者可蔓延至整个上臂或整个臀部，个别宝宝有局部发痒、麻木感或伴有其他部位的过敏性皮疹，宝宝可表现烦躁、哭闹、不爱吃奶。多数红肿在2～3天趋于固定，范围不再扩大。3～7天红肿逐渐消退，且消退后局部无异常痕迹。一般无须特殊处理，反应较严重者可在医生指导下给予抗过敏药物，如扑尔敏；对烦躁、哭闹较重者可给予解热镇痛剂，如服用儿童百服宁口服液1～2天。

3. 局部化脓

预防接种后发生局部化脓，多数是由于污染造成的，如疫苗在分装过程中污染了其他化脓菌，或疫苗的包装瓶破裂污染，或疫苗开启后被污染，或由于注射器材及局部皮肤消毒不严格等因素造成污染。另有一小部分属非污染造成，见于注射吸附疫苗后。

临床表现为：预防接种后2～3天局部出现红、肿、热、痛，部分宝宝可同时伴有发热、头疼、乏力及食欲减退等全身症状。1～2周后炎症趋于局限，可出现大小不等的局部硬结，以后逐渐软化，形成脓肿，轻压局部有波动感。极少数严重者可出现注射侧淋巴管炎、淋巴结炎或蜂窝组织炎。化脓感染的初期局部有红、肿、热、痛表现，此时不宜做热敷，一般先观察不处理，如局部红肿明显可用湿毛巾冷敷。伴有全身症状者可给抗生素治疗（肌注青霉素或口服增效联磺片）。局部脓肿形成后，如无破溃，禁忌切开排脓，可用消毒注射器反复抽脓，一般均可痊愈。如脓肿已破溃或发生蔓延感染，则需外科清创处理，

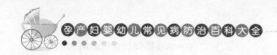
局部也可加用抗生素治疗。需要注意的是，使用药物应在医生指导下进行。

4. 无菌性脓肿

无菌性脓肿是指非注射污染造成的化脓感染，多发生于注射吸附剂疫苗后（如百白破三联疫苗、百白破二联疫苗、乙型脑炎疫苗等），是由于注射部位不正确，或注射过浅，或注射剂量过大，或使用疫苗前未充分摇匀等因素所致。

无菌性脓肿一般在注射1周左右局部出现硬结，可有肿胀、疼痛，但炎症反应不剧烈。持续2～3周后局部硬肿可以液化变软，表面轻压有波动感。轻者可自原注射针孔流出略带淡黄色的稀薄脓液，较重者可形成脓疡并破溃。

无菌性脓肿一般不需要抗菌治疗，多数可于脓肿形成后用无菌注射器抽脓，切忌切开排脓。少数严重者脓肿有破溃，或发生潜行性脓肿伴有间隔空腔，则需要切开引流，必要时需外科清创处理。如有继发感染应加抗生素治疗，酌情给予口服或外用抗生素。

三联疫苗为什么要接种3次

三联疫苗即"百白破疫苗"，它可以预防百日咳、白喉、破伤风3种病。宝宝在满3个月时，应注射三联疫苗第一针，满4个月时注射第二针，满5个月时注射第三针，此三针为基础免疫，待1.5～2

岁之间再加强一次。在宝宝满3个月和4个月时，可以同时服脊髓灰质炎减毒活疫苗和注射三联疫苗，不会彼此受影响。

三联疫苗为什么要接种3次呢？因为此疫苗为多联死菌内加类毒素制品，进入机体后产生免疫力慢，使抗原隔一段时间间歇进入机体，能够不断刺激机体的免疫活性细胞，使机体达到有效的免疫水平。一般第一次接种仅能起到动员抗体产生的作用，第二次接种后产生的抗体保护水平低，第三次接种才能获得满意的抗体效果。三联疫苗对百日咳的有效免疫力只维持1～2年，所以第二年（18个月左右）必须对三联疫苗加强一次，才能使抗体维持较长时间。

宝宝注射三联疫苗后，有的会出现低热。一般在注射后数小时开始发热，多在48小时内恢复正常。发热期间可有倦怠、烦躁不安等表现，让宝宝多喝水，多休息，无须特殊处理。但如果高热或发热时间太长，则需就医，看看宝宝有否患其他疾病。接种12～24小时后注射局部可能会出现红肿、疼痛、发痒，个别宝宝在注射同侧的腋下淋巴结肿大。有的宝宝局部硬结肿块约1～2个月才消退，一般不需处理。如果注射过浅或使用疫苗前未充分揉匀等原因，可能会形成无菌性脓肿，先有局部红肿、疼痛，有硬结肿块，一般经10天左右局部软化，表皮变成暗紫色，按之有波动感。处理办法主要是做好护理，防止细菌感染，用毛巾热敷以促进吸收，一般十几天痊愈。如果脓肿较大可用注射器抽脓，切勿切开排脓，除非脓肿破裂才需切开排脓。

Hib 疫苗如何接种

B 型流感嗜血杆菌（Hib）可以引起小儿脑膜炎、肺炎、败血症、关节炎等。在我国，58.1% 的 Hib 脑膜炎发生于 1 岁以内的宝宝，因此宝宝自 2 个月起就可以注射 Hib 疫苗，初种 3 针，间隔 1～2 个月，在 1 岁半时再加强 1 针。此疫苗系进口产品，全名为"ACT－Hib 安尔宝 B 型流感嗜血杆菌结合疫苗"，目前尚未列入我国的计划免疫内。如果宝宝在 6 个月以前未接种，那么 6～12 个月的宝宝初种只需 2 次（间隔 1～2 个月），1 岁半时加强一次。如果宝宝已超过 1 岁尚未接种，那么，1～5 岁的宝宝只需接种一针即可。

在宝宝发热和急性感染时，要推迟接种疫苗的时间，此种疫苗接种后无明显的不良反应。

要按时复种疫苗

人类将引起某些疾病的细菌或病毒，制成毒性低的菌苗（疫苗），再通过注射或口服的方法把它送入人体，使人体内产生抗体，以预防某些疾病的发生，达到控制和消灭各种传染病的目的。

一般情况下，接种疫苗后体内产生抗体需经 1～4 周的时间，而这种抗体只能在人体内维持一定的时间（如乙脑疫苗有效期只有 1 年，麻疹减毒活疫苗有效期达 4～6 年），而这种抗体过了有效期之后会逐渐减少，抵抗某种疾病的能力也会逐渐降低，其结果就会有患该种病的可能。因此，必须按规定的期限进行复种或加强接种，这样才能保持人体的抵抗力。

由于婴儿体内抗体的多少与抵抗疾病的能力有关，当抗体不足时，就不能抵抗疾病的发生，即达不到预防的目的。有的疫苗在注射第一针后就是这种情况，如白百破三联疫苗在基础注射时必须连续注射两针（每隔一个月注射一次）才能有效，只有按照规定连续注射，才会产生足够的抗体，才能防止疾病的发生。

预防接种后就不得病吗

从理论上讲，接种过某种疫苗后身体里会产生相应的抗体，即对某种病有了抵抗力，再接触该种病原体时，就不再患这种病了。例如，注射麻疹疫苗后的宝宝再接触麻疹病人时，就可以不受麻疹病毒的感染，而不患麻疹。但必须知道，通过预防接种所获得的抵抗力是相对的，而不是绝对的，也就是说，绝大部分人接种了某种疫苗后，可以不再患该种传染病，而少数人还可能患该种传染病，其原因有以下几个方面：

1. 在接种疫苗时，宝宝已接触过该种传染病的病人，而正处于这种传染病的潜伏期内，接种疫苗后，还未产生免疫力时，这种传染病的症状就出现了。

2. 接种疫苗时间过早。按照儿童预防接种程序，麻疹疫苗接种时间在宝宝出生后满 8 个月时接种，若过早接种，宝宝体内大多不能产生有效的免疫力，或与宝宝体内由母亲转给的尚未完全消失的麻疹抗体中和，使疫苗失效。

3. 疫苗保存方法不正确。预防接种用的疫苗，保存的要求是很严格的，假如保存方法不好导致疫苗失效，则接种后就达不到预期的效果，接种了这种疫苗的宝宝仍有患该种传染病的可能。

4. 未按时做加强免疫。各种疫苗接种后，在体内所产生的抵抗力可保持半年到 5 年不等。为了解决免疫力下降的问题，延长免疫作用时间，在基础免疫后，经过一定时间，需要再注射相同的疫苗进行加强免疫，以巩固免疫效果。假如没有按照免疫接种程序进行加强免疫，宝宝仍可能患该种传染病。

5. 疫苗使用不恰当。如脊髓灰质炎减毒活疫苗，只能用凉开水口服，若用热开水化开后口服就无效了，不能预防小儿麻痹症的发生。

6. 任何一种疫苗接种以后，都不会使接种的人群百分之百地产生免疫力，极个别的宝宝接种后如不产生免疫力则仍会患此病。

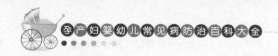 **预防接种期间可以使用抗生素吗**

目前使用的预防接种疫苗一般都是减毒活疫苗和细菌病毒的灭活死疫苗，从理论上讲，抗生素对病毒性疫苗或细菌死疫苗都影响不大，也就是说可以同时使用抗生素。因为一般的病毒疫苗特别是一些半抗原疫苗，对抗生素是没有反应的。

但从另一角度看，疫苗作为外来的抗原，接种后机体要产生相应的免疫反应，才能达到预防疾病的目的。而抗生素是杀菌剂，对机体的免疫反应有一定的影响。由于目前对一些疫苗的来源以及抗生素的抗菌谱不十分清楚，因此，在预防接种期间应尽量避免使用抗生素，特别是对活疫苗，因为有些抗生素会影响整个免疫过程，使预防接种失败。因此，如果在预防接种期间有必须使用抗生素的病症时，最好推迟预防接种 1~2 周为宜。

患过某种传染病后还接种相关疫苗吗

患过某种传染病后，还要不要注射相关的疫苗，这要根据传染病的种类而定。有些传染病病愈后，人体能获得较长久较稳固的免疫力，即所谓终生免疫。这是由于引起发病的病原体较稳定、不易产生变异且没有类型的区别，所以患过这类传染病后不需再注射相应的疫苗，如天花、麻疹、白喉、伤寒等。有些传染病的病原体每年都有变异，且同一种病原又有不同类型、各型之间缺乏交叉免疫，患过这些传染病后，还有再次得此种传染病的可能，例如流行性感冒、流行性脑脊髓膜炎及小儿麻痹等，因此患过这些病还要进行相关疫苗的预防接种。

先天性心脏病患儿能否进行预防接种

先天性心脏病主要是由于胎儿时期心脏发育的障碍所引起的心脏结构异常。不同种类先天性心脏病的发病数因年龄而有显著差异。最常见的先天性心脏病为心房或心室间隔缺损、动脉导管未闭、主动脉狭窄等，并且在这些先天性心脏病中，大多数临床表现症状较轻，甚至有许多是在体检中偶然发现的。对这类先天性心脏病病人预防接种不仅可行，

而且较常人更为必要。因为先天性心脏病的儿童体质差，较正常儿童更容易患传染病，更需要保护。所以轻型心脏病应进行正常的预防接种。

严重的先天性心脏病如法鲁氏四联症、大血管异位、单心房或单心室等，多伴有青紫和较严重的临床症状，这些儿童不宜进行预防接种。由于心脏的严重病变，使得患儿经不起任何疾病刺激。预防接种相当于一次"轻型传染病"，可导致心衰发生或加重先天性心脏病的临床症状。

对先天性心脏病的预防接种问题不能一概而论。有些先天性心脏病尽管不属于严重的心脏结构异常（如心房或心室间隔缺损），但临床症状较明显，如伴有青紫或因其他疾病引起反复心衰，则暂时也不应考虑预防接种。这需要医生严格把关，做到因人因病而异，既要掌握好禁忌症，又要考虑到"体弱儿"的保护。

1岁内宝宝的健康检查要点

定期进行健康检查是让宝宝健康、快乐成长的基石，1岁内宝宝理想的健康检查应有6次，分别是：满月，2～3个月，4～5个月，6～7个月，9～10个月，1岁。

那么，宝宝健康检查的项目包括哪

些呢？主要包括以下几个方面：体重、身长、胸围，皮肤，眼睛，耳朵，口咽喉，头部，胸部，心音，腹部，四肢，外生殖器，神经肌肉反射，髋关节运动，牙齿。

父母可通过此类常规儿童保健检查和监测，更深入地了解宝宝的成长发育情况，如能早期发现异常或发育迟缓现象，即可早期矫治，避免影响宝宝的终身健康。

怎样给婴儿测体温

父母都知道发烧对宝宝不好，那么究竟多少度算发烧，体温又该如何测量呢？正常婴儿的腋下体温为 36℃ ~ 37℃，体温的高低又与许多因素有关，如哭闹、进食、活动、室温过高、衣着过多等都会使体温升高，但通常不超过 37.5℃。尤其是初生婴儿和早产儿，保暖不好，就可能出现体温不升。

测体温的部位有 3 处：腋窝、口腔和肛门。测体温的表有两种：一种是口表，水银球细长；另一种是肛表，水银球略粗，以上两种均可测腋下温度。现在很少用口表测婴儿的体温，因为易传染某些疾病或婴儿咬碎后发生意外。

测体温前，要先把体温表里的水银柱甩到刻度 35℃ 以下。测腋下体温前，应擦去腋窝的汗，然后将体温表水银柱

一端放在腋窝中间夹紧。父母将婴儿的胳膊扶好，不要乱动，5 分钟后取出读数。如测肛门温度时，应在体温表水银柱端涂以润滑油，如凡士林、食用植物油均可，然后缓缓插入肛门约 3 ~ 5 厘米深，3 分钟后取出读数。注意测肛温应取侧卧位，扶住婴儿，以免体温表折断滑入肛门内。

读数时，应横持体温表，水平转动体温表，看到白色不透明的底色时，即可清晰地显示出暗色水银柱线。体温表用完后，应用酒精棉签擦净备用。

肚脐不干怎么办

宝宝满月了，脐带也已脱落了多日，可脐窝总有些发红，且总是湿漉漉的，这在医学上叫"脐茸"。若脐窝有脓性分泌物，还有窦道，叫"脐窦"。出现以上两种情况都应该到医院外科就诊，由专科医生来治疗。一般脐茸用 5% ~ 10% 硝酸银灼烧即可治愈。脐窦则首先需要局部抗炎处理，然后和脐茸一样，需要到医院根据情况进一步治疗。

为什么半岁后的宝宝易患病

刚刚出生的宝宝体内有经胎盘传递来的母体的抗体，因而患感染性疾病较少。半岁以后，从母体那里得到的免疫

抗体快用完了，此时，宝宝体内的免疫系统发育还不成熟，自身产生的抗体不足，同时，宝宝外出又多起来，感染病原体的机会也就增加了。因此，一旦病原体进入宝宝体内，就易引起宝宝患病。其中感冒病原体可谓数量最多，只要进入宝宝体内，就会引起发烧，无论怎样吃药，3～4天内热度总是下不去，此时宝宝食欲、精神都可能是正常的。在这次发烧以后，宝宝就更容易感冒了，这种情况有些宝宝要持续到2～3岁，有的甚至持续到5～6岁，医学上通常称宝宝"进入易感染期阶段"。

父母应正确对待宝宝的易感染期。首先，让宝宝常吃营养均衡的饮食，特别要保证蛋白质、脂肪、碳水化合物、蔬菜和水果合理的摄入量，使机体获得充足的营养；进行适当的体育锻炼，特别要保证户外活动时间，每天至少2个小时以上；养成良好的卫生习惯，并注意天气和季节的变化，适时添减衣服。其次，在流感或传染病流行期间，尽量不带宝宝去公共场所，以减少受感染的机会；按照免疫程序，定时进行预防接种。

如何早期发现宝宝有病

婴幼儿生病很难早期发现，因为他们不像大宝宝那样会诉说自己的病状，只有靠父母细心的观察来发现异常。如果宝宝的饮食、睡眠、大小便和精神情绪突然发生变化，则应怀疑他是否生病了。可从以下几个方面来观察：

1. 食欲不振、不愿吃东西。宝宝吃奶不好，有时伴有呕吐，呕吐剧烈者甚至进食、进水均困难。

2. 大便次数增加，带有不消化食物并有酸味、泡沫，或有脓血便。

3. 发烧，可能体温稍高，大约37.5℃～38.5℃，手心发热；也许24小时高烧不退，并有感冒、呕吐或腹泻症状；发热3天以上而不退烧也常会见到，应请医生诊治发烧的原因。

4. 睡眠不安，易惊醒、烦躁，严重者入睡后不易被叫醒。

5. 鼻塞、流涕，严重者气喘、口周发青。

6. 啼哭，无病啼哭多表示饥饿、寒冷、尿湿等，只要这些问题解决了，可停止啼哭。而有病啼哭，不论父母用什么方式逗引都效果不大。

7. 抽风，颈部僵硬。

8. 疼痛又不愿别人触摸痛处。

9. 皮肤出现暗红色或紫红色的斑点状疹。

婴幼儿病情变化极快，发现异常，无论病情轻重均应及早请医生诊治。

如何防治营养不良

营养不良是婴幼儿的常见疾病，是

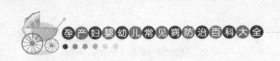

当今世界上危害婴幼儿健康的主要疾病之一。该病大多是由于喂养不当、蛋白质摄入不足所造成的，通常表现为体重不增或减轻、皮下脂肪减少、消瘦、皮肤松弛并失去弹性、毛发干枯无光泽、面色发黄、食欲不振、抵抗力低、极易患病，总之是身体得不到足够营养的表现。现在，随着保健工作的广泛开展，人民生活水平的极大提高，重视计划生育及优生优育，重度营养不良已很少见到，但轻度营养不良仍有发生，这主要是由于父母缺乏营养方面的知识造成的。另外，因为婴幼儿患有某些疾病（如消化道先天畸形、慢性腹泻、败血症等）后，也可以导致营养不良。

预防营养不良首先要做到婴幼儿的合理喂养。父母要学习科学的营养知识，掌握科学的育儿方法，如合理安排婴幼儿的饮食，烹调中注意饭菜的色、香、味，以提高宝宝的食欲。保证各种营养素的充分摄入，杜绝和纠正偏食和挑食，合理吃零食等。父母对婴幼儿喂养忌"填鸭式"，有的父母认为只要宝宝爱吃，只要这种食物有营养，就应尽量满足他，致使胃肠道消化不了所摄入的过量食物，造成消化不良伤了脾胃。其次，要合理安排婴幼儿的生活起居，注意养成良好的睡眠习惯、饮食习惯、排便习惯及清洁卫生习惯，使宝宝苗壮成长。最后，必须预防各种传染病，医治婴幼儿慢性

病、先天畸形等。

一旦发现婴幼儿营养不良，首先要找到致病的原因，如喂养不当者，应在营养专家的指导下逐渐改善喂养方法；如果膳食结构不合理应调整饮食，切忌操之过急，因为婴幼儿的消化能力要适应添加的营养食品得有一个过程；如果因某些疾病所致，要积极治疗原发病。其次，要在医生指导下，配合适当的营养剂及药物治疗，中医的手法按摩、捏积治疗都有很好的效果。

普通感冒的症状及对症处理方法

普通感冒是儿童最容易患的呼吸道疾病之一，一年四季均可发病，以冬、春季发病率最高。特别是1岁以内的婴儿，由于呼吸系统和免疫系统尚未发育成熟，更容易感冒。90%的感冒是由病毒引起的，主要侵犯鼻、咽、扁桃体及喉部而引起炎症。感冒后机体抵抗力下降，一些细菌如链球菌、肺炎球菌、流感杆菌等，会乘机侵入，继发细菌感染。感染还可能向下呼吸道及邻近器官蔓延，引起气管炎、肺炎、中耳炎、鼻窦炎等病症，甚至会通过血循环向全身扩散，引起败血症及各种化脓性疾病。

由于宝宝年龄、体质强弱和感染的病原体不同，病情的轻重缓急程度也有所不同：病情较轻的患儿出现流水样鼻

涕、打喷嚏、鼻子不通气、轻微咳嗽等症状；一些年龄较小的患儿会因鼻子不通气而张口呼吸、拒奶，嗓子发出呼噜声，特别是在吃奶时；同时伴轻微咳嗽，有时伴发热，体温可达38℃～39℃，少数可引起高热，甚至抽风。一般3～4天内即可自愈，重症感冒引起的高热则会持续1周。

普通感冒大部分由病毒引起，只有少数是细菌性感染，所以服用抗生素没有什么效果。目前尚无直接制伏病毒的药物，治疗上通常采取充分休息、对症治疗、预防并发症等中西医结合的方法，同时积极调动患儿自身的防御机能，产生对抗病毒的抗体。可以在医生指导下服用一些中药，前提是父母要分清是风寒感冒还是风热感冒。风寒感冒可服用小儿感冒冲剂、午时茶、柴防冲剂等药物；风热感冒可服用小儿清热解毒口服液、板蓝根冲剂等药物。

医学上认为，小儿腋下体温持续在37.5℃～38℃为低热，持续在38.1℃～39℃为中度发热，持续在39.1℃～41℃为高热，持续41℃以上为超高热。有的父母一看到宝宝发热，就急不可待地马上给其服用退热药，希望体温马上降下来。其实，体温在37.5℃～39℃时对小儿没有太大损害，不会引起体内环境的紊乱，大多通过休息、饮水等措施就可能会缓解，不一定非马上用退热药。如

果在未搞清楚病因、炎症未得到控制的情况下盲目使用退烧药，急匆匆把体温压下去，反而会掩盖病情，不利于医生正确诊断和治疗。

如果宝宝有发热症状，可以先通过物理方法使体温降下来：将小毛巾放在35%的酒精溶液里浸透，取出后拧成半干。先从患儿的额头开始，然后从双颈侧沿上臂外侧一直擦至手背，再从腋窝沿上臂内侧擦至手掌。下肢擦浴从髋骨开始，沿着大腿外侧一直擦至脚背，再从腹股沟沿着大腿内侧擦到脚心，最后从腰窝、后膝窝擦到脚跟。每次擦完后用大毛巾擦干患儿的皮肤，立刻用被子、毯子等物为宝宝盖上。也可用温水擦浴，用30℃左右的温水毛巾擦遍患儿的周身，每1～2分钟将毛巾重新浸一次水，毛巾在腋窝、大腿根等处停留的时间要长一些，以促进热量的散发。

禁止为患儿做胸腹、颈后、脚底等

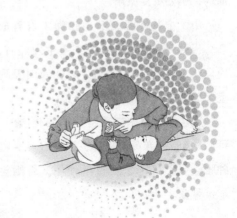

部位的擦浴，这样容易引起末梢血管收缩，反而影响散热。操作时要避免患儿身体暴露过多，这样容易使患儿受凉，加重病情。

擦浴开始和结束后要注意测量体温，以观察降温效果。在降温过程中还要密切注意宝宝的一般状态，如果宝宝感到太凉不能忍受，可暂停几分钟再进行。

如果物理降温效果不好，宝宝的体温超过了 38.5℃，可服用小儿退热药（新生儿禁用，3 个月以内慎用），如百服宁、美林（6 个月以上适用）等。有抽风病史的宝宝应及早服用退热药物（38℃以上），必要时每 4~6 小时服用 1 次，以免引起惊厥。退热药最好在饭后服用，以减少对宝宝胃肠道的刺激。服用退热药后要给宝宝多喝温水，30 分钟~1 小时应该再测量一次体温。如果宝宝出现体温骤降、大量出汗、软弱无力等虚脱现象应予保暖。有些感冒药中含有解热镇痛药，不要重复服用。

由于小儿体温调节中枢尚未发育成熟，当第一次测量体温发现宝宝发热时，应该在 20 分钟后再测量，以便及时发现宝宝的体温是否在骤然上升。

宝宝感冒鼻塞严重甚至影响呼吸时，可用 0.5% 的麻黄素滴鼻，以减轻鼻黏膜肿胀，但不可频繁或过量使用，否则会加重鼻塞。

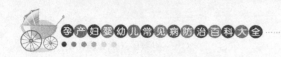 如何护理感冒患儿

感冒护理很重要，护理得当可缩短痊愈的时间。

发热是感冒的常见症状，是身体对外来的细菌、病毒侵入的一种警告，是人体一种天生的自我保护功能。宝宝发热时父母不必惊慌，可依下列方法作初步处理：

发热时患儿最好卧床休息，居室内经常通风换气，但不要有对流风，室温宜保持在 20℃~22℃，湿度宜保持在 60%~65%。

必须给宝宝补充足够的水分，包括开水、果汁、运动饮料、水果等，最好是多喝温开水。因为体液、尿液、汗液都是降温的必要途径，各种降温药也就是利用排出体液来达到降温的目的，而且用降温药之前也必须有足够的入水量做前提，打点滴就是一种被动的输入水分的方法。依不同体重而调整，一般而言 10 千克者至少一天应摄入 1000 毫升水，20 千克者则至少应摄入 1500 毫升水。若天气闷热导致多汗，应再增加摄取量。

发热可以简单地分为寒战期和退热期。寒战期表现为四肢冰冷、发抖，应该予以保暖，如增加衣被、四肢热敷、温开水摄入等，如果在寒战期有头疼出

现，可先使用冰枕减缓不适感。退热期表现为四肢温暖、流汗，可减少被盖，穿宽松衣物，保持室内空气流通，室温宜保持在24℃～26℃（夏季热时室温可再下降），使用冰枕及擦澡。使用冰枕5～10分钟需注意四肢是否温热，若冰冷则需再保暖，暂停用冰枕，小于3个月的宝宝建议用水枕，不用冰枕。退热期可洗温水澡（水温36℃～37℃，泡20～30分钟），使皮肤微血管扩张及由水蒸气而达到散热的目的。

有些父母一见到宝宝发热就给他盖上厚厚的被子，捂得严严实实的，以期通过发汗退热。但捂得过于严实，不但不容易使身体散热，反而使体温生得更高，还有可能因出汗过多而造成身体失去大量水分，使宝宝发生虚脱。正确做法是发热时不要穿得太多，卧床时应脱去外衣，只穿内衣即可，盖得被子比平时厚一些，但不要太多。当宝宝出汗退热时，应该适当减少一些被褥。

宝宝发热时消化液分泌减少，消化功能减弱，食欲较差，可以将进食时间调至体温退下的时候，吃一些清淡易消化的饮食，如米粥、面条、鸡蛋羹等，吃奶的宝宝可将奶量减少1/3。服用退热药后，特别要注意多饮水。

发热期忌多吃鸡蛋，因为鸡蛋内的蛋白质在体内分解后会产生一定的额外热量，使机体热量增高，加剧发热症状，延长发热时间，增加宝宝的痛苦。忌喝豆浆，喝豆浆会影响药物的分解、吸收，降低药物的疗效，而且豆浆中的蛋白质含量比牛奶还高，所以在身体比较脆弱时会导致身体难以吸收。忌多喝冷饮，如果是不洁食物引起的细菌性痢疾等传染病导致的发热，胃肠道功能下降，多喝冷饮会加重病情，甚至使病情恶化而危及生命。忌多食蜂蜜，蜂蜜是益气补中的补品，如果多服食蜂蜜会使宝宝内热得不到很好的清理、消除，容易并发其他病症。1岁以内的宝宝食用蜂蜜会导致肉毒杆菌毒素中毒。忌强迫进食，有些父母认为发热消耗营养，于是强迫宝宝进食，其实这种做法适得其反，不仅不能促进宝宝的食欲，还会倒胃口，甚至引起呕吐、腹泻等，使病情加重。

风寒感冒导致的发热表现为手脚冷、舌苔白、面色苍白、小便颜色清淡。父母可用生姜红糖水为之祛寒：3～4片姜，半碗水，红糖适量，把姜放入半碗水内，加适量红糖，1日2次，2天即可痊愈。如果在水里再加两三段1寸长的葱白，更有利于宝宝发汗。同样原理的还有红糖姜水冲鸡蛋（北方）、淡豆豉葱白煲豆腐（南方）。

宝宝发热如果出现咽喉肿痛、舌苔黄、小便黄而气味重，说明内热较重，这时不能喝姜糖水，而应喝大量温开水，也可在水中加少量的盐；或者白茅根与

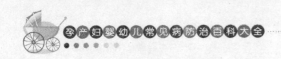

芦根各10克、冰糖适量同煮水给宝宝喝。

多饮水，多排尿，益于发汗散热。多吃蔬菜、水果，保证大便通畅。如大便燥结、高热不退，可用清热解毒通里攻下的中药或用适量开塞露注入肛门，协助通便，有助于退热和病情的缓解。

流清鼻涕会刺激上唇皮肤，久之会出现两条又红又痛的"沟"。可用温热毛巾在患处敷一会儿，然后涂以红霉素眼膏等。患儿睡觉时可将背部稍抬高，呈半卧位，以减少气管分泌物对咽部的刺激，减少咳嗽。患儿要尽量隔离，以免引起并发症。

虽然感冒是儿童常见疾病，但有时也会引发多种并发症。因此，特别提醒父母，如果宝宝感冒后发热不退，或症状加重，或突然烦躁不安，一定要及时到医院进行诊治，切不可自己随便买药在家服用，更不要随便使用抗生素，以免贻误宝宝的病情。

如何预防感冒

预防感冒最有效的方法是提高宝宝自身的免疫力。

1. 坚持母乳喂养

大量的临床研究发现，母乳中丰富的免疫球蛋白A可增强呼吸道的免疫力，降低发生感冒的概率。因此，为了宝宝的健康，应尽可能地进行母乳喂养。

2. 及时添加辅食

按月龄及时添加辅食，1岁以后注意饮食上的营养均衡，避免形成挑食、偏食的不良习惯，以防发生营养不良、贫血、缺钙、缺锌等降低呼吸道抵抗力的疾病。

3. 坚持进行户外锻炼

平时应多带宝宝进行户外活动，锻炼身体，还要多晒太阳，室内要经常开窗通风，保持空气新鲜，提高宝宝对外界环境变化的适应性、耐寒力及对致病菌的抵抗力。

4. 及时给宝宝增减衣服

平时不要给宝宝穿得过多，气候变化时要及时帮宝宝增减衣服，既不能让宝宝受凉受冻，又不能捂得满头大汗。

5. 尽量少带宝宝去人多拥挤的地方

尽量少带宝宝去公共场所，特别要避免宝宝与感冒患者接触。如果家里其他人感冒了暂时不要和宝宝接触，以减少宝宝患病的机会。

如何防治急性上呼吸道感染

上呼吸道感染简称"上感"，主要指鼻、咽部等上呼吸道黏膜的急性炎症，包括鼻咽炎、鼻炎、咽炎、喉炎、扁桃体炎、鼻窦炎等。当多个部位同时受累发炎，则统称"上感"，是婴幼儿的常见病、多发病。婴儿6个月以后从母体获得的抗体明显减少，而自身产生的又不足，因此患"上感"的机会开始增加，一年四季均可发病，但以冬季和晚秋、早春季节多见。引起"上感"的病原体很多，其中90%以上的"上感"由病毒引起，已知病毒达150种以上；另一部分由细菌引起，而支原体、衣原体等引起的"上感"也常引起小流行。预防"上感"的措施包括如下几个方面：

1. 加强身体锻炼，增加户外活动，增强机体抗病能力。

2. 讲究卫生，合理护理，根据天气变化适当增减衣服；居室要定期通风换气，室温勿过高或过低，并保持一定湿度。

3. 在寒冬季节，尽可能不带宝宝去公共场所，以防交叉感染。

4. 家中有"上感"病人，应尽量与宝宝隔离，如无条件还与之接触者，患者应戴口罩，家中通风，保持室内空气清新。

5. 应用疫苗预防，从鼻腔内喷入或滴入的减毒病毒疫苗，可以预防或减轻"上感"病症。

6. 室内定期用醋熏蒸，在疾病流行期可用0.5%病毒唑滴鼻或用贯众、板蓝根、双花、菊花等煎服或代茶饮。

急性"上感"本身预后多良好，但若治疗不及时，患儿体质弱，也可引起许多并发症，特别是婴幼儿期更为多见。

如当感染蔓延到邻近器官可引起中耳炎、咽后壁脓肿、支气管炎、肺炎；感染通过血循环播散引起败血症、脓胸、脑膜炎；感染的毒素及变态反应，可发生风湿热、心肌炎、肾炎。因此，尽管"上感"不是一个严重的疾病，但却是百病之源，应积极治疗，并做好"上感"患儿的精心护理。

急性上呼吸道感染的家庭护理方法

婴幼儿"上感"有90%是由病毒引起的，因此遇到婴幼儿感冒有发烧咳嗽时，不要一上来就服用抗生素，应该以清热解毒、止咳化痰的中药为主。如果合并了细菌感染，比如细菌性肺炎，可以在医生指导下服用抗生素。退热药一般需要每隔4小时才能喂一次，而且低烧或中度发烧可以不服退烧药，高热时（38.5℃以上）再服。如果服药后发烧不退，又没到4个小时，可以采取物理降温的方法退烧，比如用冷毛巾冷敷颈部两侧、大腿根部、双腋窝部，或洗温热水澡（注意千万别着凉）、头枕凉水袋等。

休息和营养对疾病的恢复非常重要，俗话说"三分治七分养"，要让婴幼儿多喝水、多休息，即使有些宝宝的病情不太重，父母也不要满足宝宝的要求带他去买玩具、逛公园，这样会使病情加重。一定要让宝宝多喝水，用以补充发烧消耗的体液，促进毒素的排出、稀释病液等。饮食以流食、半流食为好，如果宝宝用奶瓶吞易呛咳，可以改用勺喂。如果食欲不好或呕吐，可以适当增加吃奶次数，每次量少一些。菜汁和蔬菜水不要减少，因其中包含维生素和矿物质，对疾病的恢复是有好处的。

要使宝宝休息好，所处的环境应该安静、舒适，尤其注意保持室内通风、空气清新。冬季房间内有暖气，不能太热太干燥，一定要定时开窗通风，上、下午各1次，每次15分钟左右。另外，家人绝对不能在室内吸烟。

呼吸道感染时，鼻腔、气管分泌物很多，会造成呼吸不畅。鼻孔内如果干痂太多，可以用棉签蘸凉开水，将其湿润后轻轻掏出来。如果宝宝有俯卧睡眠习惯，此时应保持侧卧，以免引起呼吸困难。在护理宝宝的过程中，多注意观察他的精神、面色、呼吸次数、体温的变化，如果宝宝有高热惊厥史，体温在38℃多时就要服用退烧药，以免达到高热时引起抽风。

如何鉴别急性上呼吸道感染

急性上呼吸道感染（"上感"）是婴幼儿的常见多发病，主要症状是发烧、流涕、打喷嚏、咳嗽，还可伴有腹疼、腹泻、呕吐等消化道的症状。有一些其他病也表现出上述的症状，所以应该仔细鉴别。

1. 某些出皮疹的传染病：麻疹、风疹、幼儿急疹、水痘等，在开始发病时也是一些感冒的症状，但经过1～3天会有皮疹出现。所以宝宝患了"感冒"，要注意看看身上有没有皮疹，及时找医生诊治。

2. 流感：是由流感病毒引起的，其实它也是一种"上感"，但有明显的流行趋势，常常是同室、同班很多人相继发病，咳嗽流涕的症状不一定很重，但全身症状明显，如高烧、全身酸疼、头疼都很厉害。

3. 消化道疾病：因为宝宝感冒常出现腹疼、腹泻、呕吐等消化道症状，有时被误认为是患了肠炎。但宝宝肠炎的呕吐腹泻比感冒的腹泻重得多，常会出现脱水，而且多数没有流涕咳嗽等感冒症状。秋季腹泻有"上感"症状，但它特殊的发病季节（秋、冬季）、水样大便和很快出现脱水的症状与"上感"完全不同。

4. 过敏性鼻炎：有些宝宝一遇到冷空气或其他一些原因就连续打喷嚏、流清鼻涕，没有发烧、咽疼、咳嗽等不适，尤其对过敏体质的宝宝，要去医院诊断一下是否患过敏性鼻炎，不要一直误认为感冒了，而两者的治疗方法是不同的。

5. 支气管炎和肺炎：它们是下呼吸

道感染，比上呼吸道感染重得多。如果"上感"治疗护理不当，感染向下蔓延就会出现支气管炎，进一步成为肺炎。父母可以注意宝宝的呼吸次数，如果呼吸每分钟超过60次（安静状态下），吸气时胸部凹陷很明显，甚至口唇有些发紫，那肺炎的可能性很大，要及时找医生治疗，不要在家按感冒吃药而耽误了诊治。

如何防治百日咳

百日咳是由百日咳杆菌引起，属呼吸道传染病，各年龄期儿童均可得病，典型的症状是阵发性痉挛性咳嗽，表现为成串的、连续十几声至数十声，最后做一次长吸气，并伴有高音调鸡鸣样的声音，称为"回勾"，有时吐出黏痰。进食、气温骤变、尘土吸入、烟熏、情绪激动、周围人员的咳嗽等，均可引起发作，夜间发作次数较白天为多，典型的咳嗽常见于病后第二周开始。3个月内婴儿得百日咳时，往往没有阵发性咳嗽，常表现为阵发性呼吸暂停，出现青紫。百日咳可并发肺炎及脑炎，多数经过治疗，2～3周即可好转，有的迁延较久，但并非百日咳一定要咳到100天。有时小儿得过百日咳后，当有感冒时，可再现百日咳样咳嗽，这并非百日咳复发，而是一种痕迹反应，当感冒痊愈后，此种咳嗽也就消失。如无合并症，患儿不必

住院治疗。室内空气新鲜，减少尘土烟熏，可减少咳嗽。因进食后容易呕吐，应少量多餐，咳嗽呕吐完立即就喂，再次咳吐的可能性小。婴儿百日咳应住院治疗。

1. 呼吸道隔离：从发病开始至40天，或出现痉挛性咳嗽后30天，才可解除隔离。

2. 预防痉挛性咳嗽发作：关心患儿，减少情绪波动，安排有趣活动以转移患儿的注意力。避免灰尘、烟、药物气味等不良刺激，以免引起痉咳。

3. 营养保证：痉挛性咳嗽后常伴呕吐，影响营养物质的摄取。应喂高热量、高维生素、易消化和稠厚食物，在痉咳后进食为宜，吐后补喂，可少量多次，食后少动。

4. 痉咳发作时，让患儿侧卧或坐起，轻拍其背部，促使痰液排出。

5. 保证休息：痉咳一般以夜间为重，往往影响睡眠，保证白天的适当睡眠时间，夜间睡前可服用镇静剂。

先天性喉喘鸣是怎么回事

有些婴儿从出生起就有从喉部发出怪声的毛病，父母为此十分担心。那么，这种病的病因是什么、怎样治疗、是否需要手术呢？

这种病叫做"先天性喉喘鸣"，为新

生儿先天的喉部异常，喉软骨软化者多发生此病。婴儿喉部狭小，吸气时会压迫软骨两侧向后向内蜷曲，与喉头接触，杓会厌皱襞及瘤状软骨均吸入喉部，阻塞喉部入口，发生呼吸困难。喘鸣由杓会厌皱襞震动而发生。轻症婴儿呼吸及吸吮不受影响，无须特殊处理。偶有严重者可导致进食和呼吸困难，或者反复上呼吸道感染。对于此种患儿应精心护理、加强营养，及早正确补充钙剂及维生素 D，并注意预防上呼吸道感染。一般喉部间隙随年龄增大，大多在 2 岁左右症状逐渐消失，恢复正常。

如何应对小儿发热

现代研究认为，发热既是一种疾病的症状，又是机体抗感染的机制之一。发热是小儿最常见的症状，很多疾病都可出现发热的症状，如上呼吸道感染、小儿腹泻、皮疹等。当机体受到外来病原微生物（外致热原）的侵袭，或体内某些物质（内致热原）释放增加时，可产生发热效应，体温调节中枢将体温调定点上移，引起心跳加快、骨骼肌收缩等，使产热增加、末端血管收缩、汗毛孔关闭等，从而导致散热减少、体温上升。

小儿发热可出现四肢厥冷、畏寒、寒战等症状，除了发热的表现外，还有原发病的表现。研究证明，发热时人体内各种免疫功能指标都优于体温正常时，这是机体在紧急动员全身的各种抵抗力量来对抗外来的病原微生物，以调整机体的生理平衡。当然，发热对人体也有害，如高热对患有急性上呼吸道感染的婴儿很不利；极度衰竭或患有严重肺、心血管疾病的小儿由于发热增加了氧耗量和心率，从而使身体受到损害；发热过高还会导致神经系统的损害，5 岁以下儿童尤其是 6 个月～3 岁阶段有发生高热惊厥的危险。

是否给予退热治疗，需要在权衡利（改善患儿的舒适度和行为）弊（药物的副作用）的基础上来决定。世界卫生组织建议，在一般情况下退热治疗应该只用于小儿高热，即肛门温度达 39℃ 或以上者。推荐酯氨酚作为儿童急性上呼吸道感染致发热的首选退热药物，剂量为每次每千克体重 10～15 毫克，口服。由于发热常伴有代谢水平的提高和不显性水分丢失的增加，所以要增加发热小儿的液体摄入量，合理补充水分可帮助稀释呼吸道分泌物，而且还具有祛痰功用。

在预防上，首先要注意原发病的预防，其次要给患儿营养丰富、清淡、易消化的食物，衣着应适当，保持室内通风，环境温度中性，以预防发热的发生。

物理降温的方法

1. 冰水降温。可用毛巾浸泡于冰水或凉水后，稍挤去水分，敷放在前额部。每15分钟换一次，半小时后测体温。

2. 冰袋降温。将冰块砸碎，装入冰袋（也可用热水袋代替），约装半袋，再放少许冷水，排出冰袋中的气后拧紧。擦干袋外水分，再用布包好后置于枕部，要注意冰袋有无漏水情况。如冰融化后体温仍高热，则应倒出冷水，再加冰块。如高热已降，可以不换。冰水袋也可起降温作用。如用冰袋后，小儿发抖、寒战、口唇发绀，应立即去掉冰枕。

3. 酒精擦浴。用95%或70%酒精，加等量温水，将纱布或小毛巾浸泡在酒精稀释液内，稍稍拧干，擦腋窝、手臂内侧、手心，下肢自腹股沟部、腘窝部、脚心，也可擦颈部及背部。为了避免着凉，擦一个肢体时，用大毛巾将其他肢体盖住。在擦浴过程中，要随时注意观察患儿情况，如有寒战、皮肤发花、呼吸不正常，应停止进行。酒精擦治半小时后测体温。

6个多月的小儿惊厥是怎么回事

6个多月的小儿惊厥（俗称"抽风"）最常见的原因是维生素D缺乏性手足搐搦症，此症在婴儿时期发病，其中3～6个月发病的比例几乎占了2/3。人的血钙需要维持在一定的浓度，如果血钙低于7毫克/分升，神经肌肉兴奋性增强，就会出现惊厥。婴儿处于生长发育最快的阶段，需要的钙质相对较多，如果饮食中缺乏钙，而维生素D的缺乏致使钙吸收得少，就很容易因低钙发生惊厥。尤其在早春时期发病率最高，因为深秋、冬季出生的婴儿可能一个冬天都不出门，已有明显的维生素D缺乏，春天被抱出来晒太阳时，阳光中的紫外线使婴儿皮肤内的F－脱氢胆固醇大量生成维生素D，从而大量的血钙沉积于骨骼中，机体来不及调整，使血钙突然降至8毫克/分升以下而出现惊厥。这种惊厥一日发作多次，每次只持续几秒钟至几分钟，有时发作不是全身惊厥，只是眼肌、面肌或手指足趾的细微颤动，不发作时精神和饮食正常，也不发烧。出现手足搐搦症要去医院诊治，适量补充钙质和维生素D便会很快治愈，不留后遗症。

6个多月的小儿惊厥还可能是高热惊厥，因为此症发病年龄在6个月～3岁。一般多发生在感冒初起突然高热时，发烧好几天才出现的惊厥多考虑其他病因，比如化脑、中毒性脑病等，当然这些病都很重，有它特殊的临床表现。

婴儿痉挛症起病的年龄也很小，多为3～7个月，发作时手足及头突然前倾，

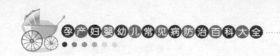

常伴有哭叫，每次发作只有 1～2 秒钟，每天可以发作很频繁，婴儿也不发烧。这种病属于癫痫病的一种，病因尚不十分清楚，预后不好，婴儿智力明显落后，但是此病比较少见。

维生素 B_6 的缺乏也会引起婴儿抽风，现在因为很注意婴儿的合理喂养，因此很少见到。

高热惊厥的家庭处理方法

婴幼儿因高热而惊厥是常见的急症之一，通常有两种情况：一种是中枢神经系统的急性传染病，如脑膜炎、脑炎等，婴幼儿发烧抽风后，神志不清或昏迷；另一种是上呼吸道感染时，因高热引起婴幼儿惊厥，它不是脑子发炎，而是由于婴幼儿大脑皮层下中枢神经的兴奋性比较高，而皮层的发育还不成熟，当遇到很强的刺激（如体温骤然升高），大脑皮层对皮层下就不能很好控制，引起神经细胞暂时性功能紊乱，出现惊厥。婴幼儿脑子本身没病，医学上称"高热惊厥"，多见于 6 个月～3 岁的婴幼儿，惊厥持续几秒钟到几分钟，多不超过 10 分钟，发作过后，神志清楚。

婴幼儿高热惊厥发病率较高，因此婴幼儿惊厥时，在准备送医院的同时，应进行家庭急救：

1. 家人首先要保持镇静，切勿惊慌

失措，应迅速将患儿抱到床上，使之平卧，解开衣扣、衣领、裤带，采用物理方法降温。

2. 用手指甲掐人中穴（人中穴位于鼻唇沟上 1/3 与下 2/3 交界处），将患儿头偏向一侧，以免痰液吸入气管引起窒息。用裹布的筷子或小木片塞在患儿的上、下牙之间，以免咬伤舌头并保障通气。

3. 患儿惊厥时，不能喂水、进食，以免误入气管发生窒息与引起肺炎。家庭处理的同时最好先就近求治，在注射镇静及退烧针后，一般惊厥就能停止。切忌去路途远的大医院，使惊厥不能在短期内控制住，会引起患儿脑缺氧，造成脑水肿甚至脑损害，最终影响患儿智力，个别患儿甚至会死亡。

4. 止抽后，应及时去医院就诊，以便明确诊断，避免延误治疗。

夏季热的主要症状及护理要点

夏季热是婴幼儿时期一种特有的疾病，6 个月～3 岁最容易出现，只在炎热的夏季发病，气温越高发病越多。一般集中在 6～8 月发病，秋天气温转凉后即自行消退。有的宝宝会连续几年夏天都发病，但后一年出现的症状会比前一年稍轻些，病程也会短些。

此病的主要症状是：发热持续不退，

常在午后体温升高，最高达40℃；气温越高发热越高，但也有夜热早凉者或早热晚凉者；经常口渴要饮水，而且总是喝不够，每天的饮水量可达3升以上；水喝得多尿也很多，每昼夜排尿可达20多次，尿液清澈无味；头额较热，皮肤干燥灼热，很少出汗或者不出汗；心率加快、烦躁不安，舌质发红，舌苔薄黄。如果在发热期间没有出现其他症状，一般到秋季热退后预后良好。但因病程较长，持续发热不退有可能使患儿的抵抗力下降，容易并发其他疾病，影响身体生长发育。

现代医学认为，小儿夏季热是因为婴幼儿神经系统发育不完善、体温调节功能差所引起，对于具体的病因及发病机理目前尚无定论，故对本病尚无特殊治疗方法，主要是居家护理：

1. 给患儿穿上柔软、宽大的衣服，勤洗澡，勤换衣服和尿布。

2. 利用空调或电风扇降低室内温度，尽可能营造出通风、凉爽的环境，一般室温控制在26℃～28℃，温度不宜过低。

3. 睡觉前给患儿用温水洗浴可以刺激皮肤血管扩张，帮助患儿散热，能够预防夜间体温升高。

4. 要及时给持续发热、口渴的患儿喂水，可以让患儿喝一些淡盐温开水，并适当补充一些B族维生素和维生素C。

5. 如果只是发热而没有其他并发炎症不宜服用抗生素，解热镇痛药也须慎用。

6. 如果体温持续超过38℃，并且伴有惊跳、嗜睡甚至惊厥、昏迷等严重症状时，应该及时到医院诊治。

先天性心脏病的护理和防治

先天性心脏病系胎儿期心血管发育异常所致，种类很多，轻重也不一样，重者可为死胎或出生不久即死亡，轻者可生长发育不受影响，可和健康人一样生存。

造成先天性心脏病的原因很多，有些原因尚不清楚。有关的致病因素有病毒感染、药物影响、X线照射、营养条件、遗传等。特别要注意怀孕最初3个月，应避免上述有害因素，因为心血管的发育在妊娠最初3个月内。

1. 根据心脏改变的轻重，安排合理的生活制度。婴幼儿要避免哭闹，年长儿童避免紧张、激动、忧虑，可进行适宜的体力活动，避免过度劳累，保证足够的睡眠。

2. 饮食要富于营养、易于消化、采取少量多餐，过食会增加心脏负担。

3. 保持大便通畅，每天有大便，避免排便困难，用力过大，会增加心脏负担，必要时用甘油栓或开塞露通便。

4. 预防感染。先天性心脏病患儿易

发生上呼吸道感染、肺炎，如出现咳嗽、发热、呼吸急促，应想到并发呼吸道感染可能。长期发热应注意并发细菌性心内膜炎，应带患儿去医院诊治。一般先天性心脏病患儿可进行预防接种，要按时接种，预防常见传染病。

5. 定期带患儿去医院复查，根据病情需要，按时进行手术治疗。平时要注意有无心功能不全（心力衰竭）的表现。

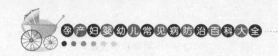

心力衰竭怎么办

心力衰竭即心功能不全，简称"心衰"，是表示心脏收缩功能减退，不能正常地完成全身血液的供给，心脏输出的血量减少，回到心脏的血受阻，心脏内有淤血现象。心力衰竭可分为左心、右心和全心衰竭，左心衰竭时左心室及左心房内的积血增加，以致肺血也淤积，出现咳喘等表现，严重者不能平卧，被迫采用半卧位，以减轻喘憋。右心衰竭时右心室和右心房内积血增多，以致大静脉内淤血，出现下肢浮肿。全心衰竭即具有左、右心衰的表现，各种原因的心脏病病情严重时均可发生心力衰竭，输血过多、急性肾炎、肺炎、休克等也可导致心力衰竭。

根据心衰的轻重程度可分为三度：Ⅰ度心衰——在活动时仅见心跳及呼吸加快；Ⅱ度心衰——在休息情况下，心跳及呼吸也加快，活动时出现呼吸困难、喘憋；Ⅲ度心衰——安静状态下即有呼吸困难，不能平卧，咳嗽，咯血，下肢浮肿。Ⅱ度以上心衰时，患儿应住院治疗，Ⅰ度心衰不一定要住院，如属急性发病期，也须住院观察。

心力衰竭根据其严重程度也分为三度：Ⅰ度者活动时发生心率加快，呼吸快速，休息后以上情况恢复正常；Ⅱ度者在轻度活动即出现心率加快，呼吸困难，轻度浮肿，偶见青紫；Ⅲ度者在安静的情况下呼吸困难，端坐呼吸、全身浮肿明显，咳嗽，咯血，肝脏增大。急性病例伴有心力衰竭者均应住院治疗，慢性病例伴Ⅰ、Ⅱ度心力衰竭者可在家治疗护理。

1. 居室要空气新鲜，阳光充足，舒适安静。

2. Ⅰ度心力衰竭患儿可适当活动，生活可以自理。Ⅱ度心力衰竭患儿应卧床休息，限制活动。

3. 患儿饮食应少量多餐，一次不宜过饱，以免加重心脏负担。Ⅰ度心力衰竭患儿可用普通饮食，不必限盐限水。Ⅱ度心力衰竭患儿应用低盐饮食，水分不必限制。

4. 患儿浮肿明显，尿量减少时，应临时服用利尿剂。入睡难时，夜间睡前可服镇静剂。

5. 应注意观察患儿的脉跳、呼吸、

出入量、大小便情况，有便秘时应用甘油栓或开塞露通便。

6. 按时服用洋地黄，注意观察洋地黄毒性反应，如有恶心、呕吐、脉搏减慢、脉跳不齐、视色模糊等，应请示医生，决定是否继续服药。

口角炎的主要症状及护理要点

口角炎也就是人们常说的"烂嘴角"，多发于冬春季，婴儿发病率较高。

初起时，宝宝常感嘴唇发干，随后可出现裂口而引起少量的出血，以后形成结痂，如继续发展就会形成白色糜烂区。如果合并了细菌感染，局部可出现红肿、下颌淋巴结肿大，严重的还会出现发热。对于糜烂严重的或已经感染的宝宝，要及时请医生诊治。

对于患口角炎的宝宝，要注意给其多吃含维生素 B_2 的食物（维生素 B_2 具有保护皮肤黏膜的作用），如瘦肉、鸡蛋、豆类、水果和新鲜的蔬菜等。口角糜烂严重的宝宝可给予流食或半流食，如豆浆、稀米粥、烂面片汤、鸡蛋汤等。要让宝宝多喝水，最好喝一些白糖水、鲜果汁。

要按照医生的嘱咐按时给宝宝吃药，还要注意宝宝的口腔卫生，在吃饭前后和睡觉前要让患儿用温盐水漱口。可用蜂蜜、猪油或香油兑上一半开水涂抹在口角和嘴唇上，以保持局部皮肤润滑。对糜烂区，可涂金霉素软膏或红霉素软膏来消炎、止痛。

颈部、腋下糜烂怎么办

由于婴儿皮肤细嫩，颈部、腋下、大腿根部等皮肤褶皱处通风有限，而被湿热所刺激，相贴的皮肤面相互摩擦造成局部先出现充血性红斑，以后表皮糜烂，甚至出现渗液或化脓，有臭味，但糜烂面往往不再扩大至暴露的皮肤，宝宝常因此哭闹不止、吃奶不香。

父母应注意宝宝皮肤褶皱处的清洁护理。每天洗澡时，将皮肤褶皱扒开清洗干净，特别是对肥胖、皮肤褶皱深的宝宝，更应注意，并且用柔软的干毛巾将水分吸干，只要保持通风、干燥，很快就会痊愈。可以给宝宝扑一些婴儿专用爽身粉，注意爽身粉不宜扑得过多，否则易遇湿结块，更刺激皮肤，而且扑粉过多易使宝宝吸收过多，有损健康。一旦发生颈部、腋下糜烂，可用4%硼酸液湿敷，或用含有硼酸的氧化锌糊剂外涂。如有感染时，可先用生理盐水清洗，再涂以1%~2%紫药水使其干燥。

湿疹是怎么回事

小儿湿疹是婴幼儿时期常见的一种

皮肤病，医学上称它为"皮脂溢出性皮炎"，中医称它为"奶癣"。

湿疹可以发生在小儿任何年龄和任何身体部位，没有明显的季节性。患儿大多是1~6个月的婴儿，通常在出生后2~3个月时发病。其中，以吃配方奶的胖婴儿多见。患儿容易反复地发生呼吸道感染或腹泻，哮喘和过敏性鼻炎的发生概率也较高。

湿疹不会传染，但容易反复发作，一般在1岁以后逐渐好转，很多患儿在2岁以内可以自愈，只有少数遗留到儿童期或成人期，伴随终身。

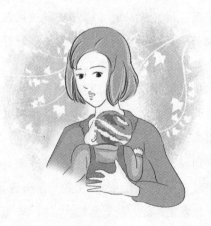

湿疹的主要症状是：一开始是小红疹子，逐渐变成红斑、丘疹、小水疱、渗液、结痂和脱屑，皮肤会因此而变得粗糙，在吃奶、哭闹或受热后会变得明显发红，皮疹以奇痒和反复发作为特点，表现为时轻时重，患儿可因皮疹的剧烈瘙痒而哭闹不安、不能安睡或伴有拒食、

吐奶、腹泻等症状。

渗出性奶癣是婴儿患病最多的一种，多见于肥胖的婴儿，皮疹主要长在头顶、额和面颊部，并且对称分布，皮疹有明显的渗液；脂溢性湿疹多发于婴儿的头皮、面部、两眉之间及眉弓、眼睑处，皮疹渗出淡黄色脂性液体，并形成黄色油腻性结痂；干燥性湿疹为小丘疹及红斑，但皮疹没有渗出液，而是有糠皮样脱屑及细小鳞屑。

根据发病过程中的皮损表现不同，湿疹分为急性、亚急性和慢性3种类型：

急性期：呈多形性，初期为红斑，自觉灼热、瘙痒，继之在红斑上出现散在或密集的丘疹或小水疱，搔抓或摩擦之后形成糜烂、渗液面。

亚急性期：急性皮肤病变日久或治疗后，急性炎症减轻，皮损干燥结痂，出现鳞屑，就进入了亚急性期。

慢性期：病变是由急性、亚急性反复发作不愈演变而来，或开始时即呈现慢性炎症，常常以局限于某一相同部位经久不愈为特点，表现为皮肤逐渐增厚、皮纹加深、浸润、色素沉着等，患儿的突出症状是剧烈瘙痒。

目前，对于湿疹的病因尚不清楚，研究推测与免疫异常有关，涉及体内、体外多种因素，可以说是遗传因素和环境因素共同作用的结果。

1. 遗传原因

一般认为，有遗传倾向的过敏体质婴儿在消化不良或喂养不当时容易引发湿疹。过敏体质婴儿对体内外各种致敏物质，如食物中蛋白质尤其是鱼、虾、蛋类及牛乳，还有化学物品、植物、动物皮革及羽毛、肠道寄生虫、体内感染灶等，要比正常人容易发生过敏反应。很多本身具有过敏史的父母在怀孕前、怀孕中没有调整好或者忽略了这个问题，或者饮食没有注意，摄入了过多的湿毒食物，或者摄入了过多有人工添加剂或受环境污染的食物，导致宝宝出生后某些基因链断裂，引发湿疹。

2. 饮食原因

与婴儿及母乳母亲摄入牛奶、鸡蛋、鱼虾、花生等异体蛋白质食物有关。

3. 环境因素

除个体因素外，环境因素也有一定关系，如花粉、皮毛纤维及化学挥发性物质等吸入物，一些接触物如肥皂、毛料衣物等，甚至日光、风、热、寒冷等物理刺激都可成为诱发因素。发病还可能与神经功能障碍、内分泌失调、消化不良、肠道疾病、新陈代谢异常等有一定的关系。经过父母自身仔细排查后，湿疹发生的大体原因和方向就能确定。除了必要的用药外，只要避免导致湿疹的食物和环境影响，基本就能保证不再复发。

如何治疗湿疹

1. 西医治疗方法

皮肤出现轻度瘙痒时不用服药，如果瘙痒严重，宝宝不停哭闹，影响睡眠和食欲，可在医生指导下服用一些抗过敏药，如苯海拉明、非那根、扑尔敏、赛庚啶等，同时适量服用一些维生素 C、维生素 B_1、维生素 B_6 片，以减轻痒感，安静入睡。

如果湿疹部位的渗出液不多，可在医生指导下涂抹一些外用药物。外用的激素类药膏对于婴儿湿疹见效快，可使皮疹治愈或很快缓解，一般来讲在短期之内不会留有什么后遗症，但很容易复发。而且，这类药膏是通过皮肤角质层吸收的，使用时间较长会引起皮肤毛囊角化、扩张，使皮肤萎缩、多毛及毛细血管扩张。

如果渗出液较多，以2%的硼酸溶液进行外洗，并用清洁纱布湿敷。如果湿疹严重，一定要带宝宝到医院诊治，不可随意使用土方、偏方自行治疗，以免贻误病情。

在湿疹发作急性期最好暂缓进行预防接种。

2. 中医治疗方法

中医认为，婴儿发生湿疹是因为母亲在孕期或平时经常食用甜腻、辛辣食物，遗热于婴儿，或婴儿后天失于调养，汗渍侵及伤于肌肤所致。目前，中医多采用清热利湿、养血祛风的中药进行治疗。不过，具体怎样治疗最好由医生根据宝宝的实际情况开方下药，可用以下方法擦拭患部：

（1）萝卜叶姜汁

取白萝卜的干叶煎熬的汁混合姜汁擦拭患部，大约经过一两周后可以完全治愈。

（2）紫草油或紫草膏

可以到中药房购买紫草，取洁净搪瓷容器，加入净选后的紫草、定量的清油（质地轻盈的植物油），加盖浸泡（常温 30 天左右，隔日搅拌）。待浸泡程度适宜，清油呈紫红色时，用多层纱布过滤，将滤液分装成瓶（每瓶 200 毫升）。夏天加点儿冰片，紫草与冰片的重量比例是 5:1。湿疹或者夏天虫子叮咬以后全家都可以用，效果很好。

（3）苦瓜汁

苦瓜内含奎宁，具有清热解毒、祛湿止痒之功，可用于治疗热毒、疖疮、痱子、湿疹等病症。可榨苦瓜汁，用纱布包起来轻拍患部，一日 3 次。

如果皮疹渗出液较多，不可用温热水清洗皮疹部位，更不能用碱性大的皂水刺激，否则皮疹会更为加重。

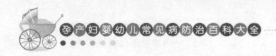 **如何护理湿疹患儿**

宝宝得了湿疹，除了使用药物治疗外，更需注意以下常用护理方法：

1. 保持皮肤清洁干爽

给患儿洗澡的时候宜用温水和不含碱性的沐浴液，沐浴液必须冲净。对于患有对磨疹的宝宝，要特别注意清洗皮肤的皱褶处。洗完澡后，抹干患儿身上的水分，再涂上非油性润肤膏，以免妨碍皮肤的正常呼吸。患儿的头发也要每天清洗，若已经患上脂溢性皮炎，应仔细清洗头部便可除去疮痂，如果疮痂已变硬粘住头部，则可先在患处涂上橄榄油，过一会儿再洗。

2. 避免外界刺激

父母要留意患儿所处环境的温度及湿度变化，房间里要通气良好，适宜保持在 18℃左右，不宜太干燥，也不宜太潮湿。平时注意不要给患儿穿着或包得太多、太厚，也不宜给患儿穿丝毛或化纤内衣内裤。避免患儿的皮肤暴露在冷风或强烈日晒下，以免加重湿疹。夏天，患儿运动流汗后应仔细为他拭抹汗水，天冷干燥时应替他搽上防敏感的非油性润肤霜。

3. 防止抓伤、感染

如果皮疹并发细菌感染伤及真皮，容易在皮肤上留下难看的色素沉积或瘢痕，甚至引起败血症或脓毒血症。最好用清洁纱布把容易受到摩擦的皮疹部位包住，避免摩擦刺激。患儿的指甲一定要剪短，以免抓破皮肤引起感染。一定要注意与其他化脓性皮肤病的患者隔离，防止发生细菌交叉感染。

4. 母亲和患儿都要注意饮食

当婴儿皮肤上出现湿疹时，进行母乳喂养的母亲一定要注意自己的饮食，必须忌食辛辣等刺激性食物及鱼、虾、海鲜等发物，饮鲜橘汁，多吃其他新鲜水果，以免母乳具有刺激性，加重患儿的湿疹。

避免患儿过量进食，保持正常的消化吸收能力。食物应以清淡为主，少加盐和糖，以免造成体内水钠潴留，加重皮疹渗出以及疼痛和瘙痒感，导致皮肤糜烂。还应注意少给患儿食用鱼、虾类、牛羊肉和刺激性食物，多吃富含维生素和矿物质的食物，如绿叶菜汁、胡萝卜水、鲜果汁、西红柿汁、菜泥、果泥等，以调节和减轻皮肤的过敏反应。可让患儿适当地多摄入一点儿植物油，少吃动物油，避免加重体内湿热，不利于湿疹恢复。对于1岁以上稍大一点儿的患儿，由于已经能吃普通饮食了，可多选用清热利湿的食物，如绿豆、红小豆、苋菜、荠菜、马齿苋、冬瓜、黄瓜、莴笋等食物。

当发现某种食物明显诱发婴儿发生湿疹时，应该马上避免再喂食。比如，婴儿对鸡蛋清过敏，可以暂时只给他吃蛋黄，不吃蛋清。煮熟的蛋清和蛋黄之间的薄膜是卵类黏蛋白，很容易引起肠道过敏，以后添加时也应该从少量蛋清开始喂食，然后再根据婴儿的反应一点点地增加。

荨麻疹是怎么回事

荨麻疹俗称"风疙瘩""风疹块"，是皮肤黏膜的暂时性血管通透性增强和水肿，是婴幼儿常见的疾病。它的类型很多，原因也很复杂。

婴儿荨麻疹多发病急，最初表现为烦躁、皮肤瘙痒，很快出现大小不等的风团，呈淡红色或苍白色，形态不规则，迅速增大增多，融合成片状，伴有烧灼和刺疼，时起时落，消退后不留任何痕迹。因为痒，所以宝宝烦躁，到处乱抓，往往越痒越抓，越抓越多。如果消化道受累，表现为呕吐、腹泻、腹痛；气管、喉头受累，可出现憋气、胸闷；发生在眼睑、口唇及外生殖器等组织疏松部位时，表现为局限性水肿。

婴儿出现荨麻疹后，应先找原因。它的原因很多，可能是机体对鱼、虾、蛋、奶等食物过敏，也可能是对青霉素、磺胺药、预防注射（疫苗）引起的变异反应，还可能并发于细菌、病毒感染以及对花粉、灰尘、羽毛及被昆虫叮咬过敏，还有的荨麻疹有家族性，宝宝属于遗传性过敏体质。父母应在医生指导下耐心地查找引起荨麻疹的原因，停服、停用引起过敏的药物和食物，可口服抗过敏药物（如扑尔敏、非那根、苯海拉明等），外用炉甘石洗剂或 0.5% 的石炭酸酒精止痒，以防宝宝搔抓皮肤。因抓破而继发感染时，可涂抗生素软膏。

父母应避免敏感性食物、药物对宝宝的刺激，只要注意卫生，避免出现虫咬，及时治疗各种内脏疾病，大多数荨麻疹是可以预防的。

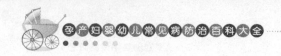

麻疹是怎么回事

对于婴幼儿，麻疹曾经是危及他们生命的传染病之一，它是由麻疹病毒引起的急性出疹性疾病，具有很强的传染性。

麻疹潜伏期常为 6 ~ 18 天，有低热、精神差等现象，易被父母忽视。发病时可有高热、眼结膜充血、流泪、打喷嚏、流鼻涕等症状，发病第三天在口腔两颊的黏膜上，出现针尖大小的白色斑点，周围有红晕。发热 3 ~ 4 天后出现皮疹，皮疹为玫瑰红色，略高于皮面，疹间皮肤较正常，出疹顺序为颈后，逐渐波及额、面部，然后自上而下顺次延至躯干和四肢，有的到达手掌和足底。4 ~ 5 天

后，进入恢复期。出麻疹的婴幼儿全身抵抗力降低，这时若护理不好或环境卫生差，很容易发生肺炎、喉炎、脑炎、营养不良及营养不良性浮肿、干眼症等合并症，严重者可危及生命。

麻疹病毒是通过呼吸道传播的，从出疹前 5 天到出疹后 5 天均有传染性，麻疹病人是唯一的传染源。

麻疹的治疗没有特异性，应注意加强护理，给予足够的水分和易消化、富有营养的食物，屋内保持空气新鲜以及适宜的温度和湿度。

8 个月以内的婴儿发病较少，9 ~ 12 个月的婴儿应该接种麻疹疫苗，可预防麻疹的发生。

当婴儿没有及时接种麻疹疫苗时，不慎与麻疹患儿接触了，父母可带其去医院，在医生指导下，给予丙种球蛋白注射以预防发病，或者在接触病人 2 天之内接种麻疹减毒活疫苗，可以使婴儿不发病，即使发病也可减轻病情。两种方法只能采取一种。若宝宝患过麻疹，将终身免疫。

为何接种麻疹疫苗后还得麻疹

麻疹减毒活疫苗接种后 10 ~ 12 天，婴儿体内产生特异性抗体，最初几天，增长速度较快，以后则速度缓慢，直到第四周仍保持在一定的水平，这样就能

预防麻疹了。如果婴儿在初种麻疹疫苗的两周内与麻疹患儿有了接触，因体内未产生抗麻疹病毒足够的抗体，婴儿当然有可能患上麻疹。

任何疫苗接种后，体内产生抗体水平维持时间不同，麻疹减毒活疫苗接种后所产生的抗体维持约 4～6 年，即预防有效期限仅为 4～6 年，以后逐渐消失，因此 7 岁时需再接种一次，如果未按时复种麻疹疫苗，遇有麻疹流行仍可被传染，只是病情较轻。

从免疫持久性来说，麻疹疫苗不是终身免疫。

尿布疹的主要症状与处理方法

尿布疹即"臀红"，又叫尿布皮炎，是由于潮湿的尿布等更换不及时，长期刺激宝宝柔嫩的皮肤所致。正常的大小便对婴儿的皮肤没有损害，但如果皮肤长时间接触排泄物，尿中的尿素被细菌分解便会刺激婴儿娇嫩的皮肤，形成尿布疹。也有因热痱而引起的尿布疹，被尿布包住的皮肤会因为受热而长出热痱，若使用通气情况不好的纸尿片或胶布尿布，经摩擦而引起炎症，婴儿便会生尿布疹。此外，布制尿布如果太粗糙、太硬或太旧，坚硬的布纤维会摩擦婴儿皮肤，形成尿布疹。母亲若患有白色念珠菌，宝宝出生后亦会受到感染，皮肤也会出现红疹。在尿布接触范围内的皮肤病不一定都是尿布疹，也有可能是念珠菌感染、脂溢性皮炎、过敏性皮炎、婴儿牛皮癣等，所以如果情况严重或长期不愈必须送宝宝去医院。

尿布疹的主要症状是：婴儿被尿液浸湿的皮肤由阴部至臀部皆会生出红点，如小米一般大小的疙瘩，情况严重时疙瘩增大，并长出小水疱，皮肤红肿、溃烂。

由念珠菌感染引起的尿布疹往往不易痊愈，不要随便涂抹含有肾上腺素的药膏，否则病情会恶化。给患儿洗净臀部后，涂一氧化锌药膏可起到消炎作用，并能形成保护膜，阻隔排泄物接触皮肤。如果尿布疹久未痊愈，要带宝宝去医院诊治。

在护理方面，首先要选用质料较柔软、通气性好的纸尿裤，或在尿布上加上隔尿纸。其次，要勤给宝宝换尿布，每次换尿布时要将患儿臀部擦拭干净。用纸巾或布擦拭会刺激宝宝的臀部皮肤，所以最好在每次换尿布时将宝宝的臀部浸入温水中洗净，然后将布或纸巾放在臀部轻压，吸干水分后再用吹风机吹干。但要注意吹风机的热度，确保不会伤害宝宝。如果宝宝发生腹泻，臀部皮肤的抵抗力会变弱，清洁工作便要特别小心。如果宝宝臀部已出现溃烂，可于每次清洗后用台灯照射溃烂部位数分钟，以保持干爽。在较温暖的室内可让宝宝躺在折叠好的尿布上，这样尿布一脏马上可以换掉。也可以让宝宝做赤身日光浴，让臀部的皮肤直接接触空气，使之干爽舒适。

对付尿布疹关键在于预防，勤换尿布是很重要的，尿布尿湿了一定要及时更换。有些父母怕影响宝宝睡眠而不及时换尿布，其实宝宝睡在湿尿布上，不仅易发生皮炎，而且睡得也很不舒服、很不安稳。再说刺激宝宝皮肤的罪魁祸首就是尿液中含的尿酸盐，长期刺激加上潮湿环境就不可避免地要发生尿布疹了，所以说为图省事，把湿尿布晒干或烘干后又再给宝宝用是很不可取的。尿酸盐单用肥皂或水是洗不掉的，它可溶于开水，每次洗干净的尿布都应用开水烫或煮一下，这样尿布就会柔软、干爽了。洗尿布还应注意，无论何种洗涤剂一定要冲洗干净，以免残余的化学剂刺激宝宝的皮肤。有的父母怕弄湿床铺，就在尿布外包一层塑料布或垫层橡皮布，这样做也不可取。如果宝宝臀部有轻微的发红或皮疹，除了及时更换尿布外，要保持局部清洁干燥，每次大小便后应清洗臀部，用软布把水擦干，再涂以3%鞣酸软膏或烧开后保存待用的植物油。只要每天精心护理，不久尿布疹就会痊愈的。

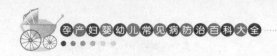

如何防治痱子

夏季，人体为了适应炎热的气候，皮肤的汗腺分泌大量的汗液，以散发热量。婴儿新陈代谢旺盛，极易出汗，汗毛孔受汗液的刺激，娇嫩、角化层薄的婴儿皮肤更易受损害，抵抗力降低，致使汗毛孔发炎，妨碍了汗的排泄和蒸发，于是在皮肤上发生了密集的红色粟粒疹，即小米粒样的红疙瘩，这就是痱子。一般痱子在出汗多的部位发生，如颈部、额部、胸部、背部等，如果受到感染，就会变成痱毒。

预防痱子首先要保持婴幼儿皮肤的清洁和干燥，勤洗澡，热天可每天洗2~3次澡，洗时最好不用肥皂，以免刺激皮肤，一定要用温水，可在洗澡水中放小苏打3~5克以止痒，洗完擦干，可涂一点儿痱子粉，最好选择含有适量薄荷的痱子粉。注意痱子粉不可多涂，因为它可以在出汗后堵塞毛孔。其次，还要掌握好婴幼儿活动的时间和活动量，夏季早晚气候凉爽，可在室外凉爽的地方玩，户外活动时间可长些；中午气候炎热时，在室内做一些活动量小的游戏，以减少出汗，室内空气要流通。刚入睡时，婴儿汗多，可用温毛巾给婴儿擦汗。婴儿的衣服要合身、舒适、凉爽，选用棉制品，便于其活动和汗液的蒸发。枕套、枕巾要保持干净，头发不宜过长。不要忘记给婴儿补充水分，让婴儿多喝凉开水和菜汤，多吃西瓜和蔬菜，以帮助降温，但不宜多喝冷饮，不宜直吹电风扇。

痱毒的治疗方法为：在洗澡后，可在局部涂抗生素软膏，严禁用手挤压。婴儿的指甲要剪短，以免抓破皮肤引起感染。如果痱毒严重或出现发烧，全身不适，应立刻去医院处理。

预防胜于治疗，父母平时要注意给宝宝勤换衣服，洗澡时必须彻底清洗身上的污垢及汗水，以容易出汗的地方为清洁重点，用温水佐以不含碱性的沐浴液去除宝宝身上的污垢。温水有抑制皮肤发炎的作用，若热痱不严重，用温水勤加清洗，并小心护理，大都可以不药而愈。月龄小的婴儿通常由母亲抱着洗或者用坐浴，母亲应预留清洁的温水，在洗完澡后为宝宝冲身，将污垢彻底冲去，并用毛巾把宝宝全身擦干。

睡觉时，因为背部经常与垫被接触，易长热痱，所以父母要帮宝宝更换睡姿，让其背部通风干爽。使用空调调节室温、减少宝宝的流汗量，也是预防热痱的方法之一。

使用热痱粉可使宝宝的身体保持干爽，防止热痱出现。使用时应撒少量热痱粉于掌中，轻轻匀开，然后均匀地擦拭在宝宝身上。宝宝流汗之后，洗澡要连热痱粉一起清洗干净。但如果已经长

出热痱，则热痱粉不但无治疗作用，反而会增加毛细孔上的污垢，引发新的皮肤病，必须停用。长了热痱的宝宝要涂专门治疗热痱的药膏，避免因发痒而抓破化脓，或导致感染形成水疱疹。搽药前一定要先把宝宝的皮肤洗净，然后涂上薄薄的一层即可。若宝宝不慎吸入大量热痱粉，粉末会经由呼吸道进入肺部，有生命危险，因此热痱粉要放在宝宝拿不到的地方。

玫瑰疹的主要症状与治疗方法

玫瑰疹又称"三日热"，是一种传染性很强的疾病。此病一年四季均可流行，但在春末夏初时病例较多。6个月～2岁的婴幼儿好发此病，3个月以下的婴儿很少患此病，可能是因为体内仍存有由母体带来的抗体，可以抵抗病毒入侵。

玫瑰疹由一种叫做第六型疱疹病毒的急性病毒感染所致，这是一种在1986年由艾滋病病毒患者血中分离出来的新型病毒，主要经飞沫传染，平均发热3天，热退后才会全身出疹。一般不会有太多的合并症，但少数患儿高热时会出现热痉挛。它基本上还算是一种良性的疾病，而且得过一次后就可以终身免疫。

在治疗上并没有什么特殊的药物，主要是以支持性疗法为主，例如充足的营养和水分，发热时的处理也与传统的

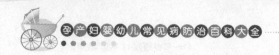

退热方法一样，可以用退热药、退热栓剂、温水擦浴等方法。遇有热性痉挛时，需先将患儿口中的呕吐物清除干净，维持呼吸道畅通，并赶紧送医院就诊。

药物性皮疹是怎么回事

药物性皮疹即药物通过口服、吸入、塞入、肌肉注射或静脉注射等途径进入人体内而引起的皮肤黏膜反应。

宝宝得病后，有的父母因心情焦虑而多用药，比如患一次普通的感冒，又是青霉素又是红霉素，又是中草药又是西药，又是口服药又是肌肉注射药，由于用药多，宝宝发生药物性皮疹的机会就增多了，而严重的药物性皮疹即剥脱性皮炎可很快导致死亡，不能不引起警惕。

药物性皮疹与用药的关系有两种情况：一种是按用药与皮炎出现的时间间隔来分，用药后马上出现皮疹称为"速发反应"，用药后间隔一段时间才出现皮疹称"迟发反应"。另一种是与用药次数有关，有的第一次用药就出现皮疹，有的在重复用药后才出现反应。不管什么情况，药物性皮疹终归是过敏反应，如果宝宝先天就是过敏体质，则用药后发生皮疹的可能性更大，但多数情况下宝宝并不是过敏体质，只对某类药发生过敏反应。

药物性皮疹的形状很多，初起时可为充血性皮疹，表现为红色的斑疹或丘疹，用手一按可以退色，继续发展有融合成大片的趋势。皮疹可以逐渐颜色加深，变成出血性淤斑，此时用手按压也不退色，有的变成褐色，渐渐高出皮肤，逐渐形成大疱疹。皮疹融合后形成大片脱皮，像烫伤一样，这就是所谓的"剥脱性皮炎"。

宝宝服药后如果出现皮疹应到医院检查，如医生考虑是药物引起，应立即停服该药，可改用其他药物治疗。如继续用药而使病情加重，出现剥脱性皮炎，一定要住院治疗护理，并要严格消毒、隔离。

此外，房间内要保持清洁，空气新鲜，经常通风，通风时要注意给患儿保暖，避免着凉感冒。饮食要注意高蛋白、易消化。

皮疹一旦形成疱疹不要挑破，以免发生感染。已感染的疱疹要做好局部消毒，防止炎症扩散。皮疹较为严重的女婴如头发过长可适当剪短，以免长发粘于渗出部位，继发感染。可适当用脱敏药物、激素等治疗。脱敏药物一般都含有镇静药，服后要特别注意患儿的安全。要让患儿多饮水或到医院静脉输液，加速体内药物的排泄，保持皮肤清洁，注意口腔、鼻腔、眼部的护理，防止继发感染。

如何预防婴儿晒伤

婴儿的皮肤比成人的薄，而且发育不完善，更容易被晒伤，要特别注意防晒。夏日适合婴幼儿外出的时间是上午10点之前和下午4点之后，尽量避免上午10点到下午3点这段日晒、紫外线最强烈的时间外出活动。避免在日光下直晒，日光强烈时外出，要给婴儿戴上遮阳帽，或撑遮阳伞。服装要选择轻薄、透气性好的长款，以尽量遮住婴儿的皮肤，以免被强烈的日光照晒。

6个月以上的婴儿可以选用专为婴幼儿生产的防晒品，这类防晒品经过严格的质量检测，对皮肤无刺激，不含色素、香精、矿物油、有机化学防晒剂。购买时一定要注意，产品说明中应注明产品的成分、规格、产品批号、生产日期、使用期限、生产许可证号、产品标准号、卫妆特字号、厂址、厂商名称等内容。不要给婴儿使用成人的防晒产品。

一般的室外活动选用普通型 SPF 在15左右的即可；如果是去游泳或是海边，就适合选择防水型 SPF 在30左右的。这时还可以加上防晒的唇膏，给婴儿全面的呵护。防晒霜应该涂抹在干爽的皮肤上，因为在湿润或出汗的皮肤上使用，防晒霜会很快脱落或失去效力。

如果婴儿的皮肤被晒伤，要尽快送医院治疗。途中可让婴儿喝一些水，补充体内缺失的水分，或将晒伤处浸泡在冷水里。切勿使用肥皂等刺激性洗剂为婴儿清洗晒伤皮肤，以免情况加重。

如何及早发现脑瘫

脑瘫患儿在婴幼儿期存在的特殊表现是诊断的早期征兆。

1. 早期的表现：脑瘫患儿在婴儿期存在以下异常情况：莫名其妙地哭闹和入睡困难；过度敏感，易激怒；喂养困难，吸吮吞咽不协调；常常吐沫，呛奶，体重增长不理想；护理困难，穿衣、换尿布时上肢、下肢伸展困难，手掰不开，背僵硬成弓形；观双下肢常呈直立状。

2. 运动发育落后：抬头能力差，常常100天了还不能抬头；拇指内收，手迟迟不能伸开；抓握能力异常，常常5个月后还不会抓物；面部表情呆板，4～6个月还不会笑；不会坐（正常6个月会坐），常常8个月还不会独坐；10个月不会爬，1岁多不会走；主动活动少。

3. 反射异常，原始反射消失晚。

4. 肌张力异常：由于肌张力异常，表现出特殊姿势。

当宝宝出现以上某一项情况时，父母一定要及时请有经验的医生诊断，以免遗憾终生。

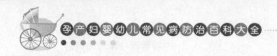
得了"气蛋"怎么办

"气蛋"即腹股沟斜疝，由于新生儿的腹股沟管尚未发育完善而致。当婴儿哭闹腹压增加时，部分肠管通过此孔隙进入阴囊，这时我们可以摸到男婴的阴囊会明显增大，柔软呈囊性感，用手指轻压肿物可以使它还纳腹腔，还可以听到气过水声，它与体位、腹压很有关系。当婴儿哭闹腹压增加或直立时，肿物会增大；当安静或平卧时，肿物会缩小甚至消失。由于右侧腹股沟管闭锁较左侧迟，右侧腹股沟斜疝较多见。有的婴儿的腹股沟管到出生后6个月才闭锁，所以"气蛋"在6个月以内还是有可能自愈的。但是，如果"气蛋"不还纳入腹腔，而且张力较大、疼痛，甚至出现呕吐等全身不适，可能是肠管嵌顿了，应马上手术以防肠坏死。

平时，父母应注意尽量减少宝宝过度增加腹压，如使劲哭闹、咳嗽、发生便秘等。随着宝宝的腹壁肌肉渐渐地发育坚固，"气蛋"也是有可能消失的。如果在6个月以后"气蛋"仍不消失或有增大的趋势，应去小儿外科就诊，以决定手术的最佳时机。

"水蛋"多数不用治

有些男婴的睾丸一大一小，或者双侧都比正常男婴的睾丸大，摸上去较硬，如果用手电筒照是透亮的，这就是俗称的"水蛋"，医学上叫"睾丸鞘膜积液"。如果积液在睾丸周围与腹腔不通，为非交通性睾丸鞘膜积液；如果积液和腹腔相通，也就是说竖抱婴儿时增大，平卧时变小，则为交通性睾丸鞘膜积液；如果在睾丸上方，还有一个单独的囊肿，那就是精索鞘膜积液。

新生儿期大多数是非交通性鞘膜积液，多在2岁内自然吸收。如果2岁后仍不吸收，甚至增大，或属于上述后两种情况，就应请小儿外科医生诊治，以便给予合适的处理。

男婴也要经常洗屁股

有些父母认为女婴要注意外阴卫生，勤洗屁股，而对男婴就不那么重视了。实际上，这种观点是不正确的。婴幼儿期的男婴大多数有生理性包茎，如果不注意外阴部卫生，常有尿液残留，形成包皮垢，尿碱的刺激还容易并发包皮炎、龟头炎，而且易反复发作。若长时间不能自愈，只能选择手术治疗。所以，男婴也要注意清洗外阴。在清洗时要把包皮尽量向上翻，但动作一定要轻柔，暂时不能翻起也没关系，不要强行去翻。包皮发炎时用黄连素水浸泡，然后再外涂红霉素眼药膏。慢慢地，随着年龄的增长，阴茎头会自然露出，生理性包茎也就消失了。

佝偻病的症状及防治方法

佝偻病是婴幼儿的常见病，主要是由于缺乏维生素 D，使食物中的钙和磷不能被充分利用，造成钙和磷代谢失常，使钙不能正常地沉着在骨骼的生长部位，导致骨骼软化变形。

患病早期，宝宝易发脾气，睡觉不踏实，头上易出汗并有酸味，肚子发胀，尿味刺鼻。进一步发展就会出现骨骼变化：前囟迟迟不闭合，七八个月还没有出乳牙；头骨软化，用手按摸时有乒乓球样感觉；额顶部对称性隆起，出现"方颅"；胸骨凸起，胸的前后径增加，出现"鸡胸"；肋骨骨骼膨出，出现"串珠"；肋骨软化，下缘向外翻，沿膈肌附着处发生内陷，形成"郝氏沟"；脊柱弯曲，四肢骨骼变形，出现罗圈腿或 X 形腿；手腕和脚踝处出现骨骼隆起等。此外，宝宝还会出现肌肉松弛甚至萎缩、贫血、消化不好、发育迟缓等问题，身体抵抗力差，一旦患传染病、肺炎或消化不良等病时，症状比正常的宝宝严重，而且好得慢，危险性大。因此，应早期积极防治，并做好护理工作，防止合并症的发生。

治疗佝偻病常用维生素 D 和钙片，要遵照医生的嘱咐按时、定量地给宝宝吃药。防止不合理用药，有的父母单给宝宝吃钙片，而没有同时吃维生素 D，这样钙就不能够充分吸收，也不能沉着于骨骼，达不到治病的目的。而单吃过多的维生素 D 不同时吃钙会引起血钙过低，甚至会引起维生素 D 中毒，使宝宝发生生命危险。

应用维生素治疗期间，要注意观察宝宝用药后的反应，如果出现不吃奶、恶心、呕吐、明显的烦躁、哭闹或骨骼出现异常钙化、年龄大的宝宝叫喊头痛等，可能是发生了维生素 D 中毒，应及时停药并请医生诊治。

在护理方面，要注意以下几点：

1. 要让宝宝多休息

佝偻病活动期要让宝宝适当休息，减少体力消耗。不要勉强让宝宝长时间地坐、站或走路，以免骨骼变形。最好每天让宝宝俯卧 2～3 次，使其头部抬高，以便扩展胸部。

2. 多吃富含维生素 D 和钙的食物

要注意给宝宝补充蛋黄、蔬菜等含维生素 D 和钙较多的食品，特别是单纯用乳类喂养的患儿，更要适当添加蛋黄、动物肝脏、鱼子、蔬菜等，可在宝宝的粥里加入少许蛋壳粉或骨粉。要给宝宝多吃一些含钙、磷的水果或果汁，如红枣、山楂、橘子、香蕉等。喂养时应本着少食多餐的原则，不要给宝宝吃得过饱。饮食应经常变换花样，以促进宝宝

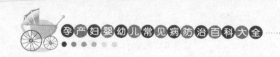

的食欲。

3. 尽量避免生病

佝偻病患儿身体抵抗力差，要防止同其他患儿接触，尤其是不能同有传染病的患儿接触。佝偻病患儿出汗较多，要注意勤洗脸、洗头，勤换衬衣、衬裤和床单，勤晒被褥，防止受凉感冒。

小腿不直就是佝偻病吗

我们已经知道正常新生儿的姿势，上肢如"W"形，下肢如"M"形，无论怎么捆绑婴儿，只要一打开包裹，婴儿四肢立即就归还原形。有的父母认为宝宝的腿不直可能是佝偻病引起的，担心以后会成罗圈腿，于是就拼命补充鱼肝油、钙剂等。其实，我们每个人小腿的胫骨都不是很直的，不信请看看自己的腿。只是宝宝越小，加上他本身屈曲状态的姿势，使父母愈发感到宝宝的小腿不直，这与佝偻病完全是两回事。佝偻病是由于缺钙、骨软化引起的，当宝宝学会站立或行走时，腿骨不能支撑身体的重量，渐渐弯曲变成罗圈腿或外八字形腿。了解了这些情况，您还会认为自己宝宝的腿有问题吗？

婴儿运动发育异常的信号

1. 身体发软

正常的婴儿刚出生时四肢屈曲，而先天性肌肉病、先天性重症肌无力等患儿出生后却表现为四肢松软，好似平摊在床上，而且不仅肢体活动少，活动幅度也小，学会抬头的时间明显过晚。

2. 踢蹬动作少

正常的婴儿在出生后常常做踢蹬动作，并两侧交替进行。脑瘫患儿在 3～4 个月时踢蹬动作明显少于正常的婴儿，而且很少出现交替动作。患儿的上肢常常向后伸，也不会向前伸取物，会坐、会走的时间明显落后于同龄宝宝。良性先天性肌迟缓症患儿虽然会坐的时间不延迟，但会走的时间却相当晚。

3. 行走步态异常

患有先天性髋关节脱位的婴儿虽然学会走路的时间并不晚，但患儿在行走时会表现出异常的步态，像鸭子走路一样。

4. 两侧运动不对称

身体两侧运动明显不对称，常常提示婴儿有运动功能异常。正常情况下，6 个月的婴儿会用手抓掉蒙在脸上的手帕，当压住一侧上肢时会用另一只手去抓。父母可以先按住婴儿的一侧上肢，看他能不能用另一侧将手帕抓掉，如果不能，提示另一侧上肢可能有问题；分别挠婴儿的两侧脚心，如果一侧总是活动度小或不活动，提示该侧下肢可能不正常。

5. 不会伸手够物

一般4～5个月的婴儿已经会抓玩具，7个月时还会将玩具从一只手换到另一只手。如果一直不会准确抓握眼前的玩具，提示有运动障碍，但也可能与智力发育落后及视觉障碍有关。

有些运动发育落后不一定是异常情况。如果从一出生就把婴儿的四肢包裹得很紧，就会限制婴儿的活动，造成运动发育落后。另外，缺乏训练也会影响婴儿运动发育。婴幼儿的运动发育在遵循一定规律的前提下存在一定的个体差异，比如婴儿学会自己走的时间不仅与运动发育有关，还与心理及气质特点有一定关系。有些婴儿胆小或特别小心，学会走路的时间相对会晚一些。虽然所有小儿运动发育的顺序是一样的，但发育速度却不尽相同，在每个运动项目上的发育都存在或多或少的差异。

孤独症患儿在婴儿期的特殊表现

婴儿从离开母体直至相对独立的生活以后，千变万化的外界环境影响着他们的发育过程，部分孤独症儿童在婴儿期即表现出异常。他们好哭闹，睡眠时间明显少于正常儿童；母亲哺乳婴儿时，他们很难把头转向母亲，也不会在母亲怀里寻找奶头，并且不喜欢依偎在母亲怀中；哺乳时他们很少注视母亲的面孔，不喜欢让母亲抚慰，对母亲的呼唤及逗引很少有愉快的表情。3～4个月时难以寻找母亲的声音，不会发出任何自然的咿呀声；5～6个月时还不会追随物体，不能辨别熟悉的人和陌生人的面孔；也有些宝宝表现得过分安静，整天躺在小床里，不哭也不闹，尿布湿了或渴了、饿了也很少哭闹，反应很迟钝，很少与母亲拥抱，建立亲情的依恋，对亲人好似很陌生，对色彩明快、颜色鲜艳的玩具，很难用视觉追随，对外界的一切缺乏好奇心，表现得漠不关心，兴趣狭窄；9～10个月时还不会腹部卧，不会爬行，手部动作也显得笨拙，不会交替双手拿东西；有些宝宝已经长了牙齿，但仍旧每天以牛奶为食，拒绝改变饮食习惯，不愿咀嚼食物，拒绝吃硬的食品，难以接受变化辅助食品的花样；家里人带其外出，看到同龄的小伙伴时，丝毫没有高兴的表情；他们一旦学会走路，就是随心所欲不停地跑，对父母的呼唤和斥责从不理会，且随年龄增长，症状越加明显；在别人逗引或给玩具时，经常是不理也不看，熟悉的人呼唤他名字时，好似没听见，以至被认为听力有问题，不少父母曾多次带宝宝到耳鼻喉科检查听力，结果均未发现听力有问题。

婴儿肠套叠是怎么回事

肠套叠是指一段肠管套入邻近的另

一段肠腔内，是婴儿时期的急腹症，多发生于4~12个月的健康婴儿。病因至今尚不明了，一般认为婴儿时期生长发育迅速，需要添加辅食来保证营养摄入，而消化道发育尚不成熟，功能较差，各种消化酶分泌较少，使消化系统处于"超负荷"工作状态。年轻的父母不了解这个特点，胡乱给宝宝吃一些不易消化的食物，更易增加胃肠道负担，而诱发肠蠕动紊乱，导致肠套叠的发生。

患了肠套叠的宝宝很痛苦，肚子阵阵绞痛，由于宝宝不会说腹痛，常表现为大声哭闹、四肢挣踹，伴有面色苍白、额出冷汗，发作数分钟后，宝宝安静如常，甚至可以入睡，但隔不久，约10~60分钟，腹痛再次出现，复又哭闹不止，如此反复发作，与此同时伴有呕吐、拒绝吃奶等现象。病初排便1~2次为正常便，哭闹过4~12小时后，宝宝多排出果酱样便或深红色血水便，这是由于肠管缺血、坏死所致。

婴儿肠套叠虽然来势凶猛，但是一旦对阵发性哭闹的宝宝怀疑是肠套叠时，就应争取时间，迅速到医院就诊。凡病程在48小时内的原发性肠套叠，无脱水症，腹不胀，可以用气灌肠疗法使肠管复位，复位率在95%以上，晚期病情严重者，需手术治疗。

婴儿肠绞痛是怎么回事

婴儿肠绞痛也被称为"婴儿哭吵"。国内外专家将营养状况良好的健康婴儿每天哭闹至少3小时、每周哭闹至少3天、发作超过3周的情况定义为婴儿肠绞痛。大约有20%~40%的婴儿在生长发育过程中会出现不同程度的婴儿肠绞痛，一般发生在出生后3周左右，主要表现为腹痛、腹胀、高声的哭闹且难以安抚，并伴有握拳踢腿和夜啼等。婴儿期，特别是4个月内的婴儿，由于消化道尚未发育完善，肠蠕动的快慢不规则，当肠蠕动过快，肠道管壁的肌肉发生痉挛时，婴儿便会因肚子痛而发生哭吵。严格地讲，婴儿肠绞痛不是疾病，不会影响到正常的生长发育。随着婴儿消化和神经系统的逐步完善，通常在出生3~4个月后逐渐缓解，所以父母不必过于紧张，可采用以下方法，缓解婴儿的不适：

1. 试着给婴儿喂一些温水。

2. 用温毛巾或暖水袋隔着一层衣服放在婴儿肚子上，以缓解肠痉挛带来的腹痛。

3. 把温暖的手放在婴儿肚子上，轻柔地顺时针按摩，帮助婴儿排出腹部气体。

4. 母亲敞开自己的胸怀，解开婴儿的衣服，让婴儿的头轻靠在母亲肩上，使婴儿和母亲胸贴着胸。

5. 把婴儿放在摇篮里，或抱在母亲怀里轻轻摇动，也会使婴儿渐渐安静下来。

6. 当婴儿哭闹时可放一些柔美的轻音乐，母亲轻轻抚摸婴儿的背部、腹部，或用毛巾包裹婴儿，都会产生意想不到的安抚效果。

如果经上述种种方法均不能使婴儿安静下来，同时婴儿强烈拒绝他人触碰其小肚子，这时应立即带婴儿去医院，以排除肠套叠等其他急腹症的可能。如果处理不及时，严重的急腹症将可能危及婴儿脆弱的生命，那可就后悔莫及了。

在防治婴儿肠绞痛方面，可采取以下方法：

1. 提倡母乳喂养，因为母乳喂养的婴儿较少出现肠绞痛。

2. 乳母不要吃辣椒、葱、姜、蒜等刺激性食物，不喝含咖啡因的饮料，少吃豆类、奶制品和含糖多、易产气的食物，少吃牛奶、鸡蛋、鱼虾以及坚果等易引起过敏的食物。

3. 不能母乳喂养的婴儿应选择适合的配方奶粉。

4. 不宜让婴儿太快、太多、太饱地吃奶。

5. 人工喂养配方奶的温度不可太热或太凉。

6. 每次喂奶后都要竖起婴儿，轻拍其后背，促使胃里的气体排出。

7. 过敏体质的婴儿应尽量远离过敏原。

8. 避免婴儿的小肚子受凉。

先天性巨结肠是怎么回事

先天性巨结肠是小儿常见的先天性肠道畸形，男婴较女婴多。在结肠的某一部分肠管扩张、肥厚，肠管没有正常的向前推进的蠕动，形成局部性的肠麻痹，以致粪便通过困难。患儿的主要表现为顽固性便秘和腹部膨隆，甚至出现呕吐。排便困难常需通过灌肠，每次排出粪便量多。扩张的肠管较短，便秘症状较轻，可采用非手术方法，定期采用各种通便措施。严重病例应手术治疗。

1. 患儿应用高蛋白，高热量少渣饮食，以保证营养。

2. 根据排便情况，决定采用通便办法。如为顽固性便秘，不能自行排便，则每天需用生理盐水或肥皂水清洗灌肠。如仍能自行排便，排便量少者，可试用开塞露通便。

3. 痉挛肠段较短，位置较接近于肛门者，可采用非手术治疗，可用扩肛办法。新生儿期可用成人小指戴指套后每天通肠扩肛排便的方法，随月龄增长，用制作的扩张器扩肛，可以达到自动排便的目的。

呕吐的发病原因与防治方法

呕吐是小儿的常见症状，可以为唯一症状，也可伴随其他表现。呕吐是由于食管、胃或肠道逆蠕动，伴有腹肌强力痉挛性收缩，迫使食管或胃内容，甚至肠内容从口、鼻腔通过。要区别婴儿漾奶与呕吐的不同，前者不具备呕吐的特点，多数是由于婴儿贲门松弛，喂养时气体吸入胃内，多在喂奶后少量奶汁倒流到口腔，改进喂奶方法，随年龄的增长，即可纠正或自愈。发生呕吐的原因是多方面的，从有病而言，可能有下列一些病因：

1. 消化道器质性梗阻可发生在食管、胃部或肠道，使食物不能下行而上吐。婴儿多见者为先天性消化道畸形，出生后不久即出现呕吐，而且持续存在。后天性梗阻可见于肠扭转、肠套叠、肠梗阻，除呕吐外，尚有腹胀、无大便或便血等表现，经 X 射线检查胃肠道即可确定。

2. 消化道感染性疾病如胃炎、肠炎时，由于局部炎症的刺激可引起反射性呕吐，患儿常伴腹痛、腹泻、恶心、腹胀等表现。

3. 消化道功能异常这种情况主要问题不在胃肠道，胃肠道无器质性病变存在，而是消化、吸收、运动方面的功能性改变，多发生在全身各种感染性疾病或代谢紊乱时，如呼吸道感染、泌尿系感染、中耳炎、高血压、尿毒症等，除呕吐外，常伴有发热、食欲减退、恶心、腹痛、腹胀和其他原发病症状。

4. 中枢神经系疾病当脑部有病变时，可以因颅压增高或脑膜刺激症而发生呕吐、发生在大脑部位的病变，常有喷射性呕吐，呕吐前不伴恶心，尚见头痛、嗜睡、烦躁、昏迷、惊厥等表现。如病变发生在小脑部位，则有眩晕、步态不稳、共济失调等表现，呕吐多发生在体位变动时。

5. 各种原因引起的中毒包括药物、食物、毒物、野果等，由于毒物刺激胃肠道或作用于中枢神经系统而引起呕吐。

6. 各年龄段小儿的常见呕吐原因

（1）新生儿呕吐：可以分为内科疾病和外科疾病两部分。在内科疾病方面，常见者有感染性病，消化道感染常伴腹泻，消化道外感染有上呼吸道炎、肺炎、败血病、化脓性脑膜炎等。非感染性疾病有脑出血、脑积水、胎便性便秘（经灌肠排便后呕吐即止）、胃入口处贲门松弛等。在外科方面，包括食道闭锁、肠扭转不良、小肠狭窄或闭锁、无肛门或肛门狭窄、胎便性腹膜炎等，一般出生后即出现呕吐，而且腹胀明显，常无大便，需要外科手术治疗。在新生儿呕吐中，有两种情况与疾病无关：一种是呕吐羊水，多在生后当天或次日多次呕吐，将羊水污染的胃内容吐净后，即可自行缓解，一般情况良好，这是由于分娩时新生儿吞入了羊水；另一种情况是由于喂养不当，由于吮奶过多，或吞咽过快而吞入了空气，多在喂奶完后不久发生呕吐。

（2）婴儿期呕吐：有些呕吐与新生儿期有联系，由新生儿期持续而来，如巨结肠、先天性肥大性幽门狭窄、幽门痉挛等，多在出生后2～3周即出现呕吐，持续到婴儿期。感染引起的呕吐在婴儿期是最常见的原因，包括中枢神经系统的感染、消化道及消化道外的感染。有一种病叫"胃扭转"，是婴儿呕吐的主要原因，多与进食有关，多发生在进食后，与体位有关，多发生在平卧时，一般进食后每次均吐，吐奶量多少不一定，一般是喂得多则吐得多。由于喂养不当引起呕吐，在婴儿期是最常见的原因，如婴儿精神食欲好，呕吐后又思进食，无明显感染表现，则首先要考虑喂养方法不当。这里还必须提出，婴儿由于应用高浓度鱼肝油或维生素A或维生素D，以致发生维生素A或维生素D过量或中毒时，均可发生呕吐。

（3）幼儿期呕吐：婴儿期一些消化道病变一般已得到明确和解决，喂养不当所致者也减少，感染引起的呕吐是最为常见的病因，由于服用过多维生素A或维生素D中毒也很常见。

另外，要注意误食药物引起的呕吐。在下列一些情况下，小儿应去医院检查：反复、有规律的呕吐，反复呕吐伴腹胀、便秘，频繁呕吐致进食、饮水困难，呕吐伴精神差、食欲不振，呕吐伴发热、感染病变部位不明确，呕吐伴神志改变、意识不清，或易惊、抽风，呕吐伴吐血或便血等。

呕吐是小儿的常见症状，首先要检查其原因，以求从根本上解决问题。在观察中要分清溢乳、普通呕吐和喷射性呕吐，要注意呕吐的时间与进食的关系，要注意呕吐内容物。呕吐严重者要注意有无脱水、电解质紊乱的表现，应及时带宝宝去医院诊治。

诊断已明确，无须住院治疗，应在家护理者，要注意喂养方法。如属胃扭转，采取体位喂养法，使食物流入胃体及幽门窦部，使气体留在胃底而易排出，可避免或减轻呕吐。喂奶时将宝宝上半身抬高呈半卧位向右侧卧，或右侧前倾位，喂奶后保持上述体位半小时至1小时，才让宝宝取平卧位。如系幽门痉挛者，或属幽门狭窄、且尚不能立即手术治疗者，应采用内科疗法。

对于胃病引起的呕吐，应减少奶量，使用稠厚乳液，在人乳或牛乳内加入1%糕干粉，使其成稠奶浆，喂后不易吐出。为了保证入量和营养，也可采用少量多餐的方法。

腹泻的发病原因与主要症状

腹泻是婴幼儿高发的急性胃肠道疾病，特别是在炎热的夏季。在我国，小儿腹泻是仅次于呼吸道感染的常见病和多发病。

腹泻的发病原因主要有以下几种：

1. 喂养、护理不当

有些腹泻是因为对天气变化不适应或饮食不当引起，属于非感染性腹泻。由于婴幼儿生长发育速度快，对热量及营养物质相对需要多，但其消化系统功能尚未发育成熟，消化酶活力低，神经系统调节功能亦不完善，喂食过量、添加辅食太快、骤然断奶或改变食物品种等，都会突然增加消化道的负担，引起消化功能紊乱而致腹泻。

根据原因的不同又分为伤食型腹泻、脾虚型腹泻、湿热型腹泻、风寒型腹泻等不同的类型，父母要注意根据患儿的症状加以区分：

伤食型腹泻：如果宝宝腹泻前因为腹胀、腹痛哭闹，大便酸臭如蛋花状，有口臭，不思饮食，很有可能是伤食型腹泻，这种腹泻多发生在已添加辅食或刚刚添加辅食的宝宝身上，是非菌痢型腹泻中最常见的一种，主要是因为饮食不当造成的。

脾虚型腹泻：有些宝宝稍进油腻食物或饮食稍多，大便次数就明显增多，大便中有不消化食物（如白色奶块），大便时泻时溏，迁延反复，饮食减少，食后脘闷不舒，面色萎黄，神疲倦怠，舌淡苔白，属于脾虚型腹泻，多半是由于早产、剖宫产或是母亲饮食过于寒凉造成的，患儿多伴有先天不足、体质较弱。

湿热型腹泻：如果宝宝的大便如水样或呈蛋花汤样，伴有少许黏液或有不消化的食物，呈草绿色或黄色，小便黄少，发热，伴舌苔厚腻，属于湿热型腹泻。秋季腹泻以此型最多见，平时的饮食清热、去火、排湿很重要。

风寒型腹泻：如果宝宝的大便稀薄如泡沫状，色淡，臭气少，肠鸣腹痛，伴有发热、鼻塞流涕等症状，这种腹泻属于风寒型腹泻，主要是哺乳母亲本人受凉感冒、宝宝肚子或手脚受凉，或者寒凉食物（温度和性质都算）摄入过量、换季的时候在室外吸进冷空气等原因造成的。

2. 各种细菌感染

有些腹泻是由细菌、病毒、真菌、寄生虫等病原体引起的感染性腹泻，夏季引起腹泻的主要病原体是细菌，以致病性大肠杆菌、痢疾杆菌、沙门氏菌、金黄色葡萄球菌等最为常见。由于夏季温度极适宜致病菌的生长繁殖，加之婴幼儿在夏季好进食生冷食品，而此阶段胃酸分泌减少，杀菌功能减弱，一旦误食被污染的食品便可发病。

治疗感染性腹泻需要确定感染病原，需要父母带着患儿的粪便去医院进行常规检查和细菌培养。

3. 轮状病毒感染

秋季引起腹泻的主要致病菌是轮状病毒，在我国，每年约有1800万名婴幼儿患轮状病毒感染性胃肠炎，发病者多见于3岁以下的婴幼儿，尤其是6个月～1岁半的婴幼儿。6个月内的婴儿有来自母体和母乳中的抗体，较少患病。

轮状病毒广泛存在于自然界，具有很强的传染性。患儿和隐性带菌者为主要传染源，病毒随其粪便排出体外，可造成食物、水、物品及环境等的污染。如果宝宝食入被病毒污染的食物，吸吮被病毒污染的手指，或者喂养宝宝的奶瓶、餐具及用具等未经过消毒或消毒不彻底，都有被轮状病毒感染的可能。轮状病毒在空气中可以存活2～3天，因此还可以通过呼吸道传播。

腹泻的主要临床表现为大便次数增多、粪质稀薄或如水样，或夹有不消化食物，严重的还有呕吐、水及电解质紊乱的表现。正常宝宝每天排便1～2次，腹泻时比正常情况下排便增多，轻者4～6次，重者可达10次以上。

非感染性腹泻每日排便少于10次，偶有呕吐，一般状况尚好，体重轻度下降，临床脱水症状不明显，一般不需药物治疗，只要注意调节饮食就可以了。病菌感染造成的腹泻一般比较严重。如果宝宝腹泻频繁，每日排便10次以上，大便呈水样，量多，混有黏液，常伴呕吐，重时呕吐物似咖啡样，且有腹胀，呈不规则发热，面色发黄，烦躁不安，精神委靡或意识蒙眬，甚至昏迷、惊厥，则很可能是因细菌感染导致的肠炎、痢疾等。

轮状病毒感染的潜伏期24～72小时，发热、呕吐、腹泻是轮状病毒感染性腹泻的三大主要临床特征。由于病毒可以侵犯呼吸道，所以宝宝感染轮状病毒后，在发病初期常发生流涕、咳嗽、发热、咽部疼痛等感冒症状。绝大多数患儿都会有明显的呕吐表现，有些甚至是频繁呕吐，可以伴有腹痛，容易被误诊为胃肠型感冒，在随后24小时内开始出现腹泻。腹泻开始后，呕吐和发热的情况就会明显缓解。腹泻每天十到数十次不等，大便多为米汤样或蛋花样，无臭味或仅有轻微酸臭味。较大的宝宝大便呈喷射状，无特殊腥味及黏液脓血，但大便化验正常或只有少许白细胞。

如何防治腹泻

腹泻的治疗方法包括以下几个方面：

1. 非感染性腹泻以饮食调整为主

只要注意调整患儿的饮食结构、习

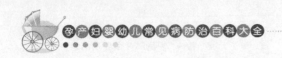

惯和规律，停止吃不适宜的食物，多饮水及防止发生脱水，大部分患儿可自愈。切忌随意使用抗生素，因为对于非感染性腹泻而言，使用抗生素不但无效，反而会杀死肠道中的正常菌群，引起肠道菌群紊乱，加重腹泻症状。

2. 感染性腹泻要在医生指导下用药

用药前应该去医院做粪便细菌培养，明确了致病菌后再针对病原选择合适的抗生素治疗，有条件者最好能根据细菌药敏试验结果进行调整。一般情况下，大肠杆菌感染选用复方新诺明、痢特灵、氨苄青霉素等；沙门氏菌感染选用复方新诺明、氨苄青霉素、红霉素等；金黄色葡萄球菌感染选用青霉素或红霉素；霉菌感染选用制霉菌素或克霉唑。但在临床上由于细菌培养需要一定时间，所以医生往往用一些广谱抗生素治疗感染性腹泻。如果患儿症状较轻，可以选用黄连素、庆大霉素口服，病情严重的可选用氨苄青霉素、多黏菌素等。

目前，尚无特效的抗病毒药物用于治疗轮状病毒腹泻，可试用干扰素、病毒唑等抗病毒药物，但疗效尚未得到肯定。

3. 要特别注意预防脱水

造成小儿腹泻死亡最重要的原因就是脱水和酸中毒，补充水分和电解质是否及时和充分往往决定着病情发展及痊愈快慢。因此，小儿腹泻期间应特别注意预防脱水，一旦出现脱水症状要及时进行纠正。对于轻、中度腹泻，一般采用口服补液法，可采用世界卫生组织（WHO）推荐的口服补液盐（英文缩写为"ORS"），口服补液盐内含有葡萄糖、氯化钠、氯化钾、枸橼酸钠等成分，可补充因腹泻、呕吐所丢失的电解质及体液，调节人体水、电解质和酸碱平衡，被称为"生命之水"。口服补液盐可以从医院和药店购买，用水冲开后给患儿服用，服用量以"丢失多少补充多少"为原则。也可用自制的盐米汤（在500毫升米汤中加入1.75克的精食盐制成）或糖盐水（在500毫升温开水中加入1.75克精食盐和10克白糖制成）在家里进行补液。1.75克精食盐相当于啤酒瓶盖的一半，10克白糖相当于2小勺。

重度腹泻患儿应及时到医院进行诊断治疗，通过静脉给液纠正脱水。如果伴有酸中毒及电解质紊乱，需要进行必要的对症处理。

4. 可服用一些肠道微生态制剂

小儿腹泻时多少都伴有肠道菌群的紊乱，可服用一些肠道微生态制剂，如合生元、培菲康、丽珠肠乐、金双歧、促菌生、整肠生、乳酶生、妈咪爱等，或肠黏膜保护剂，如思密达。肠道微生态制剂和肠黏膜保护剂可以帮助缩短腹泻病程，效果良好。

由于肠胃功能紊乱而腹泻的患儿只

使用助消化药还不够，不妨在中医指导下使用一些消食化积、疏风散寒、清热利湿、健脾温肾的中成药，如脾可欣、健脾止泻散、肠胃康冲剂等。如果患儿久泻不愈或呕吐、吃药困难，可采用中药敷脐的方法进行治疗，效果很好。

5. 艾熏治腹泻

将艾条点燃后在宝宝的肚脐至小腹部位（建议购买艾灸盒），与皮肤相隔1寸的距离，1岁以内宝宝来回熏5分钟，1～3岁宝宝熏10分钟，腹泻严重的宝宝可以每天熏3次。但是不能连续熏3天以上，否则容易导致内热。实践证明这种方法既简单又有效。

6. 姜汁按揉治腹泻

如果宝宝是因为肚子里进了凉气导致腹泻，父母可以把老姜榨出汁液来，涂在手上，按在宝宝肚脐上顺时针揉3分钟。姜汁很辛辣，宝宝打嗝或者放屁以后症状就会缓解。虽然当时不会立即见效，但多揉几次效果很明显。

腹泻的预防措施主要有以下几个方面：

1. 坚持母乳喂养

母乳营养丰富，易被消化吸收，母乳中含有免疫球蛋白，能结合病原微生物，阻止侵入肠黏膜，具有抗感染的能力，并具有增强婴儿免疫力的作用。另外，母乳几乎为无菌食品，直接喂哺，卫生经济。所以，母乳喂养儿发生腹泻的比例较人工喂养儿低得多。母乳喂养最好坚持1年，母乳不足可用代乳品补充。母亲在进行母乳喂养期间，在饮食上切忌辛辣、油腻及生冷过量。

2. 及时合理添加辅食

避免夏季给婴儿断奶，天气炎热容易影响婴儿的胃肠功能，引发腹泻。母乳喂养儿从6个月开始、人工喂养儿从4个月开始逐步添加辅助食品，添加原则是流质→半流质→软食→固体食物。要注意从少量逐渐添加，不可过量，也不要几种食物一起添加，在满足宝宝营养需求的同时，使宝宝的胃肠逐渐适应。

3. 注意饮食卫生

对婴幼儿使用的奶瓶及用具要定时消毒，不用时盖好，保持清洁卫生。给宝宝吃的食物要保持新鲜，夏天食品容易变质，最好吃一顿做一顿，不要把食物储藏太长时间给宝宝吃。

4. 生活中注意手的卫生

无论是成人还是宝宝，都应该充分注意手的卫生。父母在给宝宝喂食前一定要先把手洗干净，提醒一点的是，避免用自己的嘴来试食物的温度，或口对口给宝宝喂食，这样容易把细菌传染给宝宝。要给宝宝勤洗手，保持宝宝手的卫生。

5. 接种轮状病毒疫苗

研究表明，卫生条件及营养状况的改善并不能减少轮状病毒腹泻的发病率。

目前认为，口服轮状病毒活疫苗是预防小儿轮状病毒腹泻较为有效的手段。轮状病毒疫苗为甜味的口服液，不用注射，适于小儿服用，并且安全有效，保护率可达到 70% 以上。轮状病毒疫苗的接种对象为 2 个月~5 岁的健康婴幼儿，主要是 6 个月~3 岁的婴幼儿。2 个月~3 岁的婴幼儿每年口服 1 次，3~5 岁婴幼儿口服 1 次即可。

由于病毒本身存在变异，如果地区不同，流行的病毒型别也可能不一样，而疫苗只能针对某种流行的病毒类型起作用，所以即使服用疫苗仍无法完全避免感染。因此，轮状病毒疫苗尚未被列入计划免疫的范围，不是必须接种的疫苗。发热、有严重疾病、严重营养不良、免疫缺陷和接受免疫抑制剂治疗者，不要接种或暂缓接种。

护理腹泻患儿的要点

腹泻不会马上就好，有一个逐渐好转的过程，最快恢复过程也需要 1~3 天，父母要有心理准备。

1. 调整饮食并继续进食

过去认为腹泻时禁食可减轻胃肠道负担，减少大便排泄量，但目前的研究认为，腹泻时禁食是有害的。腹泻的时候患儿丧失了大部分的水分、营养素和矿物质，如果不及时补充很容易导致营养不良，身体恢复得也慢，还容易使抵抗力进一步下降，出现其他问题。继续饮食可减少患儿体液丢失，加快体力恢复，减少营养不良的发生，有利于康复。

母乳喂养的患儿可以照常喂哺母乳，喝配方奶的患儿可改用脱脂奶粉进行喂养。6 个月以上的患儿可进食一些具有温胃止泻作用的食物，如小米粥、胡萝卜汤、白米粥、藕粉、鸡蛋、鸡蛋羹等食物，还可给患儿吃一些新鲜水果或水果汁，以补充钾。可以给患儿吃一些脱脂酸牛奶，适当补充益生菌对患儿很有好处。但大剂量、高纯度的益生菌应在餐后 2 个小时以后使用，否则会增加肠道蠕动，胃里又没有食物，会越吃越拉。如果吐泻严重最好短时禁食，待吐泻好转后再逐渐恢复饮食。

2. 做好臀部皮肤护理

小儿腹泻期间，父母要提防尿布疹及泌尿道上行性感染。每次大便后应及时为患儿更换尿布，避免粪便尿液浸渍的尿布与皮肤摩擦而发生破溃，并用温开水冲洗患儿肛门及周围，预防臀红及泌尿系感染。天气热时可以暴露患儿的臀部，适当在臀部涂一些对皮肤有保护作用的油或油膏，如鞣酸软膏、金霉素、鱼肝油等。

3. 做好饮食卫生护理

如果患的是感染性腹泻，应做好消毒隔离，患儿的餐具、奶瓶、水杯、玩具等要经常消毒，尽量改用水杯或碗勺替代奶瓶，因为奶瓶容易污染，不易清洗消毒，特别是胶制奶头，很容易污染病菌，导致小儿腹泻。衣物等要勤洗、勤晒，护理小儿时应勤洗手，保持手的清洁。

4. 密切观察病情的发展

父母要注意密切观察病情，患儿腹泻期间应注意观察并记录大便次数、性状、颜色及量的变化，如果患儿在家治疗护理3天内病情不见好转，或出现下列任何一种症状，应及时就医：腹泻的次数和量增加，频繁呕吐，明显口渴，不能正常饮食，发热，大便带血，尿量明显减少等脱水表现。

便秘的主要症状与护理要点

粪便在大肠内停留时间过长，其水分大量被吸收，粪块就会干硬，无法顺利排出，这就形成了便秘。婴幼儿膳食种类较局限，常吃的食物中纤维素少而蛋白质成分较高，因此很容易发生便秘。

婴儿便秘时主要表现为每次排便时啼哭不休，甚至发生肛裂。肛裂的发生使宝宝对大便产生恐惧心理，造成恶性循环，加重便秘。特别是没有接受母乳喂养的宝宝，饮食大多以牛奶、糖类为主，如果不注意添加有益排便的辅食，常从婴儿期就产生便秘。有的宝宝自幼

被溺爱，缺乏规律睡眠，尤其是夜晚不睡、白天多睡者，最易发生便秘。另外，有的宝宝没有养成定时（尤其是晨起）排便的习惯，也会发生便秘。

日本学者饭野节夫在研究中发现，2～6岁的儿童如果长期便秘，很容易造成精力不集中、缺乏耐性、贪睡、喜哭、对外界变化反应迟钝、不爱说话、不爱交朋友等问题。经常性的便秘，会使儿童感到腹胀不适，但因无法表述自己的这种不适，更不能引起父母的重视，其注意力过多集中在便秘不适上，故会对外界事物淡漠而显得呆头呆脑。有的儿童几天排便一次，有的儿童虽然排便，但量太少。由于体内不能及时将废料排出，蛋白质腐败物就被肠道吸收到体内，容易引起毒性反应。便秘的儿童常会感到头晕、头痛、焦躁不安、肚子膨胀、食欲减退、口酸口臭及眼屎、湿疹增多，对健康非常不利。

在护理方面，要注意以下要点：

1. 调理饮食

若系母乳量不足所致的便秘，常有体重不增、食后啼哭等表现，只要增加摄乳量，便秘的症状即可缓解；如因吃鲜牛奶引起，可以更换不引起大便秘结的母乳化奶粉；还可给婴儿加果汁、菜水等，促进肠蠕动。这里需要说明的是，不要给大便秘结的婴儿喝煮熟的苹果水，因为苹果水富含鞣酸，鞣酸有收敛作用，

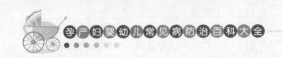

会加重或诱发便秘。若环境温度过高，应调节室温到适宜温度，减少婴儿体内水分过多丢失等。

6个月以内的婴儿可在牛奶中加一些奶糕。因奶糕中的碳水化合物在肠道内部分发酵后可刺激肠蠕动，有助于通便。6个月以上的婴儿可适当增加辅食，最好将卷心菜、青菜、荠菜等切碎，和蓖麻油一起放入米粥内同煮，做成各种美味的菜粥给宝宝吃。辅食中含有大量的B族维生素等，可促进肠肌肉张力的恢复，对通便很有帮助。

人体内最大的微生态环境是肠道，其中生活着100余种、数以十万亿计的细菌，包括有益菌、有害菌和中立菌三大类。其中，双歧杆菌是最主要的有益菌，具有抗氧化和清除自由基的作用，它是肠道的守护神，与肠黏膜细胞结合形成微生物屏障，抑制有害菌生长，抵御外来病原菌入侵，增强人体免疫力。宝宝便秘后会造成益生菌缺水而无法繁殖，双歧因子不但能为益生菌提供食物，还能保持肠道水分，促进肠道蠕动。

鼓励宝宝多吃新鲜蔬菜（不建议食用菠菜，因为菠菜含有的草酸很容易使宝宝出问题，可以食用芹菜、油菜、空心菜、白菜）、水果（不建议食用反季节水果，宝宝6个月前不要食用梨），比如胡萝卜水和苹果水，还有五谷杂粮制成的食品，如荞麦、玉米、大麦等富含纤维素的食物。忌食冰激凌，奶酪、精米、胡萝卜等不要进食过量，因为这些食物会加重宝宝的便秘。品种和花样可以多一点儿，平衡营养成分。注意每天给宝宝补充足量的水。

建议父母自己动手制作新鲜的酸奶，这样酸奶里面的益生菌含量有保证（国内标准每克100万活性菌达标，国际标准每克1000万活性菌达标）。一般成品酸奶能保证14天之内的活性菌不会低于这个标准，超市购买的酸奶一定要看清，不要含有防腐剂、稳定剂、香精、色素等添加剂。

2. 养成良好的生活习惯

养成按时吃饭、按时睡觉的好习惯，形成有规律的人体生物钟，这样有利于宝宝胃液正常发挥作用，有助于食物的消化。婴儿从出生60天以后起就可以训练定时排便。因进食后肠蠕动加快，常会出现便意，故一般宜选择在进食后让宝宝排便，建立起大便的条件反射，能起到事半功倍的效果。

如果以上方法还是不能解决问题，就要重新建立一个良好的排便规律。这里介绍一个方便、经济、有效的办法，即每天清晨当婴儿醒来时，让婴儿空腹喝20～30毫升温开水，喝后30分钟不管是否排便都要坐盆5分钟，每天坚持下去，开始1～2天可配合用开塞露通便，效果会更好，以后大便恢复正常了，父母也要坚持在清晨给婴儿喝一点儿温开水，以促进肠蠕动。若效果不佳，可在温开水里加1勺蜂蜜、芝麻油1/2勺，或取白萝卜250克，洗净榨汁后加入儿童蜂蜜适量，每日服用1～2次，每次4～5勺。

宝宝肛门周围有红肿、大便带血丝或排便时哭闹明显，说明有肛裂，应首先治疗肛裂。治疗方法是每天用黄连素水坐浴30分钟，在排便前用棉签蘸香油或红霉素眼膏，涂抹在肛门周围及肛门内口处，目的是润滑肛门，以减少或避免宝宝排便时粪便通过肛门刺激黏膜而引起疼痛。如果排便没有疼痛感觉，宝宝会逐渐养成良好的排便习惯，慢慢地肛裂就会痊愈，宝宝排便也就规律了。

父母需根据上面提到的方法结合宝宝的实际状况，不断地、耐心地加以调整，这个过程有可能是几个月，甚至是半年，必须是量变到质变的过程。不要随便给宝宝使用通便药，因为通便药多为苦寒之剂，会损伤宝宝的脾胃，引起腹痛、食欲减退等不适，严重的还可能导致腹泻。

🐾 如何防治便秘

婴幼儿的大便如果又干又硬，排便次数减少，排大便时费力，就叫"便秘"。用牛奶喂养的婴儿，由于牛乳中的酪蛋白含量多，可导致大便干燥。婴幼儿由于食物摄入量不足或食物过精，含纤维素少，造成消化后残渣少，粪便减少，不能对肠道形成足够的排便刺激，以致粪便在肠管内停留时间过久也可形成便秘。生活不规律或未养成定时排便的习惯，都可以发生便秘。某些疾病，如肛门狭窄、肛裂、先天巨结肠、发烧等全身疾病时均可以发生便秘。

如果宝宝已经两天没有大便，而且表现出哭闹、烦躁，父母可以将肥皂削成长约3厘米、铅笔粗细的肥皂头（尖端要细一些），塞入宝宝肛门，或用开塞露塞入宝宝肛门后将药水挤入肛门，取出塑料管后，轻轻捏住肛门口，以免在药水尚未发挥作用时，由于直肠内压力过高，将肥皂头或开塞露药液喷出。此种办法通便效果好，但不要常用。更简单的方法是父母的小指戴上橡皮指套，涂上润滑油，伸入宝宝肛门，通过机械性刺激引起排便。但父母不能随便给婴幼儿服用泻药，因为用泻药后可能导致腹泻。

预防便秘比治疗便秘更重要。如果是牛奶喂养的婴儿，在牛奶中加入适当的糖（5%～8%的蔗糖）可以软化大便。注意给宝宝吃一些新鲜果汁、蔬菜水、菜泥，另外宝宝的食物不宜过精，吃一些纤维素较多的食物，像圆白菜、玉米、莴苣等，便于形成大便。要训练宝宝定

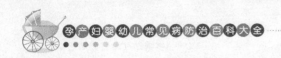

时排便的良好习惯，有了这种习惯，即使粪便不多，时间因素作为一种刺激也会产生排便行为。

对于经常有便秘的宝宝，可使用温和的缓泻剂，如果导片、酚酞片、液体石蜡等。原则上小儿特别是婴幼儿不宜用泻药，可以采用栓剂，如甘油栓，或用开塞露。也可用肥皂头，用水适当浸泡后，做成栓状，塞进肛内。塞入栓剂或开塞露后，应将肛门部夹紧，使药剂在肛门内保留片刻，使之溶化起作用，能更好地滑肠通便。

及时发现先天眼疾

每次带婴儿进行体检的时候，都要注意检查一下眼部。医生会检查婴儿的眼部结构和眼球转动是否正常，及其可能存在的先天眼部疾患。如果父母平时注意到婴儿的眼睛出现如下异常情况，一定要及时就医：

1. 婴儿到三四个月的时候仍然不用视线追踪母亲的脸或者眼前晃动的摇铃。

2. 婴儿无法上下左右全方位地转动一个或两个眼球。

3. 婴儿的眼球总是微微晃动，无法保持静止。

4. 婴儿的双眼大多数时候都是呈对视的状态。

5. 婴儿的一只眼睛或双眼出现下陷或外突的症状。

6. 婴儿一只眼的瞳孔出现白色。

如果婴儿出生时早产、曾经有过感染、接受过人工补氧，那么出现视力问题的可能性就更大，比如散光、近视、斜视等。儿科医生在检查、诊断的时候会将这些因素都综合考虑进去，然后给予恰当的建议和治疗。

倒睫是怎么回事

正常的睫毛对眼球具有保护作用，它可以阻挡风沙、灰尘对眼球的侵袭，但如果睫毛内倒，医学上称为"倒睫"，会对角膜产生危害，还可以引起视力下降。

婴幼儿倒睫的原因：

1. 婴儿长有一张圆圆的娃娃脸，两颊部很丰满，鼻根部扁平，眼间距宽，使有些宝宝的下眼睑皮肤内卷，眼睫毛向眼球方向生长，形成倒睫。

2. 婴幼儿患结膜炎，哭闹或揉眼睛时，引起眼睑痉挛，也会形成倒睫。

婴幼儿倒睫主要发生在下睑内侧。由于婴幼儿的睫毛一般较柔软，对角膜损害不太大，轻度的下睑内翻，随年龄的增长、面部的发育而逐渐自愈，而只有一小部分是真正需要手术治疗的，也要等到2岁以后请眼科医生诊治。

宝宝有了倒睫，父母不要随便用镊

子拔睫毛，因为这样并不能破坏毛囊，睫毛拔掉后还会重长，有时还会因细菌感染造成毛夹炎或脓肿，拔睫毛时还会有碰伤眼球的危险。正确的方法可用眼膏涂在睫毛上，以避免睫毛擦伤眼睛，每日3～4次。

宝宝斜视要早治疗

当宝宝出生6个月后，就要注意宝宝的眼睛是否有斜视，一旦发现，要及早治疗。正常情况下，双眼注视前方时，两个眼球都处于眼裂的正中。当一个眼球偏向一侧，致两眼不对称时，称"斜眼"，医学上称"斜视"。斜视对宝宝的视觉功能影响很大，因为当眼睛斜视后，通常不用这只斜眼睛看东西，时间一久，就会引起斜视眼睛的视力下降。如果斜视眼的功能长期被抑制，便会形成弱视。斜视患儿的一只眼睛注视目标时，另一只眼睛的视线偏斜在目标的一边，使两只眼睛看东西不一致，一个物体则被看成两个，从而形成复视。此外，斜视还直接影响宝宝的外貌，常被小朋友讥笑，易导致宝宝的苦恼，从而引起一系列心理上的反常。

医学研究表明，婴幼儿处于视觉系统发育阶段，这时期若抓紧治疗，就可以使宝宝获得立体视觉，防止斜视继续发展，通常可以治愈。治疗的方法通常

在宝宝斜视开始时，及时给好眼戴上遮眼帘。如果效果不好，还需手术治疗。

早期治疗取决于早期发现。父母要了解宝宝的视力发展情况，如3～6个月，将玩具放在宝宝的正前方30厘米左右，继之上下、左右移动，宝宝的双眼和头能随玩具移动；7～8个月，宝宝看由远而近的玩具时，眼球运动可以从原来的正位随玩具移动，双眼球向内移动。

更加重要的是，父母应注意预防斜视，平时要注意让宝宝双眼正视物体，悬挂玩具时要挂在宝宝胸部正上方，不要挂在眼上方和距离眼睛太近的地方，注意悬挂玩具的位置也要经常更换，以免造成宝宝斜视或弱视。

正确护理乳牙

乳牙萌出期间，每次给宝宝吃完奶、喂完食物或每天晚上睡觉前，应给宝宝喂一些温开水，并用手指牙刷帮助宝宝擦洗齿龈或刚刚露出的小乳牙。乳牙完全萌出之后要继续使用手指牙刷，从唇面到舌面轻轻擦洗小乳牙，并轻柔地按摩齿龈，帮助宝宝减轻不适。在平时生活中，要注意将宝宝经常咬的物品进行清洗，并保持手的清洁，还要勤给宝宝剪指甲，以免引起齿龈发炎。

当发现宝宝有吃手指、咬嘴唇或啃东西等坏习惯时，父母要引起注意，尽

快想办法纠正，以防形成错乱的牙齿关系，导致牙齿长得东倒西歪、很不整齐。

龋齿是食物经过口腔中正常寄存细菌的发酵，产生酸性产物，对牙齿的珐琅质进行腐蚀，使牙齿发生脱钙、坏掉而造成的。一般来说，奶水对乳牙的损害程度与吃奶次数的频度、每次吃奶时间的长短及持续不良哺喂习惯的时间成正比。因此，尽量不要让宝宝养成睡前吃奶的习惯。如果一时难以纠正，可用温开水替代，但同时也要注意纠正。当宝宝长到能够自己抱着奶瓶喝奶时，尽量让其在20分钟之内喝完，不要养成边喝边玩的习惯，以免喝奶时间过长，增加牙齿受腐蚀的时间。

在宝宝出生6个月或长出2个下切牙时，应该做第一次口腔检查。一般来讲，0~5岁时最好每隔2~3个月检查一次，6~12岁时最好每隔半年检查一次，12岁以上最好每年检查一次。请医生仔细检查宝宝的牙齿有无龋齿或生长错乱的现象，以便及早发现问题，采取必要的预防和治疗疾病的措施。

正确看待囟门的大小

囟门是婴儿两顶骨和两额骨交接而形成的缝隙，是颅骨生长发育的标志之一。囟门的大小和胎儿发育有关，出生时囟门过大、过小都不能作为疾病的唯一诊断标准，重要的是婴儿出生后头围的生长速度。不论囟门大小，生后随着月龄增长，头围与该月龄组头围平均值的大小相当即是正常的。若出生时囟门小，每月测量头围又增长缓慢，囟门6个月以内闭合，尤其在4个月以内闭合者，头围又明显小于平均值的可能是小头畸形。若出生时头围过大，囟门3~5厘米或更大，需要每日测量。如果头围超过正常生长速度，要进一步做头颅B超，检查是否有脑积水。

囟门是观察某些疾病的窗口，但也不能孤立地把囟门大小作为诊断的唯一手段，要具体情况具体分析。正常情况下，婴儿囟门大并不一定意味着有病，例如一个婴儿的囟门大于3厘米，观察时囟门处"呼嗒呼嗒"地跳动着，触摸囟门有搏动感，囟门处搏动感是小血管搏动所致，因此不属异常。若出生时囟门小于0.8厘米，但头围生长速度正常，这也不是疾病。出生时囟门虽小或囟门在6个月几乎闭合的婴儿，只要头围生长速度正常，也不能认为是疾病，但要定期测量头围。若婴儿发热伴有精神不振或烦躁、皮疹等，且触摸囟门时有紧张感、张力高或有搏动感，意味着可能有脑水肿或颅内压增高，表示病情严重；若伴有腹泻，稀水样便，囟门比平常低平或凹陷，可能有脱水。

怎样判断宝宝是否缺钙

判断宝宝是否缺钙，可以从以下几个方面观察：

1. 枕秃

宝宝因汗多而头痒，躺着时喜欢磨头止痒，时间久了后脑勺处的头发被磨光了，就形成枕秃圈（医学上称"环形脱发"）。但不能说有枕秃的婴儿都缺钙，有些婴儿在夏季出汗或父母为婴儿着装过多，容易出汗，出汗过多会引起皮肤发痒。还有些婴儿头面部有湿疹，也会引起皮肤发痒。这些原因均可使婴儿在枕头上蹭头，出现枕秃。确实是因为缺钙引起的枕秃，要在医生指导下补充维生素 D 及钙制剂。

2. 精神烦躁

宝宝烦躁磨人，不听话，爱哭闹，对周围环境不感兴趣，不如以往活泼、脾气怪等。

3. 睡眠不安

宝宝不易入睡，易惊醒、夜惊、早醒，醒后哭闹难止。

4. 出牙晚

正常的宝宝应该在 4～8 个月时开始出牙，而有的宝宝因为缺钙到 1 岁半时仍未出牙。

5. 前囟门闭合晚

正常情况下，宝宝的前囟门应该在 1 岁半闭合，缺钙的宝宝则前囟门宽大，闭合延迟。

6. 其他骨骼异常表现

方颅，肋缘外翻，胸部肋骨上有像算盘珠子一样的隆起（医学上称"肋骨串珠"），胸骨前凸或下缘内陷（医学上称"鸡胸"或"漏斗胸"），当宝宝站立或行走时，由于骨头较软，身体的重力使宝宝的两腿向内或向外弯曲，就是所谓的"X"形腿或"O"形腿。

7. 免疫功能差

宝宝容易患上呼吸道感染、肺炎、腹泻等疾病。

父母如果观察到宝宝在以上项目中占了 2～3 项以上，就要带宝宝去医院，由医生根据出现的症状、体征及血钙化验等判断宝宝是否缺钙，以便及时治疗。

夜里睡眠不实是缺钙吗

在儿童保健门诊中，以睡眠不实为主要原因来给宝宝看病的父母占相当的比重。很多父母认为宝宝晚上睡不好是缺钙所致，要求给予补钙治疗。事实上，婴儿睡眠不实不都是缺钙所致，还与饮食、疾病、环境等多方面因素有关，要具体情况具体分析，查找出睡眠不实的真正原因才能标本兼治。

1. 饮食不当引起睡眠不实

一些父母晚上给宝宝吃得过饱，高

蛋白质饮食，过于油腻。宝宝在睡眠时胃肠蠕动慢，消化能力差，多余的、没有及时消化吸收的食物在胃肠道中发酵、产气，引起腹胀及其他腹部不适，宝宝表现为夜里哭闹、睡眠不安。还有些宝宝饮食不规律，有夜里吃奶等习惯，常常在夜里有饥饿性哭闹、睡眠不安。

2. 疾病引起身体不适

宝宝不舒服首先表现为烦躁、哭闹，患病时睡眠不安多伴有发热、咳嗽、腹泻等症状，容易找到原因。患有贫血、低锌的宝宝夜里也有不同程度的睡眠不实，还有些宝宝是维生素缺乏，特别是 B 族维生素缺乏，也会有睡眠不好的症状。有些疾病的恢复期，如腹泻、上感、肺炎等，甚至打预防针后几天之内，宝宝也会有睡眠不安的表现。

3. 缺钙造成睡眠不安

由于光照不足、维生素 D（鱼肝油）摄入量不足、生长过快等原因导致钙吸收不良，引起一系列临床症状，如夜里睡眠不实。一般缺钙引起的睡眠不实常常有睡觉时易惊、有声就醒、出汗多等现象，除了夜里哭外，还常伴有肋缘外翻、肋骨串珠、鸡胸、腿弯等体征。

4. 环境不适造成睡眠不安

室温过高，通风不良，宝宝就会表现得烦躁、口渴、睡眠不安。

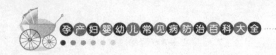

出牙晚是缺钙吗

出牙延迟最常见的原因是缺钙，但缺钙不是出牙晚的唯一原因。通常，婴儿出牙早晚与母亲有着密切关系。如果母亲在怀孕期间缺钙，婴儿出生后就会比不缺钙母亲生的宝宝出牙晚；如果父母在儿时出牙晚，通常宝宝出牙也比较晚。另外，出生后一直以流食喂养为主的婴儿，也会造成出牙晚。不要因婴儿不长牙就延迟吃比较硬的食物的时间，应该有意识地给他吃一些较硬的食物，让他磨磨牙，促使乳牙萌出。

怎样选择钙剂

为婴儿选择钙剂（包括鱼肝油）应该注意以下几个问题：

1. 重金属含量要低

国际营养协会早在 2006 年就出台了一个新规定，要求所有的 GMP 认证（Good Manufacturing Practice，世界上第一部药品从原料开始直到成品出厂的全过程的质量控制法规）生产厂家必须标注其生产的钙和鱼肝油产品中的重金属含量。如果钙剂（鱼肝油）生产厂家说自己的产品完全没有重金属，这是完全不可能的。即使最高的提炼合成制剂技术也不可能做到完全没有重金属，如果厂

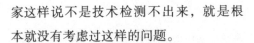

家这样说不是技术检测不出来，就是根本就没有考虑过这样的问题。

2. 主要看钙元素的含量

当然多一点儿比较好，但也有个吸收率的问题。氨基酸螯合钙的吸收率在45%～50%，但没有适合6个月以下婴儿的。其他的如碳酸钙（不适合婴幼儿）、醋酸钙、葡萄糖酸钙等吸收率都在29%～30%，只是因为摄入量大、纯度高，总体吸收量就比较高而已。

3. 还要看钙磷比例

书本上的数据说：当钙磷比例是2:1的时候，钙的沉积率和骨密度为最好。这是科学，但也是实验室里的数据，这种实验是在完全没有其他摄入和环境影响的情况下得出的结论。这种数据的弊端是直接忽略掉人类和地理环境的影响。现在，中国大部分适合人生存的地区已经划归为高磷区。为什么这样说呢？想一下，我们日常使用的是含磷洗衣粉，农作物使用的是磷肥，已经导致饮水、食物中磷含量偏高，如果再摄入比例为2:1的钙磷制剂，很容易使婴幼儿因为骨质钙磷沉积比例不合适而影响骨骼发育，严重的甚至会影响血液凝固、酸碱平衡、神经和肌肉等正常功能。

在这里纠正一下父母们容易混淆的概念：国内一些医生和宣传厂家直接把维生素A、维生素D滴剂叫做"鱼肝油"，这在国际上是不规范的。真正的鱼肝油在包括维生素A、维生素D的同时，更主要的是含有DHA、EPA、Omega-3、维生素E等多种营养素，其中DHA、EPA、Omega-3等对大脑神经、视网神经的发育大有裨益。新手父母在购买的时候一定要看清楚成分表，如果单纯的含有维生素A、维生素D，这种营养素只能叫做"维生素AD滴剂"，而绝对不是鱼肝油。

还有一点需要注意，给婴幼儿吃的EPA和DHA的比例一定不能超过1:1。国际上把鱼肝油分为给老年人、中年人、婴幼儿等不同类型的产品。老年人的EPA比例一般是DHA的10倍左右，婴幼儿吃了容易出现血液和心血管等诸多问题；中年人食用的一般会含有微量激素和其他不适合婴幼儿的营养素。

另外一个尖锐的问题是维生素A和维生素D中毒的情况时有发生，也就是鱼肝油服用过量（中毒）。维生素A和维生素D中毒的症状和佝偻病类似，如果宝宝长期摄入鱼肝油但还是有佝偻病症状，就要检查是否是鱼肝油过量（中毒），停药后即可缓解。鱼肝油过量（中毒）也可能导致厌食。

如何补充钙片和维生素D

婴幼儿时期是人体生长发育最迅速的时期，尤其是骨骼增长很快，及时补

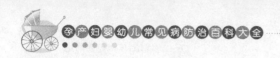

充钙剂和维生素 D 对预防佝偻病的发生就显得尤为重要。那么，如何补充钙片和维生素 D 呢？

根据世界卫生组织的规定，纯母乳喂养的婴儿在 4 个月时是不需添加任何营养素的（包括钙和维生素 D），认为母乳中所含的营养成分完全可以满足 4 个月内的婴儿需要。由于我们国家的饮食结构不同于西方国家，许多孕妇及乳母自身就缺钙，所以我们提倡女性在孕期和哺乳期就应注意钙的补充，多吃一些含钙多的食物，如海带、虾皮、豆制品、芝麻酱等。牛奶中钙的含量也是很高的，可以每日坚持喝 500 克牛奶，也可以补充钙片，另外要多晒太阳以利钙的吸收。如果母乳不缺钙，母乳喂养儿在 3 个月内可以不吃钙片，只需要从出生后 3 周开始补充鱼肝油，尤其是寒冷季节出生的婴儿，更应注意。

如果是人工喂养的婴儿，应在出生后 2 周就开始补充鱼肝油和钙剂。鱼肝油中含有丰富的维生素 A 和维生素 D，我们通常使用的是浓鱼肝油，开始时可每日 1 次，每次 2 滴。根据婴儿的消化状况，如果食欲、大小便等无异常改变，可逐渐增至每日 2 次，每次 2~3 滴，平均每日 5~6 滴。维生素 D 的补充每日不能超过 800 国际单位，否则长期过量补充维生素 D 会发生中毒反应。如果是早产儿更应及时、足量补充。补充鱼肝油滴

剂时，可以用滴管直接滴入婴儿口中。

1~6 个月的婴儿每日钙的需要量约500 毫克，除去牛奶中的钙以外，还应适量补充钙剂（母乳喂养的婴儿可在 3 个月以后补充）。目前钙剂的种类繁多，而且钙片基本都是合成钙片，其中钙含量是很低的，同时钙的吸收是最关键的。有的父母问："我的宝宝一直在吃钙片，为什么一检查身体还说缺钙？"其实，钙剂的补充必须有维生素 D 的参与，才易吸收。另外，补充钙剂时不应加入牛奶中服用，因为钙在牛奶中易形成不吸收的钙盐沉淀。补充钙剂可用小勺将用水化好的钙剂直接喂入。多参加户外活动，增加日光浴，无论是对孕妇、乳母还是婴儿，都是有好处的。

补钙吸收是关键。进行母乳喂养的母亲应该注意补钙，哺乳期间每日应保证摄入 1200 毫克钙。人工喂养的婴儿如果每日能喝 800 毫升的配方奶粉，就能够满足机体对钙的需要。如果婴儿还是缺钙，首先要想到的不是给婴儿吃何种钙剂、钙含量是多少，而是吸收的问题。同样是 100 毫克的钙，母乳中钙的吸收率为 80%，牛奶中钙的吸收率为 60%，食物中的钙如果搭配合理吸收率在 50% 左右，其他钙元素大多在 30% 左右，只不过数量占优势而已。但钙是矿物质，高单位、密集型摄入是非常不容易消化吸收和沉积的，这就是很多脾胃虚弱的婴

儿补钙效果不好的原因，而且非常容易导致婴儿大便干结、消化不良，甚至导致脾胃不和。

排除了宝宝生病的原因，可以考虑添加鱼肝油，同时需要增加晒太阳的时间和宝宝的活动量，促进钙的吸收。最后，才是针对宝宝体质开出适合宝宝肠胃吸收的钙剂。

补充维生素A、D多了会中毒

婴儿自出生后2～3周即开始服用鱼肝油和钙剂直至2岁。浓鱼肝油滴剂含有维生素A和维生素D。有些婴儿没有服鱼肝油，而是服伊可新或具特令，这两种胶囊只含维生素D。无论宝宝服哪一种，都是为了促进钙的吸收和正常代谢，以预防小儿患佝偻病。有些父母认为，既然是维生素类药，吃多了也不要紧，实际上这种想法是不对的。宝宝每日需要维生素D400～800国际单位，每日需要维生素A1500～2000国际单位，长期超量服用会出现中毒症状。

如果每天摄入维生素A数万单位（比如有一种鱼肝油所含的维生素A和维生素D的浓度比为10∶1，服量在10滴以上则维生素A的量就过大了），经过数月后就可能出现中毒症状。早期表现为烦躁、食欲减退，以后会出现四肢骨疼、头疼、呕吐、前囟门隆起、毛发干枯、

口唇破裂、肝脾肿大等。

对维生素D敏感的宝宝每天摄入维生素D400国际单位（约服维生素A、D浓度比为10∶1的浓鱼肝油滴剂25滴以上），经1～3个月后就可能出现中毒症状。最早出现的症状是食欲减退甚至厌食、烦躁、哭闹、低热，不仔细分析易误诊为维生素D缺乏（欲称"缺钙"）。逐渐地宝宝会出现烦渴、尿频、夜尿多；由于骨骼、肾、血管均出现相应的钙化而影响其功能，如肾衰竭、心脏杂音等。

综上所述，为防止维生素A、D过量中毒，在服用维生素A、D时一定要按照医生规定的量服用。具特令或伊可新每日吃1粒，较易掌握剂量。浓鱼肝油滴剂最好选用A、D浓度比为3∶1的（商标"可儿"），每日5滴一般就够了，10滴以内不会中毒。维生素A、D比例10∶1的浓鱼肝油滴剂，维生素A的含量较大，如果用来治疗佝偻病，加大用量至维生素D达到治疗量时，维生素A就有可能过量而中毒，当然每日服5～6滴作为生理需要量是不会中毒的。

当宝宝出现佝偻病时，需要医生根据病情的轻重程度决定维生素D的治疗量和服用方法，父母不要自行加大鱼肝油的用量。

维生素D缺乏症的症状及防治方法

维生素D缺乏病，即佝偻病，是小

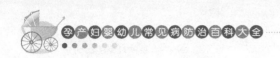
儿常见病，虽然很少直接危及宝宝生命，但可以导致宝宝抵抗力低下，容易并发肺炎、腹泻等严重疾病。佝偻病的患儿血钙和血磷减少，尤以血磷明显，产生这种情况的原因是维生素 D 缺乏，所以也叫"维生素 D 缺乏性佝偻病"。简单地认为佝偻病就是缺钙，只是给宝宝补充钙剂，这种认识和处理是片面的，对预防和治疗佝偻病起不到好的效果。把佝偻病简单地说成软骨病也是不全面的，因为佝偻病不只是有骨骼方面的改变，还有全身其他系统的变化，特别是早期病例，骨骼改变可以不明显。发病的早期，宝宝易激怒、烦躁、夜惊、多汗，骨骼改变以颅骨软化出现最早，按之似乒乓球感，见于 3 个月后，7～8 个月时可见方颅、肋骨串珠、鸡胸、下肢"O"形腿等，其他方面的症状有肌肉松弛、肌张力低下，腹部膨隆等。

佝偻病有活动期和静止期，活动期需用足量的维生素 D 治疗，而静止期只需用一般量。活动期主要见于 2 岁以内未经积极治疗的宝宝，2 岁以后已属静止期，即使有骨骼方面的改变，也系后遗症表现，无须再用维生素 D 治疗，用药也无济于事。判定佝偻病的活动期和静止期，除上述年龄范围外，还可以取血测定血钙、血磷和碱性磷酸酶，特别是血磷减低、碱性磷酸酶增高，是活动性的重要依据，也可以拍 X 线骨骼摄片做

出鉴别。

佝偻病的预防是让宝宝多接触阳光和应用药物。阳光照射皮肤可形成维生素 D，应多让宝宝接受阳光，隔着玻璃窗照射阳光起不了作用，因为紫外线透不过玻璃。冬季出生的宝宝从新生儿期开始服用浓缩鱼肝油，每日 400～800 国际单位，可同时给以适量钙剂，但应注意钙剂服用过多可引起食欲不振和影响肠道对其他营养物质的吸收。

此外，宝宝应多晒太阳，夏季多在户外活动，冬季也应有适当时间进行户外活动。根据佝偻病的程度，可肌肉注射维生素 D_3 或 D_2，或口服浓缩鱼肝油，但要在医生指导下进行治疗，不要用药过量，以免造成维生素 D 中毒。避免患儿过早站立或走路，以防肢体畸形发展。轻度佝偻病及佝偻病静止期时，活动不受限制。因患儿出汗多，要及时擦干，以免内主湿冷着凉。同时要注意皮肤清洁卫生，定期洗澡。

理性对待微量元素的补充

铁剂、锌剂这类微量元素之所以被重视，是因为它们量微却作用大，少了不行，多了也不好。由于媒体宣传的原因，现在许多父母把视线过多地集中在了微量营养素上。其实，婴儿的生长发育需要全面的营养素，碳水化合物、蛋

白质、脂肪的摄入同样重要，微量营养素的吸收也要依赖它们的帮助而完成，父母在关注宝宝微量营养素状况的同时，一定不要忘记膳食的全面合理。有关微量营养素是否缺乏的判断是一个专业性很强的行为，除了根据化验结果，还要综合婴儿的喂养史、临床症状以及体征来判断，普通父母很难通过感觉做出准确判断，一定要听取专业医生的建议。

补充多种维生素要慎重

美国国家儿童医疗中心的一项研究发现，为婴儿随意补充多种维生素，有可能诱发哮喘和食物过敏。特别是3岁左右的幼儿，发生食物过敏症的概率明显偏高。研究专家指出，在美国约有半数刚学走路的婴儿就开始滥补多种维生素，这种补充营养的方式现在也被越来越多的中国父母所接受。特别是有些商家，在经济利益的驱动下大肆宣扬补充维生素制剂的好处，使有些爱子心切的父母盲目选择。研究专家表示，虽然目前还不能完全确定摄取多种维生素就是造成婴幼儿哮喘和过敏性疾病的真正原因，但有些维生素在遭遇某种抗体的情况下确实会使细胞变性，增加变异反应的可能性。因此父母一定要注意，不可随意给婴儿滥补多种维生素。

婴儿为什么容易缺铁

缺铁性贫血是常见的全球性营养问题之一，婴幼儿、生育期女性是缺铁性贫血的高危人群。婴幼儿在出生的第一年体重增长非常迅速，身体对铁的需要量超过成人。母亲在怀孕时将自己体内的铁通过胎盘给了胎儿，足月生产的婴儿在出生时身体里有较多的铁，可以在出生后的4～6个月内满足身体快速生长的需要。6个月以后，婴儿从母亲那里得来的铁就不够用了，此时就必须从食物中吸收铁，但这个时期的婴儿饮食仍以奶类为主，母乳所含的铁已不能够满足婴儿的需要，添加其他含铁的食品是为婴儿提供铁的最好方法。

6个月以上的婴儿如不及时地、循序渐进地添加辅食很容易缺铁。另外，早产儿或低出生体重儿（出生时体重低于正常标准）出生时身体里的铁相对较少，很多婴儿患不同程度的缺铁性贫血。哺乳母亲偏食、饮食习惯不良或饮食含铁量太少，也是造成婴儿缺铁的主要原因。

如何判断婴儿是否缺铁

大多数缺铁的婴儿发病缓慢，易被父母忽视，等到医院就诊时多数患儿已发展为中度缺铁性贫血。因此，父母一定要注意观察婴幼儿早期贫血的表现，并定期带婴儿进行体检，以便早期发现、早期治疗。临床病例证实，医生检查出异常之前婴儿即可出现烦躁不安、对周围环境不感兴趣等表现，有的婴儿可有食欲减低、体重不增、皮肤黏膜变得苍白等表现。如果发现婴儿出现了以上异常的精神或行为表现，建议带婴儿到医院去做一下红细胞和血红蛋白的检查，看看各项指标是否正常，以明确婴儿是否存在缺铁性贫血。

为什么婴儿4个月后容易出现贫血

铁元素是人体血红蛋白和肌红蛋白的重要原料。铁摄入不足，就会发生缺铁性贫血而影响氧气的运输，影响婴儿生长发育。

婴儿从母体获得的储存在肝脏中的铁只能满足4个月内生长发育的需要，而4～6月的婴儿逐渐长大，每天需补充10～20毫克铁，才能满足需要。但无论人乳或牛乳中所含的铁都不能达到这个要求，所以要及时添加含铁丰富的辅食，如蛋黄、动物肝、瘦肉及绿叶菜等，还可以采用经卫生部门认可的铁强化食品，要定期检查血色素。

加喂蛋黄预防贫血

鸡蛋黄含有婴儿生长发育需要的很

多营养素，尤其是富含铁质，且比较容易消化吸收，对预防贫血十分有效。4个月后的婴儿从母体获得的铁质已经消耗，很容易发生贫血，所以，从4个月开始就应添加鸡蛋黄。刚开始每天喂1/6～1/4个蛋黄，喂蛋黄后要注意观察大便情况，如有腹泻、消化不良就先暂停，调整后再慢慢添加。如大便正常就可逐渐加量，可喂1/2个蛋黄，约3～4周就可喂到每日1个。记住不要喂鸡蛋清，因为4个多月的婴儿消化和免疫功能都较差，如果此时就吃蛋清易发生过敏而出现皮疹。

鸡蛋黄的制作方法：

1. 蛋黄泥：将鸡蛋放入冷水中煮，等水开后再煮5分钟，取出蛋黄可直接用少量水或米汤，也可用熟牛奶把蛋黄捣成泥状，用小勺喂食。

2. 蛋黄粥：大米2汤匙洗净加水120毫升，浸泡1～2小时，然后用微火煮40～50分钟，再把适量蛋黄研磨后加入粥锅内，再煮10分钟左右即可食用。此方法适用于5个月后的婴儿喂养。

营养不良性贫血的症状及防治方法

营养不良性贫血是因婴幼儿的食物中缺少铁、叶酸、维生素 B_{12} 而引起的，6个月～2岁婴幼儿多发。据调查，我国儿童贫血的发生率比较高，1岁以下婴儿的患病率可达到20%～30%，多为缺铁性贫血和巨幼细胞性贫血。

缺铁性贫血也叫"营养性小细胞性贫血"，多发于6个月～1岁的婴儿。这个年龄段的婴儿生长发育快，需铁量甚至超过了成人，而从母亲体内带来的铁在出生6个月前后已用完，母乳和配方奶含铁量又很低，不能满足婴儿的需要，因此，此时若不能及时添加含铁的辅食，婴儿就会发生缺铁性贫血。缺铁性贫血对婴幼儿的生长发育极为不利，不仅会导致身体发育延迟、体质差、容易生病，而且还会影响智力发育。

营养性巨细胞性贫血多发于2岁以下的婴幼儿，主要是因饮食中的维生素 B_{12} 与叶酸含量不足，或肠道细菌合成量不足，使红血球成熟的因素缺乏所致。

如果婴幼儿体内的铁不足，合成的血红蛋白就不足，因此血红蛋白是临床上判断贫血的一个重要指标。6个月～3岁的婴幼儿正常的血红蛋白值为105～140克/升。轻度贫血并没什么明显症状，一般不易被发现，有时只是体检时才偶然发现血色素低。中重度贫血一般表现为面色、口唇、眼结膜、指甲颜色发白、烦躁、注意力不集中、胃口不好、腹泻或大便干燥，有的宝宝还有异食癖，即吃不能吃的东西，如纸张、煤渣子等，智力发育迟缓，免疫力下降，易患感染性疾病，比如呼吸道感染、消化道感染。父母平时应多注意观察，并定期带宝宝去医院体检，以便及时发现问题。

轻度贫血以食补为主。合理的饮食对贫血的治疗有着重要意义。患缺铁性贫血的宝宝应多吃含铁的食物，叶菜类含铁量较高，其中最高的是油菜，其次是荠菜和苋菜。人们普遍认为含铁多的菠菜，其实铁含量还不足油菜的一半。在肉类食物中，动物肝脏和血液铁含量最高，大约是家畜、家禽肉和鱼肉的10倍。鸡蛋中的铁主要集中在蛋黄部分，含量和畜禽肉差不多。奶类铁含量比较低，只有畜禽肉的1/10左右。

给宝宝补铁只是看食物中的铁含量还不够，如果在肠道吸收率低，即使铁含量很高，补铁效果也不会太好。因为食物中的铁一种是容易被人体吸收的血红素铁，一种是不好吸收的无机铁。动物的肝脏和血液、畜禽肉、鱼肉和蛋黄中的铁都是血红素铁，宝宝吃了很容易吸收，补铁效果很好；而蔬菜和奶类中的铁则属于无机铁，虽然蔬菜的铁含量不算低，但宝宝吃了能吸收的却比较少，补铁效果不太好。因此，最好选择宝宝肠道容易吸收的食物。1岁左右的宝宝每日可补充半个或1个鸡蛋以及适量的豆浆，也可以吃鲜肝或肝粉30克/日。蛋白质是构成红血球的主要原料，因此除给宝宝吃肉、蛋等外，还可吃一些大豆、豌豆等含蛋白质丰富的食物。

患营养性巨细胞贫血的宝宝要多吃

维生素 B_{12} 和叶酸丰富的食物，如瘦肉、肝、肾、脾、蛋、粗米或粗面、绿叶蔬菜等。目前认为维生素 C 是叶酸代谢的重要物质，缺乏时可使叶酸代谢紊乱，而发生巨幼细胞性贫血，因此可多给宝宝吃含维生素 C 丰富的食物，如西红柿、卷心菜、油菜等蔬菜以及山楂、猕猴桃、鲜枣、柑橘、草莓等，可以使铁在肠道的吸收率提高好几倍。

不同年龄、不同体质的宝宝消化功能也不同，要根据宝宝的具体情况来决定饮食的性质，如软硬、稀稠、粗细、量的多少与餐次等，以防止宝宝发生消化不良。

研究发现，发酵食品中的铁比较容易吸收，比如馒头、发糕、面包就要比面条、烙饼、米饭等更适合宝宝吃。给宝宝吃叶菜时应该先用开水焯一下，去掉大部分草酸，这样可以让宝宝吸收更多的铁。另外，烹调食物时使用铁制炊具会产生一些小碎铁屑溶于食物中，有助于补铁。

患缺铁性贫血的宝宝口服铁剂时常可引起胃肠道反应，所以要先从小量开始，在饭后服用，以减少刺激。铁剂不能和钙片、牛奶等同时服，以免影响吸收。在用铁剂治疗时要加服维生素 C（两种药须分开服）、胃蛋白酶等，这样可使铁维持在二价状态，有利于吸收。如果哺乳母亲患有缺铁性贫血要及时治疗，以免加重宝宝的病情。

腹泻或呼吸道感染都会导致宝宝食欲不佳，影响胃肠对铁的吸收，造成体内缺铁，一定要及时纠正。贫血的宝宝身体抵抗力低下，要避免其接触患有传染病和急性感染性疾病的人。母亲患感冒后，除及时治疗外要注意戴口罩，以免传染给宝宝。

对于患有严重贫血的宝宝，要严密观察其病情变化，注意脉搏、呼吸、面色等的改变，以便及时发现休克的早期表现，及时送医院抢救。

虽然铁对宝宝的生长发育非常重要，但并不是摄入得越多越好。6 岁以下的儿童每日需要铁的最大量为 10 毫克，如果每天口服铁量超过 20 毫克就会造成严重伤害。最新研究发现，在 6 个月时被测出血色素水平过高的宝宝，长到 10 岁时学业成绩最差。因此，在给宝宝补铁的过程中要谨防过量补充。

含铁制剂不要用牛奶冲服

婴儿以乳类食品为主，此类食品中铁的含量极低，因此提倡合理的添加辅食，否则就可能出现缺铁性贫血。含铁制就是用来治疗贫血的，铁剂在胃肠道内以二价铁的形式被吸收入血液中，参与血红蛋白的合成。常用的含铁制剂有硫酸亚铁、富血铁、琥珀酸亚铁，还有力蜚能溶液（二价铁元素）等。有些婴儿不愿意吃这些药，或父母嫌麻烦，于是给婴儿服铁剂时用牛奶冲服，其实这是不科学的，会影响治疗贫血的效果。因为牛奶中含有大量的磷酸盐，它可以使铁发生沉淀，妨碍铁的吸收。另外，酸性环境才利于铁剂的吸收，所以服铁剂时常与维生素 C 同服。由于牛奶可使胃液的酸度大大降低，不利于铁剂的吸收，所以含铁制剂不要用牛奶冲服。

预防肥胖症

随着健康知识的普及，人们对肥胖所产生的副作用了解得越来越多，如高血压、糖尿病、冠心病、动脉粥样硬化、肝脏疾病及其他代谢性疾病都与肥胖有着密切的关系。脂肪组织增长的第一活跃期为宝宝出生至出生后 18 个月，在此期间，如不注意饮食结构，过量喂养，过早喂以高碳水化合物，如米粉、健儿粉、高糖食物，容易引起宝宝肥胖。而且一旦宝宝脂肪细胞已经增多，再想减少就不可能了，因此，应在婴儿早期就开始预防肥胖症。

我们提倡母乳喂养，按婴儿实际需要进行适度喂养。在婴儿出生头 4 个月内避免喂淀粉类食物。如果 4 个月婴儿体重已超标很多，应该注意避免继续让婴儿摄入过量的热卡。有些父母为片面追求高营养，过量哺喂牛奶、鸡蛋、高脂类及高糖类食物，一味地认为胖就是健康，这是错误的。在婴儿 4 个月以后可适当地增加水果、蔬菜、米粉（或荞麦粉）等，如果已经超重很多，可适量减少高脂、高糖类食物的摄入，以预防肥胖症。

体重增长慢是病吗

众所周知，婴儿期是人的一生中生长发育最迅速的阶段。在 6 个月之前，婴儿每月平均增长 800 克；7～12 个月，婴儿每月平均增长 500 克。但有的婴儿在断奶前后，即 8～12 个月时，体重增长慢，其原因大多由喂养不当造成。

婴儿出生后由母乳（或牛乳）喂养，乳类食品是含蛋白质丰富的食品，其中母乳的蛋白质有利于肠道食物的消化、吸收，因此只要母乳充足，婴儿出生头半年体重增长迅速。但添加辅食后，7～8 个月的婴儿每天用两次辅食代替牛奶，9 个月的婴儿一日三餐辅食代替奶，此时婴儿吃奶量更少。父母误认为宝宝同成人一样，一日三餐已吃饱了，不喂牛奶也行了，其实并非如此。宝宝辅食以淀粉类食物为主，蛋白质和钙、磷等矿物质含量不足，况且宝宝的消化系统对蛋白质的消化、吸收能力仍较差，此时如奶量供应不足，会导致宝宝体内蛋白质缺乏，直接影响他的生长发育。

婴儿断奶前后一日三餐食物的质量如果不符合营养学要求，也会影响婴儿体重的增加。当一日三餐从辅食变为主食后，首先要注意添加肉、蛋黄、肝泥、豆腐等含有丰富蛋白质的食物，这是婴儿身体发育所必需的营养素。米粥、面片、龙须面、小饺子、面包等主食，都是补充所需热量的来源。补充维生素和矿物质依靠蔬菜和水果的供给，粗纤维可以促进肠道蠕动，缩短粪便在肠内的时间。因此，各种营养素的供应既要充足，又要均衡。

当婴儿的生活无规律时，如没有固定的进餐时间、睡眠不定时，甚至白天睡觉、深夜还不睡觉，更没有充足的时间进行户外活动，致使吃饭不香、睡眠不实，必然食欲不振、体重增长慢。

因此，儿科专家提醒父母，8～12个月的婴儿每天要进食牛奶600毫升左右，以保证生长发育的需要；要注意膳食的营养素质量，养成婴儿良好的生活习惯，特别是饮食、睡眠要有规律；增加室内及室外活动量，这样婴儿的体重才会正常增长。

婴儿睡觉打呼噜是怎么回事

有些婴儿平时不咳嗽，觉睡得也挺好，就是在睡觉时随着呼吸从嗓子里发出"呼噜呼噜"的声音，让人感觉婴儿

嗓子里有痰吐不出来，父母听着心里非常着急。多数父母认为婴儿嗓子里有痰，可能得了气管炎、喉炎等，常常抱着婴儿到医院看病，或者自己买一些化痰的中药给婴儿吃。

婴儿真的是有痰吗？其实不然，婴儿睡觉时打呼噜主要是喉软骨发育不良所致。母亲在孕期缺钙，胎儿喉软骨发育时钙化不足，骨性支持作用薄弱，随着呼吸运动，喉软骨处发育不良的组织好像一个活瓣，婴儿睡眠时就会随着呼吸从嗓子里发出"呼噜呼噜"的声音，好似有痰一样。这种情况口服化痰中药无效，只有补充维生素D和钙才能根治。值得一提的是，当软骨发育严重不良时，护理上一定要注意，特别是合并上呼吸道感染或肺炎时，喂奶、喂水都要格外小心，人工喂养时奶嘴孔要小，防止婴儿因呛奶而引起窒息。

婴儿为什么总是流口水

婴儿出生时唾液腺发育差，分泌消化酶的功能尚未完善，到了3～4个月时唾液腺分泌增多，但还未具备吞咽唾液的能力，故经常发生生理性流涎，即流口水。随着月龄增加，到出牙和增添辅食时口水会明显增多，这不是病态，是正常的生理现象。6个月以后随着咀嚼、吞咽动作的协调发育，流口水的现象会

逐渐消失。

若在这一时期患口腔炎，婴儿的口水会突然增多，常伴有食欲不振或哭闹等症状，需要到医院就诊治疗。

🧭 婴儿为什么会厌奶

很多婴儿都经历过类似的情况，突然间不爱吃奶了，持续的时间有长有短，一般在半个月到1个月之间，也有持续两个月的，这就是我们所说的"厌奶"。厌奶的原因是多种多样的，生病、使用抗生素、内热体质或者是气候（夏季湿热、秋冬上火等）都会导致厌奶，父母要辩证对待，不能一概而论。疾病导致的厌奶称为"病理性厌奶"，要及时治疗疾病，病好了，婴儿的饮食也就恢复正常了。

除了疾病之外，导致厌奶的另一个重要原因是婴儿的肠胃在适应新的营养需求，处于吸收转型期，称之为"生理性厌奶"，无须治疗。婴儿3个月前主要以消化吸收奶里的脂肪为主，身高、体重增长很快，这一时期的体形被称为"婴儿肥"。3个月以后，婴儿的身体自动调整，增加吸收奶里的蛋白质和矿物质的比例，这个时候就可以添加铁、锌和维生素丰富的食物了。这样的转型时间段分别是3个月、6个月、12个月，随着时间和吸收营养素比例的逐渐改变，婴

儿会脱去"婴儿肥"，进入幼儿体形阶段，这个时候就会显得比婴儿阶段瘦一些，这属于自然规律，很正常，父母不要过分担心。吸收转型期对婴儿小小的胃肠和肝肾都是一种挑战，最好让婴儿自己适应，这样激发出来的免疫力非常强。

婴儿出现生理性厌奶说明他的身体开始自我调整了，是为6个月后母体带来的抵抗力消失、启动自己的免疫力进行预演呢。所以，深呼吸，调整好心情，母亲的温柔和耐心是对婴儿最大的鼓励和支持。

母亲可以适当给婴儿按摩腹部和捏积，帮助婴儿快速恢复。婴儿俯卧位，母亲用两手拇指指腹与食指、中指、无名指指腹相对用力轻轻捏起婴儿背部脊柱两侧的皮肤，从龟尾穴（尾骨）开始，随捏随提，沿脊柱向上推移，至大椎穴止。也可以采用手握空拳状，食指屈曲，以拇指指腹与食指中节桡侧面相对用力，将皮肤轻轻捏起。双手交替捻动，从龟尾穴开始沿脊柱向上至大椎穴止。捏积最好在上午做，因为上午阳气生发，效果更好。每天3次，每次捏拿10遍，连续6天是1个疗程。一般情况下，做到三四天时，厌食的宝宝就会有饥饿感了。

一开始宝宝可能会因为不习惯而拒绝，母亲不要着急。宝宝睡觉前先搓热双手，上下抚摩宝宝后背，等宝宝不排

斥的时候一点一点地捏。不要把宝宝捏疼了，宝宝的自我保护意识很强，捏疼一次，下次排斥的概率就很大。

以下教给父母几个应对厌奶的小妙招：

1. 吃奶粉的婴儿出现厌奶可以尝试换奶粉，羊奶脂肪颗粒是牛奶的1/3，可以给婴儿吃，而且不容易上火。

2. 将牛奶调浓一点儿或调稀一点儿。

3. 把奶凉凉一点儿，温度在35℃左右，这一点很重要，有很多有上呼吸道问题的宝宝，就是因为小的时候吃太热的奶，咽喉和口腔的黏膜受到长期刺激充血造成的。

4. 换奶嘴。聪明的婴儿嘴巴特别敏感，奶嘴软硬是否合适一尝就知道了。

5. 如果还不行，就看看婴儿的生长曲线，看看婴儿是不是有一段时间长得特别快，如果是这样，就是在那段时间内过量地吃牛奶，婴儿的内脏非常累，厌奶是在告诉母亲"牛奶太多了"。建议多喂点儿果汁或水，千万不能急，婴儿只要生长得好就应该没有多大问题。除非是有大问题了，一般不建议经常去医院，医院的环境过于复杂，病毒相对较多，本来婴儿没有病，去医院传染上病就不好了。

婴儿用药的特点

儿科用药是根据婴儿生理特点而设计的，有其独立的特点。如就胃肠道而言，婴儿胃排空时间和胃液 pH 均与成人不同，如新生儿和婴儿胃排空时间为 6～8 小时，胃液 pH 较高，约 6～8。这是因为婴儿的胃黏膜尚未发育，胃酸分泌较少所致，另外胃肠蠕动也不规律，生物利用度不稳定，可使安定的吸收率较成人高，使苯巴比妥、苯妥英钠吸收减少。很多药物的吸收情况难以估计，因此口服给药个体差异甚大。

皮肤和肌肉：婴儿肌群小、皮下脂肪少，一遇到刺激可使周围血管收缩、影响药物的吸收，严格地说，新生儿和婴儿不宜采用肌肉注射方式。

肝脏：肝脏是药物代谢的重要器官，婴儿肝功能还不够完善，尤其是代谢药物的酶，混合功能氧化酶（主要是 P450 和结合酶）缺乏，活性也比成人低得多，相应的药物半衰期就要延长，毒副作用就要增加（如安定的半衰期在早产儿为58 小时，足月新生儿为 31 小时，婴幼儿为 18 小时）。

血液系统：婴儿血浆蛋白的量和质都与成人不同，如新生儿、婴儿的白蛋白要低得多，故药物与血浆蛋白结合减少，使游离型药物如安定、苯巴比妥、戊巴比妥、苯妥英钠增加而可致中毒。

中枢神经系统：婴儿神经系统发育尚不健全，易受药物影响，如新生儿中枢神经系统水代替不稳定、血脑屏障不成熟，药物极易穿透过去，皮质激素、四环素、维生素 A、氨硫脲等药可引起脑脊液压力增加，形成脑水肿。

泌尿系统：婴儿肾小球滤过功能和肾小管分泌功能均尚发育不全，按体表面积计算，新生儿肾小球滤过率只是成人的 30%～40%，肾小管分泌功能只及成人的 20%～30%，产后 6～12 个月方达成人值。泌尿系统是药物清除的主要场所，因其功能发育不全，可致有些药物如安定、苯巴比妥、戊巴比妥钠、苯巴比妥钠在体内蓄积。

因婴儿有其特有的生理生化功能，故不能将婴儿看成小型大人，而模仿成人用药。

给婴儿喂药要注意方法

6 个月以上的婴儿喂药比较困难，讲道理不容易讲通，采取硬办法往往下不了手，而且喂完后容易吐。婴儿嗓子小，药片或药丸直接吞咽有困难，必须弄碎成粉末，药粉放在匙内，略加一些糖水，量不宜多，直接经口喂入。婴儿不合作时大人应夹住婴儿的双腿，抓住婴儿的手，将药水从婴儿口角处灌入。如婴儿不张嘴，可轻轻捏住婴儿的鼻子，一定要让婴儿把药吞咽下去后才能松手。药喂进去后可以喝给婴儿几口糖水，解解药味，也可冲洗口腔，使粘在口腔黏膜

上的药末均入胃内。然后分散婴儿的注意力，千万不要抱着婴儿摇晃，这样容易引起呕吐。中药量多一些，可分少量多次喂入。喂药应在两次进食的中间时候，中药和西药最好不同时喂，中间隔开半小时至 1 小时。

如何掌握小儿用药量

婴儿时期，由于各脏器的功能尚未发育成熟，对药物的解毒功能和耐受能力均不如成人，因此婴儿用药必须严格掌握剂量，否则不仅达不到治疗效果甚至发生中毒。小儿用药量的计算方法有很多，较常用的有以下方法：

1. 按小儿体重计算

多数药物已计算出每千克体重、每日或每次的用量，按已知的小儿体重计算比较简便，已广泛推广使用。对没有测体重的患儿可按下列公式推算：

6 个月前体重估计：月龄×0.7＋出生体重（千克）

7～12 个月体重估计：月龄×0.25＋6（千克）

1 岁以上体重估计：年龄×2＋8（千克）（至青春发育期此公式不再适用）

药物剂量（每日或每次）＝药量/千克/次（或日）×估计体重（千克）

2. 按小儿年龄计算

以成人剂量折算小儿用药量，可按

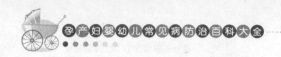
下列对照表确定小儿用药量，但各年龄组的用药量不是绝对的，可根据宝宝的体质情况在所列范围内调整。

以上折算表只适用于一些常用药物，如抗生素、退烧药、止咳药、助消化药等。小儿用药量与年龄及体重有关，也与其生理解剖特点及病情的轻重有关，还与各种药物的吸收代谢及排泄有关，因此小儿用药量最好由医生确定。需注意的是，小儿用药的选择与成人有许多不同之处，故应遵医嘱用药。

不要滥用止咳糖浆

婴幼儿呼吸道感染时，最常见的症状是咳嗽。当宝宝咳嗽时，父母往往给宝宝服用止咳糖浆。由于小儿止咳糖浆味甜，宝宝喜欢喝，经常是用一种不行再换一种，或者两种药物合用，结果是适得其反，咳嗽久治不愈，个别患儿甚至咳嗽加剧，病情越来越重，这是什么原因呢？

咳嗽是人体呼吸道为免受外来刺激的一种保护性动作，就像吃饭时饭粒呛入气管内会引起阵阵咳嗽，最终将饭粒咳出来一样。人患气管炎或肺炎时也是这样，通过咳嗽，可将气管、支气管以及肺泡内的病菌以及组织破坏后的产物排出体外，以免这些有毒物质在体内存活，使呼吸道保持通畅和清洁，因此，

这种有痰的咳嗽对人体是有益的，父母不必为宝宝的咳嗽过分着急。但有些宝宝的咳嗽是无痰的干咳，反复剧烈的干咳会影响宝宝的休息和睡眠，甚至能使肺组织撕裂和肺血管破裂，发生肺气肿、咯血和胸痛等，故干咳对患儿是不利的，需要积极止咳治疗。对于一般的咳嗽，应以祛痰为主，不要单纯使用止咳药，更不要过量地服用止咳糖浆。目前我国生产的小儿止咳糖浆大多含有盐酸麻黄素、桔梗流浸膏、氯化铵、苯巴比妥等药物成分，服用过多都会有副作用。尤其盐酸麻黄素服用过多，宝宝会出现头昏、呕吐、心率增快、血压上升、烦躁不安甚至休克等中毒反应。因此，不要滥用止咳糖浆，否则对宝宝的健康是有害的，一定要遵医嘱给宝宝服药。

小中药不宜天天吃

中药大部分是天然植物制成，有效成分比较复杂，主要有效成分有生物碱、皂素、鞣酸、挥发油等。目前生产的小中药，如至宝锭、肥儿丸、一捻金等，对小儿常见病的各种轻症阶段，往往能取得一定疗效，所谓小病早治、防变大病，因此在婴幼儿中应用很广泛，深受父母钟爱。但既然是药，其多数会有不同程度的副作用，况且每种药物都有一定的应用范围，治疗百病的药是没有的。

把小中药当做预防用药，天天定时服用，这种做法很不科学。

至宝锭在配伍用药上，除有消食导滞的槟榔、炒山楂、神曲、麦芽、陈皮、木香、滑石等药外，还配有清热、镇惊、祛风、化痰的解表药物，对头痛身热、疏风镇咳、内热惊风、睡卧不安均有功效。但至宝锭的外衣是用具有防腐作用的朱砂制成的，朱砂的主要成分为硫化汞，常混有雄黄，雄黄中含有元素砷，长期服用汞和砷元素会蓄积中毒。至宝锭尚含有牛黄、麝香、冰片、全蝎等药性较峻烈之品，长期服用会影响宝宝的身体健康，特别是肝、肾功能不正常者，更不宜服用。

肥儿丸的方剂组成上既有导滞、消疳、杀虫的槟榔、使君子、胡黄连，又有理气、化滞的枳实、木香，还有健脾胃的白术、肉蔻。此中药可以驱虫、行滞、健脾、补气，对于初起轻症的虫疳患儿，恢复胃肠功能，使宝宝变胖，效果较好，但对于病重、服后无效的患儿，应去医院做进一步检查，不能盲目久服。

一捻金由5味药组成，即槟榔、朱砂、牵牛子、人参、大黄，具有消积、通利、化滞、坠痰功效，服后大便次数增加，绝对不宜天天服用。

当宝宝有病时，要到医院诊治，应在医生的指导下，合理使用小儿中成药，千万不能盲目服用，更不能天天服用，

以防后患。

煎煮和服用中药的方法

为宝宝煎煮中药时最好用沙锅，因为沙锅受热均匀，不会使中药有效成分发生化学变化，也可用搪瓷器皿，但忌用铁锅。煎药时，要掌握好时间、水量及火候。清热解表药煎煮时间不宜过长，煮沸后10～20分钟即可，水量只要漫过药就可以了。滋补药和杂类药需煎煮半小时，水要多放些，没过药后再高出1.5厘米。有些药物为了充分发挥其疗效，减少毒性，须采取不同的煎煮方法，应按医生或药房的交代进行煎煮，如"先煎""后下"或"用布包好再煎"等。煎药的火候也要掌握好，药剂未煮开时用旺火，煮开后用文火，并需经常搅拌。每剂药煎煮两次，两次煎煮液倒在一起和匀，分两次服。给宝宝煎煮的药汁不要过多，可根据宝宝的年龄控制药量，一般学龄期儿童每次煎100～150毫升，婴幼儿为50～100毫升。

中药煎好后，放到药汁不冷不热时服用叫温服，一般患病宝宝都采取这种方法服药。但也有一些患病宝宝需要冷服或热服，如消化不良、痢疾等腹泻的宝宝畏寒，需要热服，外感风寒时也需要热服，热服可帮助发汗，解表退热。患扁桃体炎、病毒性脑炎、腮腺炎、口

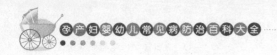

腔炎等热性病时，中医往往使用清热解毒、泻下通便的凉性中药，这类中药冷服效果好。

服药时间应根据患病宝宝的病情和药物的作用来决定，一般最好在饭后1小时服；急性病则不拘时间；补养药宜空腹服，利于吸收；驱虫药应于早上空腹服，能提高杀虫效果；助消化的药应在饭后服，以助疗效；对胃肠有较大刺激的药宜在饭后1~2小时服，以减轻副作用；润肠泻下药应空腹服，便于积滞物排泄。一般来说，中药只要按医嘱服用，是比较安全的。

腹痛不能擅自用药

腹痛是儿科常见的症状之一，引起的原因可分为两类。一类是内科疾患，如细菌性痢疾、急性胃肠炎、肠痉挛、上感、肺炎、紫癜、风湿热等病，不需手术治疗；另一类是外科急腹症，它们不仅具有急腹症的特点，还往往需要手术治疗，如急性阑尾炎、肠套叠、嵌顿疝、蛔虫性肠梗阻、急性肠扭转等。由于这两类疾病的有效治疗方法不同，因此急性腹痛最好的治疗办法是对疾病进行诊断，在诊断较明确的情况下，可酌情使用止疼药，如肠痉挛、急性胃肠炎，以减少宝宝的痛苦。而对大多数外科疾病，服止痛药后，宝宝表面上疼痛缓解，实际上病情仍在发展，往往延误疾病的治疗，如婴儿肠套叠虽然来势凶猛，如果疾病早期可用气体灌肠法治愈，如果到了疾病晚期，即使急诊手术切除坏死的肠管，危险性也依然较大。因此，婴儿腹痛时，父母不能擅自给宝宝服止痛药，更不能要求医生盲目为宝宝止痛，应服从医生的治疗。

家庭小药箱

有婴儿的家庭，如果备齐下列常用药和器械，就可以应急，以防万一。

家中常备的内服药：清热退烧药如小儿退热片、百服宁糖浆等，感冒药如小儿感冒冲剂、小儿清咽冲剂等，助消化药如表飞鸣、酵母、小儿化食丸等。

家中应该备些外用药：3%碘优液、2%龙胆紫（紫药水）、1%~2%碘酒、75%酒精、创可贴、棉棒、纱布、脱脂棉、绷带以及止痒软膏、抗生素软膏、眼药水等。

一般的轻伤小伤可以自行处理，但父母要正确使用外用药，如3%碘优液常用于皮肤擦伤、切割伤和小伤口的创面消毒，作用柔和；龙胆紫的抗菌作用非常强，没有毒性，对婴幼儿皮肤无刺激性，还有收敛作用，对伤口溃烂、糜烂、口腔黏膜溃疡、烫伤创面均有效，但伤口化脓忌用；酒精（乙醇）是家庭常备消毒剂，常用浓度为 75% 的才能达到杀菌的目的。由于酒精涂擦皮肤，能使局部血管舒张，血液循环增加，而且酒精蒸发可使热量散失，故酒精擦浴可使高烧病人降温。用于物理降温的酒精浓度为 30% 左右，也就是说，用 1 份 75% 的酒精兑 1.5～2 份水即可做擦浴用，可用于新生儿。注意，绝不能用 75% 的酒精直接冲洗创面，因为它对机体组织有一定的刺激性。碘酒是一种作用强、药效快的消毒剂，用于皮肤初起而未破的疔肿及毒虫咬伤，因为碘酒的刺激性很大，当伤口皮肤已经破溃时，就不能再用了。通常使用浓度为 2% 的碘酒，使用中还应注意碘酒消毒后，要用 75% 的酒精迅速把碘酒擦掉，以防碘酒与皮肤接触时间过长，烧伤皮肤。父母要注意所保存的药品的有效期，使用药品前请务必仔细阅读说明书；要定期检查药品，若发现药片变色、药液混浊或沉淀、中药丸发霉或虫蛀等应丢弃不用。最后需要提醒的是，药品必须保存在宝宝够不到的地方。

急救的处理原则

宝宝如遇突如其来的意外伤害，常会令父母一时不知所措，愣在现场，不晓得该怎么办才好？就算本身略懂急救常识，也会因紧张得手脚发软而无法发挥。为了在意外伤害发生时，能在送医院前争取时间，暂时稳住伤势，让不幸减至最轻，父母应首先做到：

- 保持镇定，不要惊慌。
- 动作迅速地施予简易急救措施。
- 避免过于惊吓而使意外更加扩大。
- 安抚害怕受伤的宝宝。
- 以急救和求救为先，暂停责难宝宝。

最好家中要备有小药箱，以备不时之需，一旦儿童或家人受了轻伤，便可自行处理。若是受伤程度较重者，也可先利用药箱中的物品，预先做好急救处理，然后尽速送往医院治疗。

值得注意的是，药箱里的药品要注意使用的有效期限，过期了要及时更新，药箱内也应保持清洁和干燥。此外，在使用医用器具时，如纱布、棉花等，应该先清洗双手，而且注意手部不要直接碰触伤口。

如何防治烫伤

冬季、深秋或早春，由于室温较低，有些父母常使用热水袋给宝宝保暖。热水袋水温不宜过高，一般 50℃ 左右，热水袋外面应包一层布，置于婴儿包被外面。不要将热水袋直接贴在皮肤上，否则很容易发生皮肤烫伤。

喂牛奶或水时，牛奶温度要合适，

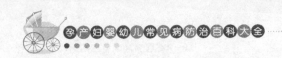

可在成人手背上滴几滴，以不烫为宜，过烫会使宝宝的口腔黏膜发生烫伤。

热水、热饭、油锅、开水壶不要放在地上或宝宝能碰到的地方，也不要让宝宝在餐桌上乱抓食物，以免烫伤。

烫伤一旦发生，如果是轻度烫伤，应立即用冷水冲洗，使皮肤冷却，防止形成水疱。如果水疱已形成，不要弄破水疱，也不要往患处涂任何药膏或药水，只要在上面置一块清洁、无绒毛的纱布固定即可。如果是严重烫伤，首先要十分小心地去除衣物，不要碰到烫伤的皮肤，可用剪刀把衣服剪开，慢慢取下，然后将患处泡在冷水中，或用浸透冷水的被单或毛巾敷在烫伤处，注意不要摩擦皮肤，以免擦破患处发生溃烂，继发感染，然后赶快去医院治疗。

窒息的紧急处理方法

给婴幼儿喂奶、喂药或婴儿溢乳误吸时，如果宝宝突然出现呛咳、气急、面色青紫、烦躁不安等情况时，千万不要惊慌失措，应立即把宝宝倒提起来，轻拍背部，使其呕吐、咳嗽，将气管内异物排出。

如果因为蒙被睡觉，或因襁褓包得太紧发生窒息，甚至呼吸暂停，应立即摸脉搏是否有搏动，或将耳朵贴在宝宝胸部听是否有心搏音。如果未闻及心音或心音很弱很慢，则应立即进行口对口呼吸，还要加上胸外按摩。具体做法是：将宝宝放于硬板床上，用左手托起宝宝颈后，使宝宝的头 15 度向后倾，口张开，右手置于宝宝两侧乳头连线的中间，然后开始心肺复苏。用上下口唇将宝宝口鼻全部含住，以每 3 秒 1 次的速度吹气，以每分钟 120 ~ 140 次的速度按压胸部，按下的深度为 1.5 ~ 2.0 厘米。如果呼吸心跳恢复，应把宝宝转向侧卧位的恢复姿势，保持呼吸道通畅，防止胃内容物误吸入气管，并迅速送医院进一步处理。

怎样进行人工呼吸

呼吸是生命活动的重要标志，也是维持生命所不可缺少的生理活动。人几天不吃不喝不至于迅速危及生命，但几分钟不呼吸，生命就岌岌可危。呼吸是将氧气吸入体内，同时将体内的废气二氧化碳排至体外。从鼻腔开始，经咽、喉、气管到支气管构成了呼吸的通路，称为"呼吸道"。支气管往下进入肺脏，肺脏内遍及的约 140 亿个肺泡，是气体交换的"广阔天地"，其表面面积达 50 ~ 100 平方米。所以，呼吸道和肺脏构成了呼吸系统。呼吸道容易发生阻塞，使气体出入困难，会引起窒息。肺脏严重的炎症为肺炎，也会造成呼吸困难。

在肺部，有一个地方专门指挥人的

呼吸活动，它被称为"呼吸中枢"。呼吸中枢如果受到损害，如触电、小儿麻痹等，也会迅速使人丧失呼吸功能。人工呼吸就是当发生严重疾病或意外事故时，人失去了呼吸功能，为了不致中断呼吸，挽救生命所采取的一种紧急救护措施。

1. 人工呼吸的准备

在进行人工呼吸前，必须将患儿放在空气流通、温暖的地方，要迅速地清理其口鼻内的污泥痰涕、呕吐物，避免误入气管，阻塞呼吸道。如穿着紧裹的衣服等，应立即解开松脱，以免妨碍呼吸运动。

如果患儿处在危险地区，如塌方或其他灾情处，煤气中毒或其他有毒气体环境，或在水中淹溺，应尽快离开险区至附近安全地带。

2. 口对口吹气的实施

口对口吹气式的人工呼吸法，操作简便有效，最值得大力提倡。患儿取仰卧位，即脸朝上，并使其头部充分后仰，这样可使呼吸道处于最通畅位置。救护人吸一口气，对准患儿之口，两口要紧紧接触，做到"严丝合缝"，将气吹入患儿之口内。为使空气不从鼻孔漏出，可用一手捏其鼻孔。同时，也为尽量减少吹气从食道进到胃内，吹气时也可用一手压住患儿颈部喉结处（即环状软骨）。吹气完毕，救护人的嘴离开，捏鼻的手放松，并用一手轻轻压其胸部以助呼气。

然后再吹气。如此有节律地反复进行，每分钟行15～18次。如果是10岁以上儿童，则每分钟行12～15次。

吹气时的"吹"力大小，要依据病儿的年龄及体质。年龄越小，吹气要小；年龄较大、吹气略大。一般以吹气后患儿的胸部略有隆起为度。因为吹气力量太大，会将肺泡吹破；而吹气力量太小，则不足以达到气体交换的目的。有时，因为不宜采用对口吹气，则对鼻吹气，也起到同样的作用。

3. 其他人工呼吸法

俯卧压背法：本法在国内应用甚广，其优点是该体位能使舌头凭重力略向外坠，不致堵塞呼吸道。

患儿取俯卧位，救护人屈腿跪其大腿两旁，把手平放于肩胛骨下。救护人俯身向前，慢慢用力向下压缩，用力的方向是向下、稍向前推压，将肺内空气压出，形成呼气，然后放松，胸部扩大，形成吸气。如此反复，每分钟12～18次。

仰卧压胸法：本法挤压力量较俯卧压背法为大，便于观察病儿变化，缺点是舌头因体位之故容易后坠堵塞呼吸道。患儿取仰卧位，头部充分后仰。救护人大腿跨其臀部两侧跪下，双手平放其胸部两侧乳下。救护人俯身向下向前挤压，将其肺内空气压出，造成呼气，然后停止用力，放松、胸部扩大，形成吸气。如此反复，每分钟12～18次。

不可忽视的安全问题

婴儿生活全部由家人照料，会有安全问题吗？当然有，并且大多数不安全因素是由家人照料不当引起的。照料者要特别注意以下几点：

1. 卧室的安全

睡觉可是婴儿的头等大事，首当其冲就要检查卧室的安全，要让婴儿睡得舒服、睡得安全。

（1）床周围要干净，要远离窗户、电器、窗帘、垃圾桶等会对婴儿造成危险的物品。

（2）有些婴儿和母亲一起睡，这样夜里能随时吃到母乳，方便之余也存在一些安全隐患，比如大人盖的被子甚至母亲的乳房，都有可能盖住婴儿的鼻子和嘴，导致婴儿意外窒息。因此，母亲最好不要养成夜间躺在床上给婴儿喂奶的习惯，应该坐起来喂奶，避免喂奶时母亲熟睡，将婴儿鼻口堵塞造成窒息。

（3）有些婴儿喜欢趴着睡，小床上松软的被褥、可爱的毛绒玩具都有可能成为睡眠中的杀手，使婴儿窒息。因此，婴儿的被褥、枕头等不宜过于松软，床上不要放置毛绒玩具。

（4）婴儿的床上不要放塑料袋或塑料布，以防婴儿舞动手臂时，将其盖在脸上导致窒息。

（5）不要在婴儿床上堆叠衣物，以免堆叠的衣物倒下盖住婴儿的口鼻，引起窒息。

（6）尽管婴儿此时还不会爬，但也有坠床的危险。因此，婴儿睡觉的床要牢固稳当，床边要有护栏，以避免婴儿坠床。床脚周围最好能放置一些柔软的地毯，一旦婴儿摔下床也不会摔得过猛。

（7）床挂玩具的绳长不能超过婴儿颈部的周长，以免绳子缠绕住婴儿的脖子，发生危险。

（8）家中不要养带刺、易使人过敏的植物，避免婴儿扎伤、过敏。

（9）有婴儿的家庭最好不要养宠物，特别是婴儿是过敏体质或患有哮喘时。如果养宠物，要特别注意卫生，不要让婴儿与宠物密切接触，防止被咬伤或传染上疾病。

（10）不要在婴儿的脖子上系任何饰物，以免这些饰物勒到婴儿的颈部。

（11）使用家居清洁产品时要注意通风，将婴儿抱到别的房间躲避，以免婴儿吸入混杂在空气中的气体而中毒。

（12）婴儿卧室用品和婴儿衣物不要直接和樟脑球等防蛀剂接触，即使是大人存放衣物也应尽量避免直接使用卫生球或樟脑丸，以免衣服上的气味直接影响婴儿的健康。

2. 喂养安全

（1）用奶瓶给婴儿喂奶时水温要适

宜，水温过高会把婴儿的口腔黏膜烫伤，过凉则会引起婴儿腹泻。

（2）奶嘴的开口大小要适宜，若奶嘴开口过大，婴儿吃奶时容易引起呛奶，甚至窒息。

（3）婴儿用药一定要在专科医生指导下服用，避免过量或误服。

3. 浴室的安全

洗澡是婴儿最舒服的时候，如何让婴儿安全沐浴、快乐嬉戏呢？

（1）浴室地面要有防滑垫，及时擦干浴室地面，防止大人抱婴儿时摔倒。

（2）不要直接用热水器给婴儿洗浴，热水器的水温可能不稳定，有可能烫伤婴儿。给婴儿洗浴最好选用澡盆，并且事先将水温调节好再将婴儿抱入。

（3）冬天水温下降比较快，临时需要往浴盆里加热水时，一定要先抱出婴儿，然后再往浴盆里倒热水，把冷热水搅匀了才可以将婴儿再次放入。

（4）浴缸内要有防滑垫和扶手，防止婴儿洗浴时整个跌入水里。即便是仅仅3厘米深的水，婴儿就有可能在1分钟内窒息而死。当婴儿在浴缸洗浴，父母哪怕只离开一两分钟，婴儿也有可能出现险情。

（5）水龙头处要安装橡胶防护，防止撞伤婴儿的头部。

（6）浴室中最好安装一部分机，在与外界联络的同时，不影响给婴儿洗澡。

（7）浴室中的电线一定要定期检查，保持干燥，防止因潮湿而漏电。

防止婴儿吞入异物

任何直径或长度小于4厘米的物品，婴儿都有误吞的可能，因此一定不能把这类物品放在婴儿能拿到的地方，还要尽早教育婴儿不能将小物品放入口、鼻、耳中。

1. 家中所有药品都要放在婴儿拿不到的地方，药柜或药箱应上锁。

2. 不要随意更换药瓶和标签，吃剩的药片要放回到妥善地点存放。

3. 儿童药品最好使用按下才能拧开的安全瓶盖。

4. 挑选玩具要看有无"不适合0～3岁婴幼儿"的标志，并仔细检查有无细小部件。

5. 花盆、鱼缸内不要放置小石子、玻璃珠等。

6. 坚果、硬糖、葡萄等小粒食物不能整个喂给婴儿，果冻绝不能让婴儿吸着吃。

7. 定期检查婴儿的衣物，如有纽扣要缝牢，别针、小饰物要拿掉，帽子、领口不能有细绳等。

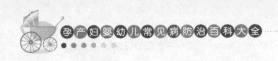

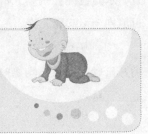

第 四 章
幼儿期常见病防治

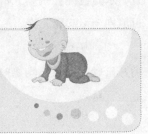

一年级和初中一年级时再各加强一次。

大多数人接种后无反应，仅个别儿童注射后局部出现红肿、疼痛，1~2天内消退。少数有发热，一般均在38°C以下，少数有头晕、头痛、不适等自觉症状。偶有皮疹，血管性水肿和过敏性休克发生率随接种次数增多而增加。一般发生在注射后10~30分钟，很少有超过24小时者。此类接种反应多见于反复加强注射的对象，尤以7岁以上儿童加强注射较为多见。

幼儿如患神经系统疾病，如癫痫、脑病、抽搐等不宜注射乙脑疫苗；免疫缺陷疾病患者、肿瘤患者在使用皮质激素或进行化疗时不易于诱发抗体，不能注射；有严重过敏体质易发生过敏休克反应者亦不宜注射；临时有发热、传染病及外伤等，待疾病治愈后再接种。

蚊子是乙脑传染的媒介，所以要注意搞好环境卫生，消灭蚊子滋生的条件，

1~3岁计划免疫

1.1岁0~1个月计划免疫

（1）争取得到2次乙型脑炎疫苗注射

乙脑是指流行性乙型脑炎，俗称"大脑炎"，由带有乙型脑炎病毒的蚊子叮咬后传染给人，是一种侵害中枢神经系统的急性传染病。幼儿如果受到传染会发热、呕吐，渐渐神志不清或抽风，若抢救不及时会有生命危险或留下后遗症影响智力。注射乙脑疫苗是预防流行性乙型脑炎的有效措施。

乙脑一般在7~9月流行，先在牛、羊、猪等家畜中传播，雨季时黑斑蚊大量繁殖，咬了带病毒的家畜再咬人就会使人得病。因为疫苗在注射后1个月才能产生足够的抗体以抵抗病毒的传染，所以在北方每年都在5月份预防注射。小学

从根本上预防大脑炎的传播。有幼儿的家庭夏季要特别注意防蚊，尤其是带幼儿外出游玩时更要做好防护。

（2）如果可能尽量接种水痘疫苗

水痘以皮肤出疹为特征的传染病，好发于春秋季，90%以上在儿童中传播（12月龄～12周岁）。主要传播途径为空气飞沫、直接接触和母婴垂直传播，也可通过污染的用具传播。在托幼机构易引起多发或暴发。因为周岁后宝宝与小朋友接触的机会明显增多，所以应该提前预防。水痘疫苗是经水痘病毒传代毒株制备而成，是预防水痘感染的唯一手段。接种水痘疫苗不仅能预防水痘，还能预防因水痘带状疱疹而引起的并发症。

接种水痘疫苗后一般无反应，在接种6～18天内少数幼儿可有短暂一过性的发热或轻微皮疹，一般无须治疗会自行消退，必要时可对症治疗。

急性严重发热性疾病患儿应推迟接种；对新霉素全身过敏者、白细胞计数低者及孕妇不得接种。

水痘减毒疫苗不能和麻疹疫苗同时接种，间隔至少1个月。

2. 1岁2～3个月计划免疫

流感是一种由流感病毒引起的可造成大规模流行的急性呼吸道传染病，与普通感冒相比，症状更加严重，传染性更强，抗生素治疗无效。但流感是可以预防的，接种流感疫苗是目前最有效的预防方法，可以减少接种者感染流感的机会或者减轻流感症状。

在不同年龄组中，儿童最易感染流感，其中学龄前儿童发病率超过40%。为防止流感造成的肺炎、支气管炎、中耳炎、心包炎、脑炎、肾病综合征等并发症，6个月以上的儿童应在冬季来临前及时接种流感疫苗，1～15岁儿童接种流感疫苗的保护效力为77%～91%。

《中国流行性感冒疫苗预防接种指导意见》提出，在流感流行高峰前1～2个月接种流感疫苗能更有效发挥疫苗的保护作用。因此，接种流感疫苗的最佳时机是在每年的流感季节开始前。在我国，特别是北方地区，冬、春季是每年的流感流行季节，因此，9月份、10月份是最佳接种时机。

1～3岁的幼儿接种2针，每针0.25毫升，间隔1个月；3岁以上的儿童及成人接种1针，每剂0.5毫升。儿童和成人均于上臂三角肌肌肉注射，决不能静脉注射。可与其他减毒活疫苗和灭活疫苗前后任何时间或同时接种，但需接种于不同部位且不能在注射器中混合。全病毒灭活疫苗对儿童副作用较大，12岁以下儿童禁止接种此种疫苗。另外，还要注意不要让幼儿在空腹时接种，接种完毕需观察20分钟。

接种后可能出现低热，而且注射部位会有轻微红肿，但这些都是暂时现象

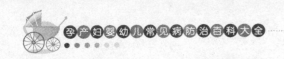

而且发生率很低，不必太在意。但少数幼儿会出现高烧、呼吸困难、声音嘶哑、喘鸣、荨麻疹、苍白、虚弱、心跳过速和头晕，此时应立即就医。

注射流感疫苗可以预防流行性感冒病毒，但不能防止普通感冒的发生，只能起到缓解普通性感冒症状、缩短感冒周期等作用。而且，即使注射了流感疫苗也要在半个月之后才能产生抗体，达到预防的目的。

有以下症状的幼儿不能接种流感疫苗：对鸡蛋或疫苗中其他成分（如新霉素等）过敏者，格林巴利综合征患者，急性发热性疾病患者，慢性病发作期，严重过敏体质者和医生认为不适合接种的其他人。

3. 1 岁 5 ~ 6 个月计划免疫

幼儿要在 1 岁半时加强注射一针百白破三联疫苗，也要加强注射一针弱毒麻疹疫苗。可在本月注射其中的一种，另一种在下个月注射。

4. 1 岁 6 ~ 7 个月计划免疫

（1）上个月未进行的加强注射

（2）可以注射甲肝疫苗

甲型病毒性肝炎简称"甲型肝炎"，是由甲型肝炎病毒（HAV）引起的一种急性传染病。临床上表现为急性起病，有畏寒、发热、食欲减退、恶心、疲乏、肝肿大及肝功能异常。部分病例出现黄疸，无症状感染病例较常见，病程为 2 ~

4 个月，一般不转为慢性和病原携带状态。甲型肝炎在流行地区多见于 6 个月龄后的婴幼儿，随着年龄增长，易感性逐渐下降，所以甲型肝炎在成人中较少见。

甲肝疫苗是用于预防甲型肝炎的疫苗，目前在中国已经成为儿童接种的主要疫苗之一，2008 年 5 月被列入扩大免疫疫苗之一，部分省市已经提供免费甲肝疫苗接种。接种后 8 周左右便可产生很高的抗体，获得良好的免疫力。凡是对甲肝病毒易感者，年龄在 1 周岁以上的儿童、成人均应接种。基础免疫为 1 年剂量，在基础免疫之后 6 ~ 12 个月进行一次加强免疫。

在发热（37.5℃以上）、急性病、进行性慢性病情况下应延缓接种，免疫缺陷或接受免疫抑制剂者、过敏体质者不能接种。

注射疫苗后少数可能出现局部疼痛、红肿，全身性反应包括头痛、疲劳、发热、恶心和食欲下降，一般 72 小时内自行缓解。偶有皮疹出现，不需特殊处理，必要时可对症治疗。

5. 2 岁 0 ~ 1 个月计划免疫

在幼儿 2 周岁时应该进行一次乙脑疫苗的加强注射。

6. 2 岁 11 ~ 12 个月计划免疫

注射乙型脑炎疫苗一针。

注意补种疫苗

为了使小儿达到全面免疫，卫生部在 1982 年制订了 1982～1990 年全国计划免疫规划。虽然预防接种不能使 100% 个体得到保护不得传染病，但由于人群的接种率和免疫水平的提高，可以抑制传染病的流行。因此，每个小儿必须按儿童免疫程序进行预防接种，父母要高度重视，配合社区保健站做好预防接种工作。

对于因各种原因，如患病、随同父母去外地等未按时预防接种的儿童，父母要主动与保健站联系补种疫苗。这样做既能保证小儿的健康成长，又能提高人群的免疫水平，有效地阻止传染病的流行。

反复注射丙种球蛋白能保健康吗

供注射用的球蛋白有两种：丙种球蛋白和胎盘球蛋白。丙种球蛋白是从健康人的血液中提取的，胎盘球蛋白是从健康产妇的胎盘中提取的，其主要成分是丙种球蛋白。"丙球"是丙种球蛋白的简称，它包括多种免疫球蛋白，有一定的抗病能力，其中所含抗体不对某一种细菌或病毒具有特异的抗病作用，可有些父母误认为它是万能预防针，常常自作主张或要求医生给宝宝注射丙种球蛋白。其实，这种做法是不对的，有时还会给宝宝造成危害。

1. 丙种球蛋白中的各种免疫球蛋白的半衰期不同，以免疫球蛋白 G 为例，半衰期最长，也仅 23 天，即人体注射"丙球"后 3～4 周体内保持一定浓度抗体，可以预防某种疾病，以后抗体含量逐渐减少，就没有防病作用了。所以，如果说能防病的话，也仅仅是短暂的一段时间内，因此，注射"丙球"应选择恰当的时间，过早、过晚都不起作用。

2. 目前，注射丙种球蛋白主要用于预防甲型肝炎（与病人接触后 7 天之内）及麻疹（接触麻疹病人 6 天之内），可以起到预防和减轻病情的作用。对脊髓灰质炎和乙型肝炎也有预防作用，而对其他疾病则不明显，它绝对不是万能预防针。

3. 本来人体可以自己合成丙种球蛋白。如果长期输入"丙球"，自身合成能力就会受到抑制，反而减弱了抗病能力。况且输入"丙球"后，身体内可以产生对抗丙球的抗体，结果在真正需要使用丙种球蛋白时，就会被"抗体"中和而不能发挥作用。

4. 由于"丙球"是异体蛋白，注射后除输入抗体，还有一定量的同种异型抗原进入体内，会激活身体的免疫反应，反复多次注入，会引起过敏反应，如发烧、哮喘、荨麻疹等，严重者可出现血压降低、休克。

5. 若采用了未经严格检查的人血制成的丙种球蛋白，可能含有感染性肝炎及艾滋病病毒，注射"丙球"可能会染上这两种疾病。

由此可见，反复注射丙种球蛋白不益于健康，丙种球蛋白的使用一定要在医生指导下进行。

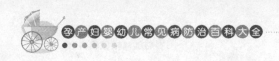 宝宝为什么反复呼吸道感染

反复呼吸道感染在婴幼儿期间很常见，已成为困扰许多父母的一个问题，究其原因是多方面的，有如下几点：

1. 病毒感染致宝宝暂时性免疫功能下降。如患流感、风疹、水痘等疾病时，病毒使胸腺萎缩，T细胞亚群间平衡失调，使免疫功能暂时受到抑制，抗病能力降低而反复感染。

2. 营养状况不良。父母缺乏育儿营养知识，宝宝偏食、挑食、厌食及父母的溺爱造成营养不足，有不同程度的缺铁、缺锌、缺维生素或蛋白质摄入不足，影响细胞多种酶的活性，也影响免疫细胞的活性，使机体抵抗力下降而易反复感染。

3. 慢性细菌性病灶的存在。如慢性咽炎、慢性扁桃体炎、中耳炎、龋齿，致使呼吸道黏膜受到炎症的破坏，而受

损的黏膜修复需要3～7周，这期间，受损的黏膜易再次受感染。

4. 缺乏户外锻炼。有些父母害怕出危险，把宝宝长期关在室内，缺乏必要的户外锻炼，宝宝经不起户外的气候变化，极易发生感冒。

5. 环境不良。空气中的烟雾、粉尘、刺激性气体等，居室潮湿、阴暗、空气污浊（吸烟或煤烟）等，都易引起小儿呼吸道感染。

6. 先天不足。早产儿或有某些先天性缺陷（先天性免疫缺陷、肺发育不良、过敏体质），很容易诱发呼吸道感染。

7. 其他。护理不当、穿衣过少或过多均易受凉感冒，呼吸道疾病治疗不彻底，托幼机构中感染机会多，均是呼吸道感染的原因。父母对反复呼吸道感染的宝宝在照料时应尤为周到、细致。父母和患儿要积极配合医生进行诊治，安排宝宝的生活作息时，要根据年龄特点，以满足其生理需要，合理安排饮食，使宝宝获得全面、均衡的营养，体质强壮，加强锻炼，提高患儿抗病能力，防患于未然，特别要注意病情缓解后的巩固治疗和调养，中药玉屏风散、黄芪、参苓白术散、六味地黄丸等对防止发病有一定疗效，也可应用调节机体免疫功能药物，如转移因子、胸腺肽、卡慢舒糖浆等，还要记住按时预防接种，减少传染病的发生。

流行性感冒的防治方法与护理要点

流行性感冒又叫"流感"，是由流行性感冒病毒引起的，发病急，体温会骤然上升到39℃以上，全身症状重，并发症多，传染性极强，常在冬春季暴发流行或大面积流行，尤其是在南方一些地区的雨季。与普通感冒相比，病情恢复得较慢，需7～10天方可恢复。

病初可有高烧，体温达39℃～40℃，剧烈头痛、全身肌肉和关节酸痛、眼眶痛，伴有嗓子痛、鼻子不通气、流清水鼻涕、咳嗽等，有的患儿还会出现鼻出血、腹痛、腹泻、呕吐等症状。

目前对于流行性感冒还没有特效治疗方法，主要是进行一些对症治疗。

接种流感疫苗是预防流感非常有力的措施，但保护期限只有1年。在流行期间，家里要每天定时开窗更换新鲜空气，或采用醋蒸气消毒，不宜带宝宝去人群嘈杂的场所。可在医生指导下服用一些大青叶水或板蓝根煎水，以清热解毒，抵抗流感病毒。另外，平时要注意合理饮食，加强体育锻炼，提高宝宝的抵抗力。

在护理方面，要注意以下几个方面：

1. 及时隔离

宝宝患了流感后应和母亲单独居住一室，患儿所用的生活用品、玩具等也要与健康人分开，应隔离至退烧后48小时。流感病毒对紫外线敏感，患儿居室要加强通风，常开门窗，充分接受阳光照射，以进行空气消毒。患儿所用的食具要煮沸消毒30分钟，衣服、被褥、玩具及生活用品不能采用煮沸消毒的，可在阳光下暴晒2～3小时。

2. 充分休息

宝宝患流感期间要注意休息，发热期间应该卧床休息。宝宝的居室要保证空气新鲜湿润，以防空气干燥、尘土飞扬刺激宝宝的鼻子和咽喉，引起咳嗽。室内阳光应充足，每天中午可打开门窗充分接受阳光照射，但要给宝宝盖好被子，防止冷风直吹身体而受凉。

3. 饮食要清淡、易消化

宝宝发热要吃清淡易消化的半流食，如稀小米粥、挂面汤、藕粉、鸡蛋汤等，不给宝宝吃油腻大的食物，并注意多给宝宝吃青菜、水果。发热期间让患儿多喝水，这样既可补充体内因发热失去的水分，又可促进毒素的排出。为了促进患儿的饮水量，最好给宝宝喝些白糖水或各种鲜榨果汁（不是市售的那种果汁饮料）。年龄大一些的患儿可以劝其喝些有治疗作用的药水，如野菊花10～15克，水煎后当茶饮；鲜芦根30～60克（用干芦根可减半量），水煎后当茶饮；还可用白菜根、萝卜根、大葱根、生姜等水煎后当茶饮。

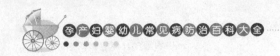

4. 注意保持口腔清洁

每日用淡温盐水漱口。如果患儿年龄较小，可用干净的棉花蘸温盐水给宝宝清洗口腔，每日 2~3 次，这样可以减少继发细菌感染的机会。

5. 积极预防并发症

感冒与流行性感冒在发病过程中都可因继发细菌感染而合并其他疾病，其中流感的合并症较感冒多。继发细菌性肺炎多在患病后 2~4 天时发生，可出现高热、咳嗽、呼吸困难、口唇发青等；合并鼻窦炎时，感到头痛、鼻子不通气、流脓性鼻涕；合并中耳炎时，早期有耳痛，鼓膜穿孔后从耳朵里往外流脓。发现这些并发症后，要及时请医生诊治。

咳嗽的症状及用药方法

咳嗽和发热一样，是人体的一种防御反射。人的呼吸道内膜表面有许多肉眼看不见的纤毛，它们不断地向口咽部摆动，清扫混入呼吸道的灰尘、微生物及异物。在呼吸道发生炎症（如上呼吸道感染、气管炎、肺炎等）时，渗出物、细菌、病毒及被破坏的白细胞混合在一起，像垃圾一样，被纤毛送到气管，堆积多了可刺激神经冲动，传入中枢，引起咳嗽。

小儿咳嗽大致可分为风寒咳嗽和风热咳嗽两种情况，父母要注意区分。风寒咳嗽一般是受寒引起的，表现症状为舌苔发白、痰稀、白黏，咳嗽前一般会打喷嚏、鼻塞、流鼻涕；风热咳嗽一般是肺热引起的，表现症状为舌苔红、黄，咳出来的痰是黄稠的，而且不易咳，并伴有咽痛。

感冒时，上呼吸道黏膜充血水肿，产生刺激性咳嗽，而下呼吸道（气管和肺泡）并无"垃圾"堆积，这时的咳嗽对机体并无任何保护性作用，弊多利少，可使用小儿止咳糖浆、非那根止咳糖浆、急支糖浆等止咳药，一般不必使用抗生素。

当宝宝患上支气管炎、肺炎时，气管及肺内有较多的"垃圾"，可选用止咳祛痰药蛇胆川贝液、蛇胆陈皮末等，增加呼吸道黏膜分泌，使痰液变稀，易于咳出，减少对气道的刺激。抗生素虽对病毒感染无效，但这个时期大都合并细菌感染，所以医生大多选用广谱抗生素联合应用。

治疗咳嗽的中医按摩法

如果宝宝感冒之初仅出现咳嗽症状，喂药很困难，不妨采用中医的按摩手法进行辅助治疗。按摩手法可使宝宝免于吃药打针之苦，有时对消除咳嗽有意想不到的效果。

1. 风热咳嗽按摩方法

按摩要点：清热解表、疏风散热、止咳化痰。

按摩方法：

（1）直推天门穴24次。从两眉中间至前发际部位，成一条直线。

（2）逆运太阳穴（逆时针揉太阳穴，太阳穴位于眉梢与眼外角中间向后的洼陷中）20次。

（3）揉肺俞（第三胸椎棘突下左右俞线上）50次。

2. 风寒咳嗽按摩方法

按摩要点：疏风散寒、开腠发汗、宣肺降气，化痰止咳。

按摩方法：

（1）推坎宫50次（面部两条眉毛之上，自眉头至眉梢成一条直线）。

（2）推天门20次。

（3）推膻中（胸部两个乳头的连线之中）20～50次。

3. 阴虚燥咳按摩方法

多见于平素体弱多病或没有及时治疗的小儿往往咳嗽时间较长，经久不愈，咳嗽声音低微、气短息弱、精神倦怠喜卧、口唇淡白、手足心热。

按摩要点：补气养肺，敛肺止咳、补肾纳气、固本培元、增强体质。

按摩方法：

（1）泻肺经。从无名指的第一节推到末节，30～50次。

（2）补脾经。顺时针旋推大拇指的

指腹50次。

（3）顺运内八卦（顺时针揉内八卦穴，内八卦穴在手掌面，以掌心为圆心，至中指根横纹约2/3处为半径作圆）。

4. 痰湿内阻按摩方法

多见病久未愈的小儿，或喜食肥甘厚味的肥胖儿。咳嗽频作，痰涎较多，喉中痰鸣，痰液清稀或吐泡沫样痰，伴舌质淡、舌苔白腻、食欲不振等不适。

按摩要点：健脾化湿、宣肺止咳、益脾健运，化痰止咳。

按摩方法：

（1）推四横纹3～5遍（掌面、食、中、无名、小指节横纹）。

（2）揉足三里100次（膝关节髌骨下，外膝眼直下四横指处）。

如果患儿还同时流涕不止，鼻塞呼吸不畅，加做黄蜂入洞（以食、中两指分别在鼻梁两旁穴位上作上下搓摩动作）20～30次，温肺散寒，开窍通气，止鼻子发痒。

如果患儿还同时伴有发热、咳嗽并痰多的症状，加做猿猴摘果，利气止喘，除痰退热。具体操作为提耳，以双手食、中指侧面分别夹住两耳尖向上提；摘果为再从上至下用拇指和食指捏揉捻两耳郭，最后捏住耳垂向下牵扯，如摘果样3～5次。

按摩手法要轻柔，动作要连续，节奏快速，这样疗效会更好。每次按摩结

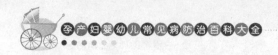

束后要让患儿多喝白开水，加速毒素排出，以利早日康复。按摩法适于感冒咳嗽之轻症，如果宝宝病情较重、持续时间较长应及时去医院治疗。

支气管哮喘的发病原因及主要症状

支气管哮喘是儿童时期最常见的慢性疾病，70%的患儿首次出现哮喘症状的年龄在3岁以下，有1/3～1/2的儿童哮喘迁延至成人。哮喘反复发作会严重影响宝宝正常的生长发育。

研究发现，哮喘主要与过敏体质、上呼吸道感染和空气污染有关。如果宝宝的父母或祖父母、外祖父母患有哮喘病，即有哮喘病家族史，或者宝宝本身有过敏史或反复呼吸道感染，其患哮喘病的概率将明显高于正常人群。过敏性体质的宝宝感染细菌或病毒后，细菌、病毒的代谢产物会在支气管黏膜上引发变态反应，表现为支气管管壁肌肉痉挛性收缩、内膜充血水肿以及黏液分泌过多，造成支气管管腔变得狭窄，空气进入发生障碍，导致患儿缺氧，最终诱发支气管哮喘发生。家族病史和先天体质是哮喘发病的主要因素，而呼吸道感染只是外界的一个诱因。

除了呼吸道感染这个诱因之外，生活中还有一些其他的常见诱因，如气候改变、气温突然变冷或气压降低常可激发哮喘发作，因此一般春秋两季儿童发病明显增加。剧烈运动也可引发哮喘，国外报道约90%的哮喘患儿是因剧烈运动诱发的，这种哮喘又称"运动性哮喘"。蚊香、香烟的烟尘、植物油、汽油、油漆的气味等可刺激支气管黏膜下的感觉神经末梢，反射性地引起咳嗽和刺激迷走神经而使支气管平滑肌痉挛。和成人相比，宝宝更易对螨虫过敏，诱发哮喘，这种哮喘多在晚上发作。另外，牛奶、禽蛋、花粉、棉絮、蚕丝、兽毛、羽毛以及情绪改变，如大哭大笑、紧张恐惧等，均可引起哮喘发作。《美国呼吸与急症医学杂志》研究报道，如果母亲处于长期的压力紧张状态，宝宝的哮喘发病率也会增加。

如果宝宝有以下症状，要考虑到哮喘的可能：

经常揉眼睛和鼻子，出现鼻痒、咽痒、眼痒和流泪；

连续打喷嚏，伴鼻塞、流涕但体温正常；

出现咳嗽、胸闷等不适表现。

急性发作时表现为阵发性、刺激性咳嗽，喘息气促，呼吸困难，家人能够听到患儿在呼气时发出的高音调哨笛声。症状常历时几分钟或几小时自行缓解，或经治疗而缓解。但症状反复发作，且多发生在夜间或凌晨。一部分患儿只有咳嗽并无喘息、气促、呼吸困难等症状，但咳嗽久治不愈。医生查体时可见不同程度的呼吸困难，并出现三凹征、桶状胸，听诊时双肺可闻及哮鸣音，严重时呼吸音减低，有奇脉，甚至心率变缓。患儿还可能同时伴有过敏性鼻炎或过敏性皮疹等表现。

支气管哮喘的治疗方法与护理要点

哮喘必须经过正规的治疗才能治愈。目前治疗哮喘一般采用止喘、抗炎等对症支持疗法，较多使用吸入性药物，如吸入糖皮质激素是近年来最有效的长期预防药物，能有效地减少哮喘发作。一般将哮喘患者的病情按严重程度分为4级，每级均有相应的治疗选择，采用个体化的阶梯式治疗规范，达到并持续控制至少3个月之后再考虑降级治疗，降级后的治疗应继续维持哮喘控制。

服用激素时必须遵循长期、持续、规范、因人而制定个体化治疗方案的原则，在医生的指导下进行系统的正规治疗。有些父母担心长期使用激素会产生副作用，所以宝宝的病情稍有好转就自作主张随意减量或停用药物。这样有可能导致病情反复发作，或者使病情更加严重，增加药量。一年中反反复复发作多次，既给宝宝增加痛苦，也影响宝宝的生长发育。

中医中药治疗哮喘讲究辨明病因，

明确病位和证型，然后再选方用药。根据患儿的疾病性质和药物特性进行科学的组合，也是治疗的一种有效方法。需要注意的是，采取中医中药治疗哮喘一定要到正规的医疗机构，绝不能服用广告或某些介绍中所说的所谓中药偏方、祖传秘方，只有科学的用药才能治病。而且，在用中医中药进行治疗的时候不要盲目排斥西药，在哮喘急性发作时一些西药可以发挥很大作用，有些作用是中药无法替代的。

在护理方面，要注意以下几个方面：

1. 学会正确使用药物

在正规的哮喘门诊就诊时，医生会据儿童的年龄、病情及合作能力，为其选用适当的药物剂型、剂量与吸药装置，并教会正确的使用方法。父母应认真关注专科医生的讲解与演示，掌握正确的药物吸入方法与剂量，学习与用药有关的各种注意事项，并协助鼓励患儿每日按时用药。家里的哮喘备用药快用完时要提前购买并储存在家里。带患儿外出时一定不要忘记带快速缓解药，防备哮喘突然发作。父母要与医生经常保持联系，坚持长期给患儿用药治疗。而且，每年带患儿去医院2～3次，检查身体和用药情况，按照医嘱使用哮喘药物。

大多数哮喘患儿在症状出现以前会预先有征兆，如出现头痛、眼鼻发痒、咳嗽、连续打喷嚏、不明原因的胸闷等

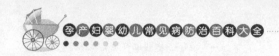

症状。先兆症状出现时及时用药有可能避免严重的哮喘发作。

2. 尽量避免哮喘发作

（1）家中装修要选用环保建材，并且装修后不要急于入住，开窗通风、除味后再入住。

（2）室内不要摆放气味浓郁的花草，不要挂壁毯、字画，不要用地毯。

（3）家里不要养猫、养狗。

（4）吸烟是引起咳喘的最常见的原因之一，家人必须戒除或远避开患儿吸烟。

（5）尽量用新棉花制作被子和床垫，避免用丝绵、皮毛、羽绒做被褥或枕芯材料。卧室最好不安放大、小地毯，软椅不要铺坐垫和靠垫，以免积蓄灰尘和霉菌。给患儿的床垫和枕头蒙一个特殊防尘罩，并经常用开水洗床单和毯子，放在太阳下晒干。

（6）保持居室清洁无尘，打扫卫生尽量用湿布擦拭。使用空调时室温不可过低，应维持在22℃~26℃。

（7）注意让患儿避开有刺激性的气味，如避开家里的做饭烟雾或其他强烈气味。窗外空气中充满汽车尾气、扬尘及花和树木花粉时要赶快将窗户关上。

（8）外出时给患儿系上围巾、戴上帽子，并重点注意足部保暖，避免双脚受凉引起鼻黏膜血管收缩，以致感冒而诱发哮喘。但也不宜添加过多的衣物，

使患儿流大汗，这样也易致感冒。

（9）不宜让患儿剧烈活动或过于劳累，和小朋友玩游戏时不要过于吵闹。

（10）不要让患儿在尘土飞扬的场所出入和玩耍，不去空气污浊的公共场所，如商场、超市等，不带患儿去参加多人的聚会。

（11）生活中避免接触百日咳、上呼吸道感染的患者，以防被传染。

（12）辛辣、过热的食物最不适合哮喘的患儿，在医学上这些被称为"过敏原食品"。对易引起过敏的发物，如鸡、鱼（尤其是带鱼、黄鱼）、虾（尤其是海虾）、蟹、雪里红、毛笋、奶制品、某些水果及蔬菜等，在食后发现哮喘发作或出现皮疹等均应禁忌。

（13）饮食宜清淡，切忌大鱼大肉，适当多吃些奶类、蛋类、瘦肉、豆浆、豆制品及萝卜、梨、橘子等食物。菜里加盐不宜过多，盐对支气管有收缩作用，容易诱发病情发作。

（14）不勉强患儿进食，不宜吃得过饱。在呼吸道感染时注意让患儿多饮水，防止痰液干结不易咳出，加重病情，诱发感染。患哮喘病后要恰当食补，以补充体能，猪心等高蛋白、低脂肪的食物可以适当给患儿吃一些。

3. 学会应对紧急情况

（1）父母首先要保持镇静

哮喘突然急性发作常常使父母惊慌

失措，父母的不安情绪只会加重患儿的精神负担，使病情加重。这时一定要保持冷静，父母的冷静可消除患儿的恐惧心理。

（2）按照医嘱使用药物

遵照医生的建议，用正确的方法服用支气管扩张剂、吸入剂或类固醇药物。如果一喷剂量的药物无法解除喘鸣，在30分钟之内可再喷用一喷剂量的药物（如果医生曾做过这种指示的话）。不过，如果第二喷剂量的药物还是不见效，就不能再使用吸入剂了，用药过量是有危险性的，应尽早去找医生。

（3）减轻患儿的不适

按摩患儿的肋间肌，推擦患儿胸部，轻拍其背部，直到患儿感到舒适为止。让患儿卧床休息，安排适宜的坐卧位，并给一些支撑物，如软垫、软枕等，亦可用床上桌，让患儿伏卧桌上，以减轻疲劳。哮喘发作时体力消耗较大，应给予充足的水分，多汗时及时更衣以防受寒感冒。

4. 为宝宝建一份家庭病例

把宝宝每次哮喘发作的日期、时间、地点、轻重程度、发病当天的气候情况、有无特殊饮食和特殊化学物质的接触、用药情况、发病前24小时内生活中发生过的特殊事件、是否有过剧烈活动、有无大哭大笑等均要详细记录下来，经过长期耐心细致的观察、分析和归纳就可

找出发病的某些规律以及有关的可疑因素，从而采取相应的措施加以避免。

🔧 如何预防支气管哮喘

1. 坚持母乳喂养并按时添加辅食

母乳中含有各种抵抗病菌感染的免疫因子，尤其是初乳。因此，一定要让宝宝吃到初乳，纯母乳喂养最好坚持4～6个月。4～6个月之后要按月龄及时添加辅食，防止宝宝发生营养不良、贫血、佝偻病等疾病，降低抵抗力，易患呼吸道感染。

2. 调动宝宝自身的免疫力

有计划带宝宝多去户外活动或游戏，接触日光和空气，提高宝宝对环境变化的适应性及耐寒力，调动宝宝自身的免疫力，产生抗体，消灭入侵病菌，这是预防呼吸道感染非常有效的方法。不要天气稍凉就不让宝宝外出活动，或给宝宝穿上厚衣服，宝宝一活动就出很多汗，导致稍受凉就感冒。

3. 避免与病菌接触

家人从外面回来要先洗手，以防手上在外面触摸各种东西而粘上的病菌，污染宝宝的身体、衣物和用品，侵入宝宝的呼吸道。如果宝宝的照看者患感冒应马上停止与宝宝接触，不能隔离照料时一定要戴上口罩，并要勤洗手，以防传染给宝宝。

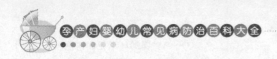

气喘是怎么回事

经常听到父母说自己的宝宝睡觉时、咳嗽后好像有气喘的现象，这些父母很担心宝宝是否患上了哮喘，其实气喘并不一定等于哮喘。气喘是一种病理表现，是由于气道发生痉挛或气道内分泌物滞留造成气道狭窄，气体进出狭窄气道时产生的一种高调声音，气喘是哮喘特有的表现，但出现气喘的现象并不意味宝宝就患上了哮喘。哮喘是一种反复发作的，以气喘、呼吸困难、胸闷为主要表现的下呼吸道疾病。

气喘常先有上呼吸道感染的症状，咳嗽为主要症状，可为干咳，也可有痰，症状严重者可出现呼吸困难。

治疗气喘的药物，主要分为两大类，一是抗发炎药物，二是支气管扩张剂。抗发炎药物除了可以改变或中止气喘病的气道发炎反应及降低气管的高度敏感外，尚可用于预防或防止气管发炎反应的发生。支气管扩张剂可放松伴随气道反应所产生的收缩中的气管平滑肌。

在预防上，对于有气喘现象的婴幼儿，预防工作是很重要的。首先选择适当的运动，避免在干冷的环境下进行剧烈运动，剧烈运动之前的热身运动是非常重要的，热身运动应以间歇方式进行，即每次从事 3～5 分钟，以不引起咳嗽、喘鸣或胸口不舒服为原则。其次要改善居家环境，避免引起气喘的过敏原，家中的地毯是最容易滋生尘螨及细菌的地方，如无法拿掉，则应定期定时喷洒防螨剂；避免使用厚重的布质窗帘，应以百叶窗或塑料板代替；室内应使用除湿机及冷暖气机，避免高温和潮湿；室内不要养猫、狗、鸟等宠物，因为动物毛皮落屑及排泄物容易引起过敏。另外还要预防感冒，控制呼吸道感染。

喘息性支气管炎是怎么回事

喘息性支气管炎并非为一个独立性疾病，而是支气管炎的一种临床表现。这种宝宝一般属于过敏体质，婴儿期易长湿疹，平时易有荨麻疹或过敏性鼻炎。发病年龄小，多见于 1～3 岁的幼儿，一般发热不太高，呼吸急促伴喘鸣，呼气延长。经 5～7 天症状减轻，预后多良好，但易复发，常与感染有关。3～4 岁后，宝宝的抵抗力增强，发作次数减少而痊愈。发作时按急性支气管炎的原则处理。喘重宝宝烦躁不安时，除用止咳平喘药外，也可适用镇静剂，使宝宝安静下来。婴幼儿支气管喘息与支气管哮喘难以区别，常呈发作性出现。部分发病与过敏有关。

1. 室内空气应新鲜，阳光充足，发作时应打开窗户，或将婴儿带至室外，同时服镇静止喘药。

2. 饮食宜选清淡的半流质食物或软饭，避免食用可诱发哮喘发作的牛奶、鸡蛋、鱼虾等。

3. 及早发现发作先兆，如喉头发痒、胸部发闷、干咳心烦等，及时做好处理准备，或带宝宝去医院。

4. 喘息发作时往往出汗较多，发作缓解后应及时擦干并更换内衣，以免着凉。

5. 密切注意引起发作的诱因，寻找过敏原，以便进行病因治疗以及避开过敏原，减少发作。

6. 发作缓解期应加强身体锻炼，增强体质，以减少发作。对于年长儿要做好思想工作，解除思想顾虑，坚定治病信心。

白喉是怎么回事

白喉是由白喉杆菌引起的急性呼吸道传染病，一年四季都可以发病，但以冬末春初多见，通过飞沫传播，亦可通过被污染的手、玩具、食具和食品传播。健康的宝宝通过以上途径接触了白喉杆菌，就有可能得病。

白喉杆菌进入人体后，主要在鼻、咽、喉部安身繁殖，被感染的宝宝出现发热、头痛、恶心、食欲不振、乏力等症状。根据病变部位可以分为咽白喉、

喉白喉和鼻白喉及其他部位的白喉，其中以咽白喉最为常见。患鼻白喉时可见鼻堵、鼻腔糜烂、流脓，有血性分泌物，并有臭味，宝宝因鼻堵而张口呼吸。患咽白喉时，宝宝自感咽痛，扁桃体可见灰白色片状假膜。喉白喉多由咽白喉向下蔓延而来，因喉头被堵塞，宝宝可有声音嘶哑、呼吸困难、青紫甚至昏迷，如不及时做气管切开，可因窒息死亡。

宝宝患白喉后，要采取严密隔离，进入其住室，应戴双层口罩。宝宝接触过的物品和分泌物，煮沸 15 分钟或用 0.2%～0.5% 的 84 消毒液或其他含氯消毒液浸泡 5 分钟，并注意保持室内通风。

一般，宝宝应卧床休息至少 2～3 周，重症要到 6 周，目的是为了预防发生心肌炎而突然死亡，因为有少数宝宝可在病后第六周才并发心肌炎。应给予宝宝易消化、营养丰富的饮食，无吞咽麻痹时，应尽可能多喝水和漱口，以保持口腔清洁，出现吞咽困难时，可采取鼻饲，由胃管进入食物。

风疹患儿的家庭护理方法

风疹是小儿常见的一种急性呼吸道传染病，由风疹病毒引起，近 10 年来在我国各地常有暴发流行。风疹病毒侵入人体后，大约经过 9～18 天的潜伏期后即开始发病，症状多不严重，表现为咽疼、

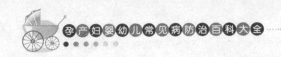

流涕、打喷嚏、低热或中等热，1～2天后出疹，为淡红色斑血疹，迅速蔓延，往往第一天即延及全身，但手掌和足跖大都没有皮疹，疹出齐后体温下降，2～3天皮疹消退，不脱屑，无色素沉着，耳后和枕后淋巴结常常肿大，略有压痛感，病愈后很快消失。风疹症状轻者并发症非常少见，预后多良好。

患风疹期间，要做好隔离工作和家庭护理。发热期间应卧床休息，多喝水，饮食从流质或半流质食物，清淡为宜，可服清热解毒中成药，咳嗽时可用止咳药，皮疹有痒者可涂用1%的氧化锌油。如患儿高烧不退、精神委靡、面色苍白，应去医院请医生诊治，以防严重并发症——心肌炎，危及生命。

目前，我国很多地区亦已开展风疹疫苗的预防注射工作。

流脑是怎么回事

流行性脑脊髓膜炎通常简称为"流脑"，它是由脑膜炎双球菌引起的一种急性呼吸道传染病，也是宝宝最常见的化脓性脑膜炎。本病多见于年长宝宝，但年幼宝宝得病后病情往往都很严重。发病与流行主要在冬春季节，流脑常常散发出现，但也可造成流行。

宝宝确诊为"流脑"后，要进行隔离，从发病起不得少于7天，在此期间不

要与健康人接触，护理与探视宝宝者均要戴口罩，宝宝居住的环境要安静，空气要流通。宝宝要卧床休息，恢复期也不应过早、过多地活动。病情较轻的宝宝给予营养丰富、清淡的流食或半流食，要少量多次，以减少呕吐。重症宝宝由医护人员静脉输液或鼻饲补充营养和热量。要供给宝宝充足的水分，特别是服磺胺药的宝宝，要勤喂水，利于药物排出，预防尿中产生磺胺结晶，减少对肾脏的损害。并且要注意观察尿的颜色、尿量，隔日留尿送化验检查，以便早期发现肾功能障碍。注意保持口腔清洁，常用淡盐水给宝宝漱口，减少咽部细菌的繁殖。保持皮肤清洁，防止皮肤出血点和淤斑发生感染和坏死。破溃时可以涂龙胆紫或抗生素软膏，用纱布敷盖保护伤面。注意观察宝宝神志、面色和呼吸情况，经常检查出血点有无增多与扩大。危重宝宝不得随意搬动头部，以免发生脑疝，发生呼吸衰竭而危及宝宝生命。

乙脑是怎么回事

流行性乙型脑炎简称"乙脑"，俗称"大脑炎"，是由蚊子传播乙型脑炎病毒引起的急性传染病。7～9月份是乙脑流行季节，这与此期间蚊虫大量滋生有关。此病多发生于2～6岁的宝宝。

乙脑是个严重的疾病，其病死率与致残率均很高。高热惊厥、呼吸衰竭是导致宝宝死亡的主要原因，也是造成后遗症的关键。乙脑后遗症中最常见的有肢体强直、失语、失明、听力丧失、智力障碍、癫痫等。

乙脑宝宝的护理重点是在恢复阶段和对后遗症的护理，护理这种病是一个长期而艰巨的工作，父母只要坚持耐心细致的护理，绝大多数宝宝会有一定程度的恢复好转，甚至可以完全恢复。

• 宝宝居住的环境要空气新鲜、安静凉爽，居室内避免噪声和强光刺激。宝宝所睡的床要铺得厚、软，可用棉垫或泡沫塑料支撑受压部位，防止发生褥疮。

• 要保证宝宝的营养供给，为全身的功能恢复打下物质基础。能自己进食的宝宝，给予营养丰富的食物，不需忌口。对有吞咽困难的应耐心细致地试用各种方法，摸索宝宝张口、闭口、咀嚼、吞咽等规律，可先采用流质饮食如牛奶、豆浆、西瓜水、绿豆汤等，由一点一滴到一口一口地喂食，逐步过渡到半流食如米粥、面片、蛋羹等，一定要坚持循序渐进地训练宝宝的吞咽功能。

• 要每天为宝宝强直的肢体进行数次按摩，按摩的力量要从轻开始，逐步增强，不可操之过急，以免使肢体受伤，并帮助宝宝进行屈伸、外展、内收等活动。按摩和帮助宝宝活动可以改善肢体的血液循环，增加肌肉的弹性，减轻萎缩，使强直的肢体能逐渐舒展，同时配合宝宝进行主动功能锻炼，使宝宝能由坐到站到行走，以恢复各种神经反射和条件反射，促进中枢神经系统功能恢复。

要反复启发诱导，从宝宝所熟悉的人或物，简单的文字或词汇开始，不厌其烦地重复训练，增强其记忆力，并恢复智力。

• 天气好时，可以带宝宝到户外晒太阳，呼吸新鲜空气。配合针灸和中药治疗，经过适当的锻炼和治疗，大部分宝宝恢复期症状及后遗症是会减轻或完全消失的。

为什么患上感时会腹痛

上感是急性咽炎、急性扁桃体炎、急性鼻咽炎的统称，医学全名为"急性上呼吸道感染"。有些宝宝患上感时除发烧、流涕、咽痛、头痛、咳嗽外，经常伴随着腹痛症状。

上感腹痛多在病初出现，常以脐周为主，呈阵发性发作，疼痛程度轻重不一，发作后一切正常，当给这些宝宝体检时，腹部平坦，无固定性压痛或仅脐周围有轻度压痛，这是因为上感引起了胃肠功能紊乱，肠蠕动增强所致肠痉挛症，这种腹痛常伴有恶心、呕吐，少数

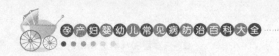
宝宝还有轻度腹泻。

腹痛的另一种原因是上感并发肠系膜淋巴结炎，如急性扁桃体炎时肠系膜淋巴结也同时发生炎症。典型症状为腹痛、发烧、呕吐，有时出现腹泻或便秘。腹痛可在任何部位，因主要病变常为回肠末端的一组淋巴结水肿、充血，故以右下腹痛多见，常易误诊为阑尾炎。与阑尾炎的区别是压痛部位靠近中线偏高，不如患阑尾炎时那么固定，少见腹肌紧张，偶能摸到小结节样肿物。

还有一种腹痛原因是肠道蛔虫症，当上呼吸道感染发烧时，肠道内温度也随着升高，蛔虫不能适应生存的环境，引起蛔虫骚动，发生阵发性腹痛，严重的可引起蛔虫性肠梗阻、胆道蛔虫症，发作时疼痛剧烈，常伴有呕吐，询问病史有排虫史。用解痉药治疗后可使腹痛缓解，腹部检查缺乏阳性体征。目前随着生活水平的提高，卫生条件的改善，本病较少见。

🍼 宝宝为什么易患肺炎

肺炎是婴幼儿时期最常见的一种疾病，尤其多见于婴幼儿，也是导致婴幼儿死亡的主要原因之一。肺炎是由多种细菌或病毒引起的炎症，其大部分继发于上呼吸道感染，多发生于冬春寒冷季节及气候骤变时。婴幼儿为什么易患肺炎呢？这与以下特点有关：

1. 婴幼儿气管、支气管管腔狭窄，黏液分泌少，纤毛运动差，所以排出入侵微生物和痰的能力差，经呼吸道较易向下蔓延导致肺炎。

2. 免疫系统发育不健全。婴儿从母体中获得的免疫物质，即免疫抗体，随年龄的增长而逐渐消失，自身合成能力尚不足。如免疫球蛋白 IgG 出生后 3~4 个月的水平仅相当于成人的 35% 左右，1~3 岁才能达到成人的 60%，13 岁才能达到成人水平。IgA4~6 个月含量相当于成人的 9.3%，1 岁时仅为 20%，3 岁时仅为 22%。免疫功能差是婴幼儿时期易患肺炎的主要原因之一。

3. 婴幼儿生长发育快，各种营养物质摄入不足，会影响其身体健康，特别是蛋白质及各种维生素的缺乏，易发生营养不良、佝偻病、贫血等疾病，这些内在因素不但使婴幼儿易患肺炎，而且病情严重，能够威胁婴幼儿生命。

为预防肺炎，必须要预防婴幼儿上呼吸道感染，只有加强对婴幼儿的护理及营养，增强体质，才能减少肺炎的发生。

🍼 肺炎的主要症状与治疗方法

肺炎是 6 岁以内的儿童在冬、春季的常见病，大多数肺炎是由病毒和细菌引起的，也有少数因霉菌、支原体、吸入羊水或奶汁等造成。佝偻病、贫血、营养不良及有先天畸形的宝宝由于身体的抵抗力较差，更容易患上肺炎，而且一般在患病后病情较重，恢复得也较慢。一些资料显示，年龄越小患肺炎的概率越大。1岁以内的婴儿肺炎的发病率和死亡率均高；1～3岁的幼儿虽然肺炎的发病率较高，但死亡率开始下降；3岁以上的儿童不仅肺炎的发病率较低，且死亡率也很低。

肺炎起病较急，患儿往往先有呼吸道感染的症状，如咳嗽、发热、流清鼻涕、不想吃东西等，随后咳嗽加重，有痰、呼吸加快、鼻翼翕动、呛奶，严重的还可出现抽风、昏迷，常会发热到38℃～39℃，有的患儿甚至可超过40℃。肺炎造成的缺氧会使患儿感到上不来气，试图通过加深呼吸来增加血氧，因此在吸气时胸骨下方及两侧锁骨处出现凹陷，而感冒并不会出现三凹征。一旦发现宝宝患了肺炎要及时请医生诊治，不要自己滥用抗生素，因为很多肺炎是由病毒引起的，使用抗生素往往无效，反而会使宝宝出现不良反应（食欲下降、大便变稀等）。

如果肺炎较重，患儿在呼吸增快的同时还会出现口周苍白或口唇青紫，这一点与发热所引起的呼吸加快不同，发热所致的呼吸加快并不出现口唇青紫。

新生儿患肺炎可能只表现出吸吮差、易呛奶，哭声很轻或不哭，并一定咳嗽，也不发热，甚至体温还会低于正常，但这正是肺炎较重的表现。世界卫生组织推荐的数呼吸次数的方法可帮助父母及早发现新生儿肺炎。但新生儿呼吸时一阵快一阵慢，有时甚至短暂停止。因此，数呼吸次数时一定要数满1分钟，不能只数15秒再乘以4，这样结果不准确。为了结果准确每次最好多数一次，宜在新生儿安静时数，哭闹、吃奶都会影响结果。新生儿是以腹式呼吸为主的，数呼吸次数时宜观察腹部的呼吸运动，以保证得到准确结果。

正常情况下，新生儿每分钟呼吸40～45次，满月后至1岁为30～40次，1～3岁为25～29次。如果3个月的婴儿每分钟呼吸次数超过了60次，3～11个月的婴儿超过50次，1岁以上的幼儿超过40次，都为呼吸增快。

对于本病的治疗，确诊后应立即采取有效药物进行治疗。轻者门诊治疗即可，不一定住院治疗，如果病情较为严重必须住院治疗。

发热在38.5℃以上时，除遵医嘱给宝宝服药外还应采用物理降温，如头部冷敷、酒精擦浴、温水擦浴等，另外不要忘记给患儿定时、定量服药。药最好在吃奶前半小时喂，如果给宝宝吃中药，每剂应煎至50毫升左右，加少量的白糖，分几次服完，以免引起呕吐。患儿一旦出现面色灰白、喘憋出汗、口唇发紫、脉搏明显增快等，或2周后仍然发热不退并伴有胸痛时，要及时送医院检查治疗。

过多使用抗生素会伤害宝宝的脾胃，导致食欲下降，大便变稀，如果配合中药或中成药会使病程缩短，早日康复。下面是一些常用的治疗小儿肺炎的中成药：

发热不退、痰多黏稠、咳喘明显、舌红苔黄，可选肺热咳喘口服液。

痰多口中有酸臭气味、大便干燥、舌红舌苔白厚，可选消积止咳口服液。

咳嗽明显不能入睡、舌红苔白，可选肺力咳合剂。

痰色黄痰量多不易咳出，可选鲜竹沥液。

治疗肺炎引起的咳嗽最好用化痰类咳嗽药，将积压在肺部的细菌或病毒以痰的形式咳出来。患儿吃了化痰止咳药之后一段时间会有咳痰增多的，这很正常，这说明药物已经将吸附在患儿肺部的黏液化解掉了，以咳痰的方式将黏液咳出来。

如果服药一段时间后仍然咳嗽不止，或有吐奶、呛奶的现象，表明病情加重了，要立刻到医院治疗，不要贻误病情。

如何护理肺炎患儿

经医生检查后，大部分患肺炎的宝宝是可以在家里治疗的。因此，良好的家庭护理是保证患儿尽快恢复健康的重要条件。

1. 居室环境要适宜

保持空气新鲜湿润、阳光充足，温度最好维持在18℃~22℃。每天上午10点和下午2点开窗通风2次，每次30分钟。开窗时要注意关上门，避免对流风。不要在室内吸烟。冬天通暖气后最好打开加湿器，以保持室内的湿度。扫地前要洒些水，防止因尘土飞扬，刺激宝宝呼吸道而加重咳嗽。

2. 饮食宜清淡、易消化

吃奶的患儿应以母乳喂养为主，可适当喂点水。人工喂养的患儿要把牛奶适当兑稀一点儿，每次要少喂，每天多喂几次。如果宝宝呛奶，可选用小奶孔的奶嘴喂，每吸三四口拔出奶嘴让宝宝休息一下，或用小勺喂。宝宝吃奶后要及时清除鼻孔内的乳汁。已经添加辅食的宝宝可以吃营养丰富、容易消化、清淡的食物，如小米粥、面片汤、挂面、豆浆、蛋羹等，并注意多吃青菜和水果补充维生素。还要多给宝宝喝水，如白开水、各种新鲜果汁等，以补充体内的水分。

3. 保持呼吸通畅

患儿的穿盖不要太厚，过热会使患儿烦躁，诱发呼吸急促，加重呼吸困难。安静时可让患儿侧卧，如果出现呼吸气促可用枕头将背部垫高，以利于呼吸。每日早晚还应用甘油棉签为患儿清洁鼻腔。当患儿咳嗽时应让其侧卧，大人用手轻轻拍打患儿背部，这样有利于痰的排出。严重的咳嗽常可引起呕吐，要及时把患儿的头侧向一边。正在咳嗽时不要给患儿喂水喂药，以免呛着。患儿吃奶时如果出现口周发紫或紫绀加重，应马上拔出奶头休息一下再喂。奶嘴孔最好小一些，以免患儿呛奶后加重缺氧。每次喂奶后注意把患儿竖直抱起，轻轻拍出胃里吞进去的空气，避免引起吐奶。

4. 预防高热惊厥

惊厥俗称"抽风"，高热惊厥，顾名思义即高热（体温38.5℃～40℃或更高）后引起的抽搐，主要表现为突然失去知觉、两眼上翻、凝视或斜视，口吐白沫，面肌或四肢剧烈抽动，通常数分钟后缓解，恢复知觉后便昏睡不止。抽搐持续时间过长或反复发作会损害儿童大脑，导致儿童智力低下。

当患儿体温高于38℃时应该采取有效方法降温，比如温水或酒精擦浴，适当增加饮水量，如喝两杯淡盐冷开水。每次饮水量100～200毫升，间隔1～3小时，从而达到预防高热惊厥复发及惊厥性脑损伤目的，体温超过38.5℃后应该立即使用退热药等。

高热时要注意观察患儿的表情，警惕高热引发惊厥。一般抽风发作前，患儿常有神情呆板、直眼、局部肌肉抽动或烦躁不安、胡言乱语等表现，一旦发现这种现象则预示可能会发生高热惊厥。

5. 紧急应对高热惊厥

如果宝宝发生了高热惊厥，父母首先要保持镇定，尽快通知医生或将宝宝送往医院。如果有家族遗传史，父母最好提前学习相关知识，防患于未然。当宝宝出现脸色发青或苍白、口唇及指甲紫绀现象时，应该迅速送往医院，不要耽误病情。

🌸 病毒性肺炎是怎么回事

肺炎是儿科的常见病，其病原体很多，主要为病毒性肺炎和细菌性肺炎。病毒性肺炎的病毒种类也不同，其中以腺病毒性肺炎病情最重，多见于婴幼儿。腺病毒性肺炎的特征是在病初以高热、嗜睡、精神不好为主要症状，从病后3～5天起出现咳嗽、喘憋、呼吸困难等呼吸道症状，而且病情日益加重。在病的早期肺部也检查不出肺炎的体征，3～5天时出现湿性罗音。如治疗顺利，一般在7～10天体温开始下降，临床症状也减轻，肺部病变完全消失需经3～4周的时间。只要体温正常，一般症状减轻，就可以出院返家护理。病毒性肺炎时查白细胞总数一般是低于正常。如病程超过10天，仍持续高热不退，或体温下降后又再次升高，或白细胞总数出现明显增高，应考虑到有合并细菌感染，病情就会加重，治疗起来就更复杂、困难。

有些病毒引起的肺炎，病情不像腺病毒性肺炎那样严重，高热可以在病后2~3天出现，高热持续的时间也不这样长，病初即可有咳喘症状。这些和细菌性肺炎难以区别，但白细胞总数不增高，是鉴别的重要参考。

目前尚无特效的抗病毒的药物，如无继发细菌感染存在，没有必要用抗生素，无论是对治疗或预防均起不到作用，主要应用中药治疗，同时进行对症处理。

病毒性肺炎的一般护理原则与细菌性肺炎相同。因目前尚无有效的抗病毒性药物，所以主要是对症处理，以中药治疗为主，不必应用抗生素。有些病毒性肺炎病情严重，最好能让宝宝住院治疗。另外，更应注意以下几个方面：

1. 一般病毒性肺炎的病程约1周左右，病后3~5天病情加重。如体温高热超过1周，或下降后又再次上升，应考虑有继发细菌感染的可能，需要立即去医院检查末梢血象及进行肺部X射线检查。

2. 病毒性肺炎易并发心功能不全，当患儿出现持续性烦躁、喘憋、面色发灰、脉跳增快时，应立即服用镇静剂，并送宝宝去医院检查。

3. 病毒性肺炎可并发中毒性脑病，当患儿出现嗜睡、肌张力增高、抽风、昏迷、呼吸不规则时，应立即送宝宝去医院。

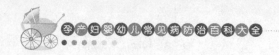

细菌性肺炎是怎么回事

和病毒性肺炎一样，引起细菌性肺炎的细菌种类也不少，常见的有肺炎链球菌、流感杆菌、葡萄球菌、链球菌等，其中以肺炎链球菌肺炎最常见，金黄色葡萄球菌性肺炎最严重。肺炎链球菌肺炎多由上呼吸道感染发展而来，金黄色葡萄球菌肺炎多数由败血症引起，是全身败血症的一部分。

细菌性肺炎时咳嗽、喘憋、呼吸困难等表现得早，病初即已存在。体温增加程度不等，持续的时间也不定，与接受治疗的早晚与正确与否有关。轻的肺炎可无明显呼吸困难，从外表看，宝宝不像有肺炎，需经医生检查才能确定。有时在肺部也听不到明显改变，则应借助于X射线检查。

一般细菌性肺炎及时经抗生素治疗，体温在3~5天即有下降趋势，病情也随之减轻。金黄色葡萄球菌肺炎治疗困难，用一般抗生素治疗，体温不易下降，病情难以减轻，另外还容易引起合并症。其他细菌引起的肺炎，如治疗不及时，用药不适当，也可以发生合并症。细菌性肺炎容易引起的合并症有肺脓疡、脓胸、肺气肿和肺不张。

1. 重症患儿应住院治疗，一般患儿可在家治疗。要做好隔离工作，预防继发其他细菌或病毒感染。

2. 室内保持空气新鲜，定时开窗通气，温度不能太高。为保持合适的湿度，可洒一些水或定时拖地，或在火炉上放盆热水，使室内不致太干燥。不要在室内做饭、抽烟，扫地时先洒些水，以防尘土飞扬，刺激咽部引起咳嗽。

3. 因发热，呼吸快，失去水分多，需多饮水。但注意不要过多喝糖水，否则可使痰液变稠，难以咯出。

4. 要对症处理。高热用退热剂，或物理法降温；烦躁时用镇静剂；呼吸急促时吸取新鲜空气，并取半卧位。

5. 按医嘱定时应用抗生素，不要随便短期内换药，如经治疗2~3天病情不见好转，或有加重，应带宝宝去医院复查。要仔细观察患儿的精神、神志、面色、脉跳、呼吸、体温等情况，如有恶化，应立即带宝宝去医院。

猩红热是怎么回事

猩红热由溶血性链球菌引起，是经呼吸道传染，多见于年长儿，发生于冬、春季节。病起均有发热，但增高程度不一样，可有头痛、咽痛，具有特征性的是皮疹，多在病后24小时内出现，呈弥漫性红色点状，有时呈一片红晕，以皮肤皱褶处更为明显，用手指或手掌紧压后，可使皮肤红晕消退，暂显苍白，经十几秒钟又恢复红晕。皮疹满布全身各处，但口周却显苍白，所谓"环口苍白圈"。皮疹经过3~5天消退，可见脱屑，甚至大片脱皮，尤以肢（趾）端明显。猩红热患儿的舌面也有特点，病初舌面

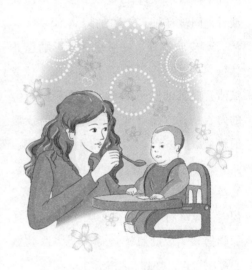

有灰白苔，边缘充血浮肿，突出的舌刺也带白色，似白草莓。继而舌苔脱落，露出生牛肉样舌面和红肿的舌刺，医学上称"草莓舌"或"杨梅舌"。多数猩红热患儿病情较轻，少数有高热、呕吐、惊厥等中毒症状，则病情严重，甚至发生休克。猩红热易合并心肌炎及肾炎，心肌炎多在急性期出现，而肾炎则在皮疹消退后1~3周内出现，故在此期间，应多次查尿。猩红热主要用青霉素治疗，应用药1周。轻症可在门诊治疗，重症应

住院。

1. 呼吸道隔离，隔离期为 7 ~ 10 天。

2. 应用青霉素或红霉素治疗 7 天。

3. 卧床休息。溶血性链球霉素可直接损伤肾、肝等脏器，不注意休息可增加并发症的发生可能。

4. 注意口腔护理。每日用朵贝尔氏液或生理盐水漱口 2 ~ 3 次。多饮水保证液量，同时有利于毒素的排出。

5. 皮肤护理。皮疹瘙痒，影响患儿休息，抓破后可引起感染，用凡士林或液体石蜡等油脂可解痒。不要穿绒布类的内衣裤，以免增加痒感。大片脱皮后的新生嫩皮，不应洗擦，以免擦伤感染。

6. 观察病情变化。重点注意呼吸、脉搏、面色、尿量、尿色变化等，病后 3 周内，应每周送尿检查两次，排除肾炎。如脉搏快，或脉跳不规律，应去医院做心电图检查，排除心肌炎。

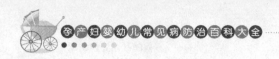

如何防治病毒性肝炎

病毒性肝炎是儿科近年来常见传染病之一，发病率高，对小儿身体健康影响较大。目前已知能引起病毒性肝炎的病毒至少有 3 种：甲型肝炎病毒、乙型肝炎病毒和非甲非乙型肝炎病毒。

甲型肝炎可通过消化道传播，也可通过输血、血制品、污染的针头传播。甲型肝炎多为无黄疸型，占总病例的

50% ~ 90%，儿童可达 90%，但很少转为慢性。乙型肝炎可经多种途径传播，主要为注射、输血及密切的生活接触，母亲于妊娠后期患乙肝或为携带者，其婴儿很容易感染乙型肝炎病毒。乙肝易变成慢性活动性肝炎或慢性肝炎，约为 10% ~ 15%。目前已有多种抗原抗体，可以协助诊断。

从预后来看，甲型肝炎预后好，无慢性病例。其他两型均有迁延不愈或转为慢性者。慢性活动性肝炎（反复黄疸，转氨酶反复升高）预后差，可发展为肝硬变。急性期患儿应隔离不少于 30 天。对于乙型肝炎已制成乙型肝炎血源性疫苗，可作预防用，对象为乙型肝炎易感者，注射后 90% 以上可获得保护性抗体，保护力在 3 年以上。与甲型肝炎有密切接触的儿童，在接触两周内注射胎盘球蛋白，有防止或减轻甲肝的作用，而对乙肝的预防作用差。对与乙肝有接触者，用乙肝高价免疫球蛋白有一定预防作用。

1. 胃肠道隔离，自发病日起不少于 30 天。

2. 适当休息为了减轻体力消耗和肝脏负担，急性期患儿须卧床休息。恢复期可根据情况动静结合，逐步增加活动量，要注意活动太少对肝脏恢复并无好处。

3. 饮食疗法饮食的要求为"三高"（高糖、高蛋白、高维生素）"一低"（低

脂肪），但急性期患儿往往消化机能紊乱、食欲不振，不能机械地按要求执行，用清淡饮食，以满足患儿喜好为前提。恢复期患儿食欲恢复，胃口增加，但应适当限制食量，因为过食可过分增加胃肠道及肝脏负担，使病情加重，或由于营养过度，脂肪在肝脏中堆积，造成脂肪肝。

4. 合理用药按医生意见应用中西药，不要自作主张给宝宝服用各种"补药"。绝大多数药物在肝脏中进行分解代谢，用药太多，均能增加肝脏负担。特别是对肝脏有严重损害的药物，如磺胺类、退烧药等，严禁使用。

🔹 如何防治流行性腮腺炎

本病是由病毒引起的急性呼吸道传染病，系非化脓性炎症，多见于年长儿，2 岁以下婴幼儿少见。腮腺肿痛是本病的特征，先见于一侧肿大，继而另一侧肿大，两侧同时肿大者也不少见。肿大的腮腺以耳垂为中心，向周围蔓延，有轻度压痛，张口或咀嚼时更显著，表面皮肤有热感，但不发红，于两侧颊黏膜处可见腮腺管口红肿，腮腺肿大持续约 4～5 日，以后逐渐减退。此外，尚见发热、乏力、肌肉酸痛、食欲减退等。腮腺炎可并发脑炎，有脑脊液改变者约 60%，多在腮腺肿大后 2～3 周发生，也见发生

于腮腺肿大前 1～2 周及腮腺肿大后 2～3 周者。其主要表现为头痛、呕吐、嗜睡、颈强直等。腮腺炎脑炎总的后果良好，仅个别病例发生呼吸、循环衰竭致死或有后遗症。年长儿得腮腺炎可并发睾丸炎或卵巢炎，有下腹疼痛、睾丸肿痛，重者可使睾丸萎缩，双侧者有可能导致不育症。可内服中药煎剂，局部外敷如意金黄散，用醋或茶水调后外涂，每日 2～3 次。合并脑炎者应住院治疗。

1. 保持口腔清洁。每日用生理盐水清洗口腔两次，或饭后漱口。

2. 饮食以半流软食为宜，忌食酸辣带刺激性的食品及调味品。因酸辣食品增加唾液分泌，加重腮腺管口肿痛。

3. 局部处理。将茶水或食醋与如意金黄散调成糊状，敷于患处，每日多次，能经常保持湿润，以发挥药物效果。药物干粘于皮肤反而会加剧疼痛。

4. 腮腺炎可并发脑炎、睾丸炎、胰腺炎等，应注意出现呕吐、头痛、精神不振、腹痛、阴囊肿痛等症状。如有上述并发症的表现，应去医院治疗。

🔹 脸上有白斑是肚子里有虫吗

常常听到父母这样询问，宝宝脸上起了一些白斑，是不是因为肚子里面有寄生虫呢？

一般来说，父母所说的白斑在医学

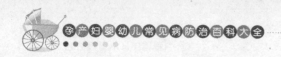

上称其为"白色糠疹"，是宝宝最常见的皮肤白斑病，俗称"虫斑"，病因不明，可能与营养缺乏、肠寄生虫病、阳光暴晒、皮肤干燥等诸多因素有关。白色糠疹多发生在面部，个别宝宝发生在颈、肩部及上肢，多在春季起病，夏季加重，秋季消退。白斑数目多少不一，形状多为圆形或卵圆形，呈灰白色，直径约3～5厘米，与正常皮肤界限不太清楚，表面有细斑状、鳞状脱屑。宝宝无自觉症状，或有轻度瘙痒感。如果父母担心宝宝有不清洁的进食经历，或希望清除外肠道寄生虫感染，不妨带宝宝到医院做大便的虫卵检查，看看是否需要服驱虫药。

贫血的宝宝有时也会出现局限性白斑，是由于局部组织缺血引起的，多数情况是在宝宝出生后即可存在，也可迟至儿童时期发生。白斑多发生在面部、颈部或躯干部，大大形态不一，为淡色斑，边界清楚或不太清楚，无自觉症状，亦无特效治疗方法。

脸上的白斑还有一种情况就是白癜风，它是一种后天皮肤色素脱失病，病因不明，可能与遗传及自身免疫反应有关。发病时皮肤损害为纯白色，白斑与正常皮肤的界限特别清楚，皮损可发生在身体的任何部位，多见于面部、颈部、手背、躯干、外生殖器等处。白斑可不断扩大，也有多年处于静止状态，最后不治自愈。

由此可见，宝宝面部的白斑不一定证明肚子里面有寄生虫，还是需要带宝宝到医院检查，化验一下大便，便可明确诊断，以便对症治疗。

蛲虫病是怎么回事

蛲虫又叫"小线虫"，体如白线头，在人的肠子里生存。雄虫在肠子里长大后，与雌虫交配，交配后很快死亡，随着大便排出体外。雌虫受孕后很少在肠子里产卵，夜间宝宝睡熟，被子里很暖和时，它就从肛门爬出来，在肛门附近产卵。这些虫卵带有黏性，常粘在肛门周围，有的粘在会阴部或睡裤、床单和被子上。每一个虫卵里都含有一个将近成熟的小幼虫。雌虫多半在产卵后就死亡了。

蛲虫传染的方式很简单，只要人吃到它的卵，即便是新出生的卵，也可在肠子里很快发育成长，约1个月左右成熟后又可繁殖后代了。另外，这种虫卵不怕干燥，在尘土里能活好几天，如果是带虫卵的尘土被宝宝吃进嘴里也会引起感染。因此，蛲虫病既易反复传染，又不易自愈。

患蛲虫病的宝宝常闹肛门痒，用手去抓，或者晚上睡觉不踏实，常常哭叫咬牙等。仔细检查宝宝的肛门，可见有蛲虫爬动。如果是女婴，还应检查阴道口处有没有蛲虫。如发现宝宝患蛲虫病后，要注意不使其通过自己的手再吃进蛲虫卵，以消除重新感染的机会，这样就能防止新的小蛲虫在身体里生长繁殖，等那些原有的蛲虫死后，病也就好了。为此就要使宝宝养成良好的卫生习惯，父母应随时给宝宝剪短指甲，经常洗手，尤其在饭前便后，要把手洗干净，要帮助宝宝改掉吃手指头和咬指甲的坏毛病。晚上睡觉时应给宝宝穿上满裆裤，最好裤脚上带有松紧带，免得宝宝在半夜里不知不觉抓痒的时候，把虫卵粘在手上。另外每天清早应给宝宝用热水和肥皂洗屁股，特别注意把肛门有皱褶的地方和会阴部洗干净，这样可以减轻瘙痒，同时也可以把蛲虫卵洗掉。还应每天给宝宝换裤子，换下来的裤子要用开水烫洗，开水泡2～3分钟即可把虫卵烫死。床单、被褥等不易每天烫洗的应拿到室外，每天暴晒3个小时，这样也可把虫卵晒死。此外，每晚给宝宝洗净屁股后，在肛门里或肛门周围上些蛲虫药膏，连续治疗7天就能把爬出来的雌虫、虫卵杀死。如果使用内服药治疗，要遵医嘱，不能乱给宝宝服药，以免引起不良反应。

此外，应注意发现并发症。宝宝患蛲虫病后，除了感到肛门痒、影响睡眠外，生活在肠子里的小蛲虫，有时还会钻到阑尾里，引起阑尾炎，这时宝宝可有发热、右下腹痛，用手按时腹痛加重，

猛抬手时出现反跳痛，还会出现恶心，有的甚至呕吐。蛲虫爬出肛门后，还可能钻入女婴的阴道里，这时宝宝感觉痒得钻心，哭闹不宁，若从阴道钻到子宫和输卵管里，可引起子宫和输卵管发炎。对于这些并发症，一旦发现后要及时到医院治疗。

钩虫病是怎么回事

钩虫是一种常见的肠道寄生虫，它只有1厘米左右长，似绣花针大小，寄生于人的十二指肠及小肠里。每条钩虫一天就可产卵上万个，这些钩虫卵随大便排出人体外，在适当的条件下就可孵成幼虫。宝宝接触了这些幼虫，极易染病。学龄前宝宝患病率高，农村发病多于城市。

宝宝患钩虫病后，轻的可无症状。在幼虫侵入皮肤处可出现局部红肿、发痒，皮肤可有小红点样斑疹及丘疹，继而形成水疱（俗称"粪触块""粪疙瘩"），一般几天就可消失。当幼虫进入肺泡后，宝宝可出现咳嗽、咳痰、痰里带血丝、发热等症状。当幼虫进入小肠发育为成虫后，咬在人的肠壁上，不断地吸血并经常更换吸血的部位，同时分泌出一种影响血液凝固的东西，因此，肠壁上出现新、旧伤口，不断出血，使宝宝丢失很多血液而造成贫血，可出现

面色苍白、全身无力、头晕、心慌气短、不想吃饭、腹痛、腹泻等症状。有的宝宝还会出现吃煤渣、泥土、砖瓦块等异常现象，宝宝的皮肤粗糙、头发稀疏易脱落、营养不良、发育迟缓。所以发现宝宝患病后，要及时请医生治疗。

1. 贫血的护理

贫血明显的宝宝要卧床休息，避免不必要的搬动，父母要注意观察，及时发现烦躁不安、出汗、面色苍白、呼吸急促、脉搏增快等心力衰竭的早期表现，以便及时送医院治疗。硫酸亚铁是治疗贫血的常用药，在服用期间，注意不能与抗酸药（如胃舒平、氢氧化铝等）同时服用。此外，浓茶和中药煎剂含有鞣酸，如果与铁剂同时服用，可形成鞣酸铁沉积在胃壁，不易被吸收，如果宝宝食欲不好，胃酸减少，在服用铁剂时最好加服稀盐酸，这样可以增加铁剂的吸收。由于贫血，宝宝的抵抗力减退，因此要给宝宝吃富有营养的食物，如鸡蛋、挂面、瘦肉、鱼、鸡肉、小米粥、豆浆等，并要多给宝宝吃水果和蔬菜，如菠菜、西红柿、胡萝卜、苹果、橘子、酸枣、山楂等。对于年龄小的宝宝，要注意保暖和勤换尿布，并注意口腔与皮肤的护理，防止出现其他感染。

2. 驱虫时的护理

父母应注意驱虫药物的副作用并观察宝宝的反应。常用驱钩虫的药物是噻嘧啶等，宝宝服药后可有恶心、头晕，偶尔有幻觉或昏迷等副作用，对此应及时请医生给予适当处理。如果宝宝既有钩虫又有蛔虫时，驱钩虫前应先驱蛔虫，以免引起蛔虫骚动而发生并发症。要保留宝宝服驱虫药后 48 小时内的大便，并用水冲洗，数清驱出的钩虫。

3. 日常护理

父母应教育宝宝不随地大小便，宝宝的大便要用开水冲烫以杀灭虫卵，宝宝的尿布也要用开水烫或用盆煮沸 10 分钟。教育宝宝不光脚、赤身到菜地或水田等处玩耍，以减少感染钩虫的机会。

消化道溃疡的主要症状与发病原因

小儿消化道溃疡虽然不如成人发病率那么高，但近年来已有上升趋势，早期诊断、尽早治疗很有必要。小儿消化道溃疡以十二指肠溃疡多见，是胃溃疡的 3 ~ 5 倍，一般男孩多于女孩。

本病最常见的症状是食欲差，患儿往往发育不良或消瘦，常出现腹部不适、腹痛、嗳气、反酸、呕吐、便秘，幼儿常自诉脐周部疼痛，大多在夜间或饭前感觉明显，进食后常可缓解。个别患儿可发生呕血、黑便。由于宝宝不能准确地描述起病时间及症状，所以易被父母和医生忽视。

小儿消化道溃疡的发病原因主要有

以下几个方面：

1. 有不良饮食习惯

对各种零食如冷饮、蛋糕、巧克力等高糖、高蛋白饮食毫无节制，使胃肠负担过重，稚嫩的胃肠黏膜受到损害。

2. 药物损害

口服阿司匹林、扑热息痛、强的松等药物对胃肠黏膜均有直接损害作用。

3. 幽门螺杆菌感染

医学研究发现，肠道幽门螺杆菌感染也是引起溃疡病的重要诱因。

4. 没有及时治疗胃炎

得了胃炎没有坚持治疗，由慢性胃炎或胃窦炎发展成溃疡病。

5. 被动吸烟

父母吸烟，造成宝宝被动吸烟，而吸入的烟雾能引起血管收缩，抑制肠液和胆汁反流到胃，导致溃疡病的发生。

6. 严重感染

大面积烧伤、严重营养不良和中枢神经系统损害，可导致全身循环障碍，降低胃黏膜抵抗力，继发应激性溃疡。

7. 遗传因素

溃疡病与遗传因素有密切的关系，为多基因遗传。从家谱调查来看，几代人同患溃疡病的并不少见，消化性溃疡病患者的亲属患溃疡病的机会要比一般人群高3倍。患溃疡病患儿的一级亲属中常患有胃溃疡或十二指肠球部溃疡。

8. 情绪因素

小儿的神经系统发育不完善，缺乏对紧张情绪的调节，如持续和过度的精神紧张、抑郁和情绪激动等都可诱发溃疡病。如果突然更换环境、学习负担过重、过度疲劳、睡眠不足、有恐惧、忧虑等，都会使宝宝发生溃疡病的概率增大。

9. 环境和气候因素

气候的变化与消化性溃疡病的发病密切相关，溃疡病好发于春初秋末的季节。

如何护理消化道溃疡患儿

1. 培养良好的饮食习惯

这是预防溃疡病的关键，平素饮食要定时定量，避免暴饮暴食，少吃辛辣、过酸、过凉及刺激性食物，这些食物可能会刺激溃疡伤口。

2. 减少不良精神刺激

每天的生活要注意劳逸结合，避免刺激宝宝，让宝宝保持心理健康。

3. 不滥服药物

消炎镇痛药（如阿司匹林、消炎痛等）、糖皮质激素（如强的松、可的松、地塞米松等）、抗生素等药物，使用不当可直接损伤胃黏膜，导致胃溃疡发生。

4. 加强体育锻炼

积极参加体育活动，以利于改善胃肠道的血液循环，增强身体素质和适应

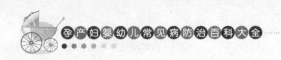
生活变化的能力，减少发病机会。

5. 防止交叉感染

幽门螺杆菌传染性较强，有家庭聚集特征，应注意把好"进口"关，防止幽门螺杆菌入侵。家人中有胃病，要明确是否感染幽门螺杆菌。若有感染，最好同时接受正规治疗并实行分餐制，避免引起交叉感染。

6. 手术治疗

少数患儿如出现幽门狭窄、溃疡穿孔和出血等外科情况，需要考虑手术治疗。

细菌性痢疾的主要症状与护理要点

细菌性痢疾是由痢疾杆菌引起的肠道传染病，一年四季均可发生，但以夏季、秋季容易流行，多发于7~9月。宝宝患痢疾要比成年人多，而且年龄越小病情越重，甚至会引起死亡。痢疾患儿和带菌者是主要的传染源，在他们的大便里有很多的痢疾杆菌，一旦这些细菌污染了水、食物及生活用品，就很容易侵入人体。另外，苍蝇是传染痢疾的媒介，它吃了痢疾患儿的粪便后再去叮咬食物，粘在它身上的痢疾杆菌和带菌的粪便就会落在食物上，宝宝吃了被它爬过的食物就会患病。

宝宝患痢疾后会发热、肚子疼、一天腹泻十几次，大便多是稀便，并带有脓血和黏液。如果是重型痢疾，发病急骤，体温可达39℃~41℃，大便次数每天可达20~30次，但中毒型痢疾开始并不腹泻，常是突然高热、没精神，伴有惊厥、面色苍白、四肢发凉等。这种痢疾常可危及宝宝的生命，因此一旦发现要及时送医院抢救。如果宝宝只觉得肚子不舒服，大便带黏液，每天拉的次数也不多，很可能是轻型痢疾。对此父母也不要麻痹，应及时请医生诊疗，否则容易转成慢性痢疾，形成反复发作、消化功能失常，由于长期消耗造成身体衰弱而影响健康，而且还会传染给别人。

在护理方面，要注意以下要点：

1. 注意及时隔离

患儿患痢疾后应采取有效隔离与消毒措施。首先，隔离需至症状完全消失、大便正常后一周。其次，患儿的碗筷、杯、盘等用具每天要用锅煮沸10分钟，患儿的衣服、被褥要勤洗勤晒。便盆和大便也要进行消毒，可用开水烫，也可用火碱或生石灰进行消毒。照顾患儿的父母也要注意经常洗手，以防传染。

2. 让患儿充分休息

患儿的居室要设有纱窗、竹帘等防蝇设备，室内要保持安静、凉爽，以给患儿提供良好的休息条件。急性期的患儿要卧床休息。

3. 做好大小便护理

解大便时如有腹痛、里急后重时应

坐便盆，患儿解大便时可用尿布兜住，以便保持体力，防止腹压增高而造成肛门、直肠脱垂。每次排便后要用温水洗净臀部，以便保持局部皮肤清洁干燥，为防止臀红可用5%鞣酸软膏涂于肛门及臀部皮肤上。父母应记录患儿的大便次数和性状。

4. 饮食应该清淡

患儿腹泻和发热的时候所有辅食都应该停止，特别是不要给患儿吃油腻、生冷、干硬、粗纤维等不容易消化的食物，特别是忌食既胀气又不易消化的牛奶、鸡蛋、蔗糖等食物。在大便次数减少、黏液便改善后可增加脂肪量少的流食，如豆浆、藕粉、酸奶、米粥等，可采用少吃多餐的办法。恢复期饮食以米粥、挂面、饼干、蛋糕、蛋类、瘦肉等高蛋白饮食为主，但进食量不可过多（因此时患儿食欲好转，容易暴食，父母要注意控制）。慢性痢疾患儿的饮食应着重补充营养，因慢性痢疾与营养不良两者之间可以相互影响。

痢疾好转后首先要调节饮食，食物要味美可口。必要时在饭前半小时给予胃蛋白酶合剂。饮食应给予含蛋白、维生素高的食品，如蛋类、鲜鱼、瘦肉、西红柿、豆腐、米粥、挂面等，但也要控制患儿的进食量、防止暴饮暴食。

5. 防止患儿脱水

发热、腹泻、出汗可使体内失去大量的水分和盐类，因此要给患儿多喝水，最好是糖盐水、淡茶糖水、果汁等。对呕吐、腹泻严重的患儿应请医生输液。

6. 保持口腔卫生

在痢疾发作时可因患儿的口腔不干净而发生口腔炎或中耳炎等并发症，因此在吃饭前后要用温开水给患儿漱口。患慢性痢疾的患儿常伴有营养不良、维生素缺乏等症，更要注意口腔卫生。

7. 密切观察病情

对急性菌痢患儿，应密切观察体温、面色、精神、四肢温度及呼吸变化，以防病情突变，转为中毒型菌痢。如果患儿体温升高，突然出现安静或烦躁不安、四肢发凉时，有可能是转成了中毒性菌痢，此时应及时请医生救治。此外，应观察患儿的腹痛及大便性状并做好记录，如发现患儿有阵发性哭闹、大便呈果酱色。年龄较大的患儿有阵发性腹痛，大便像红小豆汤并有腥臭味时，都有可能是发生了肠套叠或出血性肠炎，遇到此情况也应及时请医生诊治，以免发生危险。

8. 注意发现并发症

腹泻频繁的患儿可能会出现脱肛等并发症，因此在排便时要使患儿尽量减少髋关节屈曲度，可改变解大便的姿势，将蹲式改为坐便盆或便桶，一旦发生脱肛要及时用干净纱布轻擦还纳，待痢疾好转后脱肛可自愈。有的患儿偶尔可并发关节炎，这是一种变态反应性并发症，多发生于患病后第二周内，起病急，多见于膝关节等大关节，关节肿痛伴有发热，发现此症时要及时送医院诊治。

消化道出血是怎么回事

消化道出血有轻有重，无论轻重均应住院检查，有时经各种检查难以明确病变性质，轻者，只能出院在家观察。

1. 注意大便颜色，黑色，柏油样，红果酱样，血水样，鲜红色，可帮助判定出血的部位。

2. 急性消化道出血，出血量比较多者，应禁食，有时甚至禁饮水。小量、慢性、间断性出血者，可先用流食，观察出血无加重时，可改为无渣半流质食物。便血不止，应食用软饭，禁用硬食及油腻食物。

3. 原因尚未查清的消化道出血，要注意观察再次出血的时间、条件、客观有关因素，以供医生诊断时参考。

4. 即使大便颜色从外观看已属正常，仍应做潜血试验检查。为了防止潜血试验出现假阳性，宝宝应忌食蔬菜、动物血、肉类，3 天后留大便检查，因这些食品可以造成潜血假阳性。

如何防治急性化脓性中耳炎

中耳位于外耳与内耳之间，很像一个火柴盒，由鼓膜、鼓室、鼓窦、乳突和咽鼓管组成。由于宝宝的咽鼓管比较粗短（接近水平方向），容易被细菌侵入，所以婴幼儿期最容易患病。

患病后，年龄大的宝宝可喊耳朵痛，感觉耳朵里有水；年龄小的宝宝常表现为哭闹不安，尤其是在吃奶时哭闹得厉害，甚至拒绝吃奶，用手不停地抓耳朵，睡熟后常出现不断地惊哭，病情严重的宝宝可出现高热或惊厥。鼓膜穿孔后脓液可从耳道流出，此时中耳内的压力骤然降低，耳痛可以明显减轻，体温也随之下降，宝宝很快就安定了。

在治疗方面，要遵照医生的嘱咐，按时给患儿吃药打针。鼓膜穿孔后要用棉花或纱布将外耳道的脓液擦净，再用 3% 的双氧水清洗外耳道。在给患儿清洗外耳道时要把耳郭向后下方牵拉，同时将耳屏向前推移，使外耳道变直、张开，再用棉签轻轻卷洗，不要向上方挑动，以免戳穿鼓膜。洗净后让宝宝侧卧，患耳向上，滴入药液 4 ~ 5 滴，每天 4 ~ 6 次。滴药后用手轻轻牵拉宝宝耳郭，再用食指轻压耳屏，以使药液均匀地分布在中耳腔的各个部位。滴药后仍要患耳向上侧卧 10 分钟左右，以使药液在中耳内多留些时间，充分发挥作用，至耳内已无脓液流出，即可停止用药。如经过长时间的全身治疗和局部用药仍不见好转，应请医生做进一步检查。滴药前还应注意，药液温度要与宝宝体温相近，过冷应稍加温，以免滴入后宝宝出现恶心、呕吐等不良反应。滴管或药瓶不可触及宝宝外耳道壁，以免污染。

对于患中耳炎的宝宝，可采取如下方法进行护理：

1. 要注意让患儿安静休息，减少活动，对于年龄小的宝宝要减少搬动，以便减轻疼痛。如果鼓膜穿孔，要让患儿向患侧卧位，以便使患耳脓液排出。

2. 应给患儿吃清淡易消化的流食或半流食，如米汤、烂面片、米粥、豆浆、牛奶等，以免因咀嚼而致疼痛。多让宝宝喝开水或各种果汁水，鼓膜穿孔耳痛减轻后可逐步恢复正常饭菜。吃奶的宝宝仍可以母乳或牛乳为主。

3. 不要卧位给患儿吃奶，喂奶后要把患儿抱起放在肩上轻拍后背，使胃内空气排出，以免吃奶后呕吐。

4. 急性化脓性中耳炎如果治疗不当常可并发乳突炎、面神经麻痹，宝宝常可并发鼓窦区脓肿，少数宝宝可并发化脓性脑膜炎。因此，父母要注意观察患儿的情况，如果治疗后体温继续升高，出现剧烈头痛、呕吐、脖子发硬、意识不清等症状，很可能并发了脑膜炎，应及时送医院治疗。

如何护理外耳道炎与外耳道疖肿患儿

外耳道炎是小儿常见病，往往由于用不干净的手或火柴棍去掏耳朵解痒，或是眼泪、呕吐物、洗脸水流入外耳道而引起的外耳道皮肤（或毛囊）和腺体发炎，最后形成外耳道炎或疖肿。

宝宝患病后常哭闹不安，有的可出现发热。如果发展成外耳道疖肿，痛得更厉害，尤其是夜间疼痛明显，宝宝常哭闹不睡。出脓后疼痛减轻，逐渐恢复正常。病程大约1～2周，如果治疗不当可并发中耳炎。

对于患儿，可采取如下方法进行护理：

1. 早期可用热毛巾热敷患耳，每天2～3次，每次10～20分钟。流脓后，可用消毒棉花棒不断轻轻地擦去耳道里的脓液。

2. 给患儿洗脸或洗头时应防止脏水流入耳道。不能用火柴棍、发卡等未经消毒的用具给宝宝掏耳朵里的脓痂，以防加重感染。患儿睡觉时要采取患侧卧位，使病耳向下，以便脓液流出。

3. 宝宝患病后耳痛厉害，应该给宝宝吃米粥、烂面片、藕粉、面糊、菜泥、豆浆等流食或半流食，以减轻咀嚼时的疼痛。疼痛减轻后再恢复正常饮食，还应让患儿多喝开水或鲜果汁。

4. 急性炎症期尽量让宝宝多卧床休息，通过控制活动量，可以减轻疼痛。此外，父母要遵医嘱，按时、按量给宝宝用药，不要给宝宝滥用抗生素和退热止痛药，以免引起不良反应。

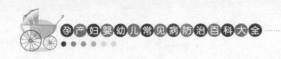

过敏性鼻炎的发病原因及主要症状

过敏性鼻炎医学上称为"变态反应性鼻炎"，是一种很常见的呼吸道疾病，它虽然可以常年发病，但发病有显著季节性特点，患者每到花粉播散季便开始发病，比如春秋时节。春季南方大多发生在2～5月，北方大多发生在3～6月；秋季花粉的飘散季节以8～10月为主。世界卫生组织资料显示，目前全球有10%～25%的人患有过敏性鼻炎，并呈现出逐年增多的趋势，很多时候过敏性鼻炎首发在儿童时期。

过敏性鼻炎已被人们描述为"21世纪的流行病"，患病率每20年增加1倍。过敏性鼻炎会明显影响儿童学习、娱乐和休息，导致注意力不集中，学习成绩下降，甚至出现思维迟钝、忧郁、疲劳等认知障碍，延误治疗还会并发哮喘、鼻息肉、鼻窦炎、中耳炎等症。

过敏性鼻炎是人体对某种物质的变态反应在鼻部的表现，是有多种免疫活性细胞和细胞因子参与的鼻黏膜的慢性炎症反应。过敏性鼻炎的发生与遗传和环境因素有关。具体来讲，发病原因可有以下几种：

1. 过敏体质

过敏性鼻炎是人体对某种物质的变态反应在鼻部的表现，它的发生与遗传和环境因素有关。一般患者都是过敏体质，在接触过敏源后即可发病。

2. 家族过敏史

有哮喘或过敏性鼻炎家族史的宝宝发生过敏性鼻炎的风险较普通人群高出2～6倍，发生哮喘的风险高出3～4倍。

3. 接触过敏原

具有家族遗传因素或哮喘病患者，在接触花粉以及尘埃、螨虫、动物皮毛、烟雾、寒冷等室内外变应原，或食入牛奶、鱼、虾、牛、羊肉等食物后，容易诱发过敏性鼻炎。

4. 环境污染

近年来，由于工业化进程的加快，大气污染加剧，使原来不是过敏性体质的人也演变成过敏性体质。而车辆的增加，柴油废气中的芳香汀颗粒、家庭装修造成的甲醛污染，又加速过敏性炎症反应的发生。它们虽然不是过敏原，但却成为季节性过敏性鼻炎发作的一个强刺激。

过敏性鼻炎的主要表现是流清涕、鼻塞、鼻痒、打喷嚏，常被误认为是伤风感冒。患儿常表现为阵发性鼻痒，继之连续打喷嚏，少则一次几个，多则几十个。喷嚏以清晨和睡醒时最重，有少数患儿会因鼻痒常做歪口、耸鼻等奇异动作，也有些患儿不断用手指或手掌擦鼻前部。鼻堵严重时患儿张口呼吸，由于夜里鼻涕流向鼻咽部，所以引发反复咳嗽。

急性发作时常有大量水样鼻涕流出，间歇或持续鼻塞，还可出现眼部发痒、结膜充血、耳痒、咽部痒、嗅觉减退、哮喘等伴随症状和体征，发病严重时睡眠、日间活动、运动、游戏、上学都有可能受影响。

如何防治过敏性鼻炎

对于过敏性鼻炎，可采取以下治疗方法：

1. 西医治疗方法

医生根据患儿的症状、体征、持续时间和程度将过敏性鼻炎分为轻度间歇性、中重度间歇性、轻度持续性、中重度持续性4种类型，并据此为患儿选择阶梯性治疗方案。

间歇性：症状发作每周少于4天或持续时间少于4周。

持续性：症状发作每周超过4天或持续时间超过4周。

轻度：发作时喷嚏、鼻痒、鼻涕和鼻塞4项症状中有2项以上，症状轻微能够忍受，睡眠、日间活动、运动、娱乐、工作、上学未受影响。

中重度：发作时喷嚏、鼻痒、鼻涕和鼻塞4项症状中有2项以上，症状明显无法忍受，睡眠、日间活动、运动、娱乐、工作、上学受到影响。

一般采取全身和局部抗过敏药物治疗，抗组胺药为首选药物。口服或鼻内使用抗组胺药有助于减轻鼻黏膜水肿，减轻流涕和喷嚏症状。如果能按年龄选择适宜的药物，掌握正确的使用方法，副作用一般很少，不妨碍宝宝正常的生长发育。

鼻用减充血剂可以快速减轻鼻充血，缓解鼻堵，但大量长期应用可致药物性鼻炎，只能作为短期辅助用药，多用于6岁以上儿童。

约有1/3的过敏性鼻炎患者合并支气管哮喘，而哮喘患者约有78%合并过敏性鼻炎。因此，近年认为过敏性鼻炎与支气管哮喘都是一种炎症性疾病。所以，对已发生过敏性鼻炎而还没有发生哮喘的患者，要积极治疗过敏性鼻炎，以防哮喘发生。对已发生过敏性鼻炎和哮喘的患者，积极治疗过敏性鼻炎，会有助于缓解哮喘。

2. 中医按摩法

（1）捏脊推拿法

让患儿身体朝下俯卧，父母以食指的侧面顶在患儿背上，拇指与食指捏夹住背部皮肤，然后拇指后退，食指向前，作翻卷移动，左右手交替自下而上连续移动。从患儿的臀部尾椎开始，一直到背部和颈部交界处的大椎穴。中间每捏3把将皮肤捏起来提一提，反复5趟，每天做1次，可以通畅全身气血，对调节和增强免疫力很有效果。

最好在空腹时进行按摩。操作用力要适当，要沿脊柱直线前进，不要歪斜。可事先准备一点儿生姜水，捏脊时用手蘸着操作，这样手下更润滑顺畅。

（2）穴位按摩法

先将双手洗净，并涂少许按摩膏，然后将双手鱼际互相摩擦至发热，然后将双手鱼际按于患儿鼻两侧，沿鼻根至鼻底往返摩擦至局部有热感为止；此后再由攒竹（在眉头凹陷处）向太阳穴推，直至局部发热。每天2~3次，能有效改善鼻塞、流涕、多喷嚏等症状。

对于过敏性鼻炎，可采取以下预防措施：

1. 花粉增多的季节应该减少外出

一般清晨或雨天花粉指数相对较低，较适宜带宝宝出去享受新鲜空气。有风的晴天，空气中的花粉指数很高，应该减少外出，避免户外活动，特别是少带宝宝去草丛、花园里玩耍。

2. 外出时要做好防护准备

比如戴个口罩，回家后及时为宝宝换衣服、洗澡，洗去落在头上和衣服上的花粉，以免花粉直接接触宝宝的皮肤，引起皮肤发生过敏现象。

3. 白天家里尽量关上门窗

如果自己家附近有很多的树木和花卉，白天尽量关上门窗，尤其是中午的时候，花粉浓度最高。敏感季节居室最好不使用空调，尽量使用空气过滤器。

4. 减少室内的刺激因素

家里定期要超等彻底清扫，消除蟑螂、尘螨及灰尘。床上用品最好使用防螨材料制品，每周用热水洗涤床上用品，并在阳光下干燥，洗过的衣服最好用烘干机烘干。避免给宝宝玩填充或毛绒玩具，居室里避免使用地毯和挂毯，室内尽量少放家具，注意减少室内植物。保持室内干燥、通风，不在室内吸烟。

5. 增强宝宝的抵抗力

生活要有规律，平衡饮食，加强体育锻炼，增强体质。尝试用冷水洗脸，使皮肤经常受到刺激，增加局部血液循环，保持鼻腔通气。积极预防急性呼吸道疾病，定期注射流感疫苗。

鼻出血怎么办

鼻子出血也叫"鼻衄"，一年四季均可发生。

鼻子是面部最突出的器官，受外伤的机会多，加上鼻腔的黏膜血管较多，特别是鼻中隔前下方有4个大血管的分支交织成网，形成易出血区，一旦碰伤后就可发生鼻出血。

夏天气候炎热（血管容易扩张），春秋季节气候干燥，都易造成鼻腔出血。此外，挖鼻孔或因鼻部疾病（如慢性鼻炎、萎缩性鼻炎、鼻腔及鼻窦的肿瘤），也可引起鼻出血。患有其他疾病如感冒发热、某些急性传染病、风湿热、血液病和血管疾病等，也可造成鼻子出血。

鼻出血多数是单侧，有时血液绕过鼻咽部从另一侧流出，对此常误认为双侧出血。鼻出血可自行停止，如果持续大量地出血，宝宝可出现面色苍白、脉搏弱快、头晕、全身乏力等。若长期反复出血，可出现贫血。

发现宝宝鼻出血时不要惊慌，应速让宝宝取坐位或卧位，用盆或碗接鼻血，以免血到处流而引起宝宝精神紧张。同时用手指捏住宝宝的鼻子，嘱咐其用嘴呼吸，以便压住出血点，起到止血的作用。然后用清洁的棉花、布头或软纸塞入鼻孔，压迫出血点止血。如果在上述填塞物上浸渍麻黄素或肾上腺素后再塞入，止血效果更好。

还可在患儿的额部和颈部进行冷敷，用于冷敷的毛巾每2～3分钟浸冷水1次。用止血粉或将头发用火烧成灰（中药称"血余炭"）吹入流血的鼻腔，也可起到止血作用。还可用母乳喷入出血的鼻腔内，往往可以止住正在流的鼻血。

引起鼻出血的原因很多，对于反复出血的宝宝应送医院做进一步的检查，以便针对病因进行治疗。

在治疗过程中，除了遵医嘱给患儿按时吃药、打针外，还要培养患儿良好的卫生习惯，如教育患儿不要用手挖鼻孔、不做有危险的游戏，防止鼻子碰伤等。另外，还应该注意患儿的饮食，平时要给宝宝多吃青菜和水果，以补充维生素。

对于常出鼻血的宝宝可经常吃钙片，或用中药白茅根炖瘦肉或鸭蛋吃，对治疗一般的鼻出血有一定的效果。

在天气炎热或气候干燥的季节要让宝宝多喝水，还可在宝宝鼻腔内涂些植物油，如香油、菜子油等，也可涂四环素软膏或金霉素软膏等，以滋润鼻腔黏膜，防止出血。

鼻疖的主要症状与防治方法

鼻疖子就是鼻腔内的疖肿，最容易发生在鼻前庭。鼻腔的最前部叫鼻前庭，这里也是鼻腔内最宽大的地方，它不同于以下的鼻黏膜，而是和皮肤的结构一样，具有毛囊、皮脂腺和汗腺。毛囊可以长出鼻毛，鼻毛的作用在于阻挡灰尘和异物，使进入呼吸道的空气得以净化。宝宝有时无意中用手指挖鼻孔，损伤了这里的皮肤，细菌则乘隙侵入，引起鼻疖子。

发炎初起时，宝宝感到鼻子局部皮肤胀痛、跳痛、发红充血、发热，接着是形成脓头，为黄白色，1周左右脓头破溃，炎症也就消退了。严重时可以出现

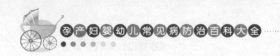
全身症状，发冷、发热、头痛等。

长鼻疖子并非是严重的疾病，一旦脓头儿破溃了把脓引流出来就会不治自愈。可适当使用抗生素清除感染，如可用75%酒精清洁鼻疖部，然后再局部涂金霉素软膏。

在护理方面，要注意不要用手为宝宝挤压鼻疖子，更不要在疖子肿胀、跳痛时让宝宝用手去搔抓，以免抓破引起感染。要经常给宝宝剪指甲，保持手的清洁，避免宝宝乱抓鼻部。

防止宝宝长鼻疖子的根本方法是保持鼻腔清洁，教育宝宝不要养成挖鼻孔的坏习惯。还要教给宝宝正确的擤鼻涕的方法，因为这是起码的自我清洁鼻腔的好习惯。

擤鼻涕是鼻炎及鼻窦炎的重要护理方法，目的是将病理分泌物引流出来，也是鼻腔用药前的准备工作，只有把鼻涕擤干净才能使药液与鼻黏膜充分接触，达到治疗目的。

鼻窦炎是怎么回事

鼻窦炎是前额窦和颊窦感染。宝宝鼻窦发炎的机会很少，因为它们并未发育完成，较大的宝宝通常在感冒、咳嗽或喉痛时并发鼻窦炎。由于所有鼻窦的内衬和鼻子是同一个黏膜，而且和喉咙的上方连接，因此这一部位的感染很容易蔓延。鼻窦亦有小孔通到鼻子，当宝宝感冒时这些小孔可能会阻塞、感染。如果宝宝流青黄色鼻脓，便是感冒波及鼻窦了。

常见症状有：清鼻涕变为青黄色脓状的鼻涕，两颊会痛，头动时会痛，略微发烧、鼻塞。

如果宝宝患了感冒、咳嗽或喉痛，应注意鼻涕颜色的变化。看看是否有异物在宝宝的鼻子里，如果有，鼻涕会有恶臭并带血。如果拿不出异物，要立即送宝宝去医院治疗。如果不是由异物引起，可以给宝宝吸溶在热开水内的薄荷晶体的蒸气，注意别让宝宝碰翻碗。

喉痛是怎么回事

喉痛通常是呼吸道感染的症状，是由链球菌造成的扁桃腺炎引起，亦可能由感冒和流行性感冒引起。其他部位的发炎如喉炎等，也会引起喉痛。如果宝宝对链球菌敏感，而在喉咙有链球菌感染时，有可能引起肾脏炎和风湿热等并发症。

如果宝宝叫喉痛，或因为不便吞食而不肯吃东西时，让他仰头并用干净的汤匙柄轻轻压下舌头，用光照看喉咙，要他说"啊"，如此可以让喉咙张开检查是否发炎。用手指在颈部两侧及腭下的部位探一探，看是否有腺肿，腺肿时摸起来像是在皮下有大豌豆，量体温看有没有发烧。由于喉痛多由传染引起，在送宝宝去医院治疗以前，别去幼儿园，要尽早送宝宝去医院就诊。喉部的链球菌感染要立即处理，以免引起并发症。用冷饮或热柠檬饮料来给宝宝减轻喉痛。给宝宝充分的流质，如果吞咽会痛，可将食物打汁饮用。

急性喉炎是怎么回事

急性喉炎是喉部的一种弥漫性炎症，有时候当病菌通过喉部时也会使喉部受到感染而发病。它大多发生于寒冷的季节，以1～3岁的幼儿比较容易患此病。喉炎本身并不严重，即使是其他严重感染的一部分，如扁桃腺炎或支气管炎，也会在1周内康复。但是婴幼儿的器官组织尚未发育成熟，喉腔相对比较狭窄，而淋巴管和血管又很丰富，一旦发生炎症，淋巴管和血管中的大量炎症液体就会渗入到疏松的喉部组织内，致使喉部迅速充血、水肿，喉腔变得更为狭小乃至消失，导致喉腔梗阻，引起严重的呼吸困难，患儿常因缺氧而窒息或死亡。

小儿急性喉炎常继发于急性鼻炎、感冒、咽炎，也可以继发于流行性感冒、麻疹、水痘、猩红热等急性传染病，疾病祸首多数是病毒，如副流感病毒等。喉部是空气必经之路，而婴幼儿的器官组织尚未发育成熟，所以喉腔相对比较狭窄，加之外喉头又比较组织疏松，淋巴管和血管却很丰富。一旦发生炎症，淋巴管和血管中的大量炎症液体就会渗入到疏松的喉部组织内，致使喉部迅速充血、水肿，喉腔变得更为狭小乃至消失，由此喉腔发生梗阻，引起严重的呼吸困难，患儿常因缺氧而窒息或死亡。

一般患儿先出现干咳、嗓子疼痛、声音嘶哑等症状，有时会有轻微的发热。如果炎症继续发展就会使喉部肿胀加重，造成患儿呼吸困难，并在吸入空气时发出很具有特征的咳嗽声音，被称为"犬吠样咳嗽"。患儿往往白天病情较轻，夜间加重，常因喉头炎症迅速发展出现喉头水肿，发生急性喉部梗阻，表现为呼吸困难、鼻翼翕动，吸气时锁骨上窝和胸骨下窝出现凹陷，伴面色苍白、高烧、烦躁不安、多汗等症状。

由于急性的病变发展很危险，所以当患儿刚开始出现犬吠样咳嗽时就要赶快去看医生，进行有效治疗，尽快让喉部炎症得到控制，避免喉头水肿加重发展为喉梗阻。

如何防治急性喉炎

在刚一开始出现特征性咳嗽声时，即应带宝宝去医院，选用药物及早治疗，以便控制喉头炎症，减轻病情。特别是病情加重时，必须尽快去医院滴液，迅速减轻喉头水肿。如果患儿哭闹不止可酌情可在医生指导下使用适量镇静剂，努力让其情绪稳定下来，避免因哭喊不已而加重缺氧。

在护理方面，父母要严密观察病情，尤其是夜间，及时发现病情的变化。如果患儿的体温超过38℃则表示有其他感染，同时注意患儿是否有嘶哑的哮咳，若有要尽早去医院。如果患儿出现口周发青、面色苍白、呼吸困难应争分夺秒地送往医院救治，不得延误。

患儿的居室要经常开窗换气，保持空气清新，并使用加湿器湿润空气，这样可以有效抑制干咳。避免让患儿大声讲话，可以用玩游戏的方式让全家人说悄悄话。

给患儿足够的热饮以舒畅喉咙，可以试试热柠檬加蜂蜜（1岁以下的婴儿不能加蜂蜜，1岁以上的也要选用儿童专用蜂蜜）或果汁加温开水。

患儿躺在床上时将其上身垫高一些，以缓解呼吸困难。

为预防急性喉炎，父母应少带宝宝去公众场所，特别是呼吸道感染流行季节，以防感冒引起呼吸道传染病而增加小儿急性喉炎的发病率。平时注意增强宝宝的体质，经常带宝宝出去晒太阳，多进行户外游戏和运动。注意提高宝宝的耐寒能力，不要天气稍一冷就给宝宝

穿上厚厚的衣服。科学合理喂养，确保各种必需营养素摄入均衡，避免养成偏食、挑食的不良饮食习惯，防止发生贫血、佝偻病及其他营养缺乏病等。饮食要清淡、温软、易消化、营养丰富，避免吃油腻和刺激性强的食物，烧烤、热燥食品最好不吃。

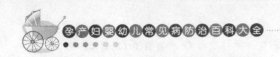 如何防治急性肾炎

急性肾炎是小儿的多发病，由于病因不同，发病年龄和临床症状的轻重也有所不同。年长儿多见链球菌感染后肾炎，多发生在皮肤脓疱症及急性扁桃体链球菌感染后。急性肾炎的主要症状是浮肿、高血压和血尿，浮肿一般是轻度的，见下肢及眼睑浮肿；高血压见头痛、头晕、呕吐等表现；血尿程度不等，可为肉眼血尿，即直接可见尿色改变，或仅经显微镜检查发现尿中有红细胞。急性肾炎在病后第一周内可发生心力衰竭及高血压脑病，应住院观察为好，如仅见尿的改变，而无严重高血压及心力衰竭，可在家治疗，但应卧床休息。半年后如一切正常，可参加活动。如血压已正常，浮肿不明显，仅有尿的改变，饮食中不必限盐。另外，尚见由病毒引起的急性肾炎，常以血尿为主，无明显浮肿及高血压，肉眼血尿很快消失，但显微镜下血尿可持续较久。但总的预后

良好。

急性肾炎患儿如无心力衰竭及明显高血压，仅有血尿，可在家治疗护理。一般病例一旦血压下降，尿量增多，也可出院回家休养。

1. 限制活动量。在急性期应限制活动，特别是发病最初两周，应卧床休息，因为在此期间最易发生心力衰竭和高血压脑病。一般情况在2周开始排尿量增多，血压下降，心功能恢复正常，发生心力衰竭的可能性减少。此时活动量逐步增加，血尿存在并非限制活动的条件。一般在3周左右肉眼血尿消失，镜检血尿可在半年，甚至更长时间才消失。3个月后可正常活动，上学参加学习，暂不参加体育活动。

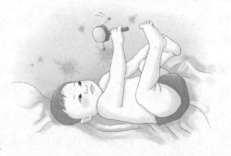

2. 急性期患儿应给低盐饮食，如血压明显增高，尿量少，浮肿明显，应用无盐饮食。血压正常，尿量增多，浮肿消退（约2～3周），可用普通饮食。血尿的程度与限盐与否无关。

3. 急性期应注意观察患儿的呼吸、脉跳情况，特别是呼吸加速、出现咳喘，

说明有心功能不全；若患儿有头痛、呕吐表现，说明血压增高明显，可能会发生中毒性脑病，应立即送宝宝去医院诊治。

4. 病初两周，每周至少应送尿检查两次，2周后情况好转，可每周一次，1个月后每2周一次。

5. 恢复期要预防感染，即使很轻的呼吸道感染，往往可以使尿的变化加重。感染控制后，多数情况尿的变化能见好。

肾病综合征是怎么回事

肾病综合征多见于学龄期前儿童，主要有四方面的表现，即大量蛋白尿、高度浮肿、低蛋白血症和高胆固醇血症。浮肿是最易引起人们注意的症状，与急性肾炎比较，浮肿要明显得多，全身高度浮肿、眼睑浮肿睁不开眼，阴囊浮肿呈气球，常见腹水、胸水。蛋白尿从尿色外观无法肯定，需要化验检查才能发现。出现浮肿后尿量减少，由于蛋白从尿中大量丢失，故血浆蛋白减少。

肾病综合征有两种类型，以上述4种表现为主，而无血尿及高血压者，叫"单纯性肾病"或"类脂性肾病"。另一种类型除上述4种表现外，尚有血尿或高血压者，叫"肾炎肾病"。前者多见于年幼儿，后者多见于年长儿。单纯性肾病应用激素治疗效果良好，但须治疗得早，

病后 2 个月内开始用药者较晚用药者好，用药的时间要长，不少于 1 年，有些病例在停药后 1 年内易复发。这样的病例最好同时应用环磷酰胺，可减少复发的可能。肾炎肾病对用上述药物治疗的效果不如单纯性肾病好。从总的预后来看，单纯性肾病很少发展为慢性肾功能衰竭，而肾炎性肾病可发展为肾功能衰竭。

宝宝患肾病综合征时，均应住院治疗，家庭护理主要是在住院治疗病情已缓解的基础上，继续治疗，巩固疗效，防止反复。

1. 坚持治疗。目前治疗肾病综合征主要用激素，大剂量 1 个月后，逐渐减量，总的时间不少于 6～8 个月，有时须达 1 年。用药期间应每月去医院复查一次，医生根据尿、血的化验情况，决定激素是否减量。

2. 如尿量正常，尿常规检查基本正常，无浮肿时，可用普通饮食，不必限盐限水。

3. 继续服药期间，除限制剧烈活动外，一般活动不必受限。

4. 应注意观察尿量是否减少，是否出现浮肿，必要时可送尿去医院检查，是否又出现蛋白尿，或尿蛋白量又增加，如是，即应带宝宝去医院检查，是否病情有反复。

5. 预防感染。感染可使病情加重，尿蛋白增加。另外在用激素期间，容易继发感染。一旦有感染症状，就应积极治疗，尽快控制感染。感染控制后，如尿蛋白量未见减少，则应多次查尿，如尿蛋白含量均较感染前为多，即应取血检查是否此病又复发。

6. 停药后 1 年内是最易发生复发的时间，因此在停药后仍应经常注意是否又出现浮肿，尿量是否又减少。必要时须留尿检查，如尿有改变，还应验血。如最后证实为复发，则仍应再次住院，重新开始治疗。

尿频是怎么回事

宝宝尿频，尿量少，均为尿道口的问题。男孩多为包皮过长，包住龟头，有时包皮内有尿碱存在，因刺激引起尿频，故应经常将包皮上翻，清洗干净。神经性尿频好发于学龄前宝宝和学龄期宝宝。主要表现为每天排尿的次数增加而无尿量增加，尿常规检查正常，排尿次数可以从正常的每天 6～8 次增加至 20～30 次，甚至每小时 10 多次，每次排尿量很少，有时仅几滴。入睡后，尿频完全消失。白天玩心爱的玩具、看喜爱的电视时，尿频明显减轻，常常在上床睡觉前、吃饭时、上课时，尿频明显加重。

神经性尿频患儿的排尿系统并无器质性疾病，膀胱容量正常，括约肌控制排尿的能力也健全。主要的原因是宝宝的大脑皮层发育尚未完善，脊髓初级排尿中枢的抑制功能较差，而且这一功能最脆弱、最易受损，这是宝宝易患本病的内在原因。受惊吓、精神紧张使神经功能失调，常导致本病的发生。往往由于家庭成员的突然死亡、变换环境（如新入托儿所、幼儿园、上学和住院等）、突然离开父母、害怕打针和考试等紧张或焦虑情绪所诱发。此外，液体摄入量过多和使用利尿药物，如咖啡因、茶碱类等，也可引起尿频。

发现宝宝有这种情况，父母不要太紧张，应该耐心诱导、告诉宝宝，他们是健康的，尿频的症状很快会好转的，以消除患儿的不良心理因素，并鼓励患儿说出引起他烦恼的心事。父母对学龄宝宝的教育要耐心，不要打骂、训斥。幼儿园和托儿所的老师对新入托、新入园的小朋友，要多组织他们参加一些轻松、愉快的游戏，上课要避免精神过度紧张。对尿频的患儿要多加理解，不可不让他们小便。平时对患儿要多加安慰，要把患儿的注意力分散到别的活动（如玩玩具、看图书）上去。

父母应鼓励患儿在想尿的时候，用毅力忍一下，将两次排尿间隙时间尽可能延长，以减少排尿的次数，并记录每天两次排尿间隙的最长时间，如有进步，给予奖励。家长的信心和鼓励，会使患儿的症状得到明显改善。大部分患儿在治疗后数日内，会神奇般地被治愈。同时可使用阿托品，它能使膀胱的逼尿肌松弛，括约肌收缩，增加膀胱蓄尿量减少排尿次数。此外，也可用氯丙咪嗪进行治疗。

泌尿系感染是怎么回事

泌尿系包括肾脏、输尿管、膀胱和尿道，有时感染的部位难以判定，统称为"泌尿系感染"。小儿泌尿系感染主要发生在肾脏内，即肾盂肾炎。泌尿系感染多见于婴幼儿，女孩多见于男孩。细菌多由尿道口进入而上行，也可经血液到达肾脏，属败血症的一部分。婴儿期泌尿系感染，尤其是男婴，应注意有无先天性泌尿系统畸形，由于畸形的存在，细菌容易停留而感染。

小儿泌尿系感染多为急性发病，常有发热、呕吐、哭闹、婴儿期尿频，尿急症状不明显，年长儿则常有尿频、尿急、尿痛表现。遇有不明原因的发热，应检查尿常规，如在显微镜下能见到较多的白细胞，诊断即可成立。有时一次尿检查可能变化不多，应多次检查。肯定为泌尿系感染后，还应做尿培养，找出致病菌，这样可以合理地选用抗生素。但是从尿液中培养出来的细菌，并不能肯定就是引起这次泌尿系感染的病菌，因为在正常的尿道中也可以有数量不多的杂菌，因而对于培养出的细菌的数量有一定的要求，1～10万属疑诊，10万以上可确诊为致病菌。

泌尿系感染的治疗，用药时间要长，不能看到尿常规正常即停药，总的疗程需要6～8周。如病情迁延6个月以上，即应考虑为慢性，症状可轻重不等，如不彻底治疗，可导致肾功能衰竭。慢性泌尿系感染在儿科比较少见。急性泌尿系感染早期，小儿应住院治疗，体温下降，一般情况好转，可返家继续服药，定期送尿去医院检查。

急性发病，伴有热症状者，应住院治疗。如仅有低热，一般情况不重，可在家治疗。

1. 坚持服药，按医生要求进行，不要擅自停用。停药需根据尿常规检查和尿培养结果而定。一切均正常后，尚需继续服用两周，以防复发，或转为慢性。

2. 一般泌尿系感染时，血压正常，无浮肿，所以饮食无特殊需要。急性期应适当限制活动，多饮水，以促使脓液更快地从尿液排出。

3. 注意阴部清洁卫生，婴幼儿要勤换尿布，大便后用温水冲洗。会阴部有炎症者，可用呋喃西林稀释液坐浴，然后涂以抗生素软膏。

4. 尿液正常后，半年内仍应每月送尿检查一次。当有发热、尿痛、尿频等现象时，均应留尿做常规检查，特别是伴有发热时。

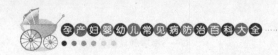

尿路感染是怎么回事

泌尿系感染是由细菌直接侵入尿路而引起的炎症，可累及上、下泌尿道，但婴幼儿往往定位困难，故统称为"泌尿系感染"。它是小儿常见的感染性疾病，据调查，尿路感染占小儿泌尿系统疾病的8.5%，排名高居第四位。另外，尿路感染可发生于小儿的任何年龄，2岁以下的婴幼儿发病率最高，女孩发病为男孩的3～4倍，但婴儿期男孩发病较女孩多。

婴幼儿发生尿路感染与其生理特点密切相关：

1. 婴儿不能控制排尿、排便，需要经常用尿布，尿道口很容易受到粪便污染。特别是女婴尿道口较短，男婴有阴茎包皮，加之尿路免疫功能、膀胱防御机制较弱，容易使尿路发生上行感染。

2. 泌尿系统是身体各部位先天畸形中发生率较高的部位，如输尿管、膀胱、下尿道畸形等，都很容易并发尿路感染。

3. 婴幼儿身体尚未发育成熟，容易被病菌所侵扰，使用抗生素的概率大。如果滥用抗生素，就易使革兰氏阴性菌，特别是有毒力的大肠杆菌占优势，破坏尿道周围的防御屏障，导致细菌侵入尿路引起感染。

4. 母亲妊娠期菌尿、婴儿出生后缺乏母乳喂养，在这种情况下患尿路感染的可能性也会增加。

5. 发生尿路感染还与婴幼儿的体质有关，如局部免疫功能、膀胱防御机制较弱也容易引起尿路感染。

婴幼儿发生尿路感染后，尿路症状并不明显，特别是新生儿和周岁以内的婴儿，不会用语言表达身体的不适，父母最容易看到的是发热、不愿吃奶、脸色苍白、呕吐、腹泻、腹胀等全身症状，常常误以为是呼吸道或消化道疾病，一般不会想到是尿路感染引起的，很容易延误诊治。尿路感染如果不及时治疗会经常反复，导致肾瘢痕形成，而肾瘢痕是引起成年后高血压和肾脏功能衰竭的重要原因。宝宝年龄越小，尿路感染后越容易造成肾脏损害。

其实，婴儿发生泌尿系感染也有局部尿路刺激症状，父母要仔细观察。如果宝宝在排尿时哭闹、不愿意吃奶、烦躁不安，可能是尿道不适、疼痛的表现；如果尿布不断更换，而每次排尿量却不多，就是尿频尿急；如果会阴部尿布疹总是不愈，尿布有臭味、尿液变混浊等，都可能是尿路有感染的症状，应及早带宝宝去医院，常规检查尿液，必要时做尿培养。反复发生尿路感染时，需做有无尿路畸形的相关检查。

全身症状比较重时会出现生长发育停滞、体重增长缓慢甚至抽风、嗜睡、黄疸等表现。

在预防方面，应注意以下措施：

1. 避免损害肾功能

小儿的肾功能一般要到 1～1.5 岁时才能达到成人水平。因此，3 个月以内的婴儿食物中最好不要加盐，3 个月以后可以吃稍稍带一点点咸味的食物，6 个月以上逐渐增加一点点盐，但每天不能超过 1 克，以免损害肾脏功能。

腹泻时补液要恰当，一定要在医生指导下合理进行，既要避免身体脱水，又要避免补液过度引起水肿，对尿路造成不必要的损害，诱发尿路感染。

2. 及时发现尿路先天畸形

泌尿器官先天畸形如能早期诊断，及时手术矫治，可减少对生长发育的影响。因此，当宝宝反复出现不明原因的发热时，一定要警惕是否存在尿路先天畸形，及早去医院做尿液常规检查、尿培养及其他相关检查。

3. 注意会阴护理

1 岁以下的婴儿要勤洗勤换尿裤、尿布，每次大小便后都要清洗外阴。清洗时要注意方法，即由前向后清洗外阴，然后再清洗肛门，女婴更应注意这一点。1 岁以上的幼儿也应每天晚上清洗外阴。提醒一点，给男孩清洗外阴时，如果阴茎包皮可以上翻，应该把包皮翻起来，把隐藏在里面的污垢洗净。无论是男孩

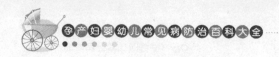

还是女孩，都应尽早穿封裆裤。

什么是单纯性蛋白尿

单纯性蛋白尿即尿液以蛋白为主，无其他异常，原因尚不清楚，找不到具体疾病所在，一般无须住院，可在家观察。

1. 为补充由尿液中排出的蛋白，饮食中应富于蛋白质，其他内容可不受限制，可用普通饮食。一般不出现低蛋白性浮肿，可不限盐。

2. 活动不必严格限制，免剧烈体育活动。

3. 要注意尿液变化，特别是尿外观及尿量。出现血尿或尿量明显减少，应送尿做常规检查。还应注意全身其他系统病症的出现，以便及时发现可能系某种全身性疾病引起的蛋白尿。如一般情况正常，可每月查尿常规1次，每3个月取血查肾功能。

4. 预防感染，特别是呼吸道感染，往往可使蛋白尿加重。

什么是单纯性血尿

单纯性血尿包括肉眼血尿和镜检血尿，尿中除有红细胞外，无其他异常所见，经过各方面检查，未发现其他异常病变。病史较长者，往往考虑为良性血尿。

1. 在镜检血尿的情况下，不必限制活动量。如出现肉眼血尿，应避免剧烈活动。

2. 饮食无特殊要求，可用普通饮食。即使有肉眼血尿，而尿量无减少、无浮肿现象，可不限盐。

3. 每月查尿常规1次，每3个月取血查肾功能一次。

4. 在观察期间要注意新的症状的出现，特别是皮肤、关节、心脏、血压等方面。因为一些结缔组织病可以以血尿为首发症状，经过相当长的时间，才出现其他方面的症状。

5. 预防感染，及时控制感染。

什么是肾功能衰竭

肾功能衰竭可分为急性和慢性。急性肾功能衰竭可由多种原因引起，如血容量急剧减少（如脱水、失血、烧伤、休克、急性溶血）、肾小球肾炎、溶血尿毒症综合征、毒物和药物对肾脏的直接损伤、先天性泌尿道畸形、尿路梗阻等。急性肾功能衰竭的主要表现为少尿或无尿、重度浮肿、心力衰竭、肺水肿、脑水肿、水及电解质紊乱等。急性肾功能衰竭属危重症，预后严重，死亡率高，取决于原发病和肾病变的轻重及可复性。

慢性肾功能衰竭发生较缓慢，多由

肾脏病及泌尿道的畸形、梗阻等引起。病初宝宝多无明显症状，不易被发现。多饮、多尿，夜尿多有时为最早的症状，此外尚有乏力、失眠、头痛、贫血、呕吐、恶心、腹泻、出血倾向等。取血查肾功能可见尿素氮及非蛋白氮等代谢废物增高。血液中白细胞、红细胞、血小板均减少，类似再生障碍性贫血。慢性肾功能衰竭的治疗比较复杂，首先要解决病因，有的须手术处理。保证正常肾功能是不可能的，只能通过人工肾等办法来代替肾脏排出废物，保持身体的代谢平衡，延长生命。

各种原因所致的慢性肾脏改变，随着肾脏病变的加剧，逐渐丧失排泄和分泌功能，最终导致水和电解质紊乱，蛋白质代谢产物氮质在体内滞留，出现一系列临床表现，即为慢性肾功能衰竭，也称"氮质血症"。儿童慢性肾炎与慢性肾功能衰竭有时界限难分，护理上的要求基本相似，并在一起介绍。

1. 合理安排好生活，要注意休息，但并非绝对卧床，而是动静结合，保证午睡及晚上足够睡眠时间，白天有定时的室外散步活动，年长儿可安排一定的学习时间。

2. 由于体内有氮质增加，因此饮食中应限制蛋白（即低蛋白饮食），而应是高热量、高脂肪、高维生素。盐量应适当减少，具体要求根据浮肿情况而定。

3. 注意观察尿排出量，精神状态、面色、浮肿、出血倾向，有无恶心、呕吐、头痛等，以上均反映肾功能情况的变化，如有异常出现，说明肾功能衰竭加重，应带宝宝去医院。

4. 预防感染，特别注意保持皮肤清洁，避免抓破损伤，经常洗澡，但要避免着凉。

5. 每3～6个月去医院验血查肾功能一次，了解肾脏功能情况，做到心中有数。

如何防治小儿脱肛

小儿脱肛是指肛管、直肠脱出肛门外。

为什么小儿容易发生脱肛呢？主要原因有3个方面：一是小儿的骶骨弯尚浅，直肠呈垂直位，如果腹部向下压力增加时，直肠没有骶骨有效的支撑，容易下滑；二是支撑直肠的组织较软弱，营养不良者尤甚，且肛门括约肌群的收缩力弱，直肠易从肛门口脱出；三是长期腹压增加，如便秘和咳嗽。另外肠炎、痢疾等引起的较长时间的腹泻也会造成脱肛。

脱肛的主要表现是在排大便时黏膜自肛门脱出，看似一团红色的囊，便后可以自动缩回。如果反复发作，时间一长，便后不能自动缩回，需要用手托回。

时间再长，不仅排便时脱肛，在小儿哭闹、咳嗽等情况下也会脱肛，如果不及时托回，则脱出的黏膜会发生充血、水肿，甚至溃疡。脱肛有时会出现嵌顿，用手托不回去，需要及时去医院救治。

预防的方法是：增加营养，纠正小儿营养不良现象，加强支撑直肠的组织；定时排便，从小养成好习惯，以免出现便秘造成腹压增加；及时治疗慢性咳嗽、腹泻等疾病，去除腹压增加的诱因。

脱肛治疗的方法很简单，轻症不用特殊治疗，只需解除增加腹压的原因即可。如果经常脱出则可用纱布厚垫压住肛门，然后用胶布贴在两侧臀部，卧床1～2周即可。排便时不使直肠脱出的关键是髋关节尽量不要屈曲，可以卧床排便或给小宝宝把尿时让其大腿伸直，大宝宝坐盆时尽量高一些，比如坐盆时把便盆放在凳子上，这样在坐盆时，髋关节可以减少屈曲。如此坚持1～2个月，一般可以痊愈。

如用上述方法治疗不好，可配合中药、针刺疗法，均无效者可去医院接受治疗。如出现嵌顿，必须马上去医院诊治。

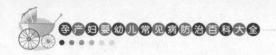

小儿糖尿病是怎么回事

糖尿病是由于缺乏胰岛素而引起的代谢紊乱，不只是糖代谢，脂肪、蛋白质和水、电解质也发生紊乱。胰岛素是由胰脏分泌的，胰脏功能减退的原因尚不十分清楚。

糖尿病患儿有"三多"表现，即吃得多、尿得多、喝得多。胰岛素可降低血糖，胰岛素缺乏时血糖增高，尿中排糖多，因而尿增多。由于排尿量多，故而烦渴喜饮，喝水多。特别要注意夜尿多，原来不尿床的宝宝出现遗尿。虽然吃得多，但患儿仍较消瘦。留尿检查有尿糖，取血测定血糖增高即可确诊。但有时早期糖尿病血糖并不增高，可以做"耐糖试验"，以发现隐性糖尿病。有时糖尿病患儿"三多"症状并不明显，最先出现的是脱水、酸中毒，特别是对于无明显腹泻、呕吐而出现脱水、酸中毒表现者，应注意糖尿病的可能。

糖尿病患儿如治疗不正规，病情控制得不好，病程较久可影响生长发育，身矮、智能落后，发生白内障、视力障碍，甚至失明，发生肾脏病变，出现蛋白尿、高血压、肾功能衰竭，最终可导致死亡。如能按正常治疗，可正常生长发育，延长寿命。治疗终身不能中断，儿童期应注射胰岛素，口服降糖药往往控制不理想，影响宝宝生长发育。胰岛素的用量一般要根据尿糖的多少而定，而且治疗主要在家里进行，所以父母要学会测尿糖、会打针。因每天要注射2～3次，为避免注射在同一部位，应有计划、有顺序地成排列轮换注射，每针间隔2厘米，1个月内不要在同一部位注射两次。饮食方面，碳水化合物的量应加适当限制，供给每天所需热卡的一半，其余一半由蛋白质和脂肪来供给，要避免肥肉和动物油脂。在应用胰岛素过程中要注意发生低血糖。一般应在注射后立即进食。胰岛素用量大，或患儿有病，进食减少，均易发生低血糖。低血糖的表现有面色苍白、出汗、精神委靡、昏睡、昏迷、抽风。紧急措施，立即给宝宝喝糖水，情况即可好转。为防止糖尿病患儿在途中发生低血糖，应在宝宝口袋中放几块软糖、一张卡片，卡片上写宝宝的姓名、年龄、"有糖尿病，请将糖块放在宝宝嘴里"、父母姓名、工作地点、电话、家庭住址等，可以让别人帮忙处理。此外，要注意以下几点：

1. 严格执行饮食疗法。饮食应有定量，避免过食，以免加重胰脏负担，但进食过少，保证不了生长发育需要。碳水化合物、脂肪、蛋白质应按比例，按每千克体重每日的需要量各为9～10.2克、3～5克、2～3克。原则是限制过多的碳水化合物（即主食应限量）。脂肪可适当增加，以保证较高的热量，同时供应足够的多种维生素。

2. 小儿时期应坚持用胰岛素治疗。父母应掌握测定尿糖及注射技术，每餐前留尿测尿糖，然后注射胰岛素。注意

注射胰岛素后应立即进餐，否则可发生低血糖。注射胰岛素前必须核对好用量。胰岛素不能随便中断，要注意糖尿病酸中毒症状。

3. 预防感染，特别是注意皮肤清洁卫生。皮肤感染是糖尿病患儿常见的并发症，当发热、感染时，易发生酸中毒，胰岛素用量要增加（当然仍应根据尿糖的多少而定）。

4. 注意观察糖尿病酸中毒与低血糖的表现，并能加以鉴别。

5. 加强对患儿的教育和管理，因患儿限制饮食后常感到饥饿，往往不能自控而瞒着大人找东西吃，这就会影响疗效和加大胰岛素的用量。

6. 患儿应随身带有糖块及卡片，写有姓名、住址、病名、父母姓名、工作单位及电话等。

习惯性擦腿动作是怎么回事

细心的父母可能偶尔发觉宝宝添了个新毛病：习惯性擦腿动作。在宝宝准备入睡或刚醒来的时候，常将下肢内收，交互摩擦，或醒来以后借助椅子角摩擦自己的外生殖器，不论坐位或立位均会发生。每当此时，宝宝会出现两颊泛红、双眼凝视出汗等兴奋状态，一般可持续几分钟之久。

习惯性擦腿动作又称习惯性阴部摩

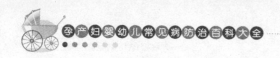
擦，多见于1岁以后的宝宝。敏感的父母会很担心宝宝在不知不觉中留下病根，所以在看到宝宝出现这些行为时，总是严厉地制止。可是，宝宝并不知道自己做错了什么，除了害怕，还会感到莫名其妙。其实，父母大可不必过于紧张，您首先要弄明白这是怎么一回事。

专家提醒父母注意这样一个事实：一个几个月大的宝宝，如果触碰到他（她）的外生殖器，无论是男孩还是女孩，都会产生某种快感，这是由于该部位特殊的神经组织引起的。1岁以上的宝宝喜欢摆弄自己的生殖器官，原因就在于此。宝宝的这类行为常常是因为外阴部偶尔受到机械刺激（例如内裤过紧、他人逗弄等）或由于外阴局部炎症刺激所致，例如湿疹、包头炎、蛲虫等引起阴部发痒，宝宝想通过摩擦解除瘙痒而形成了习惯。也有的是因为偶然骑木马或骑跨在父母的腿上，父母不停地颤动腿，引起了宝宝的快感，时间长了，就形成了习惯。

平时，看到宝宝出现这个不良动作，父母要立即设法转移宝宝的注意力，而不是去反复强调"不许这样做"，如果一味地对宝宝说教，强调这个动作的是与非，反倒会强化宝宝对该动作的注意。总之，对宝宝要加以正面诱导，不要威胁、责骂和训斥，不妨带宝宝出去散散步，或参加小朋友的集体活动，让他感受更多、更有趣的活动。

习惯性擦腿动作的防治首先要从注意宝宝外阴清洁入手。宝宝的皮肤黏膜比较娇嫩，外阴前庭区的皮肤黏膜很易受各种感染和异常刺激。母亲看到女儿外阴部红肿、分泌物增多时，就要考虑会不会是外阴炎。如果没有注重保护女孩外阴部的清洁卫生，使外阴经常裸露，宝宝习惯于随地而坐，或在宝宝大便之后为她擦拭肛门时不注意方式方法，将便纸由肛门向外阴部擦等，都容易造成外阴部细菌感染。对1岁多的男孩，父母也应经常翻开包皮检查，定期清洁阴茎，以防包皮炎的发生。

父母一旦发现宝宝的外阴部红肿、瘙痒、分泌物增多时，应及时为宝宝清洗会阴部。清洁时应使用专门的小盆和小毛巾，不能和别人混用，也不宜用棉花棍和小毛巾用力擦洗，以免损伤宝宝娇嫩的皮肤和黏膜。可用半盆温开水加入适量高锰酸钾，每日清洗3次，必要时需同时口服抗生素，以便及早控制感染。治愈了外阴局部的炎症，在一定程度上便避免了炎性分泌物对外阴部的刺激，宝宝的习惯性擦腿动作就会随之减轻。

此外，还要注意不给宝宝穿紧身内裤，避免给宝宝带来的局部刺激。习惯性擦腿动作通常在1岁后开始，约4~5岁时停止，对宝宝一般不会引起严重伤害。但若形成顽习，则会对身心发育构成损害。所以，任何时候都不允许宝宝玩弄外生殖器。

白血病是怎么回事

白血病是血液系统恶性增殖性疾病，也称为"血癌"，主要病理改变是骨髓中大量产生不正常的白细胞，这些不正常的白细胞将产生红细胞及血小板的基地也给侵占了，因而出现贫血、血小板减少等症状。根据白细胞的不同分类，白血病可以分为粒细胞性白血病、淋巴细胞性白血病、单核细胞白血病等。根据病情的发展经过可分为急性、亚急性、慢性白血病。引起白血病的真正原因尚不十分清楚，可能性因素有病毒感染、化学剂作用、放射线物质影响、遗传因素。

白血病患儿共有症状为发热、贫血和出血。症状的轻重与发病类型有关，急性白血病明显，慢性白血病略轻，尤其是发热和出血是这样。急性白血病中以淋巴细胞白血病最多见，慢性白血病以粒细胞白血病最多见。除上述3个症状外，尚见神经系统症状，所谓"脑白血病"，主要见于急性白血病，特别是在治疗过程中出现昏迷、抽风，尚见淋巴结、肝脾肿大，以慢性白血病尤为明显。

诊断白血病主要应检查血象和骨髓象，在末梢血象中出现较多的不该出现

的幼稚的细胞，即应考虑白血病，其他尚见红细胞及血小板减少，白细胞总数在急性白血病时减少，慢性白血病时增高。有时单靠末梢血象改变，尚不足以肯定为白血病，还应进一步做骨穿，观察骨髓液的变化。

从目前情况看，若能有合适的配型，进行造血干细胞移植是最好的治疗方案。此外，治疗效果较好的是急性淋巴性白血病，有50%～60%的病例获得5年生存，少数生存超过10年。而急性非淋巴性白血病经治疗完全缓解达2年或2年以上者分别为50%或20%左右。慢性白血病的治疗效果较差。

白血病患儿在急性期应住院治疗，缓解后继续在门诊治疗，并应定期复查，同时注意以下几点：

1. 根据血小板数量、出血情况，合理安排活动强度，原则与血小板减少症相同。

2. 按医生安排，定期去医院复查及接受治疗。要按时服药，绝对不能随便中断用药。停药后可使病情恶化，给再次治疗带来困难，效果也不如第一次，很可能前功尽弃。

3. 在病的缓解期，要注意脑白血病的表现，并要注意脑出血。如有头痛、呕吐、烦躁不安、脑神经障碍，应立即带宝宝去医院诊治。

4. 局部出血与护理血小板减少症

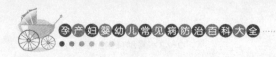

相同。

5. 预防感染。

 什么是血小板减少性紫癜

血小板是防止出血的主要因素，正常数值为每立方毫米 10 万～30 万，新生儿血小板较低，至 3 个月时达到正常水平。血小板低于 10 万为血小板减少，低于 5 万即可出现自发性出血。血小板高于 40 万～50 万称血小板增多，特别高时易发生血栓，也可引起出血。当有血管病变时，即使血小板不低于 5 万，也可引起出血。

血小板减少症可见于各年龄期儿童，可分为急性及慢性两型，小儿以急性型多见，尤以婴儿期发病数高，春季发病多。出血症状多在某种感染后不久或同时出现，也见于预防接种后。慢性型多见于学龄前及学龄期儿童，多数发病，潜隐，出血症状轻。血小板减少性紫癜出血的特点是皮肤、黏膜广泛出血，多为散在针头大小的皮内或皮下出血点，四肢为多，也可呈紫斑，鼻出血及齿龈出血也为常见，少数可见消化道出血，个别可发生颅内出血。

本病不经特殊治疗可以自愈，一般急性型在病后第二周出血症状可减轻，2～3 周后出血可消失。但血小板数的上升较慢，经数周至数月，约 90% 患儿在 1 年内痊愈。部分急性型病例可转为慢性，

慢性病病程长达数年至十余年，常反复发作出血，迁延不愈。目前常用的治疗药物为激素，一般在 3～4 周见效，无效且反复出血的病例，可做脾切除手术。

急性期出血明显时，患儿应住院治疗。

疑有胃肠道出血者，应禁食或用冷流食。

避免剧烈活动，血小板数在 5 万/立方毫米以上者，无活动性出血时可下地活动。婴幼儿床头栏杆内侧可用棉被围好，避免头部碰伤。

口腔黏膜无破损时，年长儿可用软牙刷漱口，口腔黏膜有破损渗血时，用棉签代替牙刷漱口，饭后用 0.1% 雷弗奴尔液漱口。口腔黏膜破损有继发感染时，用 3% 双氧水洗口腔，涂以抗生素药膏或药粉。

即使无出血倾向，一般情况下，应每 2～3 个月复查血小板一次，以了解血小板数值，做到心中有数，预防出血的可能。

什么是过敏性紫癜

过敏性紫癜是因各种致敏因素作用于小血管，使血管壁的完整性受到损伤，渗透性增加，血液从血管内溢出到皮肤或黏膜下，皮肤见紫癜。紫癜大小不一，由出血点至出血斑，开始时皮肤颜色发

红，继而呈暗红发紫。紫癜以四肢为多，下肢较上肢明显。紫癜发生在关节附近时，关节肿痛。特别要注意腹痛症状，说明肠道黏膜也有紫癜，可发生出血，出现血便，往往便血量多。在发病过程中，甚至紫癜消失后，也应定期检查尿液，因为本病易并发肾炎。本病容易复发。

仅有皮肤紫癜者，可以在家服药，主要用中药治疗。但应注意有无腹痛及便血，饮食应以半流食为主，多用无渣的副食品，不应吃鸡蛋、鱼虾等易致敏的食物，如伴有腹痛或便血应住院治疗，采用禁食、静脉输液，加用激素治疗。如并发肾炎，可在家或住院治疗，激素对肾炎的效果不理想，应用价值不大。部分病例可出现慢性肾功能衰竭，后果不良，但多数病例预后良好。

有消化道出血症状者应住院治疗，应禁食，静脉输液补充营养及液量。其他类型者也可在家治疗。饮食以半流食或软食，免动物蛋白（以免引起过敏），吃纤维素少的副食品。

伴关节肿痛者应限制活动，单纯皮肤紫癜者，活动可适当放宽，但应避免剧烈活动。

如患儿出现腹痛，应注意大便情况，有无便血。同时饮食应为半流食或流食，并继续观察，一旦出现便血，应立即禁食，送患儿去医院治疗。

过敏性紫癜易并发肾炎，应注意尿色改变，并应每周查尿一次，即使皮肤紫癜已开始消退，也应继续检查，因在恢复期时也可并发肾炎。

过敏性紫癜易再发，要注意再次发病的诱因，以便今后做好预防。

积极治疗龋齿

龋齿是牙齿硬组织逐渐被破坏的一种疾病，发病开始在牙冠，如不及时治疗，病变继续发展，形成龋洞，终致牙冠完全破坏消失。在日常生活中，很多父母都知道，牙齿发生龋洞，要填充修补。但是不少父母认为乳牙反正迟早都要换成恒牙，有龋齿也无关系，乳牙掉了恒齿出来就没有龋齿了而不去医院治疗。事实上并不是这样，龋齿部位下面正在成长的恒齿，由于受到侵蚀，往往也易于龋变而发生早期脱落，因此早期治疗能终生受益。

2岁～2岁半的宝宝20个乳牙大部分出齐，父母要带宝宝经常到医院检查牙齿，出现龋齿应及时治疗，这是因为：

1. 乳牙要到12～13岁才能替换完，出现龋齿不及时治疗会影响咀嚼功能，妨碍食物的消化和吸收。

2. 侵蚀乳齿的细菌和焦性葡萄糖酸会顺着龋洞渗入牙髓发展为牙髓炎、根尖周炎，会影响颌骨内恒牙的正常发育。

3. 在换牙前，有些乳牙龋病严重以致脱落，使得恒牙萌出的位置改变而引起牙齿排列不齐，既影响咀嚼功能，又影响牙齿美观，故患龋齿要积极治疗。

治疗龋齿的同时，父母要指导宝宝天天刷牙，早晨起床后和睡觉前各刷一次，最好用含氟牙膏，它可以增强牙釉质中的抗酸能力。预防龋齿还要控制甜食，平时不要吃过多的糖果，尤其是黏性甜食，这样可以预防和减少龋齿的发生。

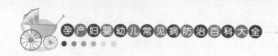 ## 如何预防牙齿畸形

随着人们生活水平的提高和口腔保健意识的增强，人人都希望有一副健康、美观的牙齿，对于牙病，应预防重于治疗。越来越多的宝宝到口腔正畸科进行牙齿矫正，许多人不禁问：现在矫正牙齿的宝宝怎么这么多？

让我们先来看一看牙齿错合畸形的原因有哪些。牙齿错合畸形的原因有很多，大体可以归纳为两类：遗传因素和环境因素。根据临床统计，错合畸形的病因中遗传因素占29%，环境因素占71%。在环境因素中后天的因素又起着很大的作用，其中咀嚼功能退化是主要原因之一。在人类进化过程中，食物由生到熟、由粗到细、由硬到软，咀嚼器官功能日益减弱，而咀嚼器官退化、减少，出现不平衡现象。即肌肉居先，颌骨减少而牙齿的数量没有减少，因而颌骨容纳不下所有的牙齿，导致出现牙齿拥挤等畸形。现在幼儿的食品越来越精细，比如大量的奶制品、面包、膨化食品，致使宝宝的咀嚼功能越来越弱，同时宝宝也越来越懒得咀嚼硬东西，这使得宝宝的牙齿和口腔内外的肌肉得不到应有的锻炼，导致肌肉无力、萎缩，进而颌骨也不能很好地发育，而牙齿的数量没有减少，所以现在幼儿牙齿错合畸形的发病率越来越高了。另外，精细的食物还容易引起牙齿龋坏造成牙齿缺损，致使乳齿过早丢失，引起恒牙萌出的间隙不足，进而造成牙齿排列不齐。因此，预防幼儿牙齿畸形应该从小做起，注意以下几个问题：

1. 加强幼儿咀嚼功能训练，充分锻炼口腔肌肉功能，进而有效刺激下颌骨的生长发育，减少牙病。日常生活中有目的地给宝宝多吃一些坚硬耐磨的食品，如排骨、牛肉干、锅巴、干馒头、苹果以及蔬菜等粗纤维食物等，教育宝宝不偏食、不单侧咀嚼、不咬手指与铅笔。

2. 宝宝出生后2岁左右，乳牙基本完全萌出，此时应定期到医院口腔科检查，最好3~6个月检查一次，留下纵向的记录，做到及时发现问题及时治疗。

3. 儿童长到2~3岁时，就可在父母或老师指导下开始刷牙，养成良好的卫

生习惯。正确的刷牙方法为上下旋转刷牙，上牙从上往下刷，下牙从下往上刷，轻轻地不必用力过猛，牙齿的各个面均要刷，每次刷3分钟。应选用头小毛软的保健牙刷，牙刷使用后应将牙刷头向上放置任其吹干，以备下次使用。因牙刷易有细菌生长，一般牙刷用1个月后应调换新的牙刷。

4. 儿童到6～7岁，乳牙开始脱落，恒牙相继萌出，此时要观察好乳牙与恒牙的正常交替。第一恒磨牙在6岁左右长出，终身不换，很多父母误以为是乳牙而不加重视，千万要注意。发现龋病，要早期治疗。要注意牙齿的咬合关系与排列是否正常，因为这会影响儿童的咀嚼功能与美观。牙列不齐需在14～15岁以前矫正，如超过此年龄，就较难达到预期疗效。

夜间磨牙是怎么回事

夜间磨牙是一种现象，不是什么病，如同做梦、说梦话一样，情绪过度紧张或激动、不良咬合习惯、肠道寄生虫感染等往往会增加夜间磨牙的次数。严重的夜间磨牙会加快牙齿的磨耗，出现牙齿过度敏感的症状，甚至造成牙周组织损伤、咀嚼肌疲劳及颞颌关节功能紊乱。夜间磨牙的防治应从病因入手，方能收到好的效果：

1. 消除幼儿的紧张情绪。

2. 养成良好的生活习惯，起居有规律，晚餐不宜吃得过饱，睡前不做剧烈运动，特别应养成讲卫生的习惯。

3. 怀疑有肠道寄生虫者应在医师指导下进行驱虫治疗，减少肠道寄生虫蠕动刺激肠壁。

4. 纠正牙颌系统不良习惯，如单侧咀嚼、咬铅笔等。

偶尔口吃别紧张

大多数2～3岁的幼儿在某一段时间内想的与讲的不一致，偶尔会重复某一音节，这种情况常出现在母亲离开、换保姆或换环境等状况下，幼儿情绪上产生焦虑不安的时候。如母亲带幼儿见到阿姨要打招呼时会"啊……啊……啊"说不上来，这时不要勉强他说，先让他坐下来吃早饭，或者玩一会儿，心情舒畅之后讲话会恢复正常。大人先不要紧张，让幼儿与别的幼儿接触，多做动手操作、少讲话的游戏，大人尽可能陪幼儿玩，偶尔出现的口吃现象会自然消失。如果大人逼着他说，幼儿会感到自己语言有问题，有了自卑感，大人越纠正情况会越严重。

有些父母发现幼儿口吃会大惊小怪，马上带幼儿找语言专家做纠正治疗，无异于给幼儿戴上"语言缺陷"的帽子。

其实这种偶然出现的重复发音会自然消失的，父母多一些关怀，生活上规律一些，就会减少幼儿紧张和压力，幼儿心情舒畅就恢复得快。

婴幼儿的听力与语言发育相关。如果幼儿2岁时还不会表达自己的需要，也不能理解大人的话，很可能存在听力问题，父母最好带幼儿去医院进行检查。有的幼儿对于大人说的话都能听懂，但就是不开口说话，不用语言表达自己的需要，这种情况就不是听力原因造成的，只是幼儿说话早晚的问题。

出现口吃怎么办

口吃俗称"结巴"。90%有口吃的人是从2岁开始的，这时宝宝急于讲话，一时张口结舌，把要讲的话重复几次，如果情绪紧张，这种情况不断发生就容易形成口吃。口吃的主要原因可归纳为以下几点：

1. 在宝宝学话时，父母操之过急，威吓逼迫宝宝说话，或突然打断宝宝说话，使宝宝精神紧张，易引起口吃。

2. 有些宝宝本来说话很好，喜欢模仿周围的人，若家中有说话口吃的人，宝宝经常模仿，久而久之，造成口吃。

3. 讲话姿势不正常，如低头、眨眼、扮鬼脸、身体过度动作。

4. 宝宝突然受到惊吓或打骂等精神刺激，易诱发口吃。

宝宝出现口吃，父母不必过于着急，首先要分析口吃的原因，逐步纠正：

1. 在宝宝讲话时父母要耐心、和蔼地倾听，鼓励宝宝慢慢说，或先想好了再说，使宝宝养成从容不迫的讲话习惯。

2. 当宝宝说话不清时，父母不要取笑他，以免宝宝紧张害羞，不能勇敢地学说话。

3. 纠正不正确的语言习惯，大多数口吃的宝宝伴有不正常的姿势，人们称这种姿势为"口吃行为模式"。因此，纠正口吃应注意纠正口吃行为模式，必要时可对着镜子训练讲话姿势。

4. 培养宝宝的胆略、勇气和自信，多与小朋友及父母交往，多教宝宝练习朗诵、说儿歌、讲故事，使宝宝的语言逐步流利，口吃也会随着纠正。

吐字不清的原因及纠正方法

语言是高级神经的综合活动，易受内外环境的影响。按照儿童口语发育的规律，2岁的宝宝能说两三个字组成的话，能指出画中实物名称，会用"我的""你的"等代词。如果2岁的宝宝与同龄儿相比差距较大，应该引起父母重视，寻找原因，及早纠正。常见吐字不清的原因有以下几种。

1. 宝宝的听觉器官异常。宝宝出生

后通过听觉才能有正常的语言发育。任何年龄的宝宝听觉异常，即使是轻度异常，也会影响语言，因为对别人的语言辨别不清，错误地模仿，可造成许多字音发不准。对这样的宝宝要进行早期诊治，必要时给予助听器矫正。

2. 宝宝的发音器官有缺陷。舌是发音的主要器官，舌的动作很灵活，能做前后、上下等运动，严重舌系带短的宝宝舌不能伸出口外，因短的舌系带牵引，使舌尖部呈"W"型，也使得舌尖不能上翘接触上唇，发舌音（尤其卷舌音）时困难，因此要到医院检查后进行手术治疗。这种手术越早越好，以便及早纠正宝宝的发音。

3. 智力落后，思维能力低下。语言与思维的关系非常密切，人们说话是受大脑支配的，说话实际上是在表达思维的结果。宝宝思维能力低下，头脑糊里糊涂，必然语言发育迟缓，不能正常表达思想。

对智力发育落后的宝宝，要进行思维能力与说话能力的同步训练。教宝宝说话，要注意形象性，语言要与具体事物和动作结合起来，反复多次训练。

若宝宝既无生理缺陷又非智力发育落后，就要为宝宝创造良好的语言环境。如让宝宝经常收听收看电台、电视台的少儿节目，多与周围小朋友交往，互相学习语言，教宝宝复述故事、念儿歌，在日常生活中丰富宝宝的词汇，激发宝宝说话的积极性。

舌系带过短应尽早手术

当宝宝的舌系带过短时，会出现发音吐字不清的情况，这是因为舌系带过短时牵拉舌头，使舌头不能上抬触到前牙、上颚或使舌不能上卷所致。但是发音不清并不全是舌系带过短造成的。因此，当宝宝满周岁后，如果说话时发音不清，首先要判断舌系带是不是过短。舌系带是在舌下区一条纵行的、由一束纤维组织形成的白色薄膜，前面与下颌中切牙间的舌侧牙龈相连，后面与舌腹相连。严重舌系带短的宝宝舌不能伸出口外，即使可伸舌于口外，因过短的舌系带牵引，使舌尖部呈"W"型，舌尖不能上翘接触上唇，致使舌的活动范围受到限制，发音有困难。如果父母发现宝宝舌系带过短，应及时带他到医院检查，医生确诊后，应尽早手术治疗。手术的方法很简单，即将过短的舌系带切断，医学上称"舌系带延长术"。手术的最佳时期以1周岁为宜，因此时舌系带较薄，手术后伤口出血少、愈合快、伤口无疤痕，宝宝痛苦小，治疗效果好。

什么是地图舌

有些婴幼儿在舌尖、舌边缘或舌背

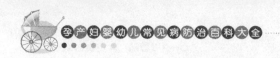

正中，出现一个或几个圆形、椭圆形或不规则的红斑，边缘呈黄白色，稍高起，可很快向周围蔓延扩大，使舌的表面出现颜色不同而边缘不整齐像地图样的舌面，故名"地图舌"，它是一种浅层、慢性、边缘剥脱性舌炎。红斑区是由于舌部丝状乳头剥脱而形成的红色脱皮区，黄白色隆起是由于丝状乳头角化增生所形成。其病因现在还不能准确地确诊，但多数专家认为与肠道寄生虫的存在、消化不良、维生素 B 缺乏、变态反应及乳牙萌出对舌头的刺激等因素有关系。

宝宝出现地图舌时，一般没有什么临床症状，无痛感，不影响食欲，宝宝照常饮食，不影响生长发育，一般不需治疗，病变可在 2 ~ 10 天左右自愈。但也有一些宝宝在经历一段缓解期后又复发，到 4 ~ 5 岁时才自愈，个别患者即使终生不愈，也无关紧要。但是患病期间，由于舌部表皮有轻微损伤，本身有灼热感，宝宝害怕吃热的食物，对刺激性食物也特别敏感，故不应给宝宝吃过热、过冷、过酸的食物。当宝宝患有消化不良时，舌部病变可加重，遇有刺激性食物有烧灼感或稍发痒，可应用乳酶生、酵母等助消化药物，消除消化系统疾病，或注意吃一些易消化的食物。一般可不去医院就医，以免交叉感染。

如何防治口腔溃疡

宝宝会患各种口腔溃疡，虽然很痛但都无大碍。

西医认为，小儿口腔溃疡是由于小儿口腔黏膜薄而嫩，易被过热食物烫伤、过硬食物擦伤或进食时咬伤，继而发生感染，导致口腔溃疡。腹泻或营养不良时容易发生口腔溃疡，如缺乏微量元素锌、铁、叶酸、维生素 B_{12} 等，可降低免疫功能，增加复发性口腔溃疡发病的可能性。一旦溃疡形成，所进食物的化学成分就会对溃疡面产生刺激，引起创面疼痛，此时宝宝会表现出拒食、烦躁甚至发热的症状，直接影响宝宝的身体健康。

中医认为，小儿过食肥甘厚味，致心脾蕴热、熏蒸口舌，或复感邪毒，淤阻气血，腐蚀肌膜，易患本病。也就是说，容易口腔溃疡的宝宝多是吃了过量的甘甜、辛热的食物。

口腔溃疡通常是小而呈乳白色的斑块出现在舌头、牙龈或口腔内衬。外伤性溃疡则较大，而且通常由面颊的内侧开始，可能由咬到或被牙齿刮破所引起，它会扩大成为很痛的黄色坑洞，痊愈得很慢，即使经过处理也要 10 ~ 14 天才能痊愈。口腔顶部、牙龈和面颊内侧有白、痛的水疱可能是唇疱疹病毒感染引起的，白色、凝乳状水疱可能是鹅口疮感染。

对于口腔溃疡，应该重点补充微量元素锌、铁、叶酸、维生素 B_{12} 等。锌是帮助伤口快速愈合的；铁是制造血红素和肌血球素的主要物质，是促进 B 族维生素代谢的必要物质；维生素 B_{11} 也称为"叶酸"，有防止口腔黏膜溃疡、预防贫血的作用，但单一摄入任何一种 B 族维生素，效果远没有全部摄入 B 族维生素吸收效果好。

对口腔溃疡的治疗方法虽然很多，但基本上都是对症治疗，目的主要是减轻疼痛或减少复发次数，但不能完全控制复发，所以小儿口腔溃疡预防尤为重要。平常应注意保持口腔清洁，常用淡盐水漱口，生活起居有规律，保证充足的睡眠，坚持体育锻炼，饮食清淡，少食辛辣、厚味的刺激性食品，忌吃烧烤油炸、油腻及热性食品，如辣椒、生葱、生姜、大蒜、烟、酒、羊肉等，保持大便通畅，保持心情愉快，避免过度活动，多吃水果、新鲜蔬菜，多饮水等，以减少口疮发生的机会。

如何防治口腔炎

口腔黏膜发炎最初表现为口腔黏膜普遍充血、红肿，局部涂冰硼油或龙胆紫即可。如合并细菌感染时，口腔黏膜上可见大小不等的糜烂面，由纤维渗出液形成假膜，假膜呈暗灰白色，所以也称"膜性口炎"，颈部及下颌淋巴结可肿大。

平时应注意口腔卫生，特别是在患急性传染病时。口腔炎的病因种类较多，主要是局部用药，目的是减轻疼痛及治疗炎症。但局部用药因口炎的性质不同而选药也不一样，不能随便乱用。卡他性口炎用冰硼油或龙胆紫，细菌性感染口炎不能用酸性太强的药物，因能刺激黏膜增加疼痛，同时因流涎多不易附着病变表面，宜用复方龙胆紫、2.5% 金霉素鱼肝油、冰硼油等。疱疹性口炎可用涂擦鱼肝油软膏。为减少疼痛，饮食以流食、半流食为主，忌用生硬、带刺激性、凉的或热的食物。疼痛厉害者在进食前先用 1% 奴弗卡因液漱口或涂布，然后再进食。流口水多者，应保持颌下颈前干净，以免引起局部红肿糜烂。

如何防治牙龈炎

牙龈是口腔黏膜在牙齿和牙槽上部的组成部分，呈粉红色，固定不能移动。在两牙之间突起如山的部分，称为"龈乳头"。在牙齿接壤之处则稍稍凹下，称为"龈缘"。牙龈炎就是龈乳头和龈缘发炎，是一种非常常见的儿童口腔疾病。

患牙龈炎时牙龈红肿，充血明显，易出血，若不及时治疗会演变成牙周炎，

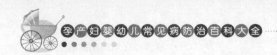

甚至使牙齿周围的牙槽骨感染而发生骨质吸收。

牙龈炎的发病原因主要有以下几种：

1. 生理原因

婴幼儿的牙龈上皮薄，角化程度差，当受到外界刺激或被细菌感染后易引起发炎。婴幼儿的乳牙牙冠近颈部明显收缩，牙龈缘处易积存食物残渣，刺激牙龈发生炎症。此外，婴幼儿的牙齿有暂时性排列不齐，容易使牙垢堆积，不易清洁干净。

2. 疾病原因

一些全身性因素如内分泌混乱、维生素C缺乏、营养不良、慢性肾炎等都可引起牙龈炎。如果宝宝患了由金黄色葡萄球菌、肺炎双球菌、链球菌等引起的肺炎、败血症，也可能引起牙龈炎。患癫痫的宝宝需要长期服用苯妥因钠，这种药物可引起牙龈纤维增生。

3. 不良习惯

没有养成每天刷牙的习惯，使牙结石、食物残渣等长期刺激牙龈，引起炎症。有些宝宝喜欢咬手指、咬玩具、咬毛巾，这些行为都会使娇嫩的牙龈受到损害。患增殖体肥大的宝宝常张口呼吸，牙龈长时间暴露于空气中，使牙龈表面干燥、增厚、变硬，称为"增生性牙龈炎"。

在治疗方面，主要采用以下方法：

1. 西医治疗方法

当宝宝患有严重的牙龈炎时，可用抗菌漱口剂漱口，减轻牙龈痛。常用的有复方硼酸溶液、1:5000的高锰酸钾溶液或1%的过氧化氢溶液。在牙龈触痛不明显时，可带宝宝去牙科清除牙齿上的牙菌斑和硬牙垢，定时检查和清除牙垢可以防止牙龈炎复发。

2. 中药治疗牙龈炎

（1）胃火型

症状：牙龈痛，伴口热臭、喜冷饮、大便干结、牙龈红肿疼痛、舌红。

治疗方法：用清热泻火法。取黄连3克，玄参10克，丹皮10克，生石膏30克，生甘草5克，煎汤服，每日1剂。

（2）肾阴虚型

症状：牙龈萎缩，伴口干、手足心热、乏力、舌干红。

治疗方法：用滋补肾阴法。取熟地12克，山萸肉10克，山药15克，丹皮10克，茯苓12克，杞子15克，煎汤服，每日1剂。

（3）气血两虚型

症状：牙龈萎缩，伴牙松动、面色黄、食欲减退、舌淡。

治疗方法：气血双补法。取黄芪12克，党参12克，白芍10克，木香5克，当归10克，炙甘草5克，煎汤服，每日1剂。

手足口病的发病原因与主要症状

手足口病是一种急性出疹性传染病，主要是由肠道柯萨奇病毒感染而引起。虽然手足口病一年四季都可能发病，但好发于每年的4～5月，6～7月是发病最高峰，8月以后开始下降。一般来讲，患儿以3岁以下婴幼儿最为多见，其次是3～5岁学龄前儿童，成人很少患这种病。

引起感染的肠道病毒通常寄生在患儿的咽部、唾液、疱疹和粪便中，一般通过唾液、喷嚏、咳嗽、说话时的飞沫传染给别的宝宝，也可通过手、生活用品及餐具等间接传染，所以小儿手足口病往往会在幼儿园流行，有一个宝宝被病毒感染，如果未及时采取隔离措施，会引起多个宝宝发病，造成集体流行。

一般来讲，患儿在发病前1～2周曾经有与手足口病患儿接触史。大多数患儿会突然发病，表现为发高热，体温多在38℃以上，持续不退，同时伴有头痛、咳嗽、流涕、恶心、呕吐、腹泻等症状。一般来讲体温越高，病程越长，病情也就越重。

发病后1～2天出现皮疹，大多发生在口腔黏膜和手、足及手指、脚趾之间的皮肤上。口腔内为散发小水疱，以舌、颊黏膜及硬腭处为多，水疱破溃后形成溃疡。患儿由于口腔黏膜炎症的刺激而不停地流口水，会感觉到嘴痛，以致难以进食，为此不愿意吃东西，经常烦躁、哭闹。口腔出现疱疹1～2天后，在患儿的手心、足心及臀部看到略高出皮肤的圆形疹子，以脚心最多。一般在第二天后变为水疱，疱疹呈圆形或椭圆形，质地较硬，不易破溃，大小犹如米粒或绿豆，内有混浊的浆液，周围绕以红晕，数目多少不等，一般持续5～7天后自行干缩，疹退后不会遗留瘢痕。

疹子或水疱疹同时出现在手、足、口部位的患儿占大多数，尤其是在口腔黏膜上出疹，仅有少数患儿只在口、手或口、足部位出疹。

如何应对手足口病

一旦发现宝宝有手足口病的症状，要立即带宝宝到医院诊治，按医生的嘱咐服药，并让宝宝卧床休息。必要时可服用小儿咽扁冲剂、板蓝根冲剂等药物，取西瓜霜涂搽口腔患处，每天2～3次，同时每天用生理盐水清洁患儿的口腔。

小儿手足口病是一种病情较轻的自限性疾病，整个病程在1周左右。绝大部分患儿不会病得很严重，只有少数患儿合并心肌炎、脑炎。只要护理得当，也不会在皮肤上留下任何色素痕迹或瘢痕。具体护理方法如下：

1. 及时隔离

发现手足口病患儿应及时隔离 2 周，对密切接触者一定要隔离观察 7 ~ 10 天。患儿的粪便及被污染的日常用品、餐具、玩具等应及时清洗消毒，在阳光下暴晒，以免传染其他宝宝。

2. 饮食清淡，多喝水

发热时注意多喝温开水。患儿嘴痛，宜提供清淡稀软的流食或半流食，温度不要高，以免加重嘴痛。如果患儿因嘴痛而不能进食，应及时去医院输液。

3. 注意让患儿保持卫生

勤给患儿洗手，并将指甲剪短，以防抓破疹子。保持患儿的手足部位及衣着、寝具的清洁，避免污染破溃了的疹子，造成皮肤感染。

水痘的护理要点与预防措施

水痘是由水痘病毒引起的一种急性传染病，6 个月 ~ 5 岁的小儿容易发病。冬季、春季多发，在托儿所、幼儿园和小学校等单位常易造成流行。水痘患儿和带毒者是主要的传染源，在患儿的口腔、鼻腔里有大量的水痘病毒，咳嗽、打喷嚏时将病毒喷到空气中，健康的宝宝吸进后就可能被传染得病，接触或使用患儿用过的餐具、玩具、衣服、被褥、毛巾等也可被传染。一般来讲，得过一次水痘病愈后可获得终身免疫。

水痘潜伏期在 2 周左右，发病一开始可能会出现一些全身不适的表现，如发热，但体温并不太高，大约 38℃ ~ 38.5℃，可能伴有轻微咳嗽或腹泻，精神与胃口稍差。疹子一开始为红色，数小时后变为水疱，3 ~ 4 天后变干结痂，最后脱落痊愈。水痘是分批出现的，因此在患儿身上有的皮疹是刚刚出来的，有的已经出水疱了，而有的则已经结痂，这一现象是水痘的一个重要特征。出疹期一般持续 2 ~ 3 周，在出疹高峰期要特别注意患儿的皮肤护理，防止发生继发感染。

在护理方面，要注意以下几点：

1. 立即隔离

宝宝患水痘后要立即进行隔离，直到水痘全部结痂才能解除隔离。除了负责看护的人员外，任何人都不要接触患儿。条件允许的话，最好让患儿单独居住一个房间，或单独住一个角落，用布帘隔开。患儿的鼻涕、口水要收在废纸里用火烧掉，患儿所用的食具要用锅煮沸 30 分钟，玩具、家具、地面可用 3% ~ 5% 的来苏水擦洗，被褥、衣服及其他不能擦洗和煮沸的东西可在阳光下暴晒 6 个小时。

2. 饮食与居室

水痘是呼吸道传染病，为了防止传染给其他小朋友，患儿不能上幼儿园，需要在家休息治疗。这段时间患儿几乎没有室外活动，因此家里要经常通风换气，保持室内空气新鲜，这样既可以促进患儿痊愈，又能防止并发其他呼吸道疾病。通风最好一个房间一个房间地进行，不要让患儿待在正在通风的房间里。房间开窗换气后室内温度会下降，要注意保暖，防止患儿受凉。天气比较寒冷的时候，房间通风换气的时间最好选择在上午9点到下午3点，每天开窗通风2次，每次10分钟。天气晴朗无风的时候可以适当多通风一会儿，如果遇到大风天气要缩短开窗时间。

出水痘的时候，尤其是出水痘的高峰期，要忌食发物，如鱼虾、牛羊肉、牛奶等。这些食物都富含蛋白质，容易引起患儿过敏，不但会加重皮肤瘙痒，还会让水痘出得更多。过咸、过辣的食物刺激性太强，对患儿的恢复也不利。出水痘时患儿本来就不爱吃东西，如果口腔内再出水疱更是妨碍进食。父母要在膳食上多下些工夫，饭要做得稀软、可口、好消化，这样也能减少食物对患儿口腔黏膜的刺激。在发热出痘时应给患儿吃清淡流质饮食，如豆浆、蛋汤、稀小米粥等。注意让患儿多喝开水，有条件的可喝些果汁，多吃水果和各种蔬菜。病情好转后可吃面片汤、挂面、小米粥、鸡蛋糕等。体弱的患儿更要注意补充营养。

3. 皮肤护理

给患儿剪短指甲，常用温开水给患儿洗手，以保持双手清洁。给患儿洗澡时动作要轻柔，不要碰破水疱。洗澡时不必使用浴液，只用清水即可。皮肤瘙痒时可涂5%碳酸氢钠液，或给患儿戴上布手套。疱疹破裂后可涂贲昔洛韦软膏或金霉素软膏，注意千万不要沾水，以防感染。患儿的被褥、衣服要清洁，防止穿过紧的衣服和盖过厚的被子，以避免过热引起疹子发痒。要随时清理患儿的大小便，保持患儿臀部清洁干燥。

4. 口腔护理

水痘不仅会长在皮肤上，口腔黏膜和眼结膜上也会长，但一般不会很严重，即使水痘破了也会很快愈合。要防止患儿揉眼睛，以防脏东西进入引起感染。每次饭前、饭后或睡觉醒来时要用温盐水给患儿漱口，对年龄小的患儿，可用纱布、棉花蘸温开水清洗其口腔。

5. 注意并发症

出水痘并不可怕，可如果出现了并发症就比较严重了。水痘并发症一般出现在出水痘后期或已经痊愈之后，要特别小心。患儿如果出现皮肤红肿且范围很快扩大、疼痛明显、红肿的边缘与正常皮肤无明显界限并伴有高热时，可能合并了蜂窝组织炎；如果突然发冷、高热，患处皮肤出现火红色的肿胀、边缘稍凸起、与正常皮肤有明显界限，可能合并了丹毒；如果患儿出现发热并伴有腋窝或腹股沟淋巴结肿大，触摸时有疼痛，很可能合并了急性淋巴结炎；如果患儿走路不稳、眼球震颤、动作不协调或四肢抖动，甚至抽风、昏迷，很可能是水痘后脑炎。发现上述情况后应及时请医生治疗，避免发生败血症。

在发病后2～3周，年龄小的患儿容易合并肺炎，此时可出现发热、咳嗽、气喘、发憋等；年龄大的患儿在发病后1～6天易患原发性水痘性肺炎。这些并发症虽不多见，但父母应提高警惕，发现后要及时送医院治疗。

现在已有水痘疫苗，1岁以上的宝宝都可以接种。但是水痘疫苗还没列入计划免疫，儿童保健卡上没有这一项，可以自费到儿童保健科注射。需要提醒的是，接种水痘疫苗的有效率不是100%，少数宝宝打过疫苗后仍有可能感染水痘。所以，在水痘流行期应少带宝宝去人多的公共场所，防止被传染。

唇疱疹的主要症状与护理要点

唇疱疹是长在鼻孔与嘴唇间以及脸部其他部位的小水疱，是由神经末端的病毒引起的，感冒或在阳光下暴晒使皮肤温度升高都会使病毒活化。最初发作的常见症状类似于口腔溃疡，水疱在结硬皮前会破裂流水，然后消失。每当宝宝身体不好时会有后续发作。

唇疱疹本身并不严重，除非长在眼睛旁边引起眼球前面的溃疡需要立即去医院医治外，一般可采取以下护理方法：

1. 一旦形成水疱要阻止患儿触及患处，并使患儿保持双手清洁。

2. 以药用酒精擦唇疱疹使其干燥，或涂抹缓和药膏（如凡士林）以保持潮湿。

3. 如变红且开始化脓表明可能已被细菌感染，需立即带宝宝去医院治疗。

4. 如果一再复发要请医生提供治疗方案。

5. 患儿不要与别人共用毛巾和面巾，不要让患儿亲别的宝宝，避免传染。

6. 为防止宝宝日晒后会出唇疱疹，在阳光下玩时可在鼻子和嘴巴上涂防晒膏。

带状疱疹的主要症状与护理要点

带状疱疹是一种病毒感染引起的皮肤病，这种病毒叫"带状疱疹病毒"，带状疱疹多发生于腰部或颈部。带状疱疹发生前，局部皮肤可有刺激性疼痛或烧灼感，偶尔可有低热、乏力等全身症状。大约1～3天后在疼痛的部位发生密集成簇的小米粒至绿豆大小的丘疱疹，疱壁绷紧，疱周围有一圈红晕，随着病情发展，丘疹可变圆形疱疹，平顶发亮，疱破溃后流出较清亮的浆液，干燥后可变圆形痂皮。

带状疱疹一般沿着神经走向呈带状分布于身体的一侧,很少对称。多见于面部及胸部,胸部的往往沿着肋间的神经分布,相邻区域的淋巴结肿大,有压痛。本病是病毒感染,如疱疹发生在角膜可形成溃疡,甚至导致失明,疱疹病毒还可侵入脑引起脑炎,甚至导致瘫痪。

带状疱疹没有特效药物治疗,但一般可以自愈,病程大约2～4周。若继发感染可给予抗生素、激素及脱敏药治疗,也可外用炉呋洗剂或炉甘石洗剂,磺胺软膏则既止痒又预防继发感染。观察宝宝用药后的反应、用药后的效果以及体温的变化。

病变在前额时,多伴有眼肌麻痹,上睑下垂,父母应密切观察有无上述并发症。保护好患病宝宝的眼睛,防止角膜炎、巩膜炎的发生,每日用氯霉素眼药水点眼。

为了止疼可用中药外敷,如用全蝎、蜈蚣研末,用香油调和后敷于患处,既可清热解毒,又有止痛作用。敷时可用洗净的旧布平铺好,将调好的药薄薄摊在纱布上,然后将纱布敷在患处,用胶布固定,药干后要随时更换,直至疱疹结痂。使用药物时应在医生指导下进行。

局部疱疹及结痂时要避免宝宝搔抓,搔抓后可继发细菌性感染,使病情复杂化,增加治疗困难,所以要给患儿剪短指甲,还要让宝宝多饮水,排出体内毒素,增加营养,吃易消化的饮食。

如何防治过敏性皮炎

过敏性皮炎患儿的皮肤比一般人干燥易痒,过冷或过热的环境、出汗、不安或焦躁的情绪、毛料衣物的摩擦、过多的肥皂或清洁剂、会引起过敏的食物及细菌感染等,都会使病情加重。较常见的食物过敏原有:蛋、牛乳、黄豆、小麦、花生以及有壳海鲜类(如虾、蟹、贝类、花枝乌贼等)。要想准确地诊断,必须做过敏原测试或皮肤试验。

如果宝宝得了过敏性皮炎,而药物又难以控制,最好做一下过敏性皮肤试验,或许可以找出过敏原而加以避敏。有的医学中心尝试用减敏治疗,约50%的患儿获得改善。但是因为患过敏性皮炎的宝宝的过敏很多与食物及其添加剂有关,对于食物是无法减敏的,因此应少吃含人工色素、防腐剂的食物,以天然食物为主。

护理方面,要注意以下几点:

1. 保持皮肤湿润

皮肤干燥是过敏性皮炎的一大特色,患儿皮肤角质层保持水分的能力远比一般人差,冬季情形更加严重,因此乳液或润肤剂的使用十分重要。皮肤能保持湿润便可减少皮肤痒,使症状减轻或痊愈。洗澡之后需涂抹润肤品,天气干冷或皮肤干燥时应多涂几次,免除干燥发痒。

2. 避免过敏物质

过敏性皮炎首先重在预防,其次是避免与过敏物质接触。凡父母是过敏体质者,尤其曾有过过敏性皮炎病史,或前胎的宝宝有罹患此疾病或过敏气喘者,最好用母乳喂养6个月,辅食的添加也最好延后,因为这些食物的蛋白质可以通过宝宝的肠胃引发过敏反应,造成过敏性皮炎。饮食方面,除非已确知某种食物为过敏原,否则不必太严格地忌口或限制某种食物,以免造成宝宝营养不均衡。相对要避免的食物有:牛乳、黄豆、小麦、蛋及核果类(如腰果、胡桃、花生等)。

3. 避免感染

宝宝的指甲宜剪短并保持清洁,以免因搔抓而滋生细菌造成感染,使病情恶化,难以控制。

4. 保持皮肤清洁

宜为宝宝选择棉质吸汗的衣物,以宽松为原则,避免衣服过于厚重、贴身。太旧的衣服洗净后再穿,用天然清洁剂较好,而且一定要用清水彻底洗去残留的清洁剂。给宝宝洗澡时少用肥皂,可以考虑两三天用一次婴儿皂,再用清水清洗。

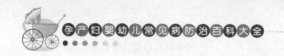

如何防治接触性皮炎

接触性皮炎是皮肤黏膜由于接触外界物质,如化纤衣物、化妆品、药物等而发生的炎性反应。症状特点为在接触部位发生边缘鲜明的损害,轻者为水肿性红斑,较重者有丘疹、水疱甚至大疱,更严重者则可有表皮松弛,甚至坏死。如能及早去除病因并做适当处理,可以治愈,否则可能转化为湿疹样皮炎。

在治疗方面,首先应该找出发病原因,避免再次接触。皮炎处红肿或有少量丘疱疹而无破皮或溢液化脓时可用炉甘石洗剂涂擦,使患处保持干燥,并有止痒的功效。炉甘石洗剂还具有散热作用,可使皮肤温度降低,对一般炎性反应有效。炉甘石洗剂在皮肤上堆积时必须用冷水冲掉后再上药。

如有大量渗液、糜烂,可用高锰酸钾溶液(1:5000)浸泡或湿敷,每日3~4次,经湿敷后皮肤可干燥,待皮肤干燥后可涂皮质激素类霜剂或其他安抚止痒剂,可适当使用脱敏药物。

在护理方面,要为患儿创造良好的休息环境,多给患儿吃维生素含量高的食物,如水果与蔬菜类,保证体内维生素的供给,对皮损康复有一定的辅助作用。严禁用热水烫洗、摩擦、搔抓或进食刺激性食物。父母一定要说服患儿不去搔抓，较小患儿在睡觉时可适当约束手或戴上手套。

如何防治急性结膜炎

急性结膜炎俗称"红眼病""火眼"，传染性较强，常在家庭和集体单位中暴发流行。它的传染源是红眼病患者，其眼屎和眼泪中都有病原体存在，通过直接或间接接触传染。如果宝宝与红眼病患者共用洗脸盆和毛巾，或用患者的手绢擦眼泪，摸了他用过的东西，不洗手又去摸自己的眼睛，就会被传染上红眼病。

患红眼病后，宝宝结膜充血，眼睛发红，眼皮肿胀，流泪怕光，不敢睁眼，睡醒后眼屎很多，有时上下眼皮粘在一起，有的还常伴有耳前淋巴结肿大，常感眼睛磨痛，年龄小的宝宝常哭闹不安。一般经过1～2周的治疗炎症即可消失，如果病变波及角膜将会使病程延长。

宝宝患病后要及早治疗，白天可滴眼药水，每隔1～2小时滴1次。常用的眼药水有氯霉素眼药水、卡那霉素眼药水等。晚上睡觉前可用红霉素眼膏、金霉素眼膏或四环素可的松眼膏涂眼。

不要给患儿滥用抗生素，可根据宝宝的年龄适当服些中成药。年龄大一点儿的宝宝可选用黄连上清丸或明目蒺藜丸，小宝宝可选用夏桑菊冲剂等，按说

明服用。如果用药后效果不好，应到医院进一步治疗。

在护理方面，要注意以下几点：

1. 患儿的脸盆、毛巾、手绢等生活用品要与健康人分开，并用开水煮沸10分钟，每日1次。玩具未经消毒不能给其他宝宝玩，尽量控制宝宝的活动范围，减少传染给其他人的机会。

2. 勤给患儿洗手、剪指甲，教育患儿不要用手揉眼睛，以防止反复感染。

3. 与患儿接触的人要勤洗手，不要用手揉眼睛，以防传染，患儿康复后可将上述生活用品重新进行彻底消毒。

4. 在发病初期不能用热敷，热敷和包扎都可使结膜囊内的温度增高，便于细菌的发育繁殖。在眼睛充血明显、有烧灼感时可用冷敷，以便使血管收缩，减轻充血和疼痛。

麦粒肿是怎么回事

麦粒肿又叫"针眼"，是睑腺或毛囊急性化脓性炎症。

患病初期，宝宝眼皮红肿、疼痛，以后逐渐发展，红肿越来越重，甚至睁不开眼，几天后患处出现脓点，然后破溃流脓。

治疗方面，早期可给宝宝在患部进行热敷，每天3～4次，每次10分钟左右。热湿敷可以改善眼睑局部的血液循

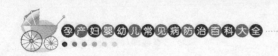

环，促进炎症渗出物的吸收及损伤组织的修复。麦粒肿化脓后可带宝宝到医院切开排脓。千万不要用手乱挤，否则脓汁会向眶内或脑子里蔓延，引起严重的后果，危及宝宝的生命。

霰粒肿是怎么回事

霰粒肿也叫"睑板腺囊肿"，是因睑板腺管口阻塞致使腺内发生慢性肉芽性炎症。

患此症的宝宝可见其眼睑皮下出现一个肿粒，小如米粒，大如蚕豆，用手摸时可感到囊肿与眼皮下粘连，而与眼睑粘连，翻开眼皮，可见患处紫红，时间久了就变成灰白色。宝宝一般无自觉症状。

治疗方面，囊肿小的可不治，对宝宝的眼睛和身体不会产生什么坏的影响，不必过于担心。为防止其继续生长，可在患处反复进行热敷，以促使囊肿消散。也可用中药生南星、生地黄研成糊状，涂在患儿的两侧太阳穴上，隔日1次，比较大的囊肿应到医院进行切除手术。

幼儿易跌跤要紧吗

宝宝在10~14个月时逐渐学会走路，18个月以后逐渐学会上下楼梯，会把脚跟抬高，开始练习跳，如果到了该正常走路的年龄阶段，走路不稳，易跌跤就要查找原因，主要观察宝宝的步态是否异常。如果步态正常，宝宝只是不如别的小朋友走得稳时，父母不必着急，可以通过游戏的形式，多做一些运动练习，会促使宝宝走得稳，如"骑大马的游戏""钻山洞的游戏"等。在上下楼梯时，尽量少让宝宝扶楼梯栏杆，但应注意保护。父母还可在地上画上长长的斑马线，让宝宝踩着线向前走和向后退，这些方法都会促使宝宝走得稳。

宝宝走路步态异常，通常与一些疾病有关系，如脑性瘫痪的患儿，双下肢瘫痪可表现呈剪刀样步态；小儿麻痹或脊髓的病变或先天性髋关节脱位，步态呈跛行；小儿假性肥大型肌营养不良症，婴儿期发育正常，幼儿期发病，表现为下肢无力、肌力弱、易跌跤，上台阶和下台阶费力，随着年龄增大，病情发展，走路多呈鸭步态。总之，宝宝跌跤都是由于疾病造成的，应带宝宝去医院诊断，及早治疗。

幼儿扭伤怎么办

幼儿最常见的扭伤部位为踝关节，因为幼儿走路不稳，在下台阶时或在高低不平的路上行走时，踝关节处于易损伤的位置，当遭受内翻或外翻暴力时，踝部韧带会过度牵拉，导致韧带部分损伤或完全断裂，也可导致韧带被拉长致使关节脱位，主要表现为扭伤部位的肿胀与疼痛、皮肤青紫、局部压痛明显、受伤的关节不能转动，检查可发现伤处有局限性压痛点。

发生扭伤后应限制幼儿活动受伤的关节，特别是踝关节扭伤后，应将小腿垫高。早期处理宜冷敷，以后可用热敷，这样可缓解青肿，绝对不允许揉搓或随意弯曲。一般1～2天后可在患处进行按摩，以促使血液循环，加速肿胀消退。有条件的还可进行理疗。如肿胀或疼痛渐渐严重，则应马上去医院治疗，应特别注意是否发生骨折。

在预防上，对于刚学会走路的婴幼儿，尽量避免上下台阶或走高低不平的道路。对于反复损伤、副韧带松弛、踝关节不稳定者，应该长期穿高帮鞋，以保护踝关节。

幼儿足底平是平足吗

绝大部分成人都有足弓。由于足弓像弹簧一样，使人在走路时快捷、不疲劳，足弓还可以缓冲地面对大脑的震动及减轻腿部肌肉的疲劳。有些工作只有足弓发育良好的人才能从事。因此，许多父母很关心宝宝足的发育，当看到宝宝脚底板平平，没有一点儿弧度，就认为宝宝是平足，其实这是很片面的。

幼儿在2岁以内，因脚心处脂肪肥厚，将足弓填平，所以看上去足底平平的。随着宝宝会走、能跑，腿部及脚掌的肌肉力量逐步加强，促使足内侧缘抬起而将体重放在足外侧，于是足弓就自然形成。此时幼儿皮下脂肪分布有所改变，足心脂肪减少，足弓更加明显。

待宝宝2岁以后，足底平就应去医院检查，以求得早日矫正。

骨折的主要症状与防治方法

骨折是指骨的完整性和连续性被中断，创伤和骨骼疾病可引起骨折。创伤可直接作用于受伤部位造成骨折，而长期、反复、轻微的直接或间接损伤可致使肢体某一特定部位骨折，骨髓炎、骨肿瘤等骨骼疾病也可导致骨折。

大多数骨折只引起局部症状，如局部疼痛、肿胀和功能障碍。骨折局部可出现剧烈疼痛，并伴有明显的压痛，周围软组织血管破裂出血导致在骨折处形成血肿，以及软组织损伤所致水肿，均可使患肢严重肿胀，甚至出现水疱和皮下淤斑，呈现出紫色、青色或黄色。局部疼痛和肿胀可使患肢活动受限，骨折段移位可使患肢外形发生改变，形成畸形，骨折的断端相互摩擦可产生摩擦声。如果骨折损伤了大血管或并发重要内脏器官的损伤则可导致全身症状，如休克、

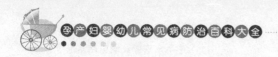

发热等。

儿童发生的骨折类型常为青枝骨折，因为儿童骨骼的柔软性大，外力不易使骨质完全断裂，仅表现为局部骨皮质的扭曲，而看不见骨折线，与青嫩树枝折断时相似。儿童发生骨折后，首先要处理外伤，出血时应用生理盐水清洗伤口，敷上消毒纱布。暴露于外面的断端不要还纳进去，以免造成更严重的损伤和感染。其次要妥善固定，固定是骨折急救的重要措施，避免过多地搬动患肢。可寻找小木板或树枝等做夹板，附于患侧肢体上，在夹板或肢体之间垫一层棉花或毛巾、棉布之类的东西，然后用带子捆绑，松紧要适宜，且捆绑面积要超过上下两个关节。四肢固定时，应暴露手指、脚趾，以便观察指（趾）部位血液循环的情况，调节夹板的松紧。固定好后应立即送医院处理。

在预防上，为了预防宝宝发生骨折，父母要注意照看宝宝，避免宝宝遭受外力的打击。

髋脱位与跛行是怎么回事

髋关节是人的大腿骨与骨盆相连接的地方，当先天性髋臼发育不良时可造成先天性髋脱位，本病的病因还不清楚，发病女孩多于男孩，一边脱位的比双侧脱位的多见。

先天性髋脱位的宝宝，会走路后，出现跛行。如果双侧髋脱位，患儿走路与正常宝宝不同，走路时上身晃动，臀部后撅，左右摇摆似小鸭子；单侧髋脱位，多表现为一侧下肢跛行为主。多数患儿都是在会走路后，由于行走姿势不正常才引起父母的注意，带宝宝去医院求治的。经放射线检查，能明确诊断。患儿治疗越早，效果越好；患儿治疗开始年龄越小，治疗方法越简单。因此，专家指出，在新生儿和婴儿期，宝宝尚未行走前，就应注意宝宝有无先天性髋脱位的可能性，如婴儿仰卧时双下肢不一样长，双侧大腿内侧皮肤皱纹或臀部的褶皱不对称，婴儿平卧于床上，双下肢并拢同时屈髋、屈膝，双脚平放于床上，双膝高低不一样，或让婴儿平卧于床上，父母将其屈髋屈膝后，将双膝向外分开，若膝外侧不能触及床面，或只有发出"咯噔"声且有弹跳感后，膝外侧才能触及床面时，均要请骨科医生诊治。本病在1岁内整复治疗可以完全恢复，若3岁以后整复不能成功，还需手术矫正。

脱臼是怎么回事

宝宝猛然跌落、撞击都可能导致关节脱臼。常见的部位有肩部脱臼、手指脱臼和腭部脱臼等，其中肩部是最容易发生脱臼的部位，常在大人猛然拉手时发生，腭部脱臼多在大笑或打呵欠时发生。脱臼的部位明显畸形，疼痛剧烈，皮下常能明显感觉到脱臼骨髓的一端。由于骨髓端部通常不易损伤，所以没有明显的摩擦声，但复位动作常会有剧烈的疼痛。

复位要请医生帮助，切不可擅自进行，否则很可能引起血管或神经的损伤。肩部脱臼常用的复位方法是，用脚撑在伤员腋下，拖动脱臼的肩部，使之复位，然后用吊索支持臂部并用绷带使之固定于胸部，好好休息。腭部脱臼时可在下牙上放好布衬垫，将病人的头部靠牢，用拇指向下压动衬垫，同时用手指使腭部错位处前后转动，这样会使其突然复位，然后头部与下腭用绑带缠绕固定两星期，在此期间要食用松软的食物。手指脱臼的宝宝可拽动其手指，再慢慢放松，使骨头复位，如有人握牢宝宝的腕部，则效果更好，但此法只可用拇指轻轻一试，如不起作用，则不可再进行下去，以免引起更严重的伤害。

在预防上，要避免遭受外力的打击，大人不要使劲拖拉宝宝的手臂。由于脱臼的发生会使韧带松弛，故很容易发生再次脱臼，所以对于发生过脱臼的关节，一定要做好保护措施。

多动症是怎么回事

儿童多动症是一种常见的儿童行为、学习障碍。儿童多动症是"儿童注意缺陷多动障碍"的简称，又叫"轻微脑功能障碍综合征"，它是指发生于儿童时期，表现出明显的注意力不能集中、活动过多、任性冲动和学习困难为主要特征的一种综合征。儿童多动症是儿童时期最常见的一种行为异常，一般在6岁前起病，男孩多于女孩，男女比例约为5:1，发病率在10%以上，并且有逐年上升的趋势。它严重影响患儿的身心健康及学习，多动症儿童活动的主要特点为缺乏自控能力，并不是"机器"运转得太快，而是"刹"不灵。患儿虽然智力正常或接近正常，但因注意力不集中、活动多、情绪不稳，甚至任性、冲动、冒失、课堂搞小动作、逃学、说谎，以致学习困难、成绩下降，使父母及老师很烦恼。儿童多动症的诊断应全面分析，慎下诊断。父母可参照以下几条予以自测，若具备4条以上，请带宝宝到儿童心理卫生门诊检查，以免贻误：

● 需要其静坐的场合难于静坐，常常动个不停。

● 容易兴奋和冲动，好哭闹，不安静，难以满足要求。

● 常常干扰其他儿童的活动。

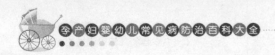

● 做事粗心大意，常常有始无终。

● 很难集中思想听课、做作业或其他需要持久注意的事情。

● 要求必须立即得到满足，否则就产生情绪反应。

● 在家里乱翻东西，对课本、文具、玩具、图书、闹钟等用品毫不爱惜，任意拆散丢失。

● 难以遵守集体活动的秩序和纪律，经常多话，好插话或喧闹。

● 学习困难，成绩差，但不是由智能障碍引起的。

● 不是由于精神发育迟滞、儿童期精神病、焦虑状态、品行障碍或神经系统疾病所引起。

诊断儿童多动症首先应排除正常的顽皮儿童。因为儿童顽皮测试也是阳性，并非是多动症，但他的多动的行为是可以理解的，而多动症患儿的行为则是比较唐突，容易冲动，破坏性大，令人讨厌，自我不能控制，不仅活动量大于正常儿童，更重要的是质的差异。在主动注意力方面，多动症儿童注意力测试半数以上有异常、精力不集中、作业潦草、边做边玩、拖拉时间、学习成绩日渐下降，6岁以前发病，病程持续半年以上。体格检查动作不协调，如翻手、对指、指鼻试验为阳性。而正常顽皮儿童虽然有时注意力不集中，但大部分时间能集中，为了贪玩，常常草率迅速完成作业，

并不拖拉，随着年龄的增长，学习成绩日趋上升。

其次，诊断儿童多动症必须排除其他神经、精神障碍性疾病。因为多动症患儿主要依靠父母、老师的病情介绍和观察宝宝的症状表现来进行诊断，部分软性神经体征、注意力测试也不具有特异性，因此疑有多动症儿童的父母和老师必须带患儿到专科医院，请医生详细检查，排除其他神经、精神疾病，至少要和以下几种疾病鉴别：抽动—秽语综合征、小舞蹈症、癫痫、儿童精神分裂症、孤独症、儿童过度焦虑、大脑发育不全、亚急性脑炎、听觉障碍、头小畸形等，因为这些疾病均有其本身的特点和诊断标准，可以让医生检查排除。

儿童多动症的形成有以下原因：遗传因素；患儿母亲产前营养不良、服药、X射线照射、精神创伤，产时新生儿早产、难产、剖宫产、窒息、颅内出血，产后的颅脑外伤、高热惊厥、感染、中毒等造成的轻微脑损伤；微量元素缺乏；铅中毒；家庭和学校教育方式方法失当；社会环境因素等。

那么，如何正确认识多动症及其危害性呢？多动症是一种病态心理，是一种疾病，而且是一个长期、慢性的病理过程，要求家庭、幼儿园、社会多方面进行长期帮助，尽早识别。多动症不会完全自愈，但又是可以治愈的疾病，疗

效可达 90% 以上。治疗要因人而异，对病情轻的进行心理治疗和行为矫正；对病情较重的进行药物治疗，根据个体差异，从小剂量开始，逐渐增加到显效量，但不能超过允许量，服药要维持半年以上。如不治疗，任其发展，危害是很大的，不但会出现打架、偷盗等行为，甚至会发展到青少年犯罪的程度。我国有 10% 以上儿童多动症的发生率，青少年犯罪多与多动症有一定联系，到成年后也会有性格障碍，在社会人际关系及工作上都会不适应。所以对儿童多动症一定要加强认识，及时诊断，及早治疗。

综合目前国内外对多动症的治疗，主要有以下 3 个方面：

1. 行为教育一般认为学龄前儿童虽已有多动症的征兆，但只是适当的引导和行为训练，培养他们养成良好的学习和生活习惯，大多不需要药物治疗。父母和老师负有重要责任，所谓"三分药物，七分教育"就是这个意思。对此类儿童，不论父母、老师和医务人员都应本着关心、爱护的原则，耐心、细致地进行治疗教育和管理，不应厌烦、责骂或体罚。事实证明，体罚、责骂有害无益，即使对有不良行为者，也应进行正面教育，不应施加压力。这方面包括心理治疗、行为疗法和家庭疗法等。儿童上学后多动症状逐渐显露出来，存在注意力不集中、学习成绩不稳定、学习困难及行为障碍时，应及时给予药物治疗。

家庭疗法具体做法是要注意安排好休息时间，适当安排好文娱活动，要注意培养儿童注意力和独立活动能力，逐步培养他们能静坐下来，集中精力学习的习惯。要建立家庭奖励制度和处罚规定，对宝宝有一点儿进步都要予以鼓励，对完成规定学习任务和表现良好的行为要及时给予奖励，对不服从管理要给予适当批评或处罚（如扣去已得的奖品或暂停某种娱乐），要以表扬为主，不能嘲笑、歧视和打骂，要发现宝宝的特长和爱好，正面引导，发挥特长。同时要加强父母自身的修养，给宝宝做出榜样，并和医生保持经常性的联系。

老师配合方面包括课堂管理，课前要与患儿谈话，讲清道理，促使其专心听课，安排在前排或老师容易看到的位置，不断改进教学方法，多用电化、幻灯等形式吸引学生的注意力，要以鼓励为主。课外行为管理包括老师要和父母多联系，共同关心、鼓励和监督，管理好课外活动，不要歧视。还要有特殊教育安排及建立行为登记卡，如上课注意力集中情况、不与同伴争斗等均应登记，老师签字并与父母取得联系。

2. 西医疗法药物主要以利他林、匹莫林、咖啡因、米拉脱灵等中枢神经兴奋剂为主。药物剂量因人而异，从小剂量开始，达到最佳效果，这些都要在医生指导下用药，不能自己随便用药、停药。药物疗程一般要持续半年，服药时禁用鲁米那或各种含有此药的补液，少食辣椒。有的父母担心药物治疗会使宝宝变呆变傻，这种担心是多余的。因医疗法用的是精神兴奋剂，能促使神经递质传递，用药后能使儿童的注意力高度集中、不易分心、思维敏捷、思路清晰、学习进步，可以与无多动症的儿童一样成为学习优秀的儿童，从某种意义上说，服药后不但不会变傻，反而会变得更聪明。

3. 中医疗法近年来，中医对儿童多动症治疗也积累了不少经验，方法也不少，主要以滋阴潜阳、温肾养心、宁神益智、健脾化湿等基本原则进行论治，制成中成药应用。

癫痫是怎么回事

癫痫俗称"羊角风"，这种抽风来势急骤凶猛。癫痫大发作有 3 个特点：一是突然地发作，或在发作前瞬间有一点儿预兆，如眼前闪光；二是反复性，每间隔一定时间复发一次；三是短时间的，每次发作多为几分钟后自行停止。

癫痫病发作多见于幼儿、儿童、少年时期，有家族史可查，此后，往往伴随多年，有的也因治疗得当，发作逐渐明显减少。发作过程是：患儿突然神志不清，尖叫一声，摔倒在地，瞳孔散大，开始全身性肌肉抽动，头颈部发硬或向一侧扭转，两腿挺直，足向内翻，由于呼吸肌的痉挛，可使呼吸暂时停止，脸色由苍白、充血转为青紫，大约 5~30 秒后，转为全身性肌肉有节奏地抽动，呼吸恢复，吐白沫，如咬破了舌头，则吐出血沫，有的此时大小便失禁。发作一般经过 1~3 分钟停止，随后呼吸恢复正常，脸色也转红润，由昏迷转为昏睡，再转为意识模糊，大约经历 20~120 分钟，完全清醒。

由于此种抽风无前兆，可在任何场合下发作，如在马路、河旁等，所以十分危险。处理原则是，首先要将患儿移至安全地带，避免再受到其他伤害，迅速在上下牙齿间垫物，以免再咬破舌头，清理口鼻内分泌物，保持呼吸道通畅，然后送往医院。

痉挛是怎么回事

宝宝一旦不如意，就会号啕大哭，若大人不以为意，任其声嘶力竭地哭喊，有些宝宝哭着哭着就会突然停止呼吸，面呈紫色，身体后仰，四肢颤抖不已，当场会把父母吓得手足无措。然而大约为时 10~20 秒后，他又会开始呼吸，并逐渐恢复正常。此种抽筋性的发作，纯粹是一时的气急攻心，所以不必过于担心。

一般而言，痉挛可分为好几种，大部分是由脑炎、髓膜炎或癫痫症等脑部疾病所引起的。但这种情形并不是绝对的，有的时候，食物中毒、发高烧、中暑以及其他的疾病也可能引发痉挛。虽然宝宝的痉挛现象大都伴随着高烧而来，但其中也有没发烧而引起的病例。因此，父母镇定下来，仔细观察痉挛的状态是很重要的。

一两岁的幼儿在发高烧时，偶尔也会引发抽筋的现象，这种情形称为"急性痉挛"。当急性痉挛发作时，宝宝会牙关紧闭，全身发抖，完全失去意识。应付这种急性痉挛最适当的措施是用冰枕来降低其身体的热度，并尽量使其保持安静。如果宝宝发烧，并且有下列情形时，一定要火速送医院：

●痉挛持续十分钟以上，脸色难看。

●身体变曲成弓状，手脚不断地抽动。

●猛力敲打头部及身体后，身体紧绷，手脚颤抖。

如果宝宝每次生病发烧时都会抽筋，则必须到医院去检查，看看他是否患有潜伏性癫痫症。

世界卫生组织为癫痫所下的定义为："癫痫乃先天或后天因素所引起的慢性脑部疾病，特别在于因脑细胞的过度放电所引起的反复性发作。"癫痫有所谓的大发作和小发作。前者症状明显并剧烈，患者会呈现精神呆滞、全身突然僵硬，同时失去意识，手脚不停地颤抖，并发生全身性的痉挛；而后者若只是纯粹失神发作，就只会有几秒钟的发呆现象，不至于发生智能上的障碍。总之，如宝宝常因小事发生抽筋或痉挛症状，为了小心起见，父母要镇静地细加观察，这才是确保宝宝健康安全的做法。

先补锌再补钙

锌有"生命之花""智力之源"的美誉，对促进宝宝大脑及智力发育、增强免疫力、改善味觉和食欲至关重要。所以营养专家提出：补钙之前补足锌，宝宝更健康、更聪明。我们知道，生长发育的过程是细胞快速分裂、生长的过程，在此过程中，含锌酶起着重要的催化作用，同时锌还广泛参与核酸、蛋白质以及人体内生长激素的合成与分泌，是身体发育的动力所在。先补锌能促进骨骼细胞的分裂、生长和再生，为钙的利用打下良好的基础，还能加速调节钙质吸收的碱性磷酸酶的合成，更有利于钙的吸收和沉积。如果宝宝缺锌，不仅无法长高，补充的钙也极易流失。

人体内的各种微量元素不仅要充足，而且要平衡，一定要缺什么补什么，不要盲目地同时补充。如果确实需要同时

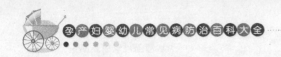

补充几种微量元素，最好分开服用，以免互争受体，抑制吸收，造成受体配比不合理。钙和锌吸收机理相似，同时补充容易产生竞争，互相影响，故不宜同时补充，白天补锌、晚上补钙效果比较好。目前，市场上有不少补充锌的制剂，如葡萄糖酸锌等，宝宝在喝这些制剂时，除了要注意和钙制剂分开来喝以外，也要和富含钙的牛奶和虾皮分开食用。

缺锌的症状及防治方法

锌是参与体内新陈代谢众多酶的重要成分，婴幼儿身体生长发育非常迅速，对锌的需求量相对较多，一旦缺乏会影响身体的很多生理功能。但婴幼儿能吃的食物较为单调，加之易形成偏食、挑食的不良习惯，体内容易缺锌，特别是早产儿、人工喂养儿及佝偻病患儿。

缺锌最显著的表现是身高增长缓慢，平时易患各种感染性疾病，如呼吸道感染、口腔溃疡，并不易愈合。严重缺锌还可造成心脏、肝脏损害，性发育也会受到明显影响。

缺锌的治疗方法如下：

1. 先从饮食纠正

母乳中锌的吸收率可达 62%，初乳的合锌量更高，平均浓度为血清锌的 4~7 倍，因此，有条件的母亲至少应该哺乳6 个月。人工喂养的婴儿应从 4 个月起开始添加含锌量高、容易吸收的辅食，如蛋黄、肉糜、猪肝、大枣等。

食物中牡蛎、鲱鱼含锌量最高，每千克食物中含锌 100 毫克以上；其次是肉、肝、蛋类、蟹、花生、核桃、茶叶、杏仁、芝麻，每 100 克含锌 20~50 毫克；麦类、鱼类、胡萝卜、土豆每 100 克含锌6~20 毫克。这些食物含锌量较高，可以作为补锌食用。

据测定，动物性食物的含锌量高于植物性食物，且动物蛋白质分解后所产生的氨基酸能促进锌的吸收，锌的吸收率一般在 50% 左右；而植物性食物所含的植酸和纤维素可与锌结合成不溶于水的化合物，从而妨碍人体对锌的吸收，吸收率仅 20% 左右。在植物性食物中，海带和紫菜锌含量最多，豆类和花生米等坚果也有一定的含量，水果含量较少，但因为有维生素 C 的配合，吸收率相对会提高。所以，如果能够多吃全谷类、坚果、肉类和海味就能获得足够的锌。

锌的吸收较大程度依赖于铁、钙、磷的存在，为了防止锌的缺乏，应鼓励宝宝多吃瘦肉、猪肝、鱼类和蛋黄等动物性食物，养成良好的饮食习惯，不偏食，不挑食。

2. 添加锌剂要慎重

很多父母都在说给宝宝补锌，往往忽视了一个重要的问题：锌并不是补得越多越好，锌摄入过量对宝宝的身体健康危害很大，而且锌的有效剂量与中毒剂量相差甚小，使用不当很容易导致过量，使体内微量元素平衡失调，甚至出现加重缺铁、缺铜、继发贫血等一系列病症。所以，当宝宝出现缺铁、贫血、缺铜的时候，一定要先看是不是锌摄入过量引起的，不要一味地补血补铁，导致整个饮食结构方向出现偏差。父母只要注意给宝宝适当吃鱼、瘦肉、动物肝脏、鸡蛋等，养成好的饮食习惯，不挑食，不偏食，一般不会缺锌。如出现问题，最好在专业营养医师的建议下给宝宝添加锌剂。

补充锌剂期间食物要精细，韭菜、竹笋、燕麦等粗纤维食物有碍锌在肠道吸收，同时注意补充钙和铁，可促进锌的吸收和利用。

3. 有些宝宝需要重点补锌

大量流汗的宝宝会随着体液流失大量的锌，所以爱出汗的宝宝一定要补锌。也正因为此，夏天，无论宝宝缺不缺锌都应该补。感冒、发热、呕吐、腹泻、服药等有可能损伤宝宝的肠功能，也要重点补锌。有淤伤、烫伤、割伤、摔伤的情况下，锌有助于伤口快速恢复。

如果怀疑宝宝缺锌时，一定要去医院检查血锌或发锌，确诊为缺锌时才可服药治疗。补锌量按每日补充元素锌1～2毫克/千克体重计算。葡萄糖酸锌颗粒冲剂适合于婴幼儿，一个疗程为1～3个月，具体用量应在医生指导下服用，与此同时，还要积极查明病因，改进喂养方法，注意膳食平衡。一旦症状改善，就应调整服锌剂量或停药，切不可把含锌药物当成补品给宝宝吃，也不可把强化锌食品长期给宝宝食用，以防锌中毒。

哪些幼儿容易缺锌

先天储备不良、生长发育迅速、未添加适宜辅食的非母乳喂养幼儿、断母乳不当、爱出汗、饮食偏素、经常吃富含粗纤维的食物都是造成缺锌的因素。胃肠道消化吸收不良、感染性疾病、发热患儿均易缺锌。另外，如果父母在为宝宝烹制辅食的过程中经常添加味精，也可能增加食物中的锌流失。因为味精的主要成分谷氨酸钠易与锌结合，形成不可溶解的谷氨酸锌，影响锌在肠道吸收。

对缺锌宝宝首先应采取食补的方法，多吃含锌量高的食物。如果需要通过药剂补充锌，应遵照医生指导进行，以免造成微量元素中毒，危害宝宝的健康，比如大量补锌有可能造成儿童性早熟，当膳食外补锌量每天达到60毫克时将会干扰其他营养素的吸收和代谢，超过150毫克可有恶心、呕吐等现象。

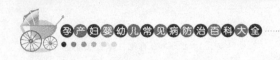
吃维生素越多越好吗

维生素是维持婴幼儿生理功能不可缺少的营养物质，与婴幼儿的发育相当密切。如果宝宝在发育阶段严重缺乏维生素，可引起生长迟缓、发育不良，还会出现一系列相应病症。但若体内维生素过多，也会影响正常饮食，还可能发生副作用或严重中毒。如维生素A摄入过多会引起中毒，出现恶心、皮肤瘙痒、骨痛并伴有腕部和膝部肿胀，一旦剂量控制适当，这些症状就会消失；维生素D是治疗小儿佝偻病的良药，但服用过量，能造成不思饮食、低热、呕吐、腹泻、烦躁、头痛，临床检查时会发现血钙水平急剧升高，出现软组织钙化等症状。若在短期内反复注射过量的维生素D_3，会导致宝宝发烧、多饮、多尿；维生素B过量，会引起头痛、眼花、心慌、失眠等；长期大量服用维生素C，会使血浆中维生素C的浓度一直处于饱和状态，维生素C的代谢产物最终氧化为草酸，尿中草酸盐增多，易形成肾和膀胱结石，当长期服用维生素C，突然停药则可引起类似坏血病的症状，这是因为在长期服用维生素C的时候，使体内分解维生素C的酶活力增强，而停药后，反而易出现维生素C缺乏；维生素E过量，可引起血栓性静脉炎，还可以使糖尿病恶化；

维生素K使用不当时，也能导致幼儿出现不良症状。

因此，只要宝宝均衡饮食，不缺乏水果和蔬菜，无须额外补充维生素。在缺乏阳光、无水果和蔬菜，或长期有消耗性疾病时，需在医生指导下，根据患儿的病情适量补充某种维生素，绝不可多多益善、随意乱用。

维生素A缺乏症的症状及防治方法

维生素A缺乏症是指人体因为缺乏维生素A而引起的皮肤和眼的疾病，婴幼儿发病率比较高。

开始患病时，宝宝的皮肤逐渐变得干燥，鳞屑增多，然后出现毛囊角质化，如针尖大小，不红不痒，常分布于四肢的伸侧、肩部、腹部、臀部、颈部和后背等处，用手触之如棘刺。头发比较干燥，没有光泽，有的还出现脱发。指甲失去正常的光泽，全身出汗较少。有的患儿在天黑时眼睛看不清东西，出现夜盲症。有的眼泪渐渐减少，出现干眼症，白眼球上有肥皂沫样的银白色小粒，叫"结膜干燥斑"，严重时角膜软化、穿孔，最后失明。

治疗方面，常用的药是口服鱼肝油或肌肉注射维生素A、维生素D。这些药物均不能超量使用，应在医生指导下服用，否则会发生急性或慢性中毒。在应用维生素 A 类药物治疗期间父母要注意观察，如果患儿出现不爱吃饭、哭闹烦躁、前囟隆起等现象，可能是维生素 A 中毒，要及时停药，请医生检查。

在护理方面，要注意多吃富含维生素 A 的食物，如鸡肝、羊肝、牛肝、猪肝、蛋黄、胡萝卜、菠菜、韭菜、荠菜、雪里红、莴笋叶等，多给患儿吃水果和杏干，这些食物含有较多的胡萝卜素；做好眼部护理，可用氯霉素眼药水点眼，每日 2~4 次；或用鱼肝油点眼，每日 2~3 次，如果患儿发生了角膜溃疡要及时请医生诊治，防止病情进一步发展而导致失明。

维生素 C 缺乏症的症状及防治方法

维生素 C 也叫"抗坏血酸"，维生素 C 缺乏症也叫"坏血症"。维生素 C 广泛地存在于蔬菜和水果中，加热煮沸时间过久，蔬菜剁压切损、制熟备食菜肴放置过久，均可破坏维生素 C。维生素 C 缺乏病主要见于缺少青菜、水果的地区，也见于人工喂养忽视添加辅食的婴儿。

维生素 C 缺乏时的主要表现为出血和骨骼的改变，出血表现在皮肤、黏膜、肌肉、骨膜下和关节腔，骨膜下出血多发生在长骨，尤以下肢为明显，患儿因疼痛而两腿外展，小腿内弯如蛙状，不敢活动，呈假性瘫痪，活动时疼痛加剧，

见人走近深恐碰动而惊恐哭泣，其他尚见皮肤紫斑、牙龈出血、眼睑或结膜出血，骨骼因成骨作用受抑制，软骨骨化障碍而使骨质脆弱，易发生骨折。维生素 C 缺乏症的早期表现为食欲减退、软弱、倦怠、体重减轻、面色苍白、呕吐、腹泻等，往往不易引起父母注意，X 射线骨骼摄片可做出早期诊断。

维生素 C 的每日需要量为：婴儿 30~35 毫克，幼儿 40~50 毫克，年长儿 50~75 毫克。在医生指导下，对轻症维生素 C 缺乏症的患儿可口服维生素 C，每次 100~150 毫克，每日 3 次，对重症患儿应用维生素 C 静脉注射。有牙龈出血时应注意口腔清洁，多喂水以达到清洁目的。骨骼改变明显时应安静少动，防止骨折及骨骺脱位。有骨骼病变的患儿，应注意保持安静，护理动作要轻，少搬动，以免增加疼痛。如能积极治疗，即使严重的骨骼改变也能恢复，不致发生畸形。此外，还要注意改善饮食，新鲜蔬菜及水果中含维生素 C 较多，鲜橘汁加番茄汁更好。注意观察患儿，如出现呕吐、精神不好、前囟隆起等症状时，应考虑并发颅内出血可能，应按颅内出血的注意事项，送患儿去医院治疗。

高血铅症的症状及防治方法

铅是一种多亲和性毒物，进入人体

后对人的神经系统、血液系统、心血管系统、骨骼系统等多系统产生不利影响，影响儿童的智力发育及体格发育，导致儿童贫血、多动、智力下降。据报道，高铅儿童的 IQ 值平均比低铅儿童低 4～6 分。

铅毒性持久，半衰期长达 10 年，不易被人体排出，即使进行驱铅治疗，血铅水平下降，也不能使已经受损的神经细胞发育恢复到正常水平。

儿童铅中毒的发展是一个缓慢的过程，早期并无典型的临床症状，一般不易被发现，等出现食欲不振、胃疼、失眠、便秘、恶心、腹泻、疲劳、贫血等症状时已经影响发育了。因此，父母要注意定期带宝宝体检，目前发现铅中毒最可靠的方法就是血液检验，连续 2 次静脉血铅水平为 100～199 毫克/升即可确诊为高血铅症，连续 2 次静脉血铅水平等于或高于 200 毫克/升即可确诊为铅中毒。根据血铅水平分为轻、中、重度铅中毒：血铅水平为 200～249 毫克/升为轻度铅中毒；血铅水平为 250～449 毫克/升为中度铅中毒；血铅水平等于或高于 450 毫克/升为重度铅中毒。血铅水平等于或高于 700 毫克/升时可伴有昏迷、惊厥等铅中毒脑病表现。

排查和脱离铅污染是处理儿童高血铅症和铅中毒的根本方法。儿童脱离铅污染后，血铅水平可显著下降。

婴幼儿铅超标可能与经常坐在手推车里外出有关，这是新手父母经常忽略的一个死角。成人如果在马路边蹲到与宝宝一样高的位置，5 分钟后即可有不适的感觉。因为有害铅尘一般在 1 米以下位置浮动，铅及其化合物可通过呼吸道和肠胃道被吸收，尤其是处于生长发育期的婴幼儿，对铅的吸收率远远高于成人，而婴幼儿排出重金属的能力又远远不如成人。因此，带宝宝去车多人多的地方最好不用手推车，应该抱起宝宝来。另外，近些年来，城市车辆迅速增加，而且某些城市冬季使用了大量的融雪剂，绿化带和马路边已经不适合宝宝玩耍了，不要带宝宝在马路边久留。

培养宝宝养成勤洗手的良好习惯，特别注意在进食前一定要洗手。常给宝宝剪指甲，因为指甲缝是特别容易匿藏铅尘的部位。经常用湿拖布拖地板，用湿抹布擦桌面和窗台。食品和奶瓶的奶嘴上要加罩。经常清洗儿童玩具和其他一些有可能被宝宝放到嘴里的物品。有些地方使用的自来水管道材料中含铅量较高，每日早上用自来水时应将水龙头打开 3～5 分钟，让前一晚囤积于管道中、可能遭到铅污染的水放掉，且不可将放掉的自来水用来烹食和为小孩调奶。

此外，少给宝宝吃含铅较高的食物，如松花蛋、爆米花等，让宝宝养成按时吃饭的好习惯，因为空腹时铅在肠道的吸收率可成倍增加，保证宝宝的日常膳食中含有足够量的钙、铁、锌等。

血铅水平在100～199微克/升的，可影响神经传导速度和认知能力，使宝宝易出现头晕、烦躁、注意力涣散、多动，必须在医生指导下以国家认定的驱铅食品做驱铅治疗，才能使铅中毒宝宝尽快康复。血铅水平在200～449微克/升的，可引起缺钙、缺锌、缺铁、生长发育迟缓、免疫力低下、运动不协调、视力和听力损害、反应迟钝、智商下降、厌食、异食、贫血，腹痛等，应于48小时内复查血铅，如获证实，应立即予以驱铅治疗，同时进行染铅原因的追查与干预。

如何预防铅中毒

铅中毒已经成为危害宝宝的一大公害，但是许多父母仍然对此缺乏认识。如果宝宝出现学习困难、多动症状、注意力不集中、成绩突然下降，那么很有可能就是铅中毒惹的祸。还有些宝宝整天坐不住，老是想踢东西，根本管不住自己，也可能是铅中毒的前兆。铅中毒时会表现出兴奋、睡眠差、食欲不振、尿频遗尿、脾气急躁、喜怒无常、精神不易集中甚至听觉和语言表达力差、学习能力欠佳等。由于铅是具有神经毒性的重金属元素，而儿童的神经系统正在快速发育中，对于外界毒性物质的抵抗

能力最为脆弱，所以后果也尤为严重。有研究表明，儿童对铅的吸收率较成人高50%，儿童血铅水平每上升100微克/升，其智商要下降到6分到8分。此外，高血铅儿童的身材往往低于正常儿童，还可能导致贫血。那么，怎样才能预防铅中毒呢？

首先，注意饮食，谨防"铅从口入"。宝宝一般比较喜欢吃爆米花之类的膨化食品，可是街头自制的爆米花机是用含铅量很高的生铁制成，由于铅的熔点较低，因此在密闭加热时极易挥发并渗入到爆米花中，造成铅中毒。此外，有研究表明儿童饮用罐装饮料越多，其血铅水平越高。同时，宝宝喜欢吸吮手指和咬东西，所以包括铅笔、蜡笔、油画棒等用品的含铅量超标同样容易导致铅中毒。

其次，一定要坚持勤洗。由于一般的儿童铅中毒并没有什么特别不适，也没有父母、医生看得见的临床表现，所以很多人并没有引起重视，这也是儿童铅中毒在国外被称为"隐匿杀手"的原因。对此，有关专家表示，即使生活在普通环境中的儿童，玩耍一天后手上容易沉积一定量的铅，所以要注意勤洗手。此外，还要经常清洗儿童玩具和其他有可能被宝宝放在口中的物品，因为上面常常黏附铅尘。有些木质玩具表面的油漆层中也含有铅，不宜选用作为儿童

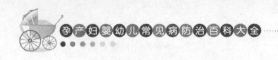

玩具。

单调食品导致营养失调

营养在人体的整个生命活动过程中是必不可少的，3岁以内的宝宝处在迅速生长发育阶段，对营养的需求比任何阶段都高。维持人类生存主要的六大类营养物质为蛋白质、脂肪、糖类、维生素、水和矿物质，不同的营养素起着不同的作用，而不同的食品含有的营养素也不一样。

蛋白质是构成身体的重要物质，宝宝要正常地生长发育，是绝不能缺少蛋白质的，否则会引起营养不良、贫血、免疫功能低下等。脂肪是热量的主要来源，能帮助脂溶性维生素的吸收，维持体温，保护脏器。糖类又称碳水化合物，它供给人们大量的热能，约占人体总需要热能的50%。脂肪或糖类摄入过少使体重减轻，摄入过多会引起肥胖。维生素与人体的生命活动密切相关，缺乏不同的维生素会引起不同的疾病。水参与机体的构成（小儿体内水分约占体重的70%），并参与运转其他营养成分。没有水将和没有空气一样，人是无法生存的。矿物质参与机体水盐代谢，维持体内酸碱平衡，它们的含量基本固定，有些属微量元素，体内含量增多或缺乏都会导致不同的疾病。

不同的食品含有的营养素多少不一，比如含蛋白质较多的有蛋、瘦肉、鸡鸭、鱼虾、奶、黄豆及其制品；含脂肪多的食品有食油、奶油、蛋黄、肉（尤其是肥肉）、肝等；含糖类较多的食物有米、面、薯、糖等；含维生素和矿物质较多的是蔬菜和水果，可见小儿膳食必须丰富多彩，才能提供各种营养素，要动物性食物和植物性食物搭配，粗粮和细粮搭配，咸甜搭配，干稀搭配，每天都要吃蔬菜水果。2~3岁的宝宝每日喝1~2杯牛奶也很必要。如果宝宝吃单调的食品，势必体内含有的营养素不全面。长期下来，就会出现各种营养失调，如营养不良、单纯性肥胖、贫血、佝偻病、缺锌症、免疫力低下、抗病力减弱等。

宝宝胃口不好是什么原因

宝宝胃口不好的原因是多方面的，多由饮食习惯不合理造成的，如有的宝宝正餐虽然吃得少，但零食不离口，少量多次，积少成多，饭前早就吃饱了；有的宝宝想吃就多吃，随心所欲；有的宝宝经常吃高级糖果，致使热量过剩，正餐食欲减退；有的宝宝挑食、偏食，稍不如意，便不吃饭；有的宝宝进食不定时、不定量，消化液分泌少，不能满足消化食物的需要；有的宝宝玩心太重，边吃边玩，边吃边看电视，影响消化液的分泌；有的宝宝辅食加得太晚，除了奶之外，其他食品吃不进去。以上种种情况父母又没有及时纠正，日久天长，宝宝的消化功能受到影响，营养素摄入不足，出现营养不良后又加重胃口不好。而较少见的原因是宝宝患有消化系统疾病、慢性消耗性疾病、缺锌或有其他疾病，都可以使消化功能减退，食欲不振。

治疗宝宝胃口不好应针对引起的原因，采用不同的方法。如果是喂养不当造成的，则应尽快改变喂养方式，纠正偏食、挑食、吃零食及边吃边玩的坏习惯，养成定时进餐专心吃饭的良好习惯，通过喂养和教养来解决。假如是因病引起的胃口不好，还应去医院诊治。

食欲不佳并不等于厌食

宝宝的饮食问题是父母最为关心的，只要宝宝稍微有点儿吃得不好，父母立即就会担心。宝宝一时的食欲不佳不能认为是厌食，更谈不上是了厌食症。宝宝出现饮食问题的主要责任人并不是宝宝，而是父母，父母应该重新审视一下自己在喂养宝宝时是否存在问题。

医学上对幼儿厌食症的诊断有一个标准：

1. 厌食时间：6个月以上（含6个月）。

2. 食量：蛋白质、热能的摄入量不足供给标准的70%～75%，矿物质及维生素的摄入量不足供给标准的5%，3岁以下幼儿每天谷类食物摄取量不足50克。

3. 生长发育：身高（长）、体重均低于同龄人正常平均水平（遗传因素除外），厌食期间身高（长）、体重未增加。

4. 味觉敏锐度降低，舌菌状乳头肥大或萎缩。

宝宝为什么会厌食

厌食可有多方面的原因：

1. 疾病因素

由于局部或全身性疾病影响消化系统功能，如肝炎、慢性肠炎等都是食欲减退的常见原因，发热、上呼吸道感染等也有厌食症状。也有的是父母为了给宝宝增加营养，准备了大量宝宝爱吃的"有营养"的食品，如巧克力、奶油点心、膨化小食品等。另外，一些父母则为宝宝配置了大量补品，如麦乳精、人参蜂王浆，甚至鹿血、鹿茸等，在诱导和强制宝宝进食这些东西后造成宝宝进食紊乱、营养失衡、热能不足或负荷过重，继而发生机能性甚至器质性疾患。

2. 心理因素

儿童大脑——中枢神经系统受内外环境各种刺激的影响，使消化功能的调节失去平衡，如当宝宝犯了过错受到父母严厉的责骂时，另外气候炎热也会妨

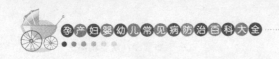

碍消化酶的活力。有的宝宝以拒食为要挟父母的手段，从而达到自己的目的或满足某种欲望。

3. 不良饮食习惯

这是当前幼儿、学龄前儿童乃至少数青少年厌食的主要原因。由于直接照看宝宝的人教育方法不当，不考虑儿童心理和精神发育特点，采取哄骗、强制、恐吓或在进食时打骂等办法，造成对宝宝有害的环境气氛和压力，使宝宝的逆反心理和进食联系在一起，形成负性的条件联系，从而对进食从厌烦、恐惧发展到完全拒绝。

4. 微量元素缺乏

如膳食中铁、锌不足或摄入量不足等。铁在体内参与能量代谢过程半数以上环节的生理活动，铁不足会出现全身多方面功能降低、贫血乃至智能发育方面的迟滞，在消化道则可出现黏膜萎缩、功能低下和食欲不振。锌在体内参与多种酶代谢活动，尤其和蛋白质代谢有关，锌参与味觉素的组成，缺锌时口腔黏膜上皮细胞增生并易于脱落而阻塞味蕾小孔，出现味觉下降，不仅"食而不知其味"，而且由于味觉异常会出现异食癖。

5. 维生素缺乏或过量

维生素在多方面参与肌体代谢过程，维生素长期不足终会影响食欲。有的父母认为鱼肝油或维生素A、维生素D是保健补品，多食无妨，以致造成宝宝慢性中毒，也是宝宝厌食的原因之一。

厌食的应对方法

厌食如果长期得不到纠正会引起营养不良，妨碍宝宝的正常生长发育，但是也不能过分机械地要求宝宝定量进食。遇到宝宝的食量有变化时，如果营养状况正常，没有病态，不应看做厌食，可观察几天再说。总的来说，健康儿童的进食行为是生理活动，只要从添加辅食开始就注意培养进食的良好习惯，特别是及时添加各种蔬菜，一般不会因进食问题引起营养障碍。有时宝宝会拒绝吃饭，多数情况下这只是一时的现象，父母不必太担心。父母要做的事是为宝宝选择合乎平衡膳食原则的食品，在一天时间内能吃下去就可以了，或者在几天时间内总的水平达到平衡也可以，而不必强制宝宝在某个时间内必须吃多少。如果宝宝有一顿吃得少点儿，甚至闹情绪一顿两顿不吃，父母不必为此担心，也不要表现出来。如果父母哄骗、答应宝宝的要求或央求宝宝吃饭，就会助长宝宝扭曲的心理，下一步进食就会更加麻烦。在进食问题上要坚持原则，但短时间内一顿甚至一天完全不吃饭不会出现健康问题，这顿不吃，下顿宝宝就会自我纠正、按需吃饭。

宝宝和大人一样，愿意心情愉快地

进食，又由于模仿性强，大人对吃饭的态度和进食习惯直接影响宝宝的心情和行为。因此，当宝宝出现进食紊乱时，首先要追溯父母尤其是直接照看宝宝的人的精神心理根源。通过学习基本营养知识，父母自身改变对宝宝喂养的认识和掌握合理方法后，完全可能在自己家里恢复宝宝正常的食欲及进食规律，而不必求助于医生和药物。这包括调配宝宝的膳食，合理搭配食物成分，提高烹调技艺水平，为宝宝设计所需的平衡膳食食谱。当然，对确有疾病的宝宝，应由医生进行检查及调理食谱。

强迫进食害处多

目前在众多的独生子女家庭中，常常是4位老人和2位父母围着一根"独苗苗"团团转，对宝宝十分疼爱。吃饭时，父母总想让宝宝吃得多一些，但有的宝宝一见到饭和菜，不是大哭大闹，就是小脑袋直晃，或者将饭像橄榄一样含在嘴里，半天咽不下去。父母看到宝宝不肯吃饭就十分着急，采取软硬兼施的办法，先是又哄又骗，哄骗不行，一时性急，就对宝宝又吼又骂，甚至大打出手，强迫宝宝进食，这样做会严重地影响宝宝的健康发育，原因很多：第一，为避免父母的责骂，宝宝在极不愉快的情绪下进食，没有仔细咀嚼，硬咽下去，宝

宝根本感觉不到饭菜的可口香味，对食物毫无兴趣，久而久之，厌烦吃饭；第二，宝宝在惊恐、烦恼的情绪下进食，不处于中枢神经系统促进消化液的分泌的状态，即便把饭菜吃进肚子里，又怎能把食物充分消化和吸收呢？长期下去，消化能力减弱，营养吸收障碍，营养不良，更加重拒食，影响正常的生长发育；第三，不利于宝宝养成良好的饮食习惯。

一般来说，宝宝吃多吃少，要由其正常的生理和心理状态决定，绝不能以父母的主观愿望为标准来强迫宝宝吃饭。吃饭时，要给宝宝一点儿自由，让宝宝保持愉快的心情进餐。

老想喝水是病吗

婴幼儿所需要的水量决定于体内新陈代谢和机体对热量的需要。由于婴幼儿新陈代谢旺盛，热量的需要相对较多，而且其肾功能较差，尿的浓缩功能差，因此使所需水分也相应增加。正常的婴儿每日每千克体重所需水分随年龄增加而减少，例如3个月婴儿需水为140～160毫升，6个月婴儿为130～155毫升，1岁幼儿为120～135毫升，2岁幼儿为115～125毫升，6岁儿童为90～100毫升。由于机体的每一生命过程都需要水，所以小儿体内失水过多，就会出现口渴；而小儿体内水分过多，就会产生水肿。

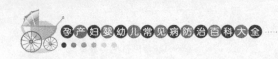

健康小儿饮水量的多少，是根据机体对水的需要量而决定的。但在某些特殊情况下，对水的需要量增加就应多饮水，例如，炎热的夏天，小儿出汗多；高烧时，因服用退烧药，大汗淋漓；饮食过量或饮食过于干硬，饭菜过咸等。但是，当小儿烦渴、饮水特别多，还伴有其他症状时，就应高度警惕患有某种疾病，例如尿崩症患儿多尿、烦渴、多饮，患儿常因饮水不足致严重的体重下降和脱水，婴儿患者往往不想多饮牛奶而只想饮清水；糖尿病患者多饮、多尿、多食、易饥、消瘦，婴儿和幼儿遗尿常为早期症状；缺铁时，小儿可出现顽固的喝水，这是一种特殊的异食癖。当遇有以上情况时，要及时去医院检查，早期诊断和治疗。

宝宝不能多吃冷饮

盛夏时节，在高温的影响下，宝宝的唾液、胃液分泌减少，胃酸浓度降低，肠液在单位时间内分泌的消化酶也减少，往往食欲不振，适当吃一些冷饮，不仅使宝宝感到凉爽，还能调节一下消化道的机能。而且，冷饮中的营养物质（奶、糖、蛋、淀粉）可以补给宝宝热量和营养素。所以，适量食入冷饮，对机体是有好处的，但吃得过多，对身体不但无益，反而有害。大量吃冷饮对消化道是一种很强的冷刺激，胃肠骤然受冷，刺激肠黏膜及胃肠壁内神经末梢，引起胃肠不规则的收缩，从而出现腹痛。由于冷热不均，胃肠血管的正常收缩和舒张受到不良影响，导致胃肠功能失调，肠蠕动加快，发生腹泻。胃肠道在冷刺激下，温度降低，使胃肠道内酶的催化性能和酶的活力机能减弱，从而导致胃痛、停食、呕吐、食欲下降，久而久之，发生营养不良和贫血。冷饮过多，冲淡胃液，减弱了胃液的杀菌能力，可发生胃肠道的细菌感染。冷饮制作过程工序很多，加之包装、运输、出售等各个环节的影响，很容易造成污染，食后也会呕吐、腹泻、肠道感染。冷饮中添加一些非天然色素，如红色或绿色染料及香料，对宝宝的健康极为不利，多食用会导致慢性铝和砷中毒。此外，冷饮中含有一定数量的热量和养分，甜食吃得过多，会影响宝宝的食欲，影响正餐进食，时间一长，必定出现营养不平衡的问题。夏天宝宝出汗，体内缺乏水分和盐分，冷饮中缺乏盐分，吃冷饮越多越渴。因此，为了宝宝的健康成长，父母必须控制其冷饮量，不能让宝宝随心所欲地大量吃冷饮。另外，还应注意在饭前饭后1小时内不吃冷饮，发生腹泻时禁止吃冷饮等。

避免摄入致敏食物

致敏食物是指吃了这种食物会引起过敏，表现为湿疹、荨麻疹（在皮肤上出现风团块）、血管神经性水肿，甚至有些人还会有腹痛、腹泻或哮喘。

两三岁的宝宝能吃的东西已经很多，在调整食谱时要注意避免摄入致敏食物，尤其对过敏体质的宝宝，平时就常患有湿疹、荨麻疹甚至哮喘，如果吃了致敏食物会使病情复发或加重。

那么，哪种食物会使宝宝过敏呢？父母可以仔细观察。如果宝宝吃某种食物就会出现上述症状，而停止食用后症状消除，再次食用后又会出现同样的症状，那么宝宝就可能对这种食物过敏。父母如果不能肯定可以请教医生，或者在医院做皮肤过敏试验、食物负荷试验，或取血样检查过敏原以协助诊断。

一般来说，最常引起过敏的食物是异性蛋白食物，如螃蟹、大虾、鱼类、动物内脏、鸡蛋（尤其是蛋清）等。有些宝宝对某些蔬菜也过敏，比如扁豆、毛豆、黄豆等豆类和菌藻类（如蘑菇、木耳、竹笋等）。有些香味菜如香菜、韭菜、芹菜等也会引起过敏，但比较少见。

如果宝宝对某种食物过敏，最好的办法就是在相当长的时间内避免吃这种食物，但不是终身不能吃，经过1～2年，宝宝长大一些，消化能力增强，免疫功能更趋于完善，有可能逐渐脱敏。父母可以让宝宝先少量地吃一些试试，如果没有反应，可以逐渐加量，但不可操之过急，以免引起病症复发。

头部摔伤时应观察哪些情况

婴幼儿四肢功能尚未发育完善，动作欠协调，支持力量也很差，故外伤后特别是摔伤后，易头部先着地，头部损伤相当常见。婴幼儿活动范围较小，摔伤多因父母照看不周，从床上滚落下去，或父母未抱好，摔在地上造成的，或从台阶、窗台、阳台等处坠落。由于婴幼儿颅骨骨质富有弹性，体重又轻，一般摔伤较轻。随着物质生活水平的提高，现在多数家庭铺瓷砖或石材地砖，易加重损伤程度。婴幼儿头部摔伤后应注意观察以下几点：

1. 看有否出血。当头皮有裂伤时，因头皮组织血运丰富，出血较多，不易马上止血，此时应用清洁纱布覆盖，轻轻加压，暂时止血，马上送医院缝合，注射破伤风抗毒素。

2. 看有否头皮血肿。损伤部位可触摸到肿物，大小不一，约有枣或栗子大小，压之有波动感，早期用冷敷冰带或冰块，后期用热敷，从而帮助血肿的吸收，多可自愈。

3. 损伤严重时，可出现颅骨凹陷骨折。当头部碰到桌角或其他突起之物体时，可有凹陷骨折，用手触摸颅骨，可有局限性的塌陷，如乒乓球被压后的塌陷一样，此种骨折严重时，可压迫脑实质，影响脑实质的发育，应及时去医院诊治。

4. 严重头部损伤后，可以伤及脑组织，发生脑震荡或颅内血肿，如伴有外耳道或鼻孔有鲜血或清水样物质外流时，说明有颅底骨折，应马上去医院救治。

总之，头部损伤后，应高度重视，严密观察，因为婴幼儿不能用正确的语言表达病痛，为防止延误救治，父母要仔细观察如下几点：

1. 有无意识的改变，如伤后总想睡觉，叫醒后又马上入睡。

2. 有无频繁呕吐，特别有喷射样呕吐。

3. 有无烦躁、精神差，伴有眼角、口角的小抽动或肢体的抽动。

4. 有无从外耳道及鼻孔处流出鲜血或清水样物质。

如有以上任何一种情况发生，说明摔伤严重，应及早去医院救治。

骨折时怎么办

父母与宝宝手牵着手散步，是十分温馨的。但一旦父母忘了放小步伐、放慢脚步，宝宝就很容易跌倒，此时宝宝的手还紧紧地握在大人的手中，这么一来便很容易使宝宝肘部的桡骨周围韧带受到扭伤，只能无力地下垂，形成肘关节脱臼，若不尽快请专科医生诊治，很可能会变成习惯性脱臼，那就麻烦了。

一般说来，宝宝发生脱臼的情况不算太多。但因为宝宝的骨骼比较脆弱，所以受到外力冲击时，骨折的发生率相对之下就大得多了。当宝宝发生骨折现象时，骨折部分会引起内出血的症状，因此伤着部位会突然红肿起来，并觉得疼痛异常，无法移动。

骨折的情况可分3种：

1. 皮下完全骨折

手脚部的骨骼完全折断而变形。

2. 皮下不完全骨折

骨骼发生裂痕。

3. 开放性（复杂性）骨折

骨骼完全折断而凸出于皮肤表面，由表面创伤可以明显地看出骨折的情形。

宝宝如果发生骨折的意外伤害，父母首先要看看是否有外伤，然后赶快设法止血。其次是切忌随意乱动，尤其是骨骼折断的部分。倘若是四肢或躯干骨折，则要用木板或木棍之类绑好固定，然后尽快送医院。

高温中暑时的紧急处理方法

无论在炎炎夏日，还是在冰封雪天，

正常人的体温总能保持恒定，保证了体内各种复杂的生理活动能够正常地进行。人的体温之所以能够保持恒定，是由一个"体温调节中枢"来控制管理的。我们每天从饮食中摄取的糖、蛋白质、脂肪等营养物质在体内产生热能，供给人体维持生命活动。在产热的同时，也一定要散热，所散失的热与所产生的热相等。如果只有产热而没有散热，那么只需数小时人就会热死。在一般情况下，体温调节中枢能够予以调节。但是，当环境温度太高，如产妇生宝宝时民间风俗"不能见风"，门窗密不通风，尤其婴幼儿体温调节中枢的功能还不十分完善，体内散热困难，又给宝宝把衣服捂得很严实，就会发生中暑。此外，夏天到户外玩耍，长途跋涉，烈日当空，又不能喝上充足的饮料，也会引起中暑。

中暑时，患儿的精神委靡不振，或有气无力地啼哭，面色潮红，脉搏细弱快速，能够自述的症状是头痛、头晕、恶心、口渴，有的因过热突然晕倒在地，陷入昏睡，体温升高。由于大量出汗，随汗液体内丢失了大量的水分和盐类，这种以丢失体内无机盐引起的中暑，主要表现为"热痉挛"，轻的是小腿肌肉抽筋，重者则除四肢肌肉抽筋外，还发生全身肌肉的抽筋。

中暑发生的根本原因在于高温所致，因此可尽快将宝宝移到阴凉通风的地方，解开衣服，让其平卧安静休息，同时用冷水毛巾敷头部，扇扇，或用电风扇吹。神志清醒者，先给其吃冰棍、雪糕、冰镇汽水等清凉饮料，与此同时，准备含盐的清凉饮料。因为汗水是发咸味的，汗液中含有无机盐（氯化钠），大量出汗，仅仅补充水分不补充盐分显然是远远不够的，还可给宝宝服人丹、十滴水等。一般轻型的中暑经过上述处理多能较快恢复，无须送医院。中暑较重的，则要在现场采取更多的降温措施，用冷水、井水或冰水，重点在头部、腋窝、股窝（大腿根）等处擦洗，或用冰袋敷在这些地方。刚一开始时，可先不用冰水，以免过低的水温作用于体表毛细血管，使血管骤然收缩，体内余热的散失更加困难。有时也因过于寒冷的刺激，使身体造成虚脱。为使体内余热更快地散失，在用冷水降温同时，可用电扇吹风，以增加空气对流。如果宝宝是因为中暑引起的体温增高，有的人片面地理解为是用退烧药来"降温"是不正确的。医院里应用药物来作为辅助，也不是使用常用的退烧药，而且降温仍然要以物理方法为主。在进行上述降温方法效果不显著时，应尽早送医院处理。

🔊 小儿磕碰伤的紧急处理方法

宝宝大多活泼好动，磕磕碰碰的事

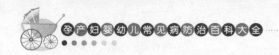

防不胜防，父母应该掌握一些即时处理方法：

1. 先观察有无骨折发生

让宝宝走一走，活动一下，先观察有无骨折发生。发生骨折后宝宝的肢体根本不能活动，如果只是感觉疼，但仍能动，多是软组织损伤。

2. 尽量不刺激受伤部位

不要按揉受伤部位，因为磕碰所造成的一般都是钝性挤压伤，受伤后几分钟内血管闭死，组织液渗出很少。如果刺激受伤部位，闭合的血管立即开放，血肿会立即加大。受伤10分钟以后用冷毛巾敷可使血管收缩，减轻皮下出血，待三五天后淤血被吸收就没什么问题了。

3. 擦伤最好不做处理

受伤后会有少量组织液渗出，其中含有生长因子、抗体、防感染的白细胞等，是组织修复最需要的物质，并很快形成一层保护膜，现代医学的任何处理都不如这种天然的防护。

4. 正确清洗伤口

如果伤口处没有异物，可以让血稍稍多流几滴，这样有利于伤口的清洁，然后按压止血即可。如果伤口有脏东西（比如沙粒），可用流动的水或纯净水冲洗，先把脏东西洗掉，然后再让伤口继续流几滴血，把伤口内的水冲出。

5. 对伤口进行消毒

可选择75%的酒精在伤口周围进行

消毒，伤口用碘伏消毒，用植物芦荟叶子劈开的汁液处理伤口效果也不错。

6. 包扎伤口

伤口可以用无菌纱布包扎，但不可扎得过紧，要使该部位能自如地活动。包扎是为了保护伤口不再受刺激，有的伤口需要包扎，有的浅伤口暴露比包扎更好。因为，包扎后的潮湿环境细菌更易繁殖，伤口更易红肿或感染。

7. 面部的伤口处理

可以要求医生用细线、小针缝合，或可吸收线皮内缝合、伤口黏合等。条件好的家庭可以要求医生使用防瘢痕的药物，如安普舒、康瑞宝等。

8. 严重时应去医院治疗

如果伤口很深、面积大或淤血面积较大，应去医院治疗，以免延误病情。如果宝宝出现神志不清、呕吐、痉挛等症状，应该火速送脑外科诊治。如果某一部位肢体不能活动，应该火速送外科（或骨科）治疗。

家中应常备一些创伤药品，如消毒纱布、脱脂棉、绷带、医用胶布、创可贴、75%酒精、抗菌软膏、剪刀、镊子等。

小儿鞭炮伤的紧急处理方法

中国人有在春节或结婚等喜庆的日子燃放鞭炮的习俗，有些亲友会把花炮等当做礼物送给宝宝。在欢庆节日的同时一定要注意安全，大人燃放鞭炮时一定要看护好宝宝，不要让鞭炮伤到宝宝。如果宝宝被鞭炮炸伤，可以按以下方法进行紧急处理：

1. 清洗

浅表有异物用清洁水或生理盐水冲洗干净，把异物立即取出，盖上消毒纱布、棉垫，再用绷带加压缠绕即可。用绷带缠绕时切勿过紧，时间不要过长，以免引起坏死。不要用刺激性强的双氧水，尤其伤口面积大的时候更不要使用。慎用消毒纸巾，因为有些纸巾内含有的消毒成分药性强烈，易造成皮肤过敏，加重伤口的疼痛。

2. 止血

小的创口用云南白药撒在伤口上止血即可，如果出血较多可采用以下两种快速止血法：

（1）指压法

用手指压迫出血部位的上方，用力压住血管，阻止血流。如果指压 20～30 分钟出血仍然不停止，就应改用止血带止血法或其他方法止血。

（2）止血带止血法

抬高患肢，在出血部位的上方，如上臂或大腿的上 1/3 处，先用毛巾或棉垫包扎皮肤，然后将止血带拉长拉紧缠绕在毛巾等物外面，不可过紧也不可过松，最多绕两圈，以出血停止为宜，这种方法止血最有效。

在紧急情况下，任何清洁而合适的东西都可临时借用做止血包扎，如手帕、毛巾、布条等，将血止住后送医院处理伤口。止血带最好每隔 15 分钟松解一次，以免患部缺血坏死。

3 岁以下儿童禁用去痛片或强痛定等止痛药品，6 岁以上儿童每次服用半片。父母不要因为心疼宝宝而自行给宝宝服用去痛片之类的药物。

如果炸伤眼睛不要去揉擦和冲洗，应让宝宝平卧并滴 0.25% 氯霉素眼药水以防感染。即使只有一只眼受伤也应包扎双眼，以减少眼球运动。过于严重的伤者，尤其是爆炸性耳聋和眼伤，应在第一时间送医院抢治，不能在家耽误。

如何进行紧急止血

一个人的血液约占全身体重的 8%，如成年人的体重 50 千克，则有 4000 毫升的血液。外伤一般多有出血，尤其是较大的动脉血管损伤会引起大出血。失血的速度和数量是危及生命与否的重要因素，几分钟内失血 1000 毫升，就会危及生命，而几小时或十几小时失血 2000 毫升，不一定会造成死亡。一般失血达到总血量的 20% 以上，会出现明显的失血症状，病儿脸色苍白、冷汗淋漓、手脚发凉、呼吸急迫、心慌气短，一般情况

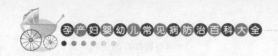

迅速恶化，此时脉搏加快变细变弱，血压急剧下降以至休克。失血超过总量的40%～50%就会有生命危险。所以，及时地在现场止血，对于挽救患儿的生命有十分重要的意义。而儿童由于生性好动，各种外伤出血又容易发生，紧急止血就显得更为重要了。

由于身体内有3种血管，所以外伤出血也分为动脉出血、静脉出血及毛细血管出血。动脉出血尤其是较大的动脉出血危险性最大，这是因为血管内压力较高，所以出血随心脏跳动的频率从伤口向外喷射，或一股股冒出，血液呈鲜红色，流出不止，故可在短时间内造成大量出血。静脉出血其危险性低于动脉出血，但大静脉出血也有危险，血液徐缓均匀外流，呈紫红色，大静脉出血往往随呼吸运动而断续，吸气时流出较缓，呼气时流出较快。毛细血管出血危险性小，因为血管十分微细，血液像水珠样地流出，血液呈红色，多能自己凝固止血。

1. 一般止血法

小而浅的伤口出血，出血量小，可用一般止血法，即用凉开水冲洗局部，清洁伤口后，涂上红汞药水，然后盖上消毒的纱布块，用绷带较紧地缠绕局部，包扎即成。如头部或其他毛发较多的部位受伤，则应先剃去毛发、清洗、消毒局部，再依照上述方法包扎。伤口较大

出血较多，则可在上述方法基础上加压包扎，即加压包扎止血法，适用于全身各部位。具体方法是用纱布、棉花等做成软垫，放在伤口上，再进行包扎，以增强压力达到止血的目的。由于加垫是直接放在伤口上，因此要注意垫子的清洁、消毒，以免引起创面感染。加垫在肢体的弯处，如放在肘窝、腘窝处，然后用绷带把肢体弯曲起来，使用"8"字形绷带缠起。

2. 指压止血法

一般在动脉出血等紧急情况下采用指压止血法，其原理也是局部加压，压迫住出血血管的近心端，以阻断血流达到止血的目的，与此同时，准备材料换用其他止血方法。采用此法，救护人必须熟悉各部位血管出血的压点。面部出血用拇指压迫下颌骨角，可以止住面部的大出血，往往需要两侧都压住才能止血。若伤在颊部、唇部，则可将拇指伸入其口内，其余四指紧捏面颊，压迫伤口下方之动脉干。颈部出血在颈根部、血管外侧、摸到跳动的血管就是颈动脉，将大拇指放在跳动处向后向内压下。后头部出血在耳后突起下面稍向外侧，摸到跳动的血管就是枕动脉，用大拇指压住。腋窝、肩部出血在锁骨下凹处向下、向后摸到跳动处即锁骨下动脉，用大拇指压住。前臂出血在肘窝处可以摸到跳动处，用拇指压迫住肘窝的动脉，在上

臂肱二头肌内侧压迫住肱动脉也能止住前臂出血。手掌、手背的出血在腕关节内，即我们通常摸脉搏的地方，摸到跳动的桡动脉压住。手指出血用大拇指放在手掌里，其余四指紧紧压迫，最好把自己手指屈入掌内形成握掌姿势。大腿出血屈起病儿大腿，在大腿根部腹股沟中点可摸到股动脉，用大拇指按住股动脉之压点，用力向后压。为增强压力，另一手之拇指可重压于上。脚部止血在踝关节下侧、足背跳动的地方用手指紧紧地压住。

3. 止血带止血法

止血带是一种橡皮管，主要用于较大的四肢动脉血管破裂，用其他止血方法不能奏效时可采用本法。但是不在万不得已的情况下尽量不要采用本法，因为用了止血带，完全阻断了受伤肢体的血流，时间太久，伤肢容易发生坏死。上止血带前，先要将伤肢抬高，尽量使静脉回流。在上止血带的部位即上肢于上臂上1/3处，下肢于大腿的中部，先用敷料或毛巾等软织物垫好，将止血带适当拉长，缠绕肢体两周，在外侧打结固定，靠止血带的弹性压迫血管，达到止血的目的。止血带的松紧要适当，以使出血止住为度。上止血带处要用明显的标志，标明何时上的止血带，在转运交接时可以知道何时何处上了止血带。一般每40分钟要放松一次止血带，使血流通过2～3分钟，然后再结住。严禁用电线、铁丝、绳索来代替止血带。

伤口处理原则

对伤口首先要清洗干净，可用清水、自来水或生理盐水将伤面及周围的泥土、污物等充分地冲洗干净，冲洗时不要将脏物冲到伤口内，然后进行消毒。表浅的伤口可涂红汞药水于伤面上，伤口周围可用酒精涂擦，以达到消毒目的，然后用纱布覆盖。大的伤口不要涂红药水等，也不要撒消炎粉或其他油膏，以免给下一步处理增加困难，局部只需用消毒纱布覆盖，以保护伤口，避免再次感染。

伤口内如有大而易取的异物，可酌情取出。深而小又不易取的异物不要勉强取出，以免把细菌带入伤口和增加出血。刺入体腔或血管附近的异物如钉、条等要保留原处，不可轻率地拔出，以免损伤血管或内脏，要尽快将伤儿送到医院。

有出血的伤口，要予以止血。

初步处理后，有条件和可能的要做好包扎。包扎可以使伤口少出血，减少污染机会。对怀疑有特殊感染的伤口要特别注意。所谓特殊感染即指破伤风和气性坏疽。破伤风是由厌氧的破伤风杆菌引起的一种疾病，患儿发病后会有全

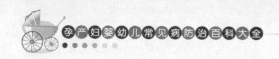

身性的阵发性强直性的抽风。破伤风杆菌大量地存在于泥土中，牲口粪便中更多，所以宝宝玩土，伤口很脏，或脚底扎上铁钉，伤口小而深，要及时清洗伤口，送医院处理，注射破伤风抗毒素。

气性坏疽是由一组厌氧梭状芽孢杆菌引起的急性感染，在创伤严重，如地震伤时，发生粉碎性骨折与关节破裂，尤其是软组织撕裂很重又很脏，肌肉大块损伤，病变常常在一条或一组肌肉中进行，产生大量的气体，这种感染后果多很严重。凡在脏土上受到创伤，创伤又很严重，怀疑有气性坏疽时，伤要及早做清洁处理，然后尽快送医院。

毒蚊叮咬的紧急处理方法

宝宝十分好动，又喜欢在户外玩耍，加之新陈代谢旺盛，所以稍一活动身上便会出汗，特别是天热时。汗液中的三甲胺会不断地从汗中散发出来，而蚊虫对这种气味特别敏感。所以，宝宝很容易被蚊虫叮咬。当宝宝被蚊虫叮咬后可以马上进行以下处理：

1. 如果随身携带有清凉油、风油精或红花油，应反复涂搽叮咬患处，以迅速减轻痒及痛的症状。给宝宝抹上清凉油和风油精等之后，要防止宝宝的手不小心碰上清凉油，吃手或揉眼睛时将清凉油带到嘴里或眼里，造成不适，引起哭闹。

2. 如果宝宝皮肤破溃，不要涂抹风油精或花露水，以防引起感染，可用生理盐水擦拭干净。

3. 如果叮咬处皮肤变得红肿，可用三棱针点刺放血，挤出黄水毒汁后再涂以上药品，效果更好。如果没有针，也可取两片阿司匹林研成粉末，用凉水调成糊状涂患处。居家可把葱叶、葱头或大蒜捣成泥状涂于患处，或用新鲜乳汁反复滴涂于蜇伤部位，或用新鲜仙人掌洗净去刺、捣烂如泥涂于患处，这些均有杀菌止痒、解毒止痛及消肿作用。

4. 如被蝎子、马蜂、蜜蜂等蜇伤，一定要先用锋利的针将伤处刺透，并挤压肿块，将毒汁与毒水尽量挤干净，然后用碱水清洗伤口，再涂抹药膏。

5. 如果发生继发感染，应在医生的指导下进行局部及全身的抗炎治疗。

6. 如果引起过敏性皮炎，在医生指导下口服抗组织胺药物，如扑尔敏、苯海拉明等。

7. 蚊子可传播多种疾病，如登革热、乙型脑炎等。因此，要注意宝宝是否在随后几天出现发热等不适，如果出现应立即就医，并对医生说明蚊子叮咬的部位及天数。

猫狗咬伤的紧急处理方法

现在养猫养狗的人越来越多，经常

有人被猫或狗咬伤或抓伤。由于动物口腔里有细菌，咬伤的部位容易发生红肿和感染，并还会引起全身的严重反应。如果猫或狗的口腔唾液里带有狂犬病毒，较深伤口会受到狂犬病毒感染，短则10天，长则数年而发生狂犬病。因此，如果宝宝被猫或狗咬伤时应该立刻进行以下处理：

1. 如果伤口没有出血，先用20%的肥皂水或用1∶1000的新洁尔灭溶液反复冲洗伤口约20分钟，再用大量清水冲洗10分钟。如果伤口较深要想办法深入内部进行灌洗（如用注射器注水冲洗），尽量减少病毒的侵入。伤口的处理越早效果越好，伤口处理完毕后不要包扎伤口，尽量让伤口暴露。不要用碘酒或酒精清洗伤口，因为碘酒或酒精刺激组织细胞，不利于伤口消毒。

2. 如果咬伤或抓伤部位出血，应该在伤口处用无菌纱布或清洁手帕按压止血，尽量使含有病毒的血液流出，用云南白药撒在伤口上止血，流血过多时用止血带止血，然后马上带宝宝去医院进行检查和处理。

3. 为了避免破伤风或狂犬病，一定要在24小时内带宝宝去医院注射破伤风预防针和狂犬疫苗。

蜂虫蜇伤的紧急处理方法

一般到了野外，或是在居住的周围环境中有时会碰到蜂虫，这些蜂虫有可能在宝宝睡眠或玩耍时蜇伤宝宝。宝宝被蜂虫蜇伤后，虽然从表面上看皮肤上只有一个犹如针刺样的很小的孔，但毒刺常常留在里面，宝宝会感到蜇伤部位有针刺般的疼痛，局部很快会肿胀起来。宝宝被蜂虫蜇伤应该马上进行如下处理：

1. 先安抚宝宝的惊恐情绪，哭闹或烦躁不安都会加速毒汁在体内的扩散。

2. 仔细查看蜇伤的局部，观察毒刺是否还留在皮肤里。如果还留在皮肤里，用小镊子将其取出，不要去挤毒刺顶部的毒汁囊（在刺入皮肤的毒刺上端），也不要按摩，以免更多毒汁进入体内。也可用胶布粘在伤处，然后用力撕起将小刺带出来。如果未能拔出，可用手指绷紧皮肤，把毒刺暴露得多一些，再用镊子拔出。

3. 拔出刺后用炉甘石洗液或肥皂水擦洗蜇伤局部，以中和酸性毒液，减轻疼痛和肿胀。

4. 如果毒刺不能拔出，或看不见毒刺，或被蜇伤的部位是多处，或宝宝发生了过敏性休克，要立即送到医院进行救治。

蛇咬伤的紧急处理方法

带宝宝去郊外野游或在树林里玩耍，有时会不慎碰到蛇并被咬伤。如果是被毒蛇咬伤，毒汁会很快进入血液里，扩散到身体的其他部位，处理不当或不及时会危及宝宝的生命。因此，在送往医院救治之前，必须刻不容缓地进行以下急救处理：

1. 不要让宝宝惊慌失措和奔跑，奔跑会加快血液循环，使蛇毒吸收得更快，应该立即进行自救处理。

2. 用手紧压咬伤部位的上端，然后用手帕或布带迅速扎紧伤口，防止毒汁继续进入血液循环，待服用有效的蛇药后方可解除包扎，但应注意每隔20分钟左右要放松2~3分钟。

3. 包扎完后马上用清水、双氧水或高锰酸钾水（如果当时没有也可以采用洁净的泉水、井水等）冲洗伤口。

4. 立即用吸奶器或火罐等把伤口里的毒汁吸出来，必要时将伤口挑开扩大，尽量让毒汁多排出。如果身上带有解毒药，应该在处理局部伤口的同时立即内服、外用解毒药。

5. 短暂地紧急自救处理后火速将宝宝送往医院急诊救治。在去医院的路上要让宝宝平躺，不要移动被咬伤的部位，将此部位抬高于心脏之上，不然会加速毒汁向血液里的扩散。

6. 毒蛇咬伤24小时之内可以冷敷伤口局部，以减缓毒汁吸收。

如果是无毒蛇咬伤，伤口疼痛的时间并不长，而且咬伤局部只是轻微红肿，范围不再继续扩大，全身也没有明显的中毒症状。如果是有毒的蛇咬伤，宝宝很快就会出现明显的中毒症状，局部的表现是伤口持续性疼痛，并红肿明显，有麻木感，犹如蚂蚁在爬动，1~3个小时后全身出现不适、胸闷、发热、发冷、恶心、呕吐等严重症状，表明中毒已较深。

小儿误吞异物的紧急处理方法

1. 异物尚未进入气管时

婴幼儿拿到什么东西总喜欢往嘴里放，如果父母不注意，很可能误吞异物。出现这种情况时，父母千万不要惊慌失措，如果宝宝还能呼吸、讲话或哭出声，父母要鼓励宝宝把吞入的异物咳出来，千万不要用手在宝宝嘴里乱抠，以防把异物越顶越深，把气道完全堵死。

2. 异物已经进入气管时

如果没有看到宝宝咳出东西，而是反复咳嗽或气喘，表明异物已进入气管以下的气道，立即送宝宝去医院及时取出异物。

3. 危急时刻的自救方法

如果宝宝脸色已经发青，不能呼吸，也哭不出声，此时不论送医院还是请医生来，都可能会失去最宝贵的救治时间。正确的做法是马上叫别人去请求医疗急救，同时立即开始自救。父母一定不要惊慌，要保持镇定，这时宝宝的生命就在父母的手中。

如果宝宝未满1周岁，可将宝宝的脸朝下放在父母的大腿上，用手托住宝宝的前胸，固定好头部，头朝下，然后用另一只手掌根猛击宝宝的肩胛骨之间的部位，动作要急促有力，连击4下。如果动作正确，被哽在咽喉里的东西通常会冲口而出，呼吸困难得到缓解。如果仍不能呼吸，立即把宝宝翻过来平放在桌上，用食指、中指和无名指顶住宝宝横膈肌（在胸骨下段）的位置，有节奏地用力按压4下，增加宝宝的腹部压力，造成一股人为的气流，让宝宝咳出异物。

如果是1岁以上的宝宝，可以让宝宝仰面平躺，父母面向宝宝头部，跪或站在宝宝脚侧，两手重叠在一起放在宝宝的肋骨和肚脐之间，用掌根快速向头部及腹内方向做冲压动作，促使异物在压力冲击下排出。

如果以上方法仍然未使异物排出，宝宝仍然不能呼吸，就要采取口对口呼吸，即父母深吸一口气，把宝宝的嘴与鼻都包在嘴里，并用手捏住自己的鼻子，尽量不要漏气，然后向里面吹气。如果吹气有效，通常可以看到宝宝的胸部出现轻度扩张。不断重复以上的动作，直到急救人员到达。

急救之时，时间就是生命，应该就近送医院，特别是宝宝呼吸心跳濒临停

止时，更不宜送较远处的大医院。正规的小型医院完全有能力进行初期急救，急救后病情相对稳定再转送大医院。

小儿耳内异物的紧急处理方法

如果宝宝的耳朵里进了异物，应该先让宝宝侧身躺在床上，将有异物的一侧耳朵朝上。如果耳内的异物很小，很柔软，可以试着用干净的小镊子把异物夹出来。切不可用耳勺等尖锐物品伸入耳内掏挖，以免异物越陷越深，刺伤耳膜，引起严重的后果。如果是小虫进入耳内，由于虫子喜欢光线，会顺着光线爬出来，可用电灯（或手电筒）靠近耳朵，照射外耳道；也可将卫生香的烟徐徐吹入耳内，虫子会自动爬出。如果水液进入耳内，可用脱脂棉球把耳内的水液吸出，也可让进水一侧的耳道向下，让宝宝单脚跳跃，水液即会流出。小豆粒、小弹丸之类的东西进入耳内，可将宝宝的身体弯向有异物的耳朵一侧，让宝宝单脚跳跃，直至异物掉出。如果上面提及的方法都不能奏效，或耳朵内因有异物而致疼痛、发炎，应速带宝宝去医院诊治。

耳垢能保持耳道的适宜温度，还可防止灰尘、小虫等异物直接与鼓膜接触，因此平时不要随便给宝宝掏耳垢。

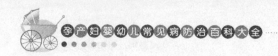

小儿溺水的现场救护方法

由于意外而使大量的水从口鼻进入呼吸道、消化道，或者灌入的水量并不多，但因喉头痉挛使宝宝发生窒息的情况称为"溺水"。资料表明，小儿溺水后如果未及时进行现场救护，大约有60%的宝宝送到医院时已经失去最佳的救护时机。因此，一旦宝宝发生溺水，一定要立即进行现场救护。

1. 迅速清除堵塞口鼻的异物

（1）快速清除宝宝口鼻中的脏东西，迅速联系救护车。

（2）迅速撕开宝宝的衣服，呼喊宝宝的名字，确定其是否有意识。

（3）检查鼻子和颈部大血管搏动，观察有无呼吸和心跳。

2. 排出灌进去的水

把宝宝趴着放倒，救护者手按在宝宝腹部，上提腰部，头肩放低，促使宝宝吐出肚子里的水。救护者也可取坐位，让宝宝头朝下，腹部趴在救护者的膝盖上，轻轻敲击宝宝的后背，让宝宝把灌进肚子里的水吐出。或者救护者一条腿跪地，另一条腿屈膝，将宝宝的肚子横放在救护者屈曲的腿上，头部下垂，按压宝宝的背部，促使呼吸道及胃里的水从口鼻流出。经过一般急救后，宝宝的情况可能会有所好转，但也应该立即送

到医院处理。因为如果宝宝是在淡水中溺水，除了窒息外水分可能会迅速进入血液循环，引起血液稀释，造成血容量增加；如果是在海水中溺水，海水渗透压高，大量进入肺泡后会引起肺水肿，同时可因血液被浓缩而造成电解质紊乱，导致心衰甚至死亡。而且肺里吸入液的污染或胃里呕吐物反流到呼吸道会引起支气管炎、肺炎等。如果宝宝只是被水呛了一下，当时很快没事了，但后来出现发热、咳嗽等症状，可能是呛入的水引起支气管炎或肺炎，应该带宝宝去医院进行治疗。

3. 必要时人工呼吸

如果宝宝没有呼吸，应该马上让宝宝仰面躺下，救护者用一只手将宝宝的下颌抬起，或在宝宝的肩下垫东西，使其头部后仰，同时用另一只手的大拇指和食指将宝宝的鼻子捏住。救护者深吸气后张大嘴，然后用嘴把宝宝的嘴、鼻同时盖住，缓慢而有力地往里吹气，大约每3秒钟完成1次人工呼吸，直到宝宝恢复自主呼吸。一旦宝宝恢复呼吸，要马上将宝宝身上的湿衣服脱下来，包裹上干爽衣物，以防止感冒。如果宝宝有了意识，可以给宝宝喝一点儿饮料，但不要太热，温热饮料较为适宜。同时，也必须将宝宝送到医院检查治疗，以免肺里的水引起刺激症状，使呼吸道可能在几个小时内开始肿胀，再次出现溺水

症状。

4. 必要时进行心脏按摩

如果观察到宝宝没有呼吸也无心跳（颈部大血管搏动消失）时，应先做4次人工呼吸，然后做5次心脏按摩：用两个大拇指压住宝宝的左右乳头连线的中点，然后手指下陷1～2厘米深，以每分钟100次左右的速度进行按压，再重复做1次人工呼吸。

小儿触电的紧急应对方法

小儿由于经验不足，常因玩弄电源发生触电事故，其他如风暴、地震、火灾等自然灾害造成的电线断裂也可使人体意外触电。触电后，轻者仅出现瞬间感觉异常，如痛性肌肉收缩、惊恐、面色苍白、头痛、头晕、心慌等症状。如果触电时间较长，通过人体的电流较大，或者是电流从右手到左脚，此时电流可通过人体的重要器官（心脏和中枢神经系统），损害会非常严重，表现为面色苍白或青紫、昏迷不醒甚至心脏、呼吸停止，触电的局部可出现水疱，严重者可致触电部位烧伤。

发现触电后，首先要迅速切断电源，或用干木棍将电线拨开，或用干木棍将宝宝拨开。如果想直接拉开宝宝，则抢救者必须站在干纸堆或木板上，拉住宝宝的干衣角，将他拖开。症状轻者可休

息1～2小时，一般不会发生生命危险，但需有人在旁守护，观察呼吸、心跳情况，皮肤灼伤处敷消炎膏以防感染。对于呼吸和心跳都停止的宝宝，应该分秒必争地进行现场抢救，立即做口对口呼吸和心脏按压。在做人工呼吸和心脏按压的同时，应立即打电话给急救中心让医生前来抢救。

在预防上，对于有幼儿的家庭，一定要把电源放在宝宝够不着的地方，避免宝宝玩耍。

小儿休克的紧急应对方法

如果宝宝患有某些严重疾病，如肺炎、腹泻等，身体会对这些强刺激引发全身性反应，表现为急性周围循环衰竭，发生一系列生命垂危的症状。

休克的常见表现是：精神委靡、头昏胸闷、心慌气短、脉搏微弱并加快、呼吸浅而快、血压下降甚至测不出、皮肤冰凉并出虚汗，同时伴口渴、尿少症状，甚至意识丧失。如果未能得到及时救治就会造成生命危险，因此一旦发生休克必须马上对宝宝采取急救措施。

休克的常见原因有如下几种：

1. 严重感染

宝宝患了某些感染，如肺炎、脑炎、败血症等疾病，细菌毒素的刺激都可以引起急性周围循环衰竭，导致休克。

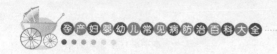

2. 严重创伤

大面积软组织裂伤、粉碎性骨折等也可引起休克。

3. 血容量不足

身体内某个器官大出血、某种外伤大量出血、大面积烧伤造成血浆丢失、剧烈呕吐或严重腹泻引起脱水等，都会导致血容量不足，引发休克。

4. 身体过敏

对某些药物过敏，如青霉素、链霉素，或被蜂虫蜇伤，都容易因过敏而发生休克。

休克时的应急处理法是：

1. 以最快速度寻求医疗救助

休克是一种很凶险的症状，未能及时救治会马上危及生命。因此，一旦宝宝发生休克症状，父母要以最快的速度请医生来急救，或马上送往医院急救。

2. 让宝宝采取适宜的体位

在送往医院的路途上要让宝宝采取头低脚高的姿势（除了头部受伤外）平躺，以保证脑组织的血液供应，以免造成脑部缺血。因为脑部一旦缺血缺氧，几分钟便会对脑组织造成不可逆性的损害。

3. 正确护理

注意保持呼吸道通畅，以免加重缺氧症状。皮肤发凉时注意身体保暖，但不要进行热敷，避免血液从重要脏器中流到皮肤，造成重要器官缺血，引发更危险的症状。也不要将宝宝的身体包得过紧或给穿较紧的衣服，尽量少挪动宝宝。

4. 密切关注病情的变化

要有人专门守护在宝宝身边，随时检查脉搏，并轻轻呼叫宝宝的名字。如果宝宝的脉搏微弱不容易摸到，可以用食指和中指触摸宝宝颈部气管旁边的颈动脉，也可以采取食指、中指及无名指摸触靠近手腕部的动脉。

小儿重度脱水的紧急应对方法

人体的新陈代谢离不开水，有了充足的水分才能维持生命活动。特别是宝宝，他们正处于生长发育的旺盛时期，身体对水的需求更为旺盛。但宝宝的免疫系统尚未发育成熟，身体抵抗疾病的能力还较弱。特别是在3岁之前，呼吸道和胃肠道经常容易被一些致病菌感染而患病，如感冒、肺炎、各种传染病、腹泻等常见疾病，都是侵扰宝宝的"常客"。宝宝患病后身体会失去大量的水分，导致身体发生脱水。

脱水的常见原因有：

1. 发热

无论什么疾病引起的体温升高都会使宝宝的呼吸频率加快，汗腺大量分泌汗液，导致身体失去很多水分，造成脱水。

2. 腹泻

腹泻时排便次数增加，而且排出大量的稀便或水便，加之呕吐，身体丢失的水分要比呼吸道感染更为明显。如果未能及时补充体液，宝宝的身体就会脱水。

脱水的主要表现是：刚开始时，主要表现为口唇干燥，宝宝有口渴感，烦躁、爱哭，伴随着尿液减少，尿色发黄，皮肤缺乏弹性，1岁半以内的宝宝头顶的囟门还会有一些凹陷。脱水症状较轻的宝宝可以在家里进行口服补充液体的治疗。如果未及时补充体液，特别是腹泻时，血液中的水和电解质就会失去平衡，导致脱水症状加重，宝宝会更加烦躁，囟门和眼窝明显凹陷，哭时泪少，口干舌燥，大腿内侧的皮肤用手捏起后皱褶变平的时间延长，超过2秒，这时应该赶快去医院治疗。

脱水时的应急处理法是：

1. 及时降温

如果宝宝发热应该及时降温，以减少体内失水。可以给宝宝洗个温水澡，水温比体温低2℃～3℃。也可以用酒精擦浴，方法为把浸透35%酒精溶液的小毛巾拧至半干，缠在手上呈手套状，先擦额头，然后分别从双颈侧沿上臂外侧擦至手背，再从腋窝沿上臂内侧擦至手掌；双下肢先从胯骨开始，沿大腿外侧擦至脚背，再从腹股沟沿大腿内侧擦至脚心；最后从腰窝、后膝窝擦至脚跟；擦完后注意用大毛巾擦干皮肤。禁止擦宝宝的前胸区、腹部、颈后、脚底等部位，以免刺激引起末梢血管收缩而影响散热。如果宝宝在擦浴过程中出现发抖、面色苍白的现象应该立即停止擦浴，可以给宝宝喝一些热饮料。

2. 少量多次地补充液体

每隔10分钟左右给宝宝喂一些水，注意少量多次饮用，以缓解脱水症状。最好在水中加上一点儿葡萄糖和少量盐，使液体稍稍有一点儿咸味，有助于补充脱水时体内丢失的电解质，从而改善脱水症状。腹泻引起的脱水症状通常较重，应该在医生的指导下服用口服补液盐制剂，尽快纠正脱水症状。

3. 脱水较重时应去医院治疗

严重脱水可能会导致大脑受到损失，甚至导致死亡，因此一定要及时纠正脱水症状。当宝宝持续高烧不退，或持续腹泻、呕吐剧烈以致不能进食水时，应该赶快送到医院治疗，以免引起严重的脱水。如果宝宝出现嗜睡甚至意识丧失、四肢冰凉、脉搏不清等严重症状时，表明身体重度脱水，应立即送到医院进行救治。

小儿药物中毒的常见原因与不良反应

宝宝年幼无知，如果父母对家中的

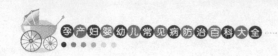

药物保管不妥或对宝宝监护不够，以及不恰当地为宝宝使用药物，都会造成小儿药物中毒。资料显示，小儿急性中毒有75％是药物中毒引起的。

小儿药物中毒的常见原因有如下几个方面：

1. 药物保管不当

父母将药物随意放在桌柜上、枕边或宝宝容易拿到的抽屉里，宝宝出于好奇心误服。特别是有些药物外面包有一层糖衣，看起来如同糖片或糖丸，很容易被宝宝误认为是糖豆偷偷吃掉；有的水剂药物、化学制剂颜色鲜艳、气味芳香，宝宝会当成饮料喝下去。

有的未将家里过期的药物、储存不当的变质药物及时进行清理，或药袋表面未写明药物名称、用途、用法、用量及有效期限等，宝宝生病时一着急，给宝宝吃了过期的药或吃错了药。

成人药与小儿药未分别存放，错拿后导致宝宝误服。有些药的外形大小、颜色很相似，一粗心就很容易混淆，使宝宝错服。

2. 长期过量服用

有的父母长期大量给宝宝补充维生素 D 或维生素 A，而这两种维生素都是脂溶性的，大量服用后容易在体内蓄积，造成药物中毒。

3. 服药剂量过大

有的父母在宝宝生病时十分焦急，

恨不能让宝宝一下子好起来，于是不按照医嘱自行给宝宝加量服药，或增加服药次数，造成宝宝药物中毒。而且，药物中毒后也不知道，误认为是疾病加重，继续加大用药量，使中毒更为严重。

4. 同时服用多种药物

有些父母尽管是按照医生指定的时间、剂量给宝宝服用药物，但同时还给宝宝服用另一种作用相同的药；或认为服药品种多，作用大，就给服用好几种药物，这种做法也容易引起药物中毒。

常见药物中毒的不良反应有：

1. 神经系统

安眠药、抗精神病药物、抗癫痫药、苦杏仁、白果等可引起神经系统的反应，表现为嘴唇及全身麻木，并伴有眩晕、无力、看东西不清及烦躁不安等不适，严重时出现身体抽搐、嗜睡、意识不清或昏迷等中毒反应。

2. 消化系统

阿司匹林、洋地黄类、鱼胆、桃仁等可引起消化系统的反应，表现为上腹部不适，并伴有恶心、呕吐、腹痛、腹泻、原因不明胃出血、黑便、肝痛等不适。

3. 循环系统

氯丙嗪、强心甙类、苦杏仁、人参等可引起循环系统的反应，表现为心悸、面色苍白、四肢发冷、心率改变、血压波动、心律失常等不适。

4. 听觉系统

听觉系统的损害主要是耳毒性药物中毒引起，表现为听觉系统的慢性中毒，以耳聋、耳鸣为主，耳聋多在用药后 1～2 周出现。对于儿童来说，早期症状不太容易识别，如果宝宝在用药后表现过分的安静，则要高度警惕。现已证实具有耳毒性的药物，抗炎药类包括链霉素、庆大霉素、卡那霉素、小诺霉素、新霉素、洁霉素、氯霉素、红霉素、万古霉素、春雷霉素、巴龙霉素等，解热止痛药类包括阿司匹林、非那西丁、APC、保泰松等，其他类药物包括速尿、利尿酸、汞撒利、氮芥、顺铂、氨甲嘌呤、奎宁、氯奎、心得安、胰岛素、碘酒、洗必泰、重金属盐（汞、铅、砷）等。

小儿药物中毒的紧急处理方法

1. 尽快弄清宝宝误服了什么药物，如马上检查大人用的药物是否被宝宝动过，同时弄清服药时间大约有多久，误服剂量有多少，并保留宝宝的呕吐物或排泄物，以便医生进一步采取急救处理。

2. 如果宝宝误服的是一般性药物，且剂量少，如毒副作用较小的普通中成药或维生素等，在药物吃到胃里还未到达肠道时，父母先不要慌张，应该给宝宝饮用大量冷开水稀释药物，促使其尽快从尿中排出，然后把手指放到宝宝的舌根处，刺激喉部快速催吐，尽量减少胃对误服药物的吸收，随后马上带宝宝去医院。

3. 如果宝宝误服了副作用大且有毒性的药物，如避孕药、安眠药等，应该及时送往医院治疗，切忌延误急救时间。

4. 如果宝宝误服的是刺激性或腐蚀性很强的药品，如来苏水、石炭酸、盐酸等，对口腔、食道、胃黏膜的刺激性很大，不宜采用催吐法，应该马上把牛奶、豆浆或鸡蛋清与水调和成溶液，迅速给宝宝喝下去，以保护食管和胃黏膜。

5. 如果误服的是碱性药物，可以用食醋、柠檬汁、橘汁等食物中和。

6. 如果误服的是酸性药物，可以用肥皂水、生蛋清等进行中和，以保护胃肠黏膜。

7. 如果误服碘酒等，立即喝米汤、米糊等含淀粉类流质，淀粉与碘作用后能生成碘化淀粉，减小毒性，然后再把这些化合物催吐出来，反复多次，直到呕吐物不显蓝色为止。

8. 如果误服了癣药水、止痒药水、驱蚊药水，立即让宝宝喝浓茶水，茶叶中含有鞣酸，有沉淀解毒作用。

在迅速做了以上初步处理后，马上送到医院进行急救。在送往医院急救时，父母应注意把宝宝错吃的药物或药瓶带上，为让医生了解情况，及时采取最有效的解毒措施。如果不知道宝宝服的是

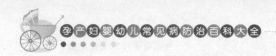
什么药，则应将宝宝的呕吐物、污染物、残留物带往医院，以备检验。

对宝宝的身体造成损害。

避免药物中毒的具体方法

1. 药物要集中存放在避光、阴凉、干燥、清洁的地方，而且必须是宝宝拿不到的地方。如果正在用药时，父母因有急事必须离开，马上将药物放到宝宝拿不到的地方。

2. 药品应分门别类地存放。成人的药与宝宝的药要分开，外用药与口服药要分开，以免错拿造成误服。

3. 所有的药物都必须写明药品名称、用途、用法、用量及有效期限，由于保管不当而使药物包装破损、残缺不全，或药物标签不全、字迹不清、已看不清规格和剂量，一定要注意及时清理，不可凭经验随意使用。

4. 药物有效期一过就要马上处理掉，绝不能再给宝宝使用，也不能将有效期作为唯一参照，如果药物拆封后保存不当，发生变色、结块、有霉味或异味，变混浊并有沉淀，即使未超过有效期也应立即进行清理。

5. 中成药虽然没有有效期，但如果发生霉变、生虫、潮解等现象，也不可再进行使用。

6. 挥发性的药物要经常进行清理，以免药物挥发后使原来的药物浓度加大，

7. 平时喂宝宝吃药不要骗说是糖果，而应告诉宝宝正确的药名与用途，以免宝宝真以为是糖果而误吃。

8. 对于轻微感冒、腹泻或积食，父母可以给宝宝服点儿非处方药，但如果病情继续发展，就必上医院请医生开药。如果服药后病情不见好转应及时请教医生，切不可自行加药或擅自换药，也不要给宝宝服用另一种作用相同的药。如果确实需要同时服用几种药，要严格遵医嘱，最好将服药时间错开，以免药物在体内相互作用而产生毒副作用。

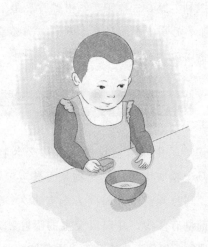

9. 不要随便给宝宝使用抗生素，必须用时剂量宜小，疗程宜短，尽量不要静脉给药，避免联合用药。

10. 给宝宝使用抗生素后要注意观察用药后的反应，如果出现头晕、口角麻木、耳鸣等症状要及时停药。一定要慎

重对待耳毒性药物，不可自行使用，严格听从医生指导。

11. 不要把维生素视为营养药而不加限制地使用，特别是以在体内蓄积性的脂溶性药物，如维生素 D、维生素 A，要按照医嘱严格掌握服用时间和剂量。

12. 宝宝的各个组织器官尚未成熟，比成人更易发生用药的不良反应。因此，应慎重选择新药特药，服用传统的经典药物更安全。也不要给宝宝使用成人药物，以免引发不良后果。

打针比吃药好吗

打针和吃药是医生在给婴幼儿治病时常用的给药方法，是吃药还是打针应根据病情及药物的性质、作用来决定。

吃药是最简便易行的，安全可靠，一般没有什么副作用。有些药只能口服，如中药冲剂、中医成药、止咳糖浆、胶囊和药面等，服后少数在胃部吸收，大部分在小肠吸收，吸收后通过血液循环到达全身各处，从而达到治疗目的。另一些药口服效果好，如肠炎、痢疾等消化道疾病，药物通过口服进入胃肠道，并保持有效浓度，能收到良好的治疗效果。

通过注射给药，药物吸收快而规则。有些病是打针效果好，但此种方法给药，对药物制作、注射技术、消毒措施的要求比较高，否则易发生一些问题，如注射局部的感染、神经损伤；静脉注射时，引起静脉炎或静脉血栓，药液向血管外渗出致组织坏死；臀部反复打针，局部会有硬结，肌肉收缩能力减弱，少数发生臀大肌挛缩症，甚至还需要进行手术治疗。就此点而论，可以说，尽管打针效果好，但打针不如吃药安全。

尽管如此，打针是救治病人的给药途径之一。当病人昏迷，或需要抢救时，病人呕吐频繁，不能口服药物，往往需要静脉注射给药。

总之，在婴幼儿生病时，父母应配合医生的治疗方案，让宝宝吃药或打针。

宝宝不肯吃药怎么办

年轻父母常常为宝宝不肯吃药而苦恼，宝宝吃药时经常哭闹，灌进去又吐出来，连奶和饭也连带吐出来，难怪不少父母宁愿让医生打针也不愿意给宝宝喂药。

婴幼儿有灵敏的嗅觉和味觉，很容易把药物辨认出来，因此给婴幼儿吃的药要尽可能把味道调好，如水剂或片剂要碾碎用少量糖调匀用勺子喂服，每次量要少，用勺子送入口腔待下咽后再取出。宝宝在吞咽时会反流可顺势把药接住，要教导宝宝把药咽下后再给好吃的，让宝宝赶快咽下后吃点儿好东西，尽量

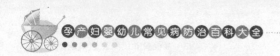

不用灌药法。父母应尽量减少药物的形象引起宝宝的反感，表扬宝宝顺利地吃掉药物，有过几次成功的经历，宝宝就不害怕吃药了。

如何选用助消化药

助消化药泛指能够帮助消化的一些药物，包括健胃药、稀盐酸和各种消化酶制剂。

胃蛋白酶、胰酶、淀粉酶和稀盐酸等助消化药，是正常情况下人体内分泌的物质，各有其不同的生理功能，如胃蛋白酶是胃中消化蛋白质的一种水解酶，在胃酸环境下可迅速地将蛋白质消化。当宝宝发烧或患全身性疾病时，消化系统功能减低，盐酸、胃蛋白酶分泌减少，适当补充一些胃蛋白酶合剂可以对消化有些帮助。胃蛋白酶合剂是胃蛋白酶加稀盐酸、甘油和适量糖浆混合而成的液体，也常用于病后食欲不好的消化不良。用量：6个月左右婴儿每次0.5毫升，3岁左右小儿每次3毫升，每日3次，宜饭前服用。

酵母片适用于消化不良，由各种维生素B及氨基酸组成。用量：婴幼儿每次0.3克，一日3次。

乳酶生是乳酸杆菌的干制剂，产生乳酸使肠内酸性增高，抑制腐败菌的繁殖，用于消化不良、腹胀。用量：新生

儿至2岁每次0.3~0.6克，每日3次。

治疗小儿食欲不好的中成药很多，当吃的食物过多，或者吃了过量油腻食物时，可选用消食导滞类的泻下中药，如一捻金、小儿化食丸、小儿至宝锭等，可以消食、化滞、健胃，但应注意不能久服、多服，病除即止，因久服伤正气。当积滞时间长久，脾胃虚弱至小儿体形消瘦、腹部胀大、食欲不振、少动易哭、面色发黄时，可选用调胃、健脾、化积、消食的中药，如健脾消食丸、健儿冲剂、婴儿健脾散、化积口服液及小儿启脾丸。

点眼药水、涂眼药膏的方法

宝宝患眼病需要用眼药水或眼药膏时，父母如果用药方法得当，可以提高疗效，使宝宝迅速恢复健康。

父母在给宝宝点眼药时，先将宝宝的头稍仰，眼睛向自己头顶的方向看，轻轻扒开下眼皮，将眼药水或眼药膏滴入下眼皮内。如果用的是眼药水，滴入后让宝宝将眼睛闭上1~2分钟，待宝宝睁开眼后，用手帕擦净眼周围药水。如果用的是眼药膏，挤入后要让宝宝闭眼，然后父母用手帕轻轻揉几下眼皮，以便使眼药膏散于全眼，眼药水与眼药膏合用时要先滴眼药水，后涂眼药膏。

点眼药时父母应注意不要距离宝宝眼球太近，以防刺伤眼睛。宝宝患眼病

时，眼屎往往很多，父母在点眼药时要先把宝宝的眼屎擦干净。宝宝的眼睛若被眼屎粘住睁不开，可用药棉在温开水中浸湿，在宝宝眼睛上敷一会儿，然后轻轻地从眼内角向外侧擦洗。注意不要来回擦，一块棉花只能擦洗一只眼睛，擦净后再点眼药。如果宝宝太小，不能配合，可在宝宝入睡后点眼药。

如果宝宝的眼睛有很多分泌物，不仅要及时进行清理，还应该在医生指导下用一些眼药，这样才能使眼部的炎症尽快消散。可年幼的宝宝往往不能与父母很好地配合，应该怎么办呢？

1. 父母用一只手持消毒玻璃棒，先挤出红豆大小的药膏放在玻璃棒上。

2. 父母用另一只手食指或棉签轻轻拉下宝宝的下眼皮，露出结膜囊。

3. 让玻璃棒与下眼皮平行，轻轻把上面的药膏放入结膜囊内。

4. 把玻璃棒从耳侧拿开，让宝宝轻轻地闭上眼睛，使药膏充满结膜囊。

5. 用棉签轻压内眼角2～3分钟。

需要注意的是：眼药膏最好在临睡之前使用，白天使用容易出现视力模糊；玻璃棒点药的一端一定要光滑。

滴鼻药的注意事项

宝宝鼻子不通气多数由受凉、感冒、鼻炎等引起，造成鼻黏膜充血，治疗时常用0.5%或1%的麻黄素液滴鼻。在给宝宝滴鼻药之前，父母要先让宝宝把鼻涕擤出，使宝宝鼻腔干净。滴药时让宝宝仰卧，头向后仰，鼻孔朝上，把枕头放在宝宝肩下，头放低，这样滴入的药不致流入口内。滴药后继续让宝宝躺5～6分钟，头左右转动，使药液流入鼻腔各部，充分发挥作用。每次滴鼻应在宝宝睡觉前或吃奶前进行，每3～4小时滴药1次，每侧鼻孔滴2～3滴即可。

滴药前父母要向宝宝解释清楚，消除宝宝的恐惧心理，要注意分散宝宝的注意力，瓶口要距离鼻孔稍远一点儿，以免宝宝哭闹时刺伤鼻孔。滴入时不要过量、过快，动作要轻，以免呛着宝宝。宝宝鼻孔不通气时，应遵医嘱，不要乱滴药，最好不使用鼻眼净，以免引起不良反应。

滴耳药的方法

向耳道内滴药是治疗宝宝外耳道及中耳炎的主要治疗方法。滴药前，大一些的宝宝可侧卧于床上，也可坐在椅子上，头向一侧偏斜。小一些的宝宝由母亲抱在怀中，左手扶住头部，右手及臂部抱住宝宝的身体及双手，两腿夹住宝宝的双腿。宝宝的外耳道有一定的倾斜度，所以滴药前应将耳道轻轻拉直，以便使药液顺利流入耳道。如果宝宝耳道

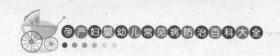

内有脓性分泌物，先用3%双氧水清洁干净，然后再滴药。

滴药时，小一些的宝宝可拉耳垂向下，大一些的宝宝拉耳郭向后上，将耳道拉直后再把药缓缓滴入，每次2~3滴，药液流入后，可用手指轻轻按压宝宝耳屏，促进药液深入鼓膜区，如鼓膜已穿孔，药液可被压入中耳，起到治疗作用。滴药后让宝宝侧卧一会儿，待药液慢慢渗入组织后再活动。滴药前还应注意，药液温度要与宝宝体温相近，过冷应稍加温，以免滴入后宝宝出现恶心、呕吐等不良反应。滴管或药瓶不可触及宝宝的外耳道壁，以免污染。